常用瑶药临床手册

CHANGYONG YAOYAO
LINCHUANG SHOUCE

主 编 李 彤

副主编 闫国跃 潘雪萍

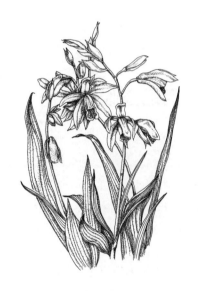

广西科学技术出版社
·南宁·

图书在版编目（CIP）数据

常用瑶药临床手册 / 李彤主编. —南宁：广西科学
技术出版社，2022.10
（壮瑶药现代研究丛书）
ISBN 978-7-5551-1842-8

Ⅰ.①常… Ⅱ.①李… Ⅲ.①瑶族—民族医学—药物
学—手册 Ⅳ.① R295.1-62

中国版本图书馆CIP数据核字（2022）第170044号

常用瑶药临床手册

李　彤　主编

策划组稿：罗煜涛	责任编辑：程　思
装帧设计：韦娇林	责任印制：韦文印
责任校对：吴书丽	

出 版 人：卢培钊　　　　　　　　　出版发行：广西科学技术出版社
社　　　址：广西南宁市东葛路66号　　邮政编码：530023
网　　　址：http://www.gxkjs.com

经　　　销：全国各地新华书店
印　　　刷：广西壮族自治区地质印刷厂
地　　　址：南宁市建政东路88号　　　邮政编码：530023
开　　　本：787 mm × 1092 mm　　1/16
字　　　数：495千字　　　　　　　　印　　张：23.25
版　　　次：2022 年 10 月第 1 版　　　印　　次：2022 年 10 月第 1 次印刷
书　　　号：ISBN 978-7-5551-1842-8
定　　　价：98.00 元

《常用瑶药临床手册》
编委会

主　编：李　彤

副主编：闫国跃　潘雪萍

编　委：（按姓氏笔画排序）

王艺锦　韦晓嵘　文　嵚

石泽金　卢巧霞　付海霞

李　幸　李　颖　邵金宝

唐一洲　覃　枫

本书获广西壮瑶医药与医养结合

人才小高地专项资助

前　言

　　瑶医药是我国传统医药的重要组成部分，是瑶族优秀民族文化遗产之一，几千年来，瑶医药为瑶族的健康繁衍作出了积极的贡献，至今仍是瑶族地区群众防病治病的重要手段之一。2009年，"实施壮瑶医药振兴计划"被列入《国务院关于进一步促进广西经济社会发展的若干意见》，自此瑶医药事业的发展进入了一个新的历史时期。党的十八大以来，在各级党委、政府的高度重视和支持下，瑶医药事业取得了快速发展。2021年，在金秀瑶族自治县政府的支持及金秀瑶族自治县瑶医医院的组织下，金秀瑶族自治县瑶医执业医师考试试点工作取得圆满成功，极大地推动了瑶医药事业的发展。

　　随着瑶医药事业的发展和社会需求的增加，对瑶医药感兴趣的人不断增加，使用瑶药的人越来越多，对瑶药的安全性提出了更高的要求。瑶药是一把双刃剑，用得好，可以治病健身；用得不好，则适得其反。鉴于此，迫切需要有一本更加切合临床实际需要的瑶药使用手册，帮助使用者更好更快地掌握相关知识，安全、正确地使用瑶药来防病治病。

　　本书的编写正是基于上述考虑，希望能对读者有所帮助。《常用瑶药临床手册》收录常用瑶药313种，均以《广西壮族自治区瑶药材质量标准》为标准，全书分为上编、下编来论述，上编包含了五虎、九牛、十八钻、七十二风共104味老班药，下编主要介绍风类药、打类药、风打相兼类药三类常用瑶药，突出瑶医理论特色，对每一味药，除介绍名称（包括中药名、瑶药名、瑶文名、汉语拼音名、拉丁名、别名）、来源、植物（动物、矿物）形态、生境与分布、采集加工及药材性状外，重点介绍其性味功用及用法用量，并附上精选验方。

　　本书的编写出版，得到"广西壮瑶医药与医养结合人才小高地"和广西科学技术出版社的大力支持，在此表示诚挚的谢意。此外，对参与本书编写及资料整理工作的相关人员，也致以诚挚的谢意。

　　由于时间仓促及水平所限，可能存在错漏之处，还望读者予以指正。

《常用瑶药临床手册》编委会

2022年10月

凡　例

　　本书按老班药、风打属性药物分为上编、下编，上编介绍的老班药包括五虎、九牛、十八钻、七十二风，共104种；下编介绍的风打属性药物分为风类药、打类药、风打相兼类药，共209种。全书共收录常用瑶药313种，均依据《广西壮族自治区瑶药材质量标准》选录。

　　1. 每种瑶药下分列名称（包括中药名、瑶药名、瑶文名、汉语拼音名、拉丁名、别名）、来源、植物（动物、矿物）形态、生境与分布、采集加工、药材性状、性味功用、用法用量、精选验方等。其中，每个品种的标题采取中药名/瑶药名的形式，如"入地金牛/入山虎"；瑶文名采用国际音标表示；汉语拼音名则包括中药名和瑶药名的拼音，采用中药名/瑶药名的形式表示，如"入地金牛/入山虎"的拼音为"Rudijinniu/Rushanhu"；别名则收录常用药材原植物名（动物名、矿物名）、药材别名，以及瑶族民间习用名和产地习用名。

　　2. 来源：植物药、动物药描述药材所属的科名、种名（附拉丁学名）和药用部位；矿物药描述药材所属矿物。

　　3. 植物（动物、矿物）形态：描述原植物（动物、矿物）的主要形态特征。

　　4. 生境与分布：描述药材的生长环境（产地环境）和主要分布点（主要产地）。其中，分布点（产地）分为广西主要分布地（主要产地）和全国主要分布地（主要产地），特别要注意，本项中列出的县（市）名不同于常规的行政区域范围，如地级市只指市本级区域范围，不包括下辖县、市。此外，对栽培品种加以说明。

　　5. 采集加工：主要介绍采集的时间和加工的方法。

　　6. 药材性状：描述药用部位的形态特征。

　　7. 性味功用：描述药用部位的性味、毒性、归经、功效与主治，分中医和瑶医相应介绍。其中，描述性味先介绍味，再介绍性，如"苦、辛（味），温（性）"；描述瑶医的主治疾病方面采用瑶医病名（中医病名或现代医学病名）的形式，瑶医病名为瑶医汉译音病名，如"播冲（跌打损伤）"中"播冲"为瑶医汉译音病名。

　　8. 用法用量：参照《广西壮族自治区瑶药材质量标准》的使用规定，包

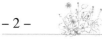

括中医用法用量和瑶医用法用量，用法如没有特别说明均为内服；如无特别说明中医和瑶医的用法用量，均说明中医和瑶医的用法用量相同。一般指单味药煎剂的成人一日常用量。外用无具体剂量时，均表示适量。注意不要擅自用药，请在专业医师的指导下用药。

9.精选验方：均为临床验证的古今良方及单方、复方，主治疾病名为瑶医病名、中医病名或现代医学病名。

目 录

上编

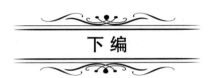

下 编

风类药

打类药

风打相兼类药

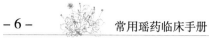

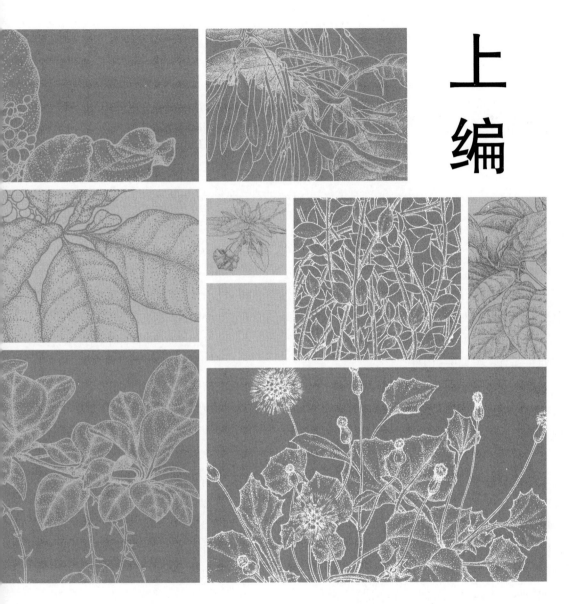

上编

五　虎

入地金牛/入山虎

【瑶文名】Bieqc gemh ndomh maauh
【汉语拼音名】Rudijinniu / Rushanhu
【拉丁名】ZANTHOXYLI NITIDUM RADIX ET CAULIS

【别名】两面针、两背针、两边针、双面针、双面刺、花牛公、花椒刺、金牛公、金椒、蔓椒、猪椒、狗椒、山椒、鸟不踏、红心刺刁根、叶下穿针、入地金。

【来源】本品为芸香科植物毛叶两面针*Zanthoxylum nitidum*（Roxb.）DC. var. *tomentosum* Huang的干燥根和茎。

【植物形态】常绿木质藤本。茎、枝、叶轴下面和小叶中脉两面均着生钩状皮刺。单数羽状复叶，对生，革质，卵形至卵状矩圆形，无毛，上面稍有光泽。伞房状圆锥花序，腋生；花4数；花瓣淡黄绿色，萼片宽卵形。蓇葖果成熟时紫红色。种子圆珠状。花期3—4月，果期9—10月。

【生境与分布】生于山坡、灌丛中或山沟密林中。广西主要分布于南宁、龙州、防城港、博白、容县、桂平、平南、金秀等地；国内主要分布于广东、福建、湖南、云南、台湾等省份。

【采集加工】全年均可采收，切段，晒干。

【药材性状】本品根呈圆柱形，多弯曲或扭曲，常有分枝，长短不等，直径0.2～2.0 cm。表面淡棕黄色或棕黄色，有黄褐色类圆形皮孔样斑痕。切面较光滑，皮部淡棕色，木部淡黄色，质坚硬。气微香，味辛辣麻舌而苦。茎呈圆柱形，大小不等，直径0.3～1.5 cm。外皮灰棕色或棕褐色，具纵向条纹及点状皮孔样斑痕，多纵向排列成断续的线形。质硬，不易折断。断面皮部浅棕色或棕褐色。木部淡黄色，有放射状纹理。髓部明显，黄白色。气微，味辛辣。

【性味功用】

中医：苦、辛，微温；有小毒。归肝、心经。行气止痛，活血化瘀，祛风通络。用于气滞血瘀引起的跌打损伤，风湿痹痛，胃痛，牙痛，毒蛇咬伤，汤火烫伤。

瑶医：辛、苦，温；有小毒。属打药。清热解毒，消肿止痛，活血散瘀，杀虫止痒。用于崩闭闷（风湿痛、类风湿性关节炎），锥碰江闷（坐骨神经痛），卡西闷（胃痛、腹痛），牙闷（牙痛），辣给闷（痛经），更喉闷（咽喉肿痛），桨蛾（乳蛾），播冲（跌打损伤），囊暗（蛇虫咬伤）。

【用法用量】

中医：4.5～9.0 g；研末，1.5～3.0 g。外用适量。

瑶医：6～15 g。外用适量。

【精选验方】

1. 卡西闷（胃痛、腹痛）：入山虎5 g、厚朴15 g、救必应13 g、香附15 g、大钻15 g。水煎内服。

2. 卡西闷（胃痛、腹痛）：入山虎10 g、大钻15 g、野荞麦10 g、水田七10 g、慢惊风10 g。水煎内服。

3. 辣给闷（痛经）：入山虎6 g、九管血10 g、香附15 g、茜草根10 g、益母草10 g。水煎内服。

4. 崩闭闷（风湿痛、类风湿性关节炎）：入山虎10 g、大钻15 g、九层风15 g、紫九牛15 g、九节风15 g、槟榔钻15 g、血风15 g。水煎内服。

白花丹/猛老虎

【瑶文名】 Mongv ndomh maauh

【汉语拼音名】 Baihuadan / Menglaohu

【拉丁名】 PLUMBAGINIS HERBA

【别名】 白竹花、白雪花、白花岩陀、白皂药、白花皂药、千里及、千槟榔、火灵丹、火炼丹、破骨丹、假茉莉、山坡芩、总管、鸟面马、一见消、天山娘、照药、天槟榔、隔布草、野苷莉、铁茉莉。

【来源】 本品为白花丹科植物白花丹*Plumbago zeylanica* L. 的干燥全草。

【植物形态】 常绿半灌木，高1～3 m。茎直立，多分枝。叶薄，通常长卵形。穗状花序通常含25～70枚花；苞片狭长卵状三角形至披针形；花萼先端有5枚三角形小裂片，花冠白色或微带蓝白色；子房椭圆形。蒴果长椭圆形，淡黄褐色。种子红褐色。花期10月至翌年3月，果期12月至翌年4月。

【生境与分布】 生于山间路旁、沟边、村边，也有栽培。广西主要分布于凌云、那坡、博白、陆川、贵港、桂平、岑溪、恭城、金秀等地；国内主要分布于广东、台湾、福建、四川、云南等省份。

【采集加工】 全年均可采收，除去杂质，洗净，润透，切段，干燥。

【药材性状】 本品主根呈细长圆柱形，长可达30 cm，直径约5 mm，略弯曲，表面灰褐色或棕红色。茎圆柱形，直径2～6 mm，表面淡褐色或黄绿色，具细纵棱，节明显；质硬，易折断，断面皮部呈纤维状，淡棕黄色，中间髓部淡黄白色或白色，质松。

叶片皱缩、破碎，多已脱落，完整叶片展平后呈卵形或卵状长圆形，长4～10 cm，宽3～5 cm，淡绿色或黄绿色。花序穗状，顶生或腋生，花序轴有腺体；萼管有腺毛；花冠淡黄棕色。气微，味辛辣。

【性味功用】

中医：辛、苦、涩，温；有毒。归肺、肝经。祛风，散瘀，解毒，杀虫。用于风湿性关节疼痛，肝炎，肝区疼痛，血瘀闭经，跌打损伤，肿毒恶疮，疥癣，肛周脓肿，急性淋巴腺炎，乳腺炎，蜂窝组织炎，瘰疬未溃。

瑶医：辛、苦，温；有小毒。属打药。散瘀消肿，祛风除湿，消炎止痛，杀虫。用于崩闭闷（风湿痛、类风湿性关节炎），篮虷（肝炎），篮严（肝硬化），谷阿强拱（小儿疳积），辣给昧对（闭经），疟椎闷（乳腺炎），眸名肿毒（无名肿毒），补癣（皮肤顽癣），囊暗（蛇虫咬伤），播冲（跌打损伤）。

【用法用量】

中医：10～15 g。外用适量，煎水洗，或鲜品捣敷、搽患处。

瑶医：6～10 g。外用适量。

【精选验方】

1. 篮严（肝硬化）：猛老虎20 g、白花蛇舌草20 g、鸡仔莲20 g、五爪风15 g、田基黄15 g、七仔莲10 g、夏枯草20 g、鳖甲25 g、白芍30 g、茵陈20 g。水煎内服。

2. 谷阿强拱（小儿疳积）：猛老虎鲜叶3～5片。配瘦肉煮汤服。

3. 篮严（肝硬化）：猛老虎6 g、熊胆草15 g、绣花针10 g、花斑竹15 g、车前草15 g、金钱草15 g、五爪风20 g、黄花参20 g、六月雪15 g、白纸扇15 g。水煎内服。

海金子/上山虎

【瑶文名】 Faauxgemh ndomh maauh
【汉语拼音名】 Haijinzi / Shangshanhu
【拉丁名】 PITTOSPORI PAUCIFLORI CAULIS ET RANULUS

【别名】 山枝条、山枝仁、山栀茶、柞木仁、崖花海桐、五月上树风、来了亮。

【来源】 本品为海桐花科植物少花海桐 *Pittosporum pauciflorum* Hook. et Arn. 的干燥茎枝。

【植物形态】 常绿灌木或乔木，高1～6 m。小枝近轮生，无毛。单叶互生，近集生于枝顶，叶片倒卵状披针形，长5～10 cm，宽2.5～4.5 cm，顶端长渐尖或短尖，基部楔形，边全缘，波状。伞房花序顶生，有花1～12朵；花5数，淡黄白色，萼片长约2 mm，花瓣长8～10 mm；子房上位，密生短毛。蒴果圆球形或呈三角状球形，长约1.5 cm，果柄长2～4 cm。种子暗红色。花期夏季，果期秋季。

【生境与分布】生于山坡疏林或灌木丛中。广西主要分布于藤县、贺州、钟山、富川、昭平、蒙山、金秀等地；国内主要分布于四川、贵州、湖南、江西、福建、浙江、安徽、湖北、河南等省份。

【采集加工】全年均可采收，除去杂质，洗净泥土，润透，切段或片，晒干。

【药材性状】本品茎呈圆柱形，直径0.2～1.0 cm。表面灰棕色，光滑。体轻，不易折断，断面皮部常粘连，纤维性，木部白色，髓部小或不明显。气微，味淡。

【性味功用】

中医：甘、苦、辛，凉。归肾经。祛风活络，散寒止痛，镇静。用于腰腿疼痛，牙痛、胃痛、神经衰弱、遗精、早泄、毒蛇咬伤。

瑶医：辛、苦，温；有小毒。属打药。清热解毒，消肿止痛，活血散瘀，杀虫止痒。用于碰见康（腰椎增生、腰椎间盘突出），怒藏（咯血），崩闭闷（风湿痛、类风湿性关节炎），锥碰江闷（坐骨神经痛），卡西闷（胃痛、腹痛），牙闷（牙痛），更喉闷（咽喉肿痛），桨蛾（乳蛾），播冲（跌打损伤），囊暗（蛇虫咬伤）。

【用法用量】

中医：10～30 g。

瑶医：6～15 g。外用适量。

【精选验方】

1. 碰见康（腰椎增生、腰椎间盘突出）：上山虎50 g、麻骨风30 g、寮刁竹30 g、山霸王30 g、拐子豆50 g、红九牛30 g、骨碎补50 g、香鸡兰30 g、猛老虎30 g、入山虎20 g、大黄10 g。以上各药混合研粉，调米醋拌酒加热，外敷患处。

2. 怒藏（咯血）：上山虎10 g、红天葵草5 g、猛老虎10 g。水酒各半煎服。

3. 崩闭闷（风湿痛、类风湿性关节炎）：上山虎100 g、入山虎100 g、猛老虎80 g、鸭仔风80 g、过山风80 g、九节风80 g。浸酒外搽患处。

4. 播冲（跌打损伤）：鲜上山虎皮10 g、活血丹50 g。共捣烂，外敷患处。

黄杜鹃根/毛老虎

【瑶文名】Bei ndomh maauh
【汉语拼音名】Huangdujuangen / Maolaohu
【拉丁名】RHODODENDRIS MOLLIS RADIX

【别名】黄喇叭花、黄牯牛花、黄杜鹃花、黄蛇豹花、羊踯躅、羊不食草、老虎花、老鸦花、石棠花、石菊花、一杯倒、一杯醉、踯躅花、豹狗花、闹羊花、惊羊花、闷头花、水兰花、三钱三、八厘麻。

【来源】本品为杜鹃花科植物羊踯躅 *Rhododendron molle*（Bl.）G. Don的干燥根。

【植物形态】落叶灌木，高0.3～1.4 m。单叶互生，长圆形至长圆状披针形，长6～12 cm，宽2.4～5.0 cm，顶端钝或急尖，基部楔形，边全缘，有睫毛，两面被毛。花两性，金黄色。蒴果圆柱状长圆形，被毛。花期4—5月，果期6—7月。

【生境与分布】生于丘陵山坡上的灌丛中。广西主要分布于凌云、罗城、桂林、全州、钟山、荔浦等地；国内主要分布于江苏、浙江、江西、福建、湖南、湖北、河南、四川、贵州、云南等省份。

【采集加工】秋、冬季采挖，除去杂质，洗净，切厚片，干燥。

【药材性状】本品为不规则块片，外皮薄，棕褐色，略粗糙，脱落处呈黄棕色，有细密的纵纹。质坚硬，不易折断。断面黄棕色或浅棕色。气微香，味微辛。

【性味功用】

中医：辛，温；有大毒。归肝经。祛风除湿，散瘀止痛。用于风寒痹痛，偏头痛，跌打损伤，顽癣。

瑶医：辛，温；有大毒。属打药。祛风除湿，消肿止痛。用于眸名肿毒（无名肿毒），崩闭闷（风湿痛、类风湿性关节炎），碰见康（腰椎增生、腰椎间盘突出），播冲（跌打损伤），补癣（皮肤顽癣）。

【用法用量】1～3 g。外用适量。

【精选验方】

1. 眸名肿毒（无名肿毒）：毛老虎30 g、九节风50 g、忍冬根50 g、蒲公英50 g、白花蛇舌草50 g、假死风50 g。水煎适量泡洗。

2. 播冲（跌打损伤）、崩闭闷（风湿痛）：毛老虎60 g、鸭仔风50 g、入山虎50 g、大钻50 g、槟榔钻50 g、四方钻50 g、猛老虎50 g、上山虎50 g、麻骨钻50 g、过山风50 g。用38度以上白酒2000 mL浸泡7天后，取药酒外搽患处，每日搽2次。

满山香/下山虎

【瑶文名】Njiecgemh ndomh maauh
【汉语拼音名】Manshanxiang / Xiashanhu
【拉丁名】GAULTHERIAE LEUCOCARPAE HERBA

【别名】白珠树、石灵香。

【来源】本品为杜鹃花科植物滇白珠 *Gaultheria leucocarpa* Bl. var. *yunnanensis* （Franch.）T. Z. Hsu et R. C. Fang的干燥地上部分。

【植物形态】常绿灌木，高达3 m。小枝左右曲折，无毛，红色。单叶互生，卵状长圆形，长7～8 cm，宽3～4 cm，顶端长渐尖，基部微心形或圆形，边有钝齿，略背卷。总状花序腋生，花钟状，5裂，绿白色。蒴果球形，包于肉质宿存萼内，呈浆果状，熟时紫黑色。花期秋季，果期冬季。

【生境与分布】生于山地林缘和荒山草地上。广西主要分布于上林、马山、那坡、隆林、凌云、乐业、天峨、南丹、罗城、融安、三江、鹿寨、金秀、蒙山、贺州、兴安、资源等地；国内主要分布于贵州、云南、四川等省份。

【采集加工】全年均可采收，切碎，晒干。

【药材性状】本品茎呈圆柱形，直径0.2～0.8 cm，表面灰棕色至灰褐色，无毛，具细纵皱纹及叶痕。体轻易折断，断面黄白色。叶呈卵状长圆形，长6～13 cm，宽3～5 cm，先端尾状渐尖，基部心形或圆形，两面均无毛，边缘有细锯齿。气微香，味淡。

【性味功用】

中医：辛、微苦，凉。归肾、肝经。祛风除湿，散寒止痛，活血通络，化痰止咳。主治风湿痹痛，胃寒疼痛，跌打损伤，咳嗽多痰。

瑶医：辛，温。属风打相兼药。祛风除湿，舒筋活络，活血祛瘀，止痛，健胃消食。用于泵卡西众（消化不良），谷阿泵卡西众（小儿消化不良），卡西闷（胃痛、腹痛），就港虷（急性胃肠炎），崩闭闷（风湿痛、类风湿性关节炎），荣古瓦崩（产后风），也改昧通（大便、小便不通），播冲（跌打损伤），面黑布神蕹（营养不良性浮肿）。

【用法用量】

中医：9～15 g。外用适量。

瑶医：9～30 g。外用适量。

【精选验方】

1. 荣古瓦崩（产后风）：下山虎50 g、大钻50 g、一针两嘴50 g、白九牛50 g、山苍子根50 g、小毛篓30 g、来角风30 g、九节风50 g、九层风50 g。水煎适量泡洗。

2. 荣古瓦崩（产后风）：下山虎50 g、鸭仔风100 g、麻骨风100 g、鹰爪风100 g、大散骨风100 g、来角风50 g、牛耳风100 g。水煎外洗全身。

3. 谷阿泵卡西众（小儿消化不良）：下山虎6 g、饿蚂蝗10 g、黄花参10 g、艳山姜6 g、救必应6 g。水煎内服。

4. 崩闭闷（风湿痛、类风湿性关节炎）：下山虎100 g、过山风80 g、麻骨钻80 g、九节风80 g、上山虎80 g、三叉虎80 g。水煎外洗患处。

5. 面黑布神蕹（营养不良性浮肿）：下山虎50 g、见风消150 g、九节风50 g、土牛膝50 g、忍冬藤50 g、活血丹50 g、扭骨风50 g、上山虎50 g、藤当归50 g。水煎适量，泡洗下肢。

九　牛

---◆◇◆◇◆---

木通/蓝九牛

【瑶文名】Mbuov juov ngungh
【汉语拼音名】Mutong / Lanjiuniu
【拉丁名】AKEBIAE CAULIS

【别名】八月爪、八月扎、八月炸、八月瓜藤、三叶木通、三叶藤、预知子、腊瓜、狗腰藤、田果藤、甜果木通、地海参。

【来源】本品为木通科植物木通Akebia quinata（Thunb.）Decne.、三叶木通Akebia trifoliata（Thunb.）Koidz. 或白木通Akebia trifoliata（Thunb.）Koidz. var. australis（Diels）Rehd. 的干燥藤茎。

【植物形态】三叶木通　落叶木质藤本。全体无毛，老藤和枝灰白色，均有灰褐色斑点状皮孔。叶为三出复叶；小叶革质，椭圆形，顶端圆钝，微凹，具小尖头，基部圆形或宽楔形，边全缘。总状花序腋生；花单性，雌雄同株；萼片3枚；雄花生于上部，雄蕊6枚；雌花生于下部，花被片紫红色，有6枚退化雄蕊。肉质蓇葖果椭圆形或长卵形，熟时紫色，沿腹缝线开裂。种子多数，黑色。花期3—4月，果期6—9月。

【生境与分布】生于荒野山坡、溪边、山谷疏林灌丛中。广西主要分布于德保、那坡、隆林、南丹、罗城、鹿寨、金秀、灵川、全州、资源等地；国内主要分布于江苏、浙江、江西、广东、湖南、湖北、山西、陕西、贵州、云南等省份。

【采集加工】秋季采收，截取茎部，除去细枝，用水浸泡，泡透后捞出，切片，干燥。

【药材性状】三叶木通　本品呈圆柱形，常稍扭曲，直径0.5～2.0 cm。表面灰棕色至灰褐色，外皮粗糙有不规则的裂纹或纵沟纹，具凸起的皮孔。节部稍膨大，具侧枝断痕。体轻，质坚实，难折断，断面不整齐，皮部较厚，黄棕色，可见淡黄色颗粒状小点，木部黄白色，射线呈放射状排列，髓小或中空，黄白色或黄棕色。气微，味微苦而涩。

【性味功用】

中医：苦，寒。归心、小肠、膀胱经。利尿通淋，清心除烦，通经下乳。用于淋证，水肿，心烦尿赤，口舌生疮，闭经乳少，湿热痹痛。

瑶医：苦、辛、涩，微温。属风药。宁心除烦，生津止渴，退热，通经活洛。用于布醒薤（肾炎水肿），卡西闷（胃痛），也改昧通（小便不通），布梗（性病），面黑布神薤（营养不良性浮肿），疟没通（乳汁不通）。

【用法用量】

中医：3～6 g。

瑶医：10～30 g。

【精选验方】

1. 布醒薤（肾炎水肿）：蓝九牛20 g、过墙风20 g、钻地风20 g、白茅根20 g、薏苡仁20 g、老头姜15 g、露兜簕15 g。水煎内服。

2. 卡西闷（胃痛）：蓝九牛果实10 g、山苍子根15 g。水煎内服。

3. 也改昧通（小便不通）：蓝九牛20 g、车前草15 g、过塘藕15 g、爬墙风15 g、白纸扇15 g。水煎内服。

五指那藤／白九牛

【瑶文名】 Baeqc juov ngungh
【汉语拼音名】 Wuzhinateng / Baijiuniu
【拉丁名】 STAUNTONIAE OBOVATIFOLIOLAE CAULIS

【别名】 那藤、七姐妹藤、牛藤。

【来源】 本品为木通科植物尾叶那藤*Stauntonia obovatifoliola* Hayata subsp. *urophylla*（Hand. –Mazz.）H. N. Qin的干燥藤茎。

【植物形态】 常绿攀缘藤本。叶互生，掌状复叶，常有小叶5～7枚，长椭圆形至卵状披针形，长6～9 cm，宽2.0～2.5 cm，顶端尾状渐尖，基部宽楔形或近圆形，边全缘，两面无毛。总状花序腋生；花单性同株，6数；花瓣缺；雌花具退化雄蕊。果为浆果状，长椭圆形，熟时红色。种子黑色，多数。花期4—5月，果期7—9月。

【生境与分布】 生于山谷林缘或山脚灌丛中。广西主要分布于隆安、贺州、梧州、全州、金秀等地；国内主要分布于广东等省份。

【采集加工】 夏秋季采收，除去杂质，洗净，干燥，切片。

【药材性状】 本品呈圆柱形，常为斜切片或段片，直径0.5～3.0 cm。表面灰黄色至灰褐色，粗糙，具不规则纵沟纹。皮部易剥离，剥离处呈黄棕色，具密集纵纹理。质硬，不易折断。切面皮部棕褐色，厚1～5 mm；木部灰黄色，有放射状纹理及密集小孔；髓部黄白色或淡棕色。气微，味微苦。

【性味功用】

中医：微苦、涩，平。归肝、肾经。祛风止痛，舒筋活络，消肿散毒，清热利尿。用于风湿痹痛，腰腿痛，胃脘痛，跌打损伤，疔疮肿毒，乳痈，水肿，尿血。

瑶医：微苦、涩，平。属风打相兼药。祛风止痛，舒筋活络，消肿散毒，清热利尿。用于崩闭闷（风湿痛、类风湿性关节炎），样琅病（高血压病），锥碰江闷（坐骨神经痛），卡西闷（胃痛），播冲（跌打损伤），尼椎虷（肾炎），月藏（尿血），疟椎闷（乳腺增生）。

【用法用量】 20～50 g。外用适量。

【精选验方】

1. 崩闭闷（风湿痛、类风湿性关节炎）：白九牛15 g、大钻20 g、五爪风15 g、小白背风15 g、黑九牛15 g、入山虎15 g、小散骨风20 g、一针两嘴20 g、九节风15 g、大肠风13 g、忍冬藤20 g。水煎内服。

2. 样琅病（高血压病）：白九牛30 g、毛冬青30 g、鹰爪风20 g。水煎内服。

3. 尼椎虷（肾炎）：白九牛15 g、车前草15 g、金钱草15 g、益母草15 g、牛膝20 g、石韦15 g、过塘藕15 g、白纸扇15 g。水煎内服。

4. 月藏（尿血）：白九牛20 g、车前草30 g、爬墙风15 g、石韦20 g、白纸扇20 g。水煎内服。

五味藤/黄九牛

【瑶文名】 Wiangh juo ngungh
【汉语拼音名】 Wuweiteng / Huangjiuniu
【拉丁名】 SECURIDACAE HERBA

【别名】 五马巡城、丢了棒、象皮藤、一摩消、血皮藤。

【来源】 本品为远志科植物蝉翼藤 *Securidaca inappendiculata* Hassk. 的干燥全株。

【植物形态】 攀缘灌木。幼枝有柔毛。单叶互生，椭圆形或倒卵状矩圆形，长7～12 cm，宽2.5～5.0 cm，顶端急尖，基部近圆形，边全缘。圆锥花序顶生或腋生，长13～15 cm，花多而密；花两性，淡紫红色，萼片5枚，外轮3枚较小，内轮2枚花瓣状；花瓣3枚，中间龙骨瓣顶端包卷成鸡冠状附属物，两侧花瓣下部与花丝鞘贴生；雄蕊8枚，花丝下部合生呈鞘状。坚果扁球形，顶端具宽而长的翅。花期夏季，果期秋冬季。

【生境与分布】 生于密林中。广西主要分布于北流、防城港、百色、那坡、金秀等地；国内主要分布于广东、云南等省份。

【采集加工】 全年均可采收，除去杂质，劈成碎片或碾成粗粉，晒干。

【药材性状】 本品根、茎、枝均呈圆柱形，长短不一，直径1～5 cm。根和茎的表面呈灰白色或土黄色，稍粗糙，有明显的纵皱纹和瘤状凸起。枝的表面呈黄绿色，有细纵皱纹和小突点。质硬。切面皮部较厚，厚1～7 mm，浅棕黄色，外层颗粒状，内层富纤维，木部淡黄白色，有众多小孔和放射状纹理，中央髓部白色。单叶互生，多脱落，灰绿色，皱缩卷曲，展平后呈长圆形或倒卵状长圆形，长5～10 cm，宽2～5 cm，全缘，上面无毛，下面被短柔毛。质脆，易碎。气微，味甘、酸、苦、咸、辛而麻舌刺喉。

【性味功用】

中医：甘、酸、咸、苦、辛，微寒；有小毒。归肝、脾经。祛风湿，消肿止痛，活血化瘀。用于风湿骨痛，骨折，跌打损伤，产后恶露不尽，妇女体虚，咳嗽，消瘦无力，过敏性皮疹。

瑶医：甘、酸、咸、苦、辛，微寒；有小毒。属风打相兼药。祛风除湿，舒筋活络，消肿止痛。用于崩闭闷（风湿痛、类风湿性关节炎），播冲（跌打损伤），就港虷（急性胃肠炎），荣古瓦别带病（产后恶露不尽）。

【用法用量】

中医：6～10 g。外用适量。

瑶医：15～30 g。外用适量。

【精选验方】

1. 播冲（跌打损伤）：黄九牛50 g、钻地风50 g、香鸡兰30 g、白九牛50 g、九节风50 g、上山虎30 g、小白背风30 g、铁罗伞50 g。水煎外洗、外泡患处。

2. 崩闭闷（风湿痛、类风湿性关节炎）：黄九牛10 g、大钻10 g、麻骨风10 g、金耳环15 g、竹叶椒15 g、小散骨风15 g、半荷风10 g。水煎内服。

3. 崩闭闷（风湿痛、类风湿性关节炎）：黄九牛100 g、过山风80 g、入山虎80 g、艳山姜50 g、九节风50 g、鸭仔风50 g、牛耳风80 g。水煎外洗全身。

老鸦嘴/绿九牛

【瑶文名】Luoqc juov ngungh

【汉语拼音名】Laoyazui / Lüjiuniu

【拉丁名】THUNBERGIAE HERBA

【别名】大花老鸦嘴、土玄参、土牛七、鸭嘴参、通骨消、假山苦瓜、葫芦藤。

【来源】本品为爵床科植物大花山牵牛*Thunbergia grandiflora*（Roxb. ex Willd.）Roxb.的干燥全株。

【植物形态】攀缘灌木。根圆柱形，稍肉质。茎缠绕状，圆柱形，被糙短毛，节明显，略膨大。单叶对生，宽卵形，长12～18 cm，顶端尖到渐尖，基部耳状心形，边波状至有浅裂片，有3～5条掌状脉，两面被糙毛。花冠长5～8 cm，蓝色、淡黄色或外面近白色，1～2朵腋生或为下垂总状花序；小苞片2枚，初合生后一侧裂开似佛焰苞状。蒴果下部近球形，上部收缩成长喙形似鸦嘴。花期5—7月，果期8—10月。

【生境与分布】生于疏林下，也有栽培。广西主要分布于宁明、龙州、隆安、来

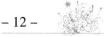

宾、柳州、阳朔、平乐、钟山、贺州、岑溪、容县、陆川等地；国内主要分布于广东、云南等省份。

【采集加工】全年均可采收，根切片，茎、叶切段，晒干或鲜用。

【药材性状】本品根圆柱形，稍肉质，长短不一，直径3～10 mm，表面灰黄色，具明显纵皱纹，有的皮部横向断离露出木部。质韧，内皮淡紫色，易与木部剥离。木部坚韧，黄棕色或黄白色，直径2～6 mm。藤茎圆柱形，被柔毛，直径2～8 mm，具纵皱纹，灰色至灰褐色。单叶对生，多皱缩，破碎，完整者展平后呈阔卵形，长3～5 cm，宽2～3 cm，两面粗糙，被毛，灰黄色。气微，味甘、微辛。

【性味功用】

中医：甘、微辛，平。归肝、肾经。舒筋活络，散瘀消肿。用于跌打损伤，风湿，腰肌劳损，痛经，疮疡肿毒。

瑶医：苦、涩，平。属打药。舒筋活络，启关透窍，散瘀止痛，利水消肿，止血。用于布醒蕹（肾炎水肿），谷阿照拍（小儿麻痹后遗症），播冲（跌打损伤），崩闭闷（风湿痛），改闷（腰痛、腰肌劳损），辣给闷（痛经），眸名肿毒（无名肿毒），碰脑（骨折）。

【用法用量】15～30 g。外用鲜品适量，捣敷。

【精选验方】

1. 布醒蕹（肾炎水肿）：绿九牛15 g、白面风15 g、车前草20 g、萆薢30 g、茯苓20 g、泽泻15 g、黄芪20 g。水煎内服。

2. 谷阿照拍（小儿麻痹后遗症）：绿九牛5 g、小肠风5 g、盐肤木10 g、九龙钻5 g、双钩钻5 g、槟榔钻5 g、四方钻5 g、四季风3 g。水煎内服。

3. 辣给闷（痛经）：绿九牛15 g、入山虎6 g、藤当归15 g、九层风15 g、紫九牛15 g、益母草15 g。水煎内服。

血风藤/紫九牛

【瑶文名】Maeng juov ngungh
【汉语拼音名】Xuefengteng / Zijiuniu
【拉丁名】VENTILAGINIS LEIOCARPAE RADIX ET CAULIS

【别名】血风根、红蛇根、红穿破石、青筋藤、铁牛入石、拉牛入石。

【来源】本品为鼠李科植物翼核果*Ventilago leiocarpa* Benth. 的干燥根和根茎。

【植物形态】常绿木质藤本。小枝褐色，有条纹，无毛。单叶互生，卵形或卵状椭圆形，长3～8 cm，宽1.5～3.0 cm，顶端渐尖，基部圆形或宽楔形，边全缘或有浅圆齿，两面被毛，或下面沿脉腋被疏毛。花两性，绿白色，花萼、花瓣、雄蕊各5枚，单生或2个至数个簇生于叶腋，少为顶生聚伞圆锥花序。坚果近球形，顶端有长圆形的翅，基部有宿存萼筒。花期3—5月，果期4—7月。

【生境与分布】生于深山、沟谷、林缘。广西主要分布于梧州、忻城、南宁、宁明、金秀等地；国内主要分布于广东、福建、台湾等省份。

【采集加工】全年均可采收，洗净，切片或段，晒干。

【药材性状】本品根呈圆柱形，稍弯曲，少分枝，直径2～7 cm。外皮红棕色，呈不规则鳞片状，易剥落。体轻，质硬。断面淡黄色，略呈纤维性，形成层环明显，射线放射状，木部可见数个同心环，导管针孔状。气微，味苦、微涩。

【性味功用】

中医：甘，温。归肝、肾经。补气血，强筋骨，舒经络。用于气血虚弱，月经不调，血虚闭经，风湿疼痛，跌打损伤，腰肌劳损，四肢麻木。

瑶医：苦、涩、甘，微温。属风药。补血活血，强壮筋骨，消肿止痛。用于改闷（腰肌劳损），娄精（遗精），盖昧严（阳痿），本藏（贫血），辣给昧对（月经不调、闭经），板岛闷（肩周炎），篮虷（肝炎），胆纲虷（胆囊炎），崩闭闷（风湿痛、类风湿性关节炎），扁免崩（中风偏瘫）。

【用法用量】

中医：15～20 g。

瑶医：20～30 g。外用适量。

【精选验方】

1. 改闷（腰肌劳损）：紫九牛30 g、地钻30 g、骨碎补20 g、刺五加20 g、藤当归15 g、红九牛30 g。煲猪尾，食肉喝汤。

2. 辣给昧对（闭经）：紫九牛15 g、一点血10 g、马鞭草10 g、益母草10 g、蓝九牛20 g、五爪风15 g、九层风10 g。水煎内服。

3. 改闷（腰肌劳损）：紫九牛15 g、杜仲15 g、龙骨风15 g、地钻15 g、狗脊15 g、牛尾蕨15 g、山莲藕15 g、爬墙风15 g。水煎内服。

4. 板岛闷（肩周炎）：紫九牛100 g、扭骨风150 g、大钻100 g、小钻100 g、沉樟香100 g、花斑竹150 g、麻骨风100 g、小白背风100 g、大散骨风100 g、小散骨风100 g。水煎适量，泡洗全身。

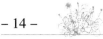

尖山橙/橙九牛

【瑶文名】Zah juov ngungh
【汉语拼音名】Jianshancheng / Chengjiuniu
【拉丁名】MELODINI FUSIFORMIS HERBA

【别名】九牛入石、大山橙。

【来源】本品为夹竹桃科植物尖山橙*Melodinus fusiformis* Champ. ex Benth. 的干燥全株。

【植物形态】木质藤本。具乳汁。小枝黑褐色，被锈色短柔毛。根粗壮，肉质。叶对生，近革质，矩圆状披针形，长12～21 cm，宽4.0～6.5 cm，顶端渐尖，除中脉及叶柄被疏微毛外，其余无毛；侧脉明显，每边15～20条；叶柄长6～8 mm，被短柔毛。聚伞花序顶生，比叶为短；花蕾矩圆形，顶端钝头；花萼5裂，裂片矩圆形，顶端急尖；花冠白色，高脚碟状，裂片5枚，向左覆盖，裂片和花冠筒内面均被短柔毛；副花冠鳞片状，被疏柔毛，顶端2裂；雄蕊5枚。浆果椭圆形，顶端具尖头，橙红色。种子压扁，近圆形或长圆形，边缘不规则波状。花期4—9月，果期6月至翌年3月。

【生境与分布】生于山地疏林中或山坡向阳处。广西主要分布于南部地区；国内主要分布于广东、海南、贵州等省份。

【采集加工】全年均可采收，除去杂质，洗净，浸润，切片，晒干。

【药材性状】本品茎呈圆柱形，嫩枝、叶具茸毛，茎枝多木化。单叶对生，叶片椭圆形，长可达12 cm，先端渐尖，基部楔形，全缘，叶脉于下表面微凸起。质较厚。有时可见花或果实。花淡黄棕色或类白色，高脚碟状。果实纺锤形，皱缩，长3.5～6.0 cm，直径约3 cm，橙黄色，顶端具短尖。气微，味微苦。

【性味功用】

中医：苦、辛，平。归肝经。祛风湿，活血。用于风湿痹痛，跌打损伤。

瑶医：苦、涩，平。属风打相兼药。祛风除湿，舒筋活络，补肾壮腰。用于崩闭闷（风湿痛），藏紧邦（崩漏），播冲（跌打损伤），碰见康（腰椎增生），哈鲁（哮喘），崩毕扭（风湿性心脏病），辣给昧对（月经不调），疟没通（乳汁不通）。

【用法用量】

中医：6～9 g。

瑶医：15～20 g。外用适量。

【精选验方】

1. 崩闭闷（风湿痛）：橙九牛30 g、下山虎50 g、麻骨风50 g、忍冬藤50 g、九节风60 g。水煎外洗。

2. 藏紧邦（崩漏）：橙九牛15 g、艳山姜15 g、红藤15 g。水煎内服。

红杜仲/红九牛

【瑶文名】Siqv juov ngungh
【汉语拼音名】Hongduzhong / Hongjiuniu
【拉丁名】PARABARII CORTEX

【别名】白胶藤、白杜促、鸡头藤、鸡嘴藤、小白皮藤、土杜仲、鹤咀藤、香藤、软羌藤、老鸦嘴、结衣藤。

【来源】本品为夹竹桃科植物红杜仲藤*Parabarium chunianum* Tsiang、毛杜仲藤*Parabarium huaitingii* Chun et Tsiang、杜仲藤*Parabarium micranthum*（A. DC.）Pierre的干燥树皮。

【植物形态】红杜仲藤　常绿木质大藤本。有乳汁，全株密被锈色柔毛。单叶对生，椭圆形或卵状椭圆形，长5～8 cm，宽1.5～3.0 cm，顶端渐尖，基部楔形，边全缘。聚伞花序近顶生或腋生，花合生，5数，白色或粉红色。蓇葖果双生，圆筒刺刀形。种子顶端有白绢毛。花期4—6月，果期7—12月。

【生境与分布】生于山地疏林下或山谷灌丛中。广西主要分布于桂平、北流、博白、防城港、上思、隆安、那坡、百色、融水、金秀等地；国内主要分布于广东、云南等省份。

【采集加工】全年均可采收，剥取树皮，除去杂质，洗净，润软，切丝，干燥。

【药材性状】红杜仲藤　本品呈不规则的卷筒状或块状，外表面紫褐色或黑褐色，稍粗糙，皮孔稀疏，刮去栓皮呈棕红色或红褐色；内表面紫红褐色、红棕色或棕黄色，质脆易折，断面有密集的白色胶丝相连。气微，味涩。

【性味功用】

中医：苦、涩、微辛，平。归肝经。祛风活络，壮腰膝，强筋骨，消肿。用于小儿麻痹，风湿骨痛，跌打损伤。

瑶医：苦、涩、微辛，平。属风药。祛风活络，壮腰膝，强筋骨，消肿。用于谷阿照拍（小儿麻痹），崩闭闷（风湿痛、类风湿性关节炎），播冲（跌打损伤），谷瓦卜断（子宫脱垂），港脱（脱肛），改布闷（腰腿痛）。

【用法用量】

中医：6～9 g。

瑶医：15～30 g。

【精选验方】

1.播冲（跌打损伤）：红九牛50 g、寮刁竹30 g、上山虎30 g、入山虎20 g、竹叶风30 g、金耳环20 g、拐子豆20 g。泡酒外搽外敷。

2.谷瓦卜断（子宫脱垂）、港脱（脱肛）：红九牛10 g、白背木10 g、金樱根15 g、地桃花10 g、三叶崖爬藤10 g。水煎内服。

3. 改布闷（腰腿痛）：红九牛15 g、龙骨风15 g、牛尾蕨15 g、刺五加10 g、山莲藕15 g、地钻10 g、牛膝15 g。与猪龙骨炖内服，加少许食盐调味。

4. 港脱（脱肛）：红九牛10 g、地桃花30 g、胡颓子10 g、黄花参30 g、金樱根20 g、白背木20 g、野芝麻15 g。水煎至400 mL，分3次温服。

威灵仙/黑九牛

【瑶文名】Gieqv juov ngungh
【汉语拼音名】Weilingxian / Heijiuniu
【拉丁名】CLEMATIDIS RADIX ET RHIZOMA

【别名】铁脚威灵仙、百条根、老虎须、青龙须、一抓根。

【来源】本品为毛茛科植物威灵仙 *Clematis chinensis* Osbeck 的干燥根和根茎。

【植物形态】木质藤本。茎、小枝近无毛或疏生短柔毛。一回羽状复叶；小叶片纸质，卵形至卵状披针形，或为线状披针形、卵圆形，顶端锐尖至渐尖，基部圆形、宽楔形至浅心形。圆锥状聚伞花序，多花，萼片白色，长圆形或长圆状倒卵形。瘦果扁，卵形至宽椭圆形。花期6—9月，果期8—11月。

【生境与分布】生于山谷、山坡林边或灌丛中。广西各地均有分布；国内主要分布于河南、山东、安徽、江苏、浙江、福建、广东、江西、湖南、湖北、四川、贵州、云南等省份。

【采集加工】秋季采挖根，除去杂质，洗净，润透，切段，干燥。

【药材性状】本品根茎呈柱状，长1.5～10.0 cm，直径0.3～1.5 cm；表面淡棕黄色；顶端残留茎基；质较坚韧，断面纤维性；下侧多生细根。根呈细长圆柱形，稍弯曲，长7～15 cm，直径0.1～0.3 cm；表面黑褐色，有细纵纹；质硬脆，易折断，断面皮部较广，木部淡黄色，略呈方形，皮部与木部间常有裂隙。气微，味淡。

【性味功用】

中医：辛、咸，温。归膀胱经。祛风湿，通经络。用于风湿痹痛，肢体麻木，筋脉拘挛，屈伸不利。

瑶医：辛、咸，温。属风打相兼药。祛风除湿，通络止痛，利尿消肿。用于崩闭闷（风湿痛、类风湿性关节炎），鲍泵梗缸（鱼骨鲠喉），改闷（腰肌劳损），也改味通（小便不通），免黑身翁（脾虚浮肿），播冲（跌打损伤），波罗盖闷（膝关节炎）。

【用法用量】

中医：6～10 g。

瑶医：6～30 g。

【精选验方】

1. 崩闭闷（风湿痛、类风湿性关节炎）：黑九牛10 g、红牛九20 g、地钻20 g、寮刁竹10 g、紫九牛20 g、藤当归10 g、大钻20 g。水煎内服。

2. 鲍泵梗缸（鱼骨鲠喉）：黑九牛30 g、急性子20 g。米醋煎服。

3. 崩闭闷（风湿痛、类风湿性关节炎）：黑九牛15 g、紫九牛15 g、过山风10 g、九层风15 g、藤当归15 g。水煎内服。

4. 波罗盖闷（膝关节炎）：黑九牛50 g、九层风50 g、鹰爪风50 g、马尾松30 g、青九牛50 g、五加皮50 g、海桐皮50 g、花椒30 g、麻骨风50 g、制川乌30 g、活血丹50 g。水煎至4 L，外洗局部。

宽筋藤/青九牛

【瑶文名】Cing juov ngungh
【汉语拼音名】Kuanjinteng / Qingjiuniu
【拉丁名】TINOSPORAE SINENSIS CAULIS

【别名】大接筋藤、大松身、松筋藤、舒筋藤、牛挣藤、无地根、表筋藤、打不死。

【来源】本品为防己科植物中华青牛胆*Tinospora sinensis*（Lour.）Merr. 的干燥藤茎。

【植物形态】落叶木质藤本，长3～10 m。嫩时被柔毛，老时变无毛，皮灰白色，有多数白色皮孔和明显的叶痕。单叶互生，宽卵形至圆状卵形，长7～12 cm，宽5～10 cm，顶端骤尖，基部心形，边全缘。总状花序腋生；花单性异株，淡黄色，花萼、花瓣、雄蕊均6枚；雌花具棒状退化雄蕊。核果熟时鲜红色。种子半圆形，腹面内陷。花期3—4月，果期7—8月。

【生境与分布】生于疏林下或河旁、村边灌木丛中，也有栽培。广西主要分布于南宁、防城港、象州、金秀等地；国内主要分布于广东、湖南、云南等省份。

【采集加工】全年均可采收，除去杂质，洗净，润透，切厚片，干燥，筛去灰屑。

【药材性状】本品多为长圆柱形的段或片，表面具明显纵皱纹，皮孔稀疏，白色，类圆形凸起，栓皮薄，纸质，棕黄色或灰棕色，多破裂向外卷曲，露出黄色皮部。切面有菊花纹。质坚，不易折断，断面不平坦，黄白色，有较多导管。气微，味微苦。

【性味功用】

中医：微苦，凉。归肝、肾经。舒筋活络，祛风止痛。用于风湿痹痛，腰肌劳损，坐骨神经痛，跌打损伤。

瑶医：微苦，凉。属打药。祛风除湿，舒筋活络，消肿止痛。用于闭闷（痹痛），改闷（腰痛、腰肌劳损），锥碰江闷（坐骨神经痛），播冲（跌打损伤），扁免崩（中风偏瘫），碰脑（骨折），眸名肿毒（无名肿毒），疟椎闷（乳腺炎、乳腺增生），损伤后遗筋萎缩，骨折后期功能障碍。

【用法用量】

中医：9～15 g。

瑶医：15～30 g，水煎服，或取药液冲酒服，或配猪骨头炖服。外用适量，水煎洗或鲜叶捣敷患处。

【精选验方】

1. 损伤后遗筋萎缩：青九牛30 g。配猪蹄筋炖服。

2. 骨折后期功能障碍：青九牛100 g、猪大肠200 g。水煎外洗。

3. 扁免崩（中风偏瘫）：青九牛100 g、半荷风100 g、九节风50 g、艳山姜50 g、鸭仔风100 g。水煎外洗全身。

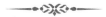

十八钻

九龙藤/九龙钻	【瑶文名】Juov luerngh nzunx
	【汉语拼音名】Jiulongteng / Jiulongzuan
	【拉丁名】BAUHINIAE CHAMPIONII CAULIS

【别名】九须藤、九龙风、黑皮藤、黑梅花藤、羊蹄藤、乌郎藤、过岗圆龙、五花血藤、梅花入骨丹、燕子尾、羊蹄叉。

【来源】本品为豆科植物龙须藤*Bauhinia championii*（Benth.）Benth. 的干燥藤茎。

【植物形态】常绿攀缘藤本。有钩状卷须，或2个对生；幼枝、叶背、花序均被褐色短柔毛。单叶互生，卵形、长卵形或椭圆形，长5～10 cm，宽4～7 cm，顶端2裂至叶片1/3或微裂或不裂，裂片顶端渐尖，基部微心形或近圆形。总状花序腋生或与叶对生或顶生；花白色。荚果扁平，长7～12 cm，宽2～3 cm，有种子2～6粒。花期6—10月，果期7—12月。

【生境与分布】生于山坡疏林下、灌丛中或石壁上。广西各地均有分布；国内主要分布于广东、福建、台湾、浙江、湖南、江西、贵州等省份。

【采集加工】全年均可采收，除去杂质，洗净，润透，切片，干燥。

【药材性状】本品为椭圆形斜切片或不规则块片，厚约5 mm。外皮褐色或灰褐色，栓皮脱落处显暗棕褐色，有纵皱和疣状或点状凸起。质坚硬。切面皮部棕褐色或灰褐色，木部宽广，有不规则花纹（异形维管束）和多数小孔。气微，味微涩。

【性味功用】

中医：苦、涩，平。归肝、脾、胃经。祛风除湿，活血止痛，健脾理气。用于风湿关节炎，腰腿痛，跌打损伤，胃痛，痢疾，月经不调，胃及十二指肠溃疡，老人病后虚弱，小儿疳积。

瑶医：苦、涩，平。属风打相兼药。舒筋活络，活血散瘀，祛风止痛，健脾胃。用于卡西闷（胃痛），布病闷（胃溃疡、十二指肠溃疡），改布闷（腰腿痛），辣给昧对（月经不调），撸藏（吐血），囊暗（蛇虫咬伤），崩闭闷（风湿痛、类风湿性关节炎），播冲（跌打损伤）。

【用法用量】15～30 g。外用适量。

【精选验方】

1. 布病闷（胃溃疡）：九龙钻30 g、大钻15 g、小肠风15 g、田七粉10 g、白及15 g、救必应15 g、仙鹤草25 g、入山虎5 g。水煎内服。

2. 布病闷（胃溃疡、十二指肠溃疡）：九龙钻10 g、大钻10 g、小肠风10 g、小钻10 g。水煎内服。

3. 布病闷（胃溃疡）：九龙钻15 g、救必应15 g、水田七6 g、草鞋根15 g、入山虎6 g、艳山姜10 g、猪肚木15 g。水煎内服。

4. 改布闷（腰腿痛）：九龙钻15 g、紫九牛15 g、红九牛15 g、牛膝15 g、入山虎6 g、牛尾蕨15 g。水煎内服。

5. 卡西闷（胃痛）：九龙钻20 g、慢惊风10 g、大钻20 g、沉香10 g、砂仁10 g、救必应10 g、华泽兰10 g。水煎至450 mL，分3次温服。

大血藤/槟榔钻

【瑶文名】Borngh lorngh nzunx
【汉语拼音名】Daxueteng / Binglangzuan
【拉丁名】SARGENTODOXAE CUNEATAE CAULIS

【别名】大血通、大活血、血通、红藤。

【来源】本品为木通科植物大血藤*Sargentodoxa cuneata*（Oliv.）Rehd. et Wils. 的干燥藤茎。

【植物形态】落叶木质藤本。老茎圆柱形，扭曲，褐色，有沟纹或瘤点，横切面有放射状花纹，鲜断面有红色液汁渗出。三出复叶，叶柄长5～10 cm；顶生小叶菱形或卵形，长4～14 cm，宽3～9 cm，顶端钝，基部楔形，边全缘；侧生小叶斜卵形，两侧不对称，叶脉红色。总状花序腋生，下垂；花单性异株，花萼、花瓣及雄蕊各6枚。浆果卵形，肉质，熟时暗蓝色，可食。种子1枚，卵形。花期夏季，果期秋季。

【生境与分布】生于山坡疏林或山沟两旁林缘处。广西主要分布于金秀、恭城等地；国内主要分布于陕西、江苏、浙江、江西、福建、河南、湖北、湖南、广东、四川、贵州、云南等省份。

【采集加工】秋冬季采收，除去侧枝，洗净，润透，切段，干燥。

【药材性状】本品呈圆柱形，略弯曲，长30～60 cm，直径1～3 cm。表面灰棕色，粗糙，外皮常呈鳞片状剥落，剥落处显暗红棕色，有的可见膨大的节和略凹陷的枝痕或叶痕。质硬，断面皮部红棕色，有数处向内嵌入木部，木部黄白色，有多数细孔状导管，射线呈放射状排列。气微，味微涩。

【性味功用】

中医：苦，平。归大肠、肝经。清热解毒，活血，祛风止痛。用于肠痈腹痛，热毒疮疡，闭经，痛经，跌扑肿痛，风湿痹痛。

瑶医：涩、苦，平。属打药。活血祛瘀，消肿止痛，通经活络，杀虫。用于崩闭闷（风湿痛、类风湿性关节炎），播冲（跌打损伤），港叉闷（阑尾炎），勉八崩（风疹），囊中病（蛔虫病），碰累（痢疾），辣给昧对（月经不调），谷阿强拱（小儿疳积），泵卡西众（消化不良），扛章锤（肠痈），辣给昧对卡西闷（闭经腹痛）。

【用法用量】

中医：9～15 g。

瑶医：10～20 g。外用适量。

【精选验方】

1. 扛章锤（肠痈）：槟榔钻20 g、梨头草15 g、马齿苋20 g、山苦荬20 g、马莲鞍13 g、元胡15 g、救必应13 g、金银花15 g、厚朴10 g。水煎内服。

2. 辣给昧对（月经不调）：槟榔钻10 g、白钻10 g、小钻10 g、走马风10 g、藤当归15 g、九管血10 g、红丝线10 g、月月红6 g。水煎内服。

3. 辣给昧对卡西闷（闭经腹痛）：槟榔钻20 g、紫九牛20 g、九层风30 g、入山虎6 g、红丝线15 g、藤当归20 g、牛膝20 g、桃仁10 g、甘草6 g。水煎内服。

千斤拔/地钻

【瑶文名】Deic nzunx
【汉语拼音名】Qianjinba / Dizuan
【拉丁名】FLEMINGIAE RADIX

【别名】得丁龙（deh dingx luengh）、朴哈咪（butv ha miev）、老鼠尾（naauh jung miev，脑钟咪）、透地龙、掏马桩、千里马、大力黄、一条根。

【来源】本品为豆科植物蔓性千斤拔*Flemingia philippinensis* Merr. et Rolfe或大叶千斤拔*Flemingia macrophylla*（Willd.）Prain的干燥根。

【植物形态】蔓性千斤拔　直立或披散亚灌木。幼枝三棱柱状，密被灰褐色短柔毛。叶具指状3小叶；托叶线状披针形，长0.6～1.0 cm，有纵纹，被毛，先端细尖，宿存；叶柄长2.0～2.5 cm。总状花序腋生，长2.0～2.5 cm，各部密被灰褐色至灰白色柔毛。荚果椭圆状，长7～8 mm，宽约5 mm，被短柔毛。种子2粒，近圆球形，黑色。花果期夏秋季。

【生境与分布】生于山坡、草地或山野灌丛中。广西主要分布于南丹、南宁、平南、贺州、钟山、富川、恭城、灌阳、金秀等地；国内主要分布于广东、海南、贵州、湖南、湖北、四川等省份。

【采集加工】秋季采收，除去杂质，洗净，润透，切片，干燥，筛去灰屑。

【药材性状】蔓性千斤拔　本品呈长圆锥形，不分支或少分支。表面灰棕色或红棕色，有细纵纹及横长皮孔样斑痕；顶端有圆形疤痕和茎残基，下部渐细。质硬，断面纤维性，皮部薄，棕红色；木部黄白色，具放射状纹理。微具豆腥气，味微甘涩。

【性味功用】

中医：甘、微涩，平。归肺、肾、膀胱经。祛风利湿，消瘀解毒。用于风湿痹痛，腰腿痛，腰肌劳损，白带，慢性肾炎，痈肿，喉蛾，跌打损伤。

瑶医：甘、微涩，温。属风药。强筋壮骨，壮腰补肾，助阳道，健脾消食，祛风除湿。用于崩闭闷（风湿痛、类风湿性关节炎），改闷（腰痛、腰肌劳损），尼椎改闷（肾虚腰痛），扁免崩（中风偏瘫），醒蕹（水肿），泵黑怒哈（肺虚咳嗽），哈紧（支气管炎），尼椎轩（肾炎），谷阿强拱（小儿疳积），谷瓦卜断（子宫脱垂），布端（胃下垂），盖昧严（阳痿），别带病（带下病）。

【用法用量】

中医：15～30 g。外用适量。

瑶医：15～30 g。

【精选验方】

1. 尼椎改闷（肾虚腰痛）：地钻30 g、红九牛15 g、五加皮15 g、山薄荷15 g、猪脊骨100 g。水煎服。

2. 扁免崩（中风偏瘫）：地钻20 g、天麻10 g、远志10 g、山莲藕30 g、血风15 g、牛膝20 g、十八症15 g、蜈蚣1条、全蝎6 g、水蛭10 g、双钩钻15 g。水煎至450 mL，分3次温服。

3. 盖昧严（阳痿）：地钻20 g、顶天柱10 g、石南藤12 g、红九牛15 g、山莲藕20 g、鸡肠风（巴戟天）10 g、仙茅12 g、梨果榕20 g、黄花参15 g、狗鞭10 g。水煎至450 mL，分3次温服；或泡酒服。

4. 改闷（腰痛）：地钻10 g、五爪风20 g、黄花参15 g、九牛藤15 g、牛尾蕨15 g、龙骨风10 g、紫九牛15 g、刺五加皮10 g、金樱根20 g、山莲藕15 g、甘草6 g。水煎至450 mL，分3次温服。

广西马兜铃根/天钻

【瑶文名】Tinh nzunx
【汉语拼音名】Guangximadoulinggen / Tianzuan
【拉丁名】ARISTOLOCHIAE KWAGESIENSIS RADIX

【别名】洪准咪（homh nzunx miev）、金银袋、大叶马兜铃、大叶山总管、大百解薯、管南香、大总管、葫爪莲、萝卜防己、大防己、圆叶马兜铃。

【来源】本品为马兜铃科植物广西马兜铃Aristolochia kwangsiensis Chun et How ex C. F. Liang的块根。

【植物形态】木质大藤本。块根椭圆形或纺锤形；幼枝、叶下面及花序常密被褐黄色或淡褐色长硬毛，老茎具厚木栓层；叶卵状心形或圆形，长11～35 cm，先端钝或短尖，基部宽心形，弯缺深3～5 cm；叶柄长6～15 cm；总状花序具2～3朵花；花梗长2.5～3.5 cm；小苞片钻形；花被筒中部膝状弯曲，下部长2.0～3.5 cm；檐部盘状，近圆三角形，径3.5～4.5 cm，上面蓝紫色，被暗红色棘状凸起，3浅裂，裂片常外反，喉部黄色，具领状环；花药长圆形，合蕊柱3裂。蒴果长圆柱形，长8～10 cm。种子长约5 mm，被疣点。花期4—5月，果期8—9月。

【生境与分布】生于石灰岩山地林下、石隙或溪边。广西主要分布于龙州、陆川、苍梧、靖西、那坡、南丹等地；国内主要分布于广东、四川、云南等省份。

【采集加工】春、秋季采收，除去杂质，洗净，切片，晒干。

【药材性状】本品呈纺锤形，肥大，长30～60 cm；表面棕褐色，有时有须根或须根痕。质坚而硬，断面类白色，木部宽广，淡黄色或白色。气微，味苦。

【性味功用】

中医：辛、苦，寒。归心、胃、大肠经。理气止痛，清热解毒，止血。用于胃痛，咽喉肿痛，肺气肿，肾炎水肿，毒蛇咬伤，外伤出血，黄花疮。

瑶医：苦，寒。有小毒。属打药。清热解毒，利水消肿，止痛。用于卡西闷（胃痛），就港虷（急性胃肠炎），布病闷（胃溃疡、十二指肠溃疡），泵气蘹（肺气肿），布醒蘹（肾炎水肿），哈轮（感冒），怒哈（咳嗽），更喉闷（咽喉肿痛），囊暗（蛇虫咬伤），布库（疥疮），布锥累（痈疮），冲翠藏（外伤出血），藏紧邦（崩漏）。

【用法用量】9～12 g。

【精选验方】

1. 就港虷（急性胃肠炎）：天钻30 g。水煎，一天分2次服。

2. 囊暗（蛇虫咬伤）：天钻30 g。水煎服。

3. 布锥累（痈疮）：天钻适量。磨酒涂患处。

4. 哈轮（感冒）：天钻10 g、百解木20 g、野芝麻15 g、鸭脚风15 g、九节风15 g。水煎服。

广西海风藤/大红钻

【瑶文名】Domh hongh nzunx
【汉语拼音名】Guangxihaifengteng / Dahongzuan
【拉丁名】KADSURAE HETEROCLITAE CAULIS

【别名】大梅花钻、大饭团、风藤、风钻、海风藤、地血香、梅花钻、吹风散、绣球香、通血香、红吹风。

【来源】本品为木兰科植物异形南五味子*Kadsura heteroclita*（Roxb.）Craib的干燥藤茎。

【植物形态】常绿木质藤本。老藤外皮为厚的灰褐色木栓。单叶互生，纸质，卵状长椭圆形，顶端渐尖，基部楔形，边近全缘。花单性，雌雄同株，淡黄色，单生于叶腋；雄蕊柱头状，顶无线状钻形附属物。聚合果近球形，直径2.5～5.0 cm，熟时紫黑色。花期5—8月，果期8—12月。

【生境与分布】生于山坡林下，或攀于树上。广西主要分布于全州、苍梧、金秀等地；国内主要分布于云南、贵州、广东等省份。

【采集加工】全年均可采收，除去枝叶，浸泡，润透，切片，干燥，筛去灰屑。

【药材性状】本品呈类圆形，直径1～5 cm；表面残留棕褐色柔软似海绵状的栓皮，其上有纵裂隙，易剥落，可见隆起的根痕。质坚硬，不易折断，断面皮部窄，约占半径的1/4，呈棕色、灰褐色或褐色，具白色的纤维丝。木质部浅棕色，密布针孔状导管，中央有棕褐色圆形的髓，多呈空洞。气微香，味淡、微涩。

【性味功用】

中医：甘、微辛，温。归肺、肾、肝经。祛风散寒，行气止痛，舒筋活络。用于风湿性痹痛，腰肌劳损，感冒，产后风瘫。

瑶医：苦、辛，温。属风打相兼药。祛风除湿，理气止痛，活血消肿。用于崩闭闷（风湿痛、类风湿性关节炎），四肢麻木，改闷（腰痛、腰肌劳损），卡西闷（胃痛），扁免崩（中风偏瘫），荣古瓦崩（产后风），辣给闷（痛经），播冲（跌打损伤），碰脑（骨折），荣古瓦卡西闷（产后腹痛）。

【用法用量】

中医：9～15 g。

瑶医：15～20 g。外用适量。

【精选验方】

1. 崩闭闷（风湿痛、类风湿性关节炎）、四肢麻木：大红钻15 g、藤当归20 g、槟榔钻20 g、三角风15 g、麻骨风15 g、小散骨风20 g、紫九牛20 g、黑九牛15 g、九节风20 g、半荷风20 g。水煎内服。

2. 荣古瓦卡西闷（产后腹痛）：大红钻10 g、山苍子根10 g、走血风10 g、香附10 g、小散骨风10 g。水煎内服。

3. 崩闭闷（风湿痛、类风湿性关节炎）：大红钻100 g、九节风100 g、入山虎80 g、艳山姜80 g、青九牛100 g。水煎外洗全身。

4. 卡西闷（胃痛）：大红钻15 g、艳山姜10 g、猪肚木10 g、厚朴10 g、草鞋根10 g。水煎内服。

长蕊五味藤/白钻

【瑶文名】Baeqc nzunx
【汉语拼音名】Changruiwuweiteng / Baizuan
【拉丁名】SCHISANDRAE VIRIDIS CAULIS

【别名】白背铁箍散、风沙藤。

【来源】本品为木兰科植物绿叶五味子*Schisandra viridis* A. C. Smith的干燥藤茎。

【植物形态】木质藤本。芽鳞长约3 mm，全株无毛。枝条近圆柱形。单叶互生；叶纸质，卵状椭圆形或少有披针形，上面绿色，下面浅绿色，长4～16 cm，宽2～8 cm，先端渐尖，基部钝或楔形，边缘有锯齿或波状疏齿；叶柄长1 cm；脉两面明显。雄花花被6～7枚，雄蕊10～20枚，花梗长1.5～5.0 cm；雌花花被片与雄花相似，雄蕊群横圆形，花梗长4～7 cm。聚合果有小浆果15～20粒。花期4—6月，果期6—10月。

【生境与分布】生于山谷、溪边密林、疏林或路旁灌丛中。广西主要分布于桂林、金秀、南宁等地；国内主要分布于浙江、广东、云南等省份，以及安徽南部。

【采集加工】全年均可采收，晒干备用。

【药材性状】本品呈圆柱形，表面暗紫红色至紫褐色，具纵皱纹及点状纵向皮孔，有枝痕和叶柄脱落痕。质硬脆，不易折断。断面皮部薄，紫褐色，纤维性，易剥落；木部淡黄色有密集细孔。髓部较大，银白色，松软或有裂隙。气无，味淡。

【性味功用】

中医：辛，温。归肝、脾经。用于风湿骨痛，肾虚阳痿，感冒，痛经，腹痛，跌打损伤，骨折。

瑶医：涩、苦，微温。属风打相兼药。祛风，利湿，消肿，舒筋活血，止痛生肌，强筋骨。用于崩闭闷（风湿痛、类风湿性关节炎），播冲（跌打损伤），荣古瓦崩

（产后风），尼椎改闷（肾虚腰痛）。

【用法用量】15～30 g。外用适量。

【精选验方】

1. 崩闭闷（风湿痛）：白钻20 g、大钻20 g、麻骨风15 g、白九牛20 g、刺手风15 g、一刺两嘴20 g、铜皮铁骨15 g、土茯苓20 g、金刚兜20 g、地钻15 g。水煎内服。

2. 尼椎改闷（肾虚腰痛）：白钻10 g、九龙钻10 g、红九牛10 g、扶芳藤10 g、小肠风10 g、黄花参15 g、龙骨风10 g、黑九牛10 g、九季风10 g。水煎内服。

3. 崩闭闷（风湿痛）：白钻20 g、过山风15 g、九节风15 g、十八症15 g、入山虎6 g。水煎内服。

六方藤/六方钻

【瑶文名】Luoqc bung nzunx
【汉语拼音名】Liufangteng / Liufangzuan
【拉丁名】CISSI HEXANGULARIDIS CAULIS

【别名】方茎宽筋藤、翅茎白粉藤、抽筋藤。

【来源】本品为葡萄科植物翅茎白粉藤*Cissus hexangularis* Thorel ex Planch. 的干燥藤茎。

【植物形态】常绿半木质藤本。茎六方形，枝有6条纵狭翅，卷须与叶对生，不分枝。单叶互生，宽卵形，顶端急尖或短尾状尖，基部近截形或浅心形，边有疏小锯齿。聚伞花序与叶对生；花紫红色，4数。浆果椭圆球状，熟时黑色。花期6—11月。

【生境与分布】生于山谷、林下。广西主要分布于桂林、柳州、南宁，以及三地下辖县（市）；国内主要分布于广东等省份。

【采集加工】秋季采挖，除去杂质，洗净，润透，斜切薄片，晒干。

【药材性状】本品呈五至六棱形条状，直径0.5～1.8 cm，节上有托叶残基，嫩茎棱翅较明显。表面灰褐色或灰棕色，有纵皱纹。质坚韧，不易折断，断面纤维性，皮薄，灰褐色，木部淡黄色，具放射状纹理。气微，味微苦、酸。

【性味功用】

中医：辛、微苦，凉。归肾经。祛风除湿，活血通络。用于风湿痹痛，腰肌劳损，跌打损伤。

瑶医：微淡、略涩，平。属风打相兼药。舒筋活络，散瘀活血。用于崩闭闷（风湿痛、类风湿性关节炎），改闷（腰痛、腰肌劳损），播冲（跌打损伤），眸名肿毒（无名肿毒）。

【用法用量】

中医：15～30 g。外用适量，捣敷或水煎洗。

瑶医：20～30 g。外用适量。

【精选验方】

1. 崩闭闷（风湿性关节炎）：六方钻20 g、小散骨风20 g、刺五加皮20 g、龙骨风15 g、忍冬藤20 g、九节风20 g、防己13 g、土茯苓20 g、金刚兜20 g、薏苡仁20 g、大钻20 g。水煎内服。

2. 改闷（腰肌劳损）：六方钻10 g、红九牛10 g、牛尾蕨10 g、大钻15 g、小钻10 g、入山虎10 g、小散骨风15 g、慢惊风10 g、酸吉风10 g。水煎内服。

3. 改闷（腰肌劳损）：六方钻30 g、黄花参20 g、红九牛15 g、紫九牛15 g、龙骨风15 g。水煎内服。

水灯盏/ 小红钻

【瑶文名】Fiuv hongh nzunx

【汉语拼音名】Shuidengzhan / Xiaohongzuan

【拉丁名】KADSURAE OBLONGIFOLIAE RADIX ET CAULIS

【别名】红大风藤、红十八症、细风藤、饭团藤。

【来源】本品为木兰科植物冷饭藤*Kadsura oblongifolia* Merr. 的根和茎。

【植物形态】常绿木质藤本。单叶互生，纸质，长圆状披针形、狭椭圆形，长6～10 cm，宽1.5～4.0 cm，顶端钝或急尖，基部阔急尖，边有不明显的稀疏小腺齿，侧脉每边4～8条；叶柄长5～12 cm。花单性，雌雄异株，单生于叶腋，红色或黄色。聚合果近球形，直径1.2～2.0 cm，成熟时红色至紫色、蓝色。花期7～9月，果期10—11月。

【生境与分布】生于疏林中。广西主要分布于藤县、玉林、金秀等地；国内主要分布于云南、广东等省份。

【采集加工】全年均可采收，除去杂质，洗净，润透，切片，干燥或鲜用。

【药材性状】本品根呈圆柱形，弯曲，少分支，直径0.5～1.2 cm；表面灰黄色或黄白色，具纵沟纹和横裂纹，除去栓皮呈棕色，皮部易剥离；质硬韧，不易折断；断面木栓层黄白色，粉性，皮部棕红色，纤维性，木部淡黄色或黄棕色，具放射状纹理。茎圆柱形，直径0.3～1.0 cm，表面黄棕色或紫褐色，具纵纹，有互生的叶柄痕。质轻，易折断，纤维性，木部黄白色或棕黄色。中部髓大，多中空。气香，味辛、涩。

【性味功用】

中医：甘，温。归肺、胃、脾、肠经。祛风除湿，壮骨强筋，补肾健脾，散寒，行气止痛。用于感冒，风湿痹痛，活血消肿，理气止痛，跌打损伤，心胃气痛及痛经等

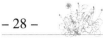

疾病。

瑶医：甘、辛，温。属风打相兼药。祛风除湿，壮骨强筋，补肾健脾，散寒，行气止痛。用于崩闭闷（风湿痛、类风湿性关节炎），盖昧严（阳痿），哈轮（感冒），辣给闷（痛经），卡西闷（胃痛、腹痛），播冲（跌打损伤），碰脑（骨折）。

【用法用量】15～20 g。外用适量。

【精选验方】

1. 播冲（跌打损伤）、崩闭闷（风湿痛）：小红钻30 g、木满天星20 g、入山虎30 g、上山虎30 g、一刺两嘴50 g、毛老虎10 g。浸酒外搽，忌内服。

2. 卡西闷（腹痛）：小红钻15 g、金耳环10 g、艳山姜10 g、十大功劳15 g。水煎内服。

石柑子/葫芦钻

【瑶文名】Hah louh nzunx
【汉语拼音名】Shiganzi / Huluzuan
【拉丁名】POTHI CHINENSIS HERBA

【别名】爬山蜈蚣、石葫芦茶、藤桔。

【来源】本品为天南星科植物石柑子 *Pothos chinensis*（Raf.）Merr. 的干燥全草。

【植物形态】常绿藤本，攀附石上和树上。叶椭圆形、披针状卵形至披针状长圆形，长6～13 cm，宽1.5～5.6 cm，顶端渐尖至长渐尖，基部钝，无毛；叶柄具宽翅，倒卵状长圆形或楔形。花序单个腋生或顶生；佛焰苞卵兜形；肉穗花序球形至椭圆形；花被片、雄蕊各6枚。浆果椭圆形，熟时黄绿色或红色。花果期四季。

【生境与分布】生于山谷阴湿的石壁或大树上。广西各地均有分布；国内主要分布于南部地区。

【采集加工】全年均可采收，除去杂质，洗净，切段，晒干或鲜用。

【药材性状】本品茎呈圆柱形，长可达1 m，直径0.2～0.6 cm；表面灰绿色，具细纵棱，多分枝，节明显，节上可见不定根，节间1～3 cm；质轻、硬，易折断，断面皮部纤维性。叶纸质，互生，卵状椭圆形或披针形，长5～10 cm，宽1.5～3.0 cm，先端渐尖，基部无毛；叶柄长1～6 cm，具倒卵形的叶状翅。气微，味淡。

【性味功用】

中医：辛、苦，平；有小毒。归肝、胃经。舒筋活络，散瘀消肿，导滞去积。用于风湿痹痛，跌打损伤，骨折，小儿疳积。

瑶医：淡、涩，凉。属打药。清热解毒，凉血止血，利尿消肿，用于布浪（癫痫、癫狂症），崩闭闷（风湿痛、类风湿性关节炎），篮硬种翁（肝硬化腹水），囊暗

（蛇虫咬伤），怒哈（咳嗽），谷阿强拱（小儿疳积），荣古瓦身翁（产后浮肿），月藏（尿血），播冲（跌打损伤），碰脑（骨折），改布闷（腰腿痛），身谢（皮肤瘙痒）。

【用法用量】

中医：3～15 g。外用适量。

瑶医：10～20 g。外用适量。

【精选验方】

1. 改布闷（腰腿痛）：葫芦钻20 g、地钻20 g、牛尾蕨30 g、红九牛15 g、五加皮15 g、龙骨风15 g、骨碎补20 g、五爪风15 g、白钻20 g。与猪尾煲，食肉喝汤。

2. 怒哈（咳嗽）：葫芦钻10 g、蛙腿草15 g、少年红10 g、不出林10 g、千年竹10 g、鱼腥草10 g、一箭球10 g。水煎冲冰糖，内服。

3. 身谢（皮肤瘙痒）：葫芦钻50 g、扛板归50 g、火炭母50 g、盐肤木100 g、熊胆木100 g。水煎内服。

4. 怒哈（咳嗽）：葫芦钻20 g、蛙腿草15 g、千年竹10 g、少年红15 g、鱼腥草10 g。水煎内服。

四方藤/四方钻

【瑶文名】 Feix bung nzunx
【汉语拼音名】 Sifangteng / Sifangzuan
【拉丁名】 CISSI PTEROCLADAE CAULIS

【别名】 翼枝白粉藤、红四方藤、风藤、远筋藤。

【来源】 本品为葡萄科植物翼茎白粉藤 *Cissus pteroclada* Hayata 的干燥藤茎。

【植物形态】 常绿半木质藤本。茎四方形，基部木质，上部草质，绿色或紫红色，枝有4条纵狭翅，卷须与叶对生，二叉状分枝。单叶互生，心状戟形，长6～12 cm，宽4～8 cm，顶端急尖或短尾状尖，基部心形，边有疏小短齿。聚伞花序与叶对生；花紫红色，4数。浆果椭圆球状，熟时黑色。花期6—7月，果期9—11月。

【生境与分布】 生于山谷林下。广西主要分布于南宁、隆安、龙州、防城港、博白、岑溪、贺州、金秀等地；国内主要分布于广东、台湾等省份。

【采集加工】 全年均可采收，洗净，润透，切片晒干。

【药材性状】 本品呈四棱长条形，节上有托叶残基，嫩茎棱翅较明显。表面灰棕色或灰褐色，略粗糙，有纵皱纹。质坚韧，不易折断，断面纤维性，皮部薄，棕红色至灰褐色；木部淡黄色至灰黄色，针孔放射状排列；髓部近方形。气微，味微苦、酸。

【性味功用】

中医：辛、微苦，平。归肝经。祛风除湿，活血通络。用于风湿痹痛，腰肌劳损，肢体麻痹，跌打损伤。

瑶医：微酸、涩，平。属风打相兼药。祛风除湿，舒筋通络。用于崩闭闷（风湿痛、类风湿性关节炎），改闷（腰痛、腰肌劳损），锥碰江闷（坐骨神经痛），播冲（跌打损伤），荣古瓦美买卡（产妇分娩无力），辣给昧对（月经不调），股骨头坏死，四肢麻木。

【用法用量】

中医：10～30 g。外用适量，捣敷。

瑶医：20～30 g。外用适量。

【精选验方】

1. 股骨头坏死：四方钻20 g、白钻20 g、浸骨风18 g、黑九牛15 g、丹参20 g、九层风15 g、白九牛15 g、血风20 g、扁骨风15 g、藤当归20 g、五爪风20 g、红九牛15 g。水煎内服。

2. 四肢麻木：四方钻10 g、入山虎10 g、麻骨风15 g、蓝九牛10 g、追骨风10 g、下山虎10 g、鸭仔风20 g、大散骨风10 g、藤当归10 g、紫九牛10 g、血风10 g。水煎内服。

3. 改闷（腰肌劳损）：四方钻20 g、红九牛15 g、龙骨风15 g、牛尾蕨15 g、刺五加10 g、仙茅6 g。与猪龙骨炖服。

4. 改闷（腰痛、腰肌劳损）：四方钻20 g、地钻20 g、牛尾蕨30 g、狼狗尾20 g、川木瓜20 g、川杜仲20 g、狗脊20 g、牛膝15 g、丹参20 g、当归15 g、入山虎10 g、山药20 g、枸杞子20 g、大枣20个。水煎至450 mL，分3次温服。

边缘罗裙子/黄钻

【瑶文名】Wiangh nzunx
【汉语拼音名】Bianyuanluoqunzi / Huangzuan
【拉丁名】SCHISANDRAE HENRYI HERBA

【别名】气藤、紫金血藤、大伸筋、翼梗五味子。

【来源】本品为五味子科植物东南五味子*Schisandra henryi* C. B. Clarke subsp. *marginalis*（A. C. Smith）R. M. K. Saund. 的干燥地上部分。

【植物形态】落叶木质藤本。幼枝有棱，棱上有膜翅，被白粉，老枝紫褐色，方形至圆柱形，有狭翅或无。单叶互生，近革质，宽卵形或近圆形，长9～11 cm，宽5～8 cm，顶端渐尖或短尾状，基部楔形或圆形，边有疏锯齿，上面绿色，下面被白粉；叶柄长2.5～5.0 cm。花单性异株，单生于叶腋，黄绿色，花梗长4～5 cm。聚合果长4.0~14.5 cm，熟时红色。花期5—6月，果期7—9月。

【生境与分布】生于山坡疏林中。广西主要分布于乐业、天峨、罗城、金秀、全州等地；国内主要分布于湖北、湖南、四川、贵州、云南等省份。

【采集加工】夏秋季采收，除去杂质，稍润，切段，干燥。

【药材性状】本品茎呈圆柱形，表面灰褐色，粗糙，具纵皱纹或棱翅，体轻易折断，木质部灰白色，髓部灰黑色或中空。叶近革质，多皱缩，展开后呈宽卵形，先端渐尖，基部楔形或圆形，边缘有疏锯齿，表面灰绿色，质脆。气微香，味辛淡。

【性味功用】

中医：辛、涩，温。归肝、脾经。祛风除湿，行气止痛，活血止血。用于风湿痹痛，心胃气痛，痨伤吐血，闭经，月经不调，跌打损伤，金疮肿毒。

瑶医：淡、甘、辛，平。属风打相兼药。祛风除湿，舒筋活血，通经止痛，平肝熄风。用于崩闭闷（风湿痛、类风湿性关节炎），藏窖昧通（血栓闭塞性脉管炎），改布闷（腰腿痛），锥碰江闷（坐骨神经痛），卡西闷（胃痛），辣给闷（痛经），荣古瓦卡西闷（产后腹痛），播冲（跌打损伤），碰脑（骨折）。

【用法用量】

中医：15~30 g。

瑶医：15~30 g。外用适量。

【精选验方】

1. 改布闷（腰腿痛）、锥碰江闷（坐骨神经痛）：黄钻20 g、伸筋藤20 g、小鸟不站15 g、血风15 g、白九牛15 g、红九牛10 g、黑九牛15 g。水煎内服。

2. 锥碰江闷（坐骨神经痛）：黄钻10 g、白九牛10 g、牛耳风10 g、麻骨风10 g、浸骨风10 g、藤当归15 g、九龙钻20 g、大钻10 g。水煎内服。

3. 藏窖昧通（血栓闭塞性脉管炎）：黄钻30 g、毛冬青30 g、忍冬藤30 g。水煎内服。

4. 播冲（跌打损伤）：黄钻100 g、入山虎80 g、花斑竹80 g、过山风80 g、鸭仔风80 g。水煎外洗患处。

买麻藤/麻骨钻

【瑶文名】Mah mbungv nzunx
【汉语拼音名】Maimateng / Maguzuan
【拉丁名】GNETI MONTANI CAULIS

【别名】果米藤、大节藤。

【来源】本品为买麻藤科植物买麻藤*Gnetum montanum* Markgr. 的干燥藤茎。

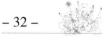

【植物形态】常绿木质藤本，高达10 m以上。小枝圆或扁圆，光滑，稀具细纵皱纹。叶形大小多变，侧脉8～13对，叶柄长8～15 mm。雄球花序一至二回三出分枝，排列疏松，雄球花穗圆柱形，具13～17轮环状总苞，每轮环状总苞内有雄花25～45枚，排成2行；雌球花序侧生老枝上，单生或数序丛生；雌球花穗成熟时长约10 cm。种子矩圆状卵圆形或矩圆形，熟时黄褐色或红褐色，光滑，有时被亮银色鳞斑。花期6—7月，种子8—9月成熟。

【生境与分布】生于山地或丘陵灌丛中。广西主要分布于贺州、上思、上林、马山、宁明、龙州、天等、那坡、天峨、罗城、金秀等地；国内主要分布于广东、云南等省份。

【采集加工】全年均可采收，除去杂质，洗净，润透，切段晒干。

【药材性状】本品呈类圆柱形，茎节膨大，外皮显棕褐色至黑褐色，略粗糙，具不规则的纵皱纹或裂纹，有灰褐色皮孔，切面呈灰褐色至黄褐色，有2～5层棕色环，有多数放射状排列的小孔。髓部呈灰棕色至棕褐色。质稍轻。气微，味淡、微苦。

【性味功用】

中医：苦，微温。归肝、肺经。祛风活血，消肿止痛，化痰止咳。用于风湿性关节炎，腰肌劳损，筋骨酸软，跌打损伤，骨折，支气管炎，溃疡病出血，小便不利，蜂窝组织炎。

瑶医：苦、涩，平。属风打相兼药。祛风除湿，活血散瘀，消肿止痛。用于播冲（跌打损伤），改闷（腰痛、腰肌劳损），崩闭闷（风湿痛、类风湿性关节炎），扁免崩（中风偏瘫），波罗盖闷（鹤膝风），碰脑（骨折）。

【用法用量】

中医：10～30 g。外用适量。

瑶医：15～30 g。外用适量。

【精选验方】

1. 碰脑（骨折）：麻骨钻根皮50 g、七叶莲根皮50 g、红九牛根皮50 g、九节风叶60 g、入山虎根皮20 g、大接骨风叶60 g、钻地风60 g、螃蟹5只（酒炒）、香鸡兰叶50 g。均鲜品捣碎拌米酒炒热外敷。

2. 碰脑（骨折）、播冲（跌打损伤）：麻骨钻皮、上山虎皮、大钻皮、大接骨风叶、九节风皮各适量。捣烂调酒外敷或浸酒外搽。

3. 播冲（跌打损伤）：麻骨钻30 g、入山虎30 g、猛老虎15 g、毛老虎15 g、鸭仔风30 g、过山风30 g。浸酒外搽。

钩藤根/双钩钻

【瑶文名】Sungh diux nzunx
【汉语拼音名】Goutenggen / Shuanggouzuan
【拉丁名】UNCARIAE RADIX

【别名】金钩草、金勾藤、双钩藤、吊风根、琴吊、倒挂刺。

【来源】本品为茜草科植物钩藤*Uncaria rhynchophylla*（Miq.）Miq. ex Havil. 的干燥根。

【植物形态】常绿攀缘藤本。茎枝光滑无毛，小枝四棱柱形，幼嫩时被白粉；变态枝成钩状，成对或单生于叶腋。单叶互生，椭圆形或卵状披针形，长6～9 cm，宽3～6 cm，顶端渐尖，基部宽楔形，边全缘，上面光亮，下面脉腋内常有束毛，微被白粉，干后变褐红色，托叶2裂，裂片条状钻形。头状花序单生于叶腋或顶生，排成圆锥状花序，直径2.0～2.5 cm，花冠黄色，管状漏斗形，顶5裂，雄蕊生于冠管喉部。蒴果倒卵状椭圆形，熟时2裂。种子细小，两端有翅。花期5—7月，果期10—11月。

【生境与分布】生于山谷疏林下和溪边灌丛中。广西主要分布于防城港、上思、南宁、德保、那坡、凌云、融水、金秀、苍梧、灵川、兴安等地；国内主要分布于浙江、福建、广东、江西、湖南、四川、贵州等省份。

【采集加工】全年均可采收，除去杂质，洗净，切片，干燥。

【药材性状】本品呈圆柱形，稍弯曲，须根偶可见，直径0.3～2.5 cm，表面灰红棕色至灰褐色，粗糙，具纵皱纹，可见横向皮孔，表皮脱落处呈深褐色，质硬，不易折断，断面皮部厚，棕黄色至红棕色，木部浅棕黄色，具密集小孔。气微，味苦。

【性味功用】

中医：甘，微寒。归肝经。清热镇痉，平肝熄火。用于感冒发热，高烧抽搐，高血压，头晕，疼痛，目眩。

瑶医：苦，微寒。属风打相兼药。祛风，镇静，降压，消炎。用于麻红痧（中暑），谷阿惊崩（小儿惊风），荣古瓦崩（产后风），泵卡西众（消化不良），悲寐掴（神经衰弱），样琅病（高血压病），崩闭闷（风湿痛、类风湿性关节炎），锥碰江闷（坐骨神经痛）。

【用法用量】15～30 g。外用适量。

【精选验方】

1. 样琅病（高血压病）：双钩钻20 g、毛冬青20 g、野山蕉20 g、白纸扇20 g、五层风20 g、路边菊15 g、夏枯草25 g。水煎内服。

2. 谷阿惊崩（小儿惊风）：双钩钻100 g、九节风50 g、急惊风50 g、黑节风50 g、小散骨风50 g、金线风50 g。水煎外洗全身。

3. 样琅病（高血压病）：双钩钻30 g、毛冬青30 g、刺鸭脚15 g、五层风30 g、白纸扇15 g。水煎内服。

4. 样琅病（高血压病）：毛冬青30 g、牛膝30 g、五层风30 g、双钩钻30 g、杜仲20 g、罗汉果1个。水煎至450 mL，分3次温服。

钻山风/铁钻

【瑶文名】Hlieqc nzunx
【汉语拼音名】Zuanshanfeng / Tiezuan
【拉丁名】FISSISTIGMAE OLDHAMII RADIX ET CAULIS

【别名】雪朋仲、瓜馥木、铁牛钻石、香藤、笼藤。

【来源】本品为番荔枝科植物瓜馥木*Fissistigma oldhamii*（Hemsl.）Merr. 的干燥根及藤茎。

【植物形态】常绿攀缘灌木，长约8 m。单叶互生，革质，倒卵状椭圆形或长圆形，长6.0～12.5 cm，宽2.0～4.8 cm，上面无毛，下面中脉上被疏毛，顶端圆形或微凹，稀急尖，基部楔形，边全缘，叶脉明显。花单生或2～3朵排成聚伞花序，腋生。果球形，果柄长约2 cm。花期4—6月，果期11月。

【生境与分布】生于山谷或水旁灌丛中。广西主要分布于金秀、融水、灵川、全州、富川、岑溪等地；国内主要分布于福建、台湾、广东、湖南、江西、云南等省份。

【采集加工】全年均可采收，除去杂质，洗净，润透，切片，干燥。

【药材性状】本品根呈细长圆柱形，稍弯曲，直径0.5～6.0 cm，有支根，表面灰色至棕褐色。茎呈长圆形或稍扁，直径1～10 cm，具侧枝痕。质坚硬，不易折断。切片厚2～4 mm，皮部黄棕色，木部宽广，黄白色，髓部明显，黄棕色。气微香，味微苦。

【性味功用】

中医：微辛，平。归肝、胃经。祛风镇痛，活血化瘀。用于坐骨神经痛，风湿性关节炎，跌打损伤。

瑶医：辛、微涩，温。属风打相兼药。祛风活血，消肿止痛，强筋骨。用于崩闭闷（风湿痛、类风湿性关节炎），锥碰江闷（坐骨神经痛），谷阿照拍（小儿麻痹后遗症），谷阿惊崩（小儿惊风），播冲（跌打损伤）。

【用法用量】

中医：15～30 g。

瑶医：9～15 g。外用适量。

【精选验方】

1. 崩闭闷（风湿痛、类风湿性关节炎）：铁钻20 g、九节风20 g、一刺两嘴20 g、刺鸭脚20 g、小散骨风20 g、刺手风13 g、忍冬藤20 g、白九牛15 g、白钻20 g、大钻

20 g、大肠风15 g。水煎内服。

2. 崩闭闷（风湿痛）：铁钻50 g、下山虎50 g、小散骨风50 g、紫九牛50 g、鸭仔风100 g、铜钻50 g、扭骨风50 g、浸骨风50 g。水煎外洗。

3. 崩闭闷（风湿痛）：铁钻20 g、藤当归15 g、紫九牛15 g、九层风20 g、过山风15 g、三叉虎15 g。水煎内服。

钻骨风/ 小钻

【瑶文名】Fiuv nzunx
【汉语拼音名】Zuangufeng / Xiaozuan
【拉丁名】KADSURAE LONGIPEDUNCULATAE RADIX ET RHIZOMA

【别名】紫金藤、紫荆皮、盘柱香、盘柱南五味子、红木香、内红消、风沙藤、小血藤、长梗南五味子、南五味子、长序南五味子。

【来源】本品为木兰科植物南五味子*Kadsura longipedunculata* Finet et Gagnep. 的干燥根及根茎。

【植物形态】常绿木质藤本。全株无毛。根细长，红褐色，有黏液。茎皮黑色或灰棕色。单叶互生，近纸质，倒卵形或倒卵状椭圆形，长5～10 cm，宽2～5 cm，顶端渐尖，基部楔形，边有疏的腺点状锯齿，两面有光泽，侧脉每边5～7条，叶柄长1.5～3.0 cm。花单性，雌雄异株，单生于叶腋，粉红色，具有下垂的长梗；雄蕊柱近头状，顶端无线状钻形的附属物。聚合果近球形，直径2.5～3.5 cm，熟时鲜红色至紫蓝色。花期夏季，果期秋季。

【生境与分布】生于疏林灌丛中、沟谷边，铺地或缠绕树上。广西主要分布于上林、环江、金秀、贺州、全州等地；国内主要分布于广东、贵州、四川、湖北、湖南、江西、福建、浙江等省份。

【采集加工】全年均可采挖，去粗皮，洗净，润透，切片，干燥。

【药材性状】本品根呈圆柱形，扭曲，直径0.3～2.5 cm。表面灰黄色至灰褐色，具纵皱纹及横裂纹，栓皮疏松，剥落露出红棕色皮层，或横向断裂露出淡棕色木心，质坚韧，不易折断；断面不平整，皮部稍厚，红棕色或淡紫褐色，纤维性；木部淡棕黄色至浅棕色，具密集小孔。气香，味微苦、辛。

【性味功用】

中医：辛、苦，温。归脾、胃、肝经。理气止痛，祛风通络，活血消肿。用于胃痛，腹痛，风湿痹痛，痛经，月经不调，产后腹痛，咽喉肿痛，痔疮，无名肿毒，跌打损伤。

瑶医：甘、苦、辛，温。属风打相兼药。健脾补肾，理气活血，祛风通络，消肿止痛。用于荣古瓦身翁（产后浮肿），辣给昧对（月经不调），改对仲（疝气），卡西闷（胃痛），崩闭闷（风湿痛、类风湿性关节炎），播冲（跌打损伤），碰脑（骨折），荣古瓦崩（产后风），辣给闷（痛经），波罗盖闷（膝关节痛）。

【用法用量】

中医：15～20 g。外用适量，捣敷或研粉调水敷患处。

瑶医：15～20 g。外用适量。

【精选验方】

1. 荣古瓦崩（产后风）：小钻15 g、大钻20 g、保暖风20 g、紫九牛15 g、地钻20 g、山莲藕20 g、鸡仔莲20 g、五爪风20 g。水煎内服。

2. 辣给昧对（月经不调）：小钻10 g、月月红6 g、藤当归15 g、益母草10 g、过墙风10 g、九层风10 g、紫九牛10 g。水煎内服。

3. 辣给闷（痛经）：小钻15 g、茜草根15 g、益母草15 g。水煎内服。

4. 波罗盖闷（膝关节痛）：小钻100 g、血风100 g、五加皮100 g、大散骨风100 g、石菖蒲100 g、细辛70 g、活血丹100 g、穿破石100 g、独活100 g、黑九牛100 g、水浸木100 g、泽泻100 g。水煎适量，泡洗全身。

黑老虎/大钻

【瑶文名】Domh nzunx
【汉语拼音名】Heilaohu / Dazuan
【拉丁名】KADSURAE COCCINEAE RADIX

【别名】冷饭团、臭饭团、入地麝香、红钻。

【来源】本品为木兰科植物黑老虎 Kadsura coccinea（Lem.）A. C. Smith的干燥根。

【植物形态】常绿木质藤本。根粗壮，皮紫褐色，切片土红色。单叶互生，革质，长椭圆形至卵状披针形，顶端急尖或短渐尖，基部宽楔形，边全缘，两面无毛。花单性，雌雄同株，单生于叶腋，紫红色；雄蕊柱圆球状，顶有多数线状钻形附属物。聚合果球形，直径6～12 cm，熟时紫黑色。花期7—9月，果期10—11月。

【生境与分布】生于山谷、疏林，常缠绕其他树上。广西主要分布于德保、大新、龙州、马山、南宁、上思、平南、贺州、昭平、金秀、三江、融水、罗城等地；国内主要分布于云南、贵州、四川、湖南、广东等省份。

【采集加工】全年均可采挖，除去杂质，洗净，润透，切段，干燥。

【药材性状】本品呈圆柱形，略弯曲，长短不一，直径1～4 cm。表面深褐色或黑褐色，具纵皱纹及横向深裂，弯曲处深裂成横向沟纹。皮部多横向断裂呈串珠状，易与木部剥离。质坚韧，不易折断，断面纤维性。皮部厚，浅蓝灰色，有密集的小白点和放射状的细纹；木部黄白色或浅棕色，可见多数小孔。气微香，味微辛。

【性味功用】

中医：辛、微苦，温。归肝、脾经。行气活血，祛风止痛。用于胃痛，腹痛，风湿痹痛，跌打损伤，痛经，产后瘀血腹痛，疝气痛。

瑶医：苦、辛、涩，温。属打药。行气活血，祛风活络，散瘀止痛。用于崩闭闷（风湿痛、类风湿性关节炎），篮硬种翁（肝硬化腹水），卡西闷（胃痛），尼椎虷（肾炎），就港虷（急性胃肠炎），辣给闷（痛经），荣古瓦卡西闷（产后腹痛），播冲（跌打损伤），碰脑（骨折），伯公闷（头痛）。

【用法用量】

中医：15～30 g。

瑶医：15～30 g。外用适量。

【精选验方】

1. 卡西闷（胃痛）：大钻20 g、香附15 g、厚朴13 g、九节风20 g、九龙钻20 g、救必应15 g、入山虎5 g、仙鹤草20 g、三七粉9 g（分3次冲服）。水煎内服。

2. 卡西闷（胃痛）：大钻15 g、杉树寄生10 g、田皂角10 g、四季风10 g、慢惊风10 g、水田七10 g。水煎内服。

3. 崩闭闷（风湿痛、类风湿性关节炎）：大钻20 g、九节风15 g、三叉虎15 g、爬墙风15 g、双钩钻15 g、牛耳风15 g、十大功劳15 g。水煎内服。

4. 卡西闷（胃痛）：大钻20 g、野荞麦20 g、救必应15 g、草鞋根15 g、石菖蒲15 g、猪肚木10 g、野六谷15 g、金耳环6 g。水煎内服。

5. 伯公闷（头痛）：大钻50 g、九节风50 g、鹰爪风50 g、砂仁50 g、小白背风50 g、麻骨风250 g、中钻50 g、枫树皮50 g、活血丹50 g、见风消50 g、半荷风50 g。水煎适量，泡洗全身。

黑风藤／黑钻

【瑶文名】 Dieqv nzunx

【汉语拼音名】 Heifengteng / Heizuan

【拉丁名】 SABIAE LIMONIACEAE CAULIS

【别名】 三天出工。

【来源】 本品为清风藤科植物柠檬清风藤 *Sabia limoniacea* Wall. 的干燥藤茎。

【植物形态】 常绿攀缘状灌木。幼枝有柔毛，老时无毛。单叶互生，长7～15 cm，宽2.5～6.0 cm，顶端急尖或短渐尖，基部楔形或近圆形，边全缘，无毛。聚伞花序排成圆锥花序式，狭长，腋生，花序轴被柔毛；花萼、花瓣及雄蕊各5枚，萼被短柔毛，淡绿色或白色。果斜圆形或近肾形，微有窝孔。花期9—10月，果期10—12月。

【生境与分布】生于林中、山谷、小溪边，攀缘树上或岩石上。广西主要分布于巴马、那坡、南宁、宁明、防城港、桂平、岑溪、贺州、昭平、蒙山、平乐、金秀、融水等地；国内主要分布于福建、广东、云南等省份。

【采集加工】全年均可采收，洗净，润透，切段，晒干。

【药材性状】本品茎呈圆柱形，有的扭曲，直径0.5～5.0 cm。表面灰绿色或灰褐色，粗糙，具纵皱纹及纵向皮孔和叶柄脱落痕迹或细枝脱落后的残基；体轻，质坚，不易折断，断面皮部棕色或灰褐色，显颗粒性；木部棕黄色或灰棕色，裂片状，具放射状纹理和密集小孔。气微，味淡、微苦涩。

【性味功用】

中医：淡，平。归肝经。祛风除湿、散瘀止痛。用于风湿痹痛，产后腹痛。

瑶医：苦、涩，平。属风打相兼药。祛风除湿，散瘀止痛，利湿消肿。用于荣古瓦卡西闷（产后腹痛），布醒蕹（肾炎水肿），崩闭闷（风湿痛、类风湿性关节炎），播冲（跌打损伤），碰脑（骨折）。

【用法用量】15～30 g；外用适量。

【精选验方】

1. 荣古瓦卡西闷（产后腹痛）：黑钻20 g、大钻15 g、茜草15 g、香附15 g、五爪风15 g、香鸡兰10 g、白钻15 g、藤当归20 g、益母草15 g、保暖风15 g、马莲鞍13 g、红顶风15 g、甘草10 g。水煎内服。

2. 崩闭闷（风湿痛）：黑钻20 g、阴阳风30 g、半边风30 g、血风20 g、麻骨钻20 g、刺手风10 g、小钻20 g、竹叶风20 g、走血风10 g、九季风10 g、入山虎10 g。水煎内服。

3. 布醒蕹（肾炎水肿）：黑钻20 g、过塘藕20 g、益母草15 g、爬墙风15 g、六月雪15 g、车前草15 g、石韦15 g、白纸扇15 g。水煎内服。

藤蛇总管/铜钻

【瑶文名】Dongh nzunx
【汉语拼音名】Tengshezongguan / Tongzuan
【拉丁名】MAPPIANTHI IODOIDIS CAULIS

【别名】甜果藤、定心藤、假丁公藤、黄九牛。

【来源】本品为茶茱萸科植物定心藤*Mappianthus iodoides* Hand.–Mazz. 的干燥藤茎。

【植物形态】木质藤本。有卷须；小枝密被褐黄色毛，老藤密布皮孔。单叶对生或近生，长椭圆形，长7～14 cm，宽2.5～2.6 cm，顶端渐尖或短尾尖，基部楔形或近圆形，边全缘。花单性，雌雄异株，雄聚伞花序腋生，花萼杯状，不明显5裂，花冠钟状漏斗形，裂片5枚，雄蕊5枚；雌花不详。核果椭圆形，长2～3 cm，被淡黄色伏毛，熟时黄色至橙红色，干时具下陷网纹及纵槽。花期4—7月，果期7—11月。

【生境与分布】生于山地沟边林下或密林中。广西主要分布于防城港、上思、宁明、南宁、上林、罗城、金秀、贺州等地；国内主要分布于云南、贵州、广东、湖南等省份。

【采集加工】全年均可采收，割下藤茎，除去枝叶，切片或段，晒干。

【药材性状】本品为厚0.5～5.0 cm的厚片或圆柱形短段，长10～20 cm。表面灰褐色至黄棕色，有灰白色类圆形或长条形皮孔样斑痕，常径向延长。质坚硬，不易折断，断面皮部棕黄色，显颗粒性；木部淡黄色至橙黄色，具放射状纹理和密集小孔。髓部小，灰白色或黄白色。气微，味淡、微苦涩。

【性味功用】

中医：微苦、涩，平。归肝、胆经。祛风除湿，消肿解毒。用于风湿腰腿痛，跌打损伤，黄疸，毒蛇咬伤。

瑶医：甘、淡，平。属风打相兼药。清热解毒，祛风除湿，通经活血。用于望胆篮虷（黄疸型肝炎），崩闭闷（风湿痛、类风湿性关节炎），辣给昧对（月经不调），播冲（跌打损伤），荣古瓦崩（产后风）。

【用法用量】9～15 g。外用适量。

【精选验方】

1. 荣古瓦崩（产后风）：铜钻15 g、五爪风15 g、白钻20 g、一针两嘴18 g、黑九牛15 g、下山虎18 g、走血风12 g、保暖风20 g、藤当归20 g、血风18 g、毛蒌10 g、来角风15 g、九层风20 g。水煎内服。

2. 荣古瓦崩（产后风）：铜钻50 g、黑钻50 g、小散骨风50 g、鸭仔风100 g、下山虎50 g、麻骨风50 g、鹰爪风50 g、牛耳风100 g。水煎外洗全身。

3. 望胆篮虷（黄疸型肝炎）：铜钻20 g、熊胆草15 g、花斑竹10 g、十大功劳15 g、田基黄10 g、白花蛇舌草10 g、白纸扇20 g。水煎内服。

4. 崩闭闷（风湿痛、类风湿性关节炎）：铜钻50 g、麻骨风100 g、马尾松100 g、中钻100 g、大钻100 g、七叶莲100 g、九节风100 g、入山虎50 g、鹰爪风100 g、走血风100 g、半荷风100 g。水煎适量，泡洗全身。

七十二风

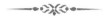

八角枫/八角风

【瑶文名】Betcgorqv buerng
【汉语拼音名】Bajiaofeng / Bajiaofeng
【拉丁名】ALANGII CHINENSES RADIX

【别名】白筋条、八角王、百解、白金条、白龙须。

【来源】本品为八角枫科植物八角枫*Alangium chinense*（Lour.）Harms的干燥细根及须根。

【植物形态】落叶灌木或小乔木，高3～6 m。树皮淡灰色，平滑；小枝有黄色疏柔毛。叶互生，纸质，卵形或圆形，先端渐尖，基部心形，两侧偏斜，全缘或2～3裂，幼时两面幸兔有迟钝柔毛，后仅脉腋有从生毛和沿叶脉有短柔毛；主脉4～6条。花8～30朵组成腋生聚伞花序；花萼6～8裂，生疏柔毛；花瓣6～8枚，白色，条形，长11～14 mm；常外卷；雄蕊6～8枚，花丝短而扁，有柔毛，花药长为花丝的4倍。核果卵圆形，长5～7 mm，熟时黑色。花期5—7月和9—10月，果期7—11月。

【生境与分布】生于阴湿的杂木林中。广西各地均有分布；国内主要分布于长江流域及珠江流域。

【采集加工】夏秋季采挖，除去杂质，润透，切片，干燥。酒炒：取八角枫片，将酒分次喷淋至药片上，闷润12小时以上，以文火炒干，去除晾干即可。（每100 kg八角枫用50 kg酒）

【药材性状】本品细根呈长圆柱形，略弯曲，有分枝，直径2～8 mm；表面黄棕色或灰褐色，具细纵纹，有的外皮纵裂。须根纤细；质硬而脆，断面黄白色。气微，味淡。

【性味功用】

中医：辛，微温；有小毒。归肝、肾经。祛风除湿，舒筋活络，散瘀止痛。用于风湿痹痛，四肢麻木，跌扑损伤。

瑶医：涩、微苦，平；有毒。属打药。祛风活络，散瘀止痛，镇痉。用于崩闭闷（风湿痛、类风湿性关节炎），播冲（跌打损伤），布浪（癫痫、癫狂症），囊暗（蛇虫咬伤），古岸闷（犬咬外伤），四肢麻木。

【用法用量】

中医：3～9 g。

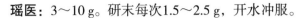

瑶医：3～10 g。研末每次1.5～2.5 g，开水冲服。

【精选验方】

1. 崩闭闷（风湿痛）、四肢麻木：八角风30 g、麻骨风50 g、香鸡兰50 g、忍冬藤50 g、木满天星根50 g。煎水取适量外洗，早晚各洗1次。

2. 播冲（跌打损伤）：八角风30 g、铁罗伞50 g、九节风50 g、香鸡兰50 g、钻地风50 g。煎水适量外洗患处，早晚各1次。

3. 崩闭闷（风湿痛）：八角风20 g、钻地风20 g、四季风20 g、下山虎30 g、小白背风20 g、阴阳风20 g、入山虎20 g、麻骨风30 g、大钻20 g、刺楸30 g。浸酒外用。

九龙盘/慢惊风

【瑶文名】Manc ging buerng
【汉语拼音名】Jiulongpan / Manjingfeng
【拉丁名】ANTENORONIS FILIFORMES HERBA

【别名】人字草、大叶人字草。

【来源】本品为蓼科植物金线草*Antenoron filiforme*（Thunb.）Rob. et Vaut. 的全草。

【植物形态】多年生草本，高50～100 cm。全株有长糙伏毛；茎直立，分枝。单叶互生，叶片椭圆形或倒卵形，长7～15 cm，宽4～9 cm，顶端短渐尖或急尖，基部宽楔形，边全缘，叶面有紫黑色"人"字形条纹，托叶鞘筒状，膜质。花红色；穗状花序顶生或腋生，排列稀疏。瘦果卵形，暗褐色。花期夏季。

【生境与分布】生于阴湿的山沟。广西各地均有分布；国内主要分布于山西、陕西、山东、江苏、浙江、江西、河南、湖北、四川、贵州、云南等省份。

【采集加工】春秋季采收，除去杂质，洗净，切段，晒干或鲜用。

【药材性状】本品呈节段状，长1.0～1.5 m。茎圆柱形，不分枝或上部分枝，节膨大，有长糙伏毛。叶多卷曲或破碎，托叶鞘膜质，筒状，叶的两面及托叶鞘均被长糙伏毛。气微，味涩、微苦。

【性味功用】

中医：苦、辛，微寒。归肺、肝、脾、肾经。凉血止血，散瘀止痛，清热解毒。用于咳嗽，咯血，吐血，崩漏，月经不调，痛经，脘腹疼痛，泄泻，痢疾，跌打损伤，风湿痹痛，瘰疬，痈疽肿毒，烫火伤，毒蛇咬伤。

瑶医：苦、涩、微辛，温。属风打相兼药。祛风除湿，理气止痛，止血散瘀。用于崩闭闷（风湿痛、类风湿性关节炎），泵翁（肺痈），碰累（痢疾），泵卡西（腹泻），卡西闷（胃痛），哈轮（感冒），撸藏（吐血），哈路怒藏（肺痨咯血），辣给闷（痛经），辣给昧对（月经不调），别带病（带下病），藏紧邦（崩漏），努脑痹（淋巴结核），播冲（跌打损伤），碰脑（骨折），囊暗（蛇虫咬伤），港虷（肠炎）。

【用法用量】

中医： 15～30 g。外用适量，捣敷或磨汁搽。

瑶医： 15～30 g。外用适量。

【精选验方】

1. 碰累（痢疾）：慢惊风15 g、酸吉风15 g、马齿苋30 g、马莲鞍13 g。水煎内服。

2. 辣给味对（月经不调）：慢惊风10 g、仙鹤草10 g、酸咪咪10 g、酸吉风15 g、一点红10 g。水煎取汁煮鸡蛋服。

3. 卡西闷（胃痛）：慢惊风20 g、小毛蒌15 g、艳山姜10 g、厚朴15 g、野荞麦15 g、救必应15 g、白纸扇15 g、入山虎6 g。水煎服。

4. 卡西闷（胃痛）：慢惊风10 g、田皂角10 g、白狗肠10 g、陈皮15 g、厚朴12 g、一点红10 g、香附12 g、野荞麦10 g、佛手10 g、露兜簕10 g、十八症10 g。水煎至450 mL，分3次温服。

5. 港虷（肠炎）：慢惊风20 g、凤尾草15 g、野荞麦20 g、大蓟15 g、小蓟15 g、火碳母20 g、五层风20 g、金银花10 g、穿心草15 g、草鞋根15 g、一枝香15 g、厚朴15 g、茯苓20 g、白芍15 g。水煎至450 mL，分3次温服。

三加/九季风

【瑶文名】Juov gueix buerng
【汉语拼音名】Sanjia / Jiujifeng
【拉丁名】ELEUTHEROCOCCI TRIFOLIATI RADIX ET CAULIS

【别名】三加皮。

【来源】本品为五加科植物白簕*Eleutherococcus trifoliatus*（L.）S. Y. Hu的干燥根及茎。

【植物形态】攀缘灌木，高1～7 m。植株有宽扁倒钩刺。掌状复叶互生，小叶3枚，中央小叶最大，椭圆状卵形至椭圆状长圆形，长4～10 cm，宽3.0～6.5 cm，顶端尖或短渐尖，基部楔形，边有锯齿，无毛或上面脉上疏生刚毛。伞形花序顶生组成圆锥花序；花5数，黄绿色。果扁球形，熟时黑色。花期8—11月，果期9—12月。

【生境与分布】生于山坡、溪边、石山上、灌丛中、村边。广西主要分布于北海、灵山、上思、宁明、龙州、天等、平果、凌云、南丹、金秀、阳朔、贺州、蒙山、苍梧、平南、贵港、玉林、博白等地；国内主要分布于华南、西南和华中地区。

【采集加工】全年均可采收，除去泥沙杂质，洗净，润透，切片，晒干。

【药材性状】本品根呈类圆柱形，弯曲，直径10～30 mm。表面灰棕色或棕褐色，具纵皱裂纹和横裂纹，皮孔横长。质稍脆。折断面稍平整，呈浅黄棕色；木部具密集的小孔。茎呈圆柱形，直径5～30 mm。外表灰白色或灰褐色，具三角或"丁"字状的凸刺；皮孔灰白色，呈点状，有细纵皱裂纹。质稍硬。切断面木部黄白色；直径粗的老茎呈放射性纹理；嫩茎髓大，白色。气微，味微苦凉。

【性味功用】

中医：苦、辛，凉。归肺、脾、肝经。清热解毒，祛风利湿，舒筋活血。用于感冒发热，咳痰带血，风湿性关节炎，黄疸，白带过多，月经不调，百日咳，尿路结石，跌打损伤，疔肿疮疡。

瑶医：苦、甘，平。属风打相兼药。舒筋活络，祛风利湿，平喘止咳。用于泵黑怒哈（肺虚咳嗽），百内虾（百日咳），崩闭闷（风湿痛、类风湿性关节炎），望胆（黄疸），别带病（带下病），月窖桨辣贝（尿路结石、膀胱结石、肾结石），辣给味对（月经不调），播冲（跌打损伤），碰脑（骨折），尼椎改闷（肾虚腰痛）。

【用法用量】

中医：10～30 g。外用适量，水煎洗；研末调敷或捣敷。

瑶医：15～30 g。外用适量。

【精选验方】

1. 尼椎改闷（肾虚腰痛）：九季风20 g、红九牛10 g、白钻20 g、九管血15 g、狗脊20 g、小白背风15 g、红牛膝15 g、五爪风15 g、杉树寄生20 g。水煎内服。

2. 崩闭闷（风湿痛、类风湿性关节炎）：九季风15 g、防己10 g、刺手风10 g、牛膝风10 g、大散骨风20 g、白钻10 g、土茯苓10 g。水煎内服。

3. 百内虾（百日咳）：九季风30 g、红背丝绸30 g。研粉，每次3 g，温开水冲服，一日3次。

土细辛/四季风

【瑶文名】Feix gueix buerng
【汉语拼音名】Tuxixin / Sijifeng
【拉丁名】CHLORANTHI FORTUNEI HERBA

【别名】四大天王。

【来源】本品为金粟兰科植物丝穗金粟兰*Chloranthus fortunei*（A. Gray）Solms-Laub. 的干燥全株。

【植物形态】多年生草本，高40～60 cm。茎直立不分枝。单叶，常4枚，生于茎上部，宽椭圆形、倒卵形至卵状椭圆形，长10～20 cm，宽5～11 cm，顶端急尖或渐尖，基部楔形，边有钝齿，齿端有腺体；叶柄长不到1 cm。穗状花序单个，二歧或总状分枝，顶生，总花梗长5～8 cm；花无花被，雄蕊3枚。核果卵球形。花期4月。

【生境与分布】生于林下阴湿处。广西主要分布于龙胜、全州、金秀等地；国内主要分布于湖北、湖南、四川、浙江等省份。

【采集加工】全年均可采收，晒干。

【药材性状】本品根茎结节状，直径24 mm，长2～4 cm，上面着生多数须根；须根呈圆柱形，略弯曲；表面灰黄褐色，直径1 mm；折断处中间有黄色木心，断面黄白色。茎呈扁圆柱形，表面黄绿色或黄褐色，具纵棱，断面中空。叶卷曲，上面暗绿色，下面绿白色，展开后呈宽椭圆形至倒卵状椭圆形，长4～12 cm，先端短尖或渐尖，基部广楔形，边缘有锯齿。质脆。气微香，味微苦。

【性味功用】

中医：辛、苦，温；有小毒。归肺、肝经。祛风散寒，解毒消肿。用于风湿性关节炎，慢性肠胃炎，菌痢，风寒咳嗽，跌打肿痛，疮疖肿毒。

瑶医：苦、辛，温；有毒。属打药。散寒止咳，解毒消肿，活血止痛，祛风除湿。用于崩闭闷（风湿痛、类风湿性关节炎），谷阿惊崩（小儿惊风），播冲（跌打损伤），眸名肿毒（无名肿毒），囊暗（蛇虫咬伤），卡西闷（胃痛），四肢麻木。

【用法用量】0.5～3.0 g。外用10～30 g。

【精选验方】

1. 播冲（跌打损伤）：四季风50 g、寮刁竹50 g、上山虎茎皮50 g、拐子豆50 g、大黄30 g。混合研粉浸泡75%酒精适量外搽。

2. 卡西闷（胃痛）：四季风10 g、水田七10 g、救必应10 g、入山虎10 g、大钻10 g、露兜簕10 g。水煎内服。

3. 四肢麻木：四季风10 g、桑寄生20 g、黑九牛15 g、紫九牛15 g、桂枝10 g、血风15 g。水煎内服。

大叶紫珠/穿骨风

【瑶文名】Cunx mbungv buerng
【汉语拼音名】Dayezizhu / Chuangufeng
【拉丁名】CALLICARPAE MACROPHYLLAE FOLIUM

【别名】大风叶、白骨风、协美亮、大蚂蚁、白饭木。

【来源】本品为马鞭草科植物大叶紫珠*Callicarpa macrophylla* Vahl的干燥叶或带叶嫩枝。

【植物形态】灌木至小乔木，全株密被灰白色长茸毛。单叶对生，长椭圆形至椭圆状披针形，顶端渐尖，基部钝或楔形，边有锯齿。花紫红色，合生，4裂；聚伞花序5～7次分枝，腋生。核果球形，熟时紫红色，有腺点。花期6月，果期8—11月。

【生境与分布】生于山坡、路旁、村边、旷野灌丛中。广西各地均有分布；国内主要分布于广东、贵州、云南等省份。

【采集加工】夏秋季采摘，除去杂质，喷淋清水，切段，干燥。

【药材性状】本品叶多皱缩、卷曲，有的破碎，完整叶片展平后呈长椭圆形至椭圆状披针形。上表面灰绿色或棕绿色，被短柔毛，较粗糙；下表面淡绿色或淡棕绿色，密被灰白色茸毛，主脉和侧脉凸起，小脉伸入齿端，两面可见腺点。先端渐尖，基部楔形或钝圆，边缘有锯齿。叶柄长0.8～2.0 cm。纸质。气微，味辛、微苦。

【性味功用】

中医：辛、苦，平。归肝、肺、胃经。散瘀止血，消肿止痛。用于衄血，咯血，吐血，便血，外伤出血，跌扑肿痛。

瑶医：苦、淡，平。属风打相兼药。止血消炎，祛风除湿，消肿止痛，生肌理口，利尿。用于哈轮（感冒），撸藏（吐血），怒藏（咯血），毕藏（衄血），冲翠藏（外伤出血），播冲（跌打损伤），崩闭闷（风湿痛、类风湿性关节炎），辣给昧对（月经不调），别带病（带下病），谷阿强拱（小儿疳积），囊暗（蛇虫咬伤），古岸闷（犬咬外伤）。

【用法用量】15～30 g。外用适量。

【精选验方】

1. 怒藏（咯血）：穿骨风30 g、仙鹤草30 g、不出林30 g、百草霜10 g。前3味药煎水冲百草霜服。

2. 撸藏（吐血）：穿骨风30 g、仙鹤草15 g、红毛毡15 g、地榆20 g、饿蚂蝗15 g、十大功劳15 g、救必应10 g、猪肚木15 g。水煎内服。

大驳骨 / 大接骨风

【瑶文名】Domh zipv mbungv buerng
【汉语拼音名】Dabogu / Dajiegufeng
【拉丁名】GENDARUSSAE VENTRICOSAE HERBA

【别名】大接骨、大力王、驳骨消、驳骨草、黑叶爵床、偏肿鸭嘴花、骨碎草、长生木、小还魂。

【来源】本品为爵床科植物黑叶小驳骨*Gendarussa ventricosa*（Wall. ex Sims.）Nees的地上部分。

【植物形态】常绿灌木，高1～3 m。除花序稍被毛外均无毛，茎节膨大。单叶对生，椭圆形，长10～18 cm，宽3～7 cm，顶端钝，基部渐狭成短柄，边全缘。穗状花序顶生，有多数阔卵形的苞片，内有花3～4朵；花萼裂片5枚；花冠二唇形，白色带红色斑点。果卵形或椭圆形。花期3—4月。

【生境与分布】生于村边、旷野灌丛中，多栽培于庭园中。广西主要分布于大新、南宁、陆川、桂平、来宾、金秀等地；国内主要分布于云南、广东等省份。

【采集加工】全年均可采收，除去杂质，洗净，切段，鲜用或晒干。

【药材性状】本品嫩茎呈方形，老茎呈圆柱形，老枝灰黄色至灰褐色，嫩枝绿色，常有粉尘状细密斑点及点状凸起的皮孔，节稍膨大。质硬，断面纤维性，皮部薄，木部类白色或淡黄色，髓部松软。单叶对生，革质，黄绿色至墨绿色，或灰褐色，多皱缩破碎，完整者展平后呈椭圆形或倒卵形，顶端短渐尖或急尖，基部渐狭，全缘，常有颗粒状隆起，中脉粗大，叶柄长1.0～1.5 cm。有时枝条顶端可见穗状花序，花密生，苞片大，覆瓦状重叠，被微柔毛，花冠二唇形。气微，味淡，稍有豆腥味。

【性味功用】

中医：微酸、微辛，平。归肝、肾、胃经。续筋接骨，祛风湿。用于跌打损伤，骨折，风湿骨痛，肋间神经痛。

瑶医：苦、微涩，平。属打药。活血散瘀，续筋接骨，消肿定痛。播冲（跌打损伤），碰脑（骨折），崩闭闷（风湿痛、类风湿性关节炎）。

【用法用量】

中医：9～15 g。外用适量。

瑶医：干品10～20 g，或鲜品30～50 g。外用适量。

【精选验方】

1. 碰脑（骨折）：大接骨风150 g、红九牛根皮100 g、香鸡兰叶100 g、九节风叶100 g、大黄30 g、青九牛100 g、螃蟹5只。均鲜品共捣碎外敷骨折处（复位后用杉树皮固定）。

2. 碰脑（骨折）、播冲（跌打损伤）：大接骨风50 g、麻骨风30 g、九节风30 g、大红钻50 g、钻地风30 g、大黄30 g、栀子30 g。共打粉调酒外敷或浸酒外搽。

3. 播冲（跌打损伤）：大接骨风20 g、毛老虎15 g、猛老虎20 g、花斑竹20 g。浸酒外搽。

山胡椒/假死风

【瑶文名】Jav daic buerng
【汉语拼音名】Shanhujiao / Jiasifeng
【拉丁名】LINDERAE GLAUCAE HERBA

【别名】见风消、假干柴。

【来源】本品为樟科植物山胡椒Lindera glauca（Sieb. et Zucc.）Bl. 的干燥全株。

【植物形态】落叶灌木或小乔木，高达8 m。树皮灰白色，平滑；冬芽外部鳞片红色；嫩枝被褐色毛，后变无毛。单叶互生或近对生，宽椭圆形或倒卵形，长4～9 cm，宽约24 cm，顶端短尖，基部宽楔形，边全缘，上面暗绿色，下面苍白色，密生灰色柔毛。花单性，雌雄异株，黄色；伞形花序腋生，总梗短，有3～8朵花。核果球形，直径约7 mm，有香气。花期春季，果期秋季。

【生境与分布】生于山坡、灌丛或疏林中。广西主要分布于龙胜、全州、灵川、金秀、罗城等地；国内主要分布于江苏、山东、浙江、江西、河南、陕西、安徽、湖南、湖北、四川、云南、福建、广东、台湾等省份。

【采集加工】秋季采收，晒干。

【药材性状】本品根呈长圆柱形，表面棕褐色，栓皮粗糙，易脱落；质坚硬，难折断；断面皮部褐色，木部黄白色。茎表面灰色或灰白色，幼枝条有冬芽，长角锥形；质硬，不易折断，断面白色。叶纸质，宽椭圆形、椭圆形、倒卵形到狭倒卵形，上面淡绿色，下面灰白色，被白色柔毛。果有时可见，熟时黑褐色。气微芳香，味辛。

【性味功用】

中医：苦、辛，微寒。归肝、膀胱经。解毒消疮，祛风止痛，止痒，止血。用于疮疡肿毒，风湿痹痛，跌打损伤，外伤出血，皮肤瘙痒，蛇虫咬伤。

瑶医：辛，温。属风打相兼药。祛风活络，解毒消肿，止血、止痛。用于崩闭闷（风湿痛、类风湿性关节炎），篮榜垂翁撸（肝脾肿大），哈轮（感冒），哈紧（气管炎），怒哈（咳嗽），锥碰江闷（坐骨神经痛），布醒蕹（肾炎水肿），播冲（跌打损伤），眸名肿毒（无名肿毒），囊暗（蛇虫咬伤），卡西闷（胃痛）。

【用法用量】10～20 g。外用适量。

【精选验方】

1. 篮榜垂翁撸（肝脾肿大）：假死风根20 g、猛老虎20 g、夏枯草20 g、田基黄20 g、半枝莲15 g、七仔莲10 g、甘草10 g、鳖甲30 g、香附20 g。水煎内服。

2. 哈紧（气管炎）：假死风15 g、不出林10 g、少年红10 g、牛尾蕨10 g、鱼腥草10 g、一箭球10 g、满天星10 g、朝天罐10 g。水煎内服。

3. 怒哈（咳嗽）：假死风15 g、少年红15 g、千年竹15 g、蛙腿草15 g、枇杷叶10 g、枸杞根30 g、白纸扇15 g。水煎内服。

山蒟/小肠风

【瑶文名】Fiuv gaangh buerng
【汉语拼音名】Shanju / Xiaochangfeng
【拉丁名】PIPERIS HANCEII HERBA

【别名】石茵、石药、格劳端、爬岩香、二十四病、上树风、山蒌。

【来源】本品为胡椒科植物山蒟 *Piper hancei* Maxim. 的干燥全草。

【植物形态】常绿木质藤本。茎圆柱形，无毛，节上生不定根。单叶互生，纸质，狭椭圆形或卵状披针形，长4～12 cm，宽2～5 cm，顶端渐尖或急尖，基部楔形，有时不对称，边全缘，两面无毛或下面被稀短柔毛，叶脉5～7条。花单性，雌雄异株，无花被，穗状花序与叶对生，花总梗长5～10 mm，雄花序长3.5～10.0 cm，无毛，雌花序长1.5～3.5 cm。浆果球形，熟时黄色。花期4—7月。

【生境与分布】生于林下沟谷中，攀缘于树上或石壁上。广西主要分布于岑溪、容县、北流、玉林、博白、防城港、龙州、南宁、马山、金秀等地；国内主要分布于南部地区。

【采集加工】全年均可采收，除去杂质，洗净，切段，晒干。

【药材性状】本品根呈须根状。茎呈圆柱形，细长，直径1～6 mm；表面灰褐色，有纵纹，节膨大，有不定根，节间长2～10 cm。质脆，易折断，断面皮部灰褐色，较薄，木部灰白色，有众多小孔。叶多皱缩，展平后呈狭椭圆形或卵状披针形，先端渐尖，基部近楔形，上面墨绿色，下面灰绿色。质脆。气清香，味辛辣。

【性味功用】

中医：辛，温。归肝、肺经。祛风除湿，活血消肿，行气止痛。用于风寒湿痹，胃痛，痛经，跌打损伤，风寒咳喘，疝气痛。

瑶医：辛，温。属风打相兼药。祛风散寒，舒筋活络，消肿止痛，镇痉。用于哈轮怒哈（感冒咳嗽），卡西闷（胃痛），望胆篮虷（黄疸型肝炎），崩闭闷（风湿痛、类风湿性关节炎），播冲（跌打损伤），荣古瓦崩（产后风）。

【用法用量】

中医：干品9～15 g，或鲜品18～30 g。外用适量。

瑶医：干品15～30 g，或鲜品30～50 g。外用适量。

【精选验方】

1. 荣古瓦崩（产后风）：小肠风15 g、藤当归20 g、九层风20 g、黑九牛15 g、桂枝10 g、双钩钻20 g、四方钻15 g、血风15 g、山莲藕30 g、五爪风20 g、鸡仔莲30 g。水煎内服。

2. 卡西闷（胃痛）：小肠风10 g、大钻15 g、山苍子根10 g、入山虎10 g、来角风10 g。水煎内服。

3. 崩闭闷（风湿痛、类风湿性关节炎）：小肠风10 g、九节风15 g、爬墙风15 g、麻骨风15 g、黑九牛10 g、三叉虎15 g、入山虎6 g。水煎内服。

山姜/来角风

【瑶文名】Laih gorgv buerng
【汉语拼音名】Shanjiang / Laijiaofeng
【拉丁名】ALPINIAE RHIZOMA

【别名】九姜连、九龙盘、箭杆风、鸡爪莲、白寒果。

【来源】本品为姜科植物山姜Alpinia japonica（Thunb.）Miq.和华山姜Alpinia chinensis（Retz.）Rosc的干燥根和茎。

【植物形态】山姜　多年生常绿草木，高35～80 cm。根茎横走。单叶互生，宽披针形或倒披针形，长9～40 cm，宽4～7 cm，顶端尖或尾尖，基部楔形，边全缘，两面被短柔毛，叶舌2裂。总状花序顶生；花白色带红色，外面被柔毛，雄蕊1枚。蒴果球形，被短柔毛，橙红色。花期5—6月，果期9—10月。

【生境与分布】生于溪边、林下阴湿处。广西主要分布于德保、那坡、隆林、乐业、天峨、三江、阳朔、桂林、兴安、苍梧等地；国内主要分布于湖北、四川、浙江、福建、台湾、广东、贵州、湖南等省份。

【采集加工】全年均可采收，除去杂质，洗净，切片，晒干。

【药材性状】山姜　本品呈不规则圆柱形，有分支，分支末端或有残留的叶鞘，直径0.3～1.5 cm。表面浅黄棕色至棕褐色，具纵皱纹和明显的波状环节，节间长2～15 mm，节上有淡黄色的鳞叶，下面有淡黄色凸起的须根痕。质坚韧，不易折断；断面纤维性，土黄色或黄色，有一明显的同心性环纹。气芳香，味辛辣。

【性味功用】

中医：辛、微苦，温。归肺、胃经。温中行气，消肿止痛。用于腹痛泄泻，胃脘痛，食滞腹胀，风湿痹痛，跌打损伤。

瑶医：辛、微苦，温。属风药。温经健脾，祛风散寒，消肿止痛。用于哈轮（感冒），卡西闷（胃痛），撸藏（吐血），辣给昧对（月经不调），面黑布神蕹（营养不良性浮肿），荣古瓦崩（产后风），播冲（跌打损伤）。

【用法用量】

中医：3～9 g。外用15～30 g。

瑶医：15～20 g。外用适量。

【精选验方】

1. 卡西闷（胃痛）：来角风15 g、大钻20 g、丁香3 g、九节风20 g、菠萝子10 g。

水煎内服。

2. 卡西闷（胃痛）：来角风10 g、大钻15 g、山苍子根10 g、入山虎10 g。水煎内服。

3. 卡西闷（胃痛）：来角风6 g、大钻10 g、金耳环6 g、厚朴10 g、野荞麦10 g。水煎内服。

广藤根/大散骨风

【瑶文名】Domh nzaanx mbungv buerng
【汉语拼音名】Guangtenggen / Dasangufeng
【拉丁名】SABIAE DISCOLOR CAULIS

【别名】大发散。

【来源】本品为清风藤科植物灰背清风藤Sabia discolor Dunn. 的干燥藤茎。

【植物形态】攀缘或铺地木质藤本。单叶互生，宽卵形，长4～6 cm，宽2.2～4.4 cm，顶端急尖或钝，基部圆形，边全缘，反卷，下面灰白色，干后黑色，两面无毛。花绿色，先叶开放；聚伞状，有花2～5朵。核果近肾形，压扁，中肋宽，呈翅状。花期3—4月，果期5—6月。

【生境与分布】生于山地坡上。广西主要分布于金秀、昭平、桂平等地；国内主要分布于浙江南部，以及福建、江西、湖南、广东、云南等省份。

【采集加工】全年均可采收，洗净，润透，切片，晒干。

【药材性状】本品呈圆柱形，表面灰绿色或灰褐色，略粗糙，具纵皱纹，直径0.5～3.0 cm。质坚硬，不易折断，断面纤维性，皮部棕褐色，木部棕黄色或黄白色，粗者可见多数直达皮部的放射状车轮纹（射线），髓部明显。气微，味淡。

【性味功用】

中医：甘、苦，平。归肝、肾经。祛风除湿、活血止痛、散毒消肿。用于风湿骨痛、甲状腺肿、跌打损伤、肝炎。

瑶医：苦、涩，平。属打药。祛风除湿，散毒消肿，止痛。用于崩闭闷（风湿痛、类风湿性关节炎），四肢麻木，碰辘（骨质增生症），布醒蕹（肾炎水肿），布标（甲状腺肿大），播冲（跌打损伤）。

【用法用量】15～30 g。外用适量。

【精选验方】

1. 崩闭闷（风湿痛、类风湿性关节炎）、四肢麻木：大散骨风20 g、小散骨风20 g、金刚兜20 g、爬墙风20 g、小肠风13 g、路路通20 g、九层风15 g、白九牛20 g、黑九牛15 g。水煎内服。

2. 碰辘（骨质增生症）：大散骨风20 g、麻骨风15 g、黑九牛10 g、入山虎10 g、牛尾蕨15 g、杜仲15 g、紫九牛15 g。水煎内服。

小叶买麻藤/麻骨风

【瑶文名】Mah mbungv buerng
【汉语拼音名】Xiaoyemaimateng / Magufeng
【拉丁名】GNETI PARVIFOLII CAULIS

【别名】木花生、大节藤。

【来源】本品为买麻藤科植物小叶买麻藤*Gnetum parvifolium*（Warb.）C. Y. Cheng ex Chun的藤茎。

【植物形态】常绿木质藤木，高4～12 m，常较细弱。茎枝圆形，表皮土棕色或灰褐色。叶椭圆形、窄长椭圆形或长倒卵形，革质，侧脉细，一般在叶面不甚明显，在叶背隆起，长短不等。雄球花序不分枝或一次分枝，分枝三出或成两对，总梗细弱；雌球花序多生于老枝上，一次三出分枝，成熟时长10～15 cm，轴较细。成熟种子假种皮红色，长椭圆形或窄矩圆状倒卵圆形，干后种子表面常有细纵皱纹，无种柄或近无柄。花期6—7月，种子8—9月成熟。

【生境与分布】生于山地或丘陵灌丛中。广西主要分布于上思、南宁、那坡、阳朔、金秀等地；国内主要分布于广东、福建、江西、湖南等省份。

【采集加工】全年均可采收，除去杂质，洗净，润透，切段，晒干或鲜用。

【药材性状】本品呈类圆柱形，茎节膨大，外皮显棕褐色至黑褐色，略粗糙，具不规则的纵皱纹或裂纹，有灰褐色皮孔。斜切片多为椭圆形，切面呈灰褐色至黄褐色，有2～5层棕色环，有多数放射状排列的小孔。髓部呈灰棕色至棕褐色。质稍轻。气微，味淡、微苦。

【性味功用】

中医：苦，微温。归肾、肝、肺经。祛风活血，消肿止痛，化痰止咳。用于风湿性关节炎，腰肌劳损，筋骨酸软，跌打损伤，骨折，支气管炎，溃疡病出血，小便不利，蜂窝组织炎。

瑶医：淡、微苦，平；有小毒。属风打相兼药。祛风除湿，散毒消肿，化痰止咳。用于崩闭闷（风湿痛、类风湿性关节炎），改闷（腰痛、腰肌劳损），扁兔崩（中风偏瘫），哈紧（支气管炎），布醒蕹（肾炎水肿），播冲（跌打损伤），布锥累（痈疮），碰脑（骨折），痛风。

【用法用量】

中医：10～30 g。外用适量。

瑶医：干品10～30 g，或鲜品30～60 g。外用适量。

【精选验方】

1. 崩闭闷（风湿痛、类风湿性关节炎）：麻骨风15 g、黑九牛15 g、藤当归20 g、忍冬藤20 g、浸骨风15 g、铜钻15 g、白九牛20 g、鸭脚风15 g、入山虎5 g、大钻20 g、铜皮铁骨15 g。煎水内服。

2. 碰脑（骨折）：麻骨风、九节风、黑节风、大钻、山杜仲各适量。捣烂酒调外敷。

3. 改闷（腰肌劳损）：麻骨风15 g、龙骨风15 g、山莲藕15 g、地钻10 g、刺五加10 g、紫九牛15 g、杜仲10 g。与猪龙骨炖服。

4. 痛风：麻骨风30 g、下山虎30 g、入山虎30 g、刺手风30 g、独活30 g、土鳖虫10 g、黑九牛30 g、黑钻30 g、大散骨风30 g、七叶莲30 g、防风30 g、蜈蚣3条。加白酒浸泡，外搽患处。

小驳骨/细接骨风

【瑶文名】 Muonc zipv mbungv buerng
【汉语拼音名】 Xiaobogu / Xijiegufeng
【拉丁名】 GENDARUSSAE HERBA

【别名】 小接骨、细骨风。

【来源】 本品为爵床科植物小驳骨*Gendarussa vulgaris* Nees的干燥地上部分。

【植物形态】 常绿小灌木，高1～2 m。全株光滑无毛，茎节膨大。单叶对生，披针形，顶端尖至渐尖，基部狭楔形，边全缘。花唇形，白色或带淡紫色斑点；穗状花序顶生或生上部叶腋，苞片钻状披针形。蒴果棒状，无毛。花期3—4月。

【生境与分布】 生于山地阴湿处、沟谷间，常栽培。广西主要分布于藤县、贵港、金秀、来宾、防城港、东兰、西林、那坡、宁明等地；国内主要分布于广东、台湾等省份。

【采集加工】 全年均可采收，除去杂质，晒干。

【药材性状】 本品茎呈圆柱形，有分枝，长40～90 cm，直径0.2～3.0 cm；表面黄绿色、淡绿褐色或褐绿色，有稀疏的黄色小皮孔；小枝微具四棱线，节膨大。质脆，易折断，断面黄白色。叶对生，卷缩破碎，完整者展平后呈狭披针形或条状披针形，长4～14 cm，宽1～2 cm；先端渐尖，基部楔形，全缘，叶脉略带紫色。有的可见穗状花序，顶生或生于上部叶腋，苞片窄细，花冠二唇形。气微，味微辛、酸。

【性味功用】

中医：辛，温。归肝、肾经。祛瘀止痛，续筋接骨。用于跌打损伤，筋伤骨折，

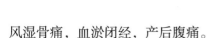

风湿骨痛，血淤闭经，产后腹痛。

瑶医：涩、微苦，平。属打药。续筋接骨，祛瘀生新，消肿止痛。用于播冲（跌打损伤），碰脑（骨折），崩闭闷（风湿痛、类风湿性关节炎），眸名肿毒（无名肿痛）。

【用法用量】

中医：9～15 g。

瑶医：15～20 g。外用适量。

【精选验方】

1. 碰脑（骨折）：细接骨风叶20 g、香鸡兰50 g、红九牛根皮50 g、九节风50 g、钻地风50 g、上山虎茎皮30 g、青九牛50 g。均鲜品共捣碎用酒炒热，复位后外敷患处。

2. 碰脑（骨折）、播冲（跌打损伤）：细接骨风、大叶半边莲、九节风各适量。捣烂调酒外敷。

3. 碰脑（骨折）：细接骨风鲜叶50～100 g、水蛭粉30 g、杉树炭50 g、白糖50 g。捣碎，骨折复位固定后外敷患处。

小发散/小散骨风

【瑶文名】Fiuv nzaanx mbungv buerng
【汉语拼音名】Xiaofasan / Xiaosangufeng
【拉丁名】SABIAE FASCICULATAE CAULIS

【别名】烈散端、列散端、青风藤。

【来源】本品为清风藤科植物簇花清风藤Sabia fasciculata Lecomte ex L. Chen的干燥藤茎。

【植物形态】常绿藤状灌木。小枝无毛。单叶互生，长圆状披针形，长5～8 cm，宽1.5～3.0 cm，顶端渐尖，基部圆形或楔形，边全缘，上面绿色，下淡绿色。聚伞花序再排成伞房花序式，腋生，有花3～4朵；花萼、花瓣、雄蕊各5枚。核果有1～2粒种子。花期2—3月，果期4—5月。

【生境与分布】生于石山上或灌木丛中。广西主要分布于金秀等地；国内主要分布于云南、广东等省份。

【采集加工】全年均可采收，洗净，润透，切片，干燥。

【药材性状】本品呈圆柱形，直径0.5～4.0 cm，多切成斜切片，表面灰黄色或灰褐色，粗糙，具纵棱纹及点状皮孔；皮部易脱落，脱落处木部显纵棱纹，质硬，不易折断，断面呈灰黄色，皮部薄，易与木部分离，木部棕黄色，具放射状纹理和密集小孔，髓部棕褐色。气微，味淡、微辛。

【性味功用】

中医： 甘、微涩，温。入肝经。祛风除湿，散瘀消肿。用于风湿骨痛、肾炎水肿、甲状腺肿、跌打损伤。

瑶医： 淡、涩，平。属风打相兼药。祛风除湿，消肿，清肺化痰，降血压。用于泵虷怒哈（肺炎、肺热咳嗽），样琅病（高血压病），布醒蕹（肾炎水肿），布标（甲状腺肿大），崩闭闷（风湿痛、类风湿性关节炎），荣古瓦别带病（产后恶露不尽），播冲（跌打损伤），碰脑（骨折），荣古瓦崩（产后风），藏窖昧通（血栓闭塞性脉管炎）。

【用法用量】 10～30 g。外用适量。

【精选验方】

1. 荣古瓦崩（产后风）：小散骨风100 g、麻骨风50 g、白九牛60 g、九节风50 g、小红钻50 g、来角风50 g、小肠风50 g、忍冬藤100 g。水煎外洗。

2. 荣古瓦崩（产后风）：小散骨风100 g、鸭仔风100 g、紫九牛100 g、下山虎50 g、走血风100 g、来角风50 g、牛耳风100 g。水煎泡浴。

3. 藏窖昧通（血栓闭塞性脉管炎）：小散骨风50 g、毛冬青150 g、忍冬藤100 g、救必应100 g、黄柏50 g、丹参50 g、九节风50 g、刺鸭脚50 g、苍术30 g、小解药50 g、苦参50 g。水煎至4 L，分3次外洗患处。

飞龙掌血/走血风

【瑶文名】 Yangh nziaamv buerng
【汉语拼音名】 Feilongzhangxue / Zouxuefeng
【拉丁名】 TODDALIAE ASIATICAE RADIX

【别名】 金果刺、散血飞、见血飞、散血丹、三百棒。

【来源】 本品为芸香科植物飞龙掌血*Toddalia asiatica*（L.）Lam. 的干燥根。

【植物形态】 木质藤本。枝干均被倒钩刺；小枝常被锈色短柔毛并具白色圆形皮孔。叶互生，三出复叶；小叶椭圆形或倒卵状长圆形，长3～8 cm，宽1.5～2.5 cm，先端渐尖，基部楔形，边缘有疏锯齿，齿缝和叶片均有透明腺点，叶脉两面明显。花单性，淡黄色；雄花常排列成腋生的伞房状聚伞花序；雌花常聚集成圆锥状聚伞花序。核果近扁球形，橙黄色至朱红色，有腺点。种子肾形，黑色，有光泽。花期夏季。

【生境与分布】 生于山坡、路旁、草丛、灌丛或疏林中。广西各地均有分布；国内主要分布于陕西、甘肃、浙江、福建、江西、台湾、湖北、湖南、广东、四川、贵州、云南等省份。

【采集加工】 全年均可采收，除去杂质，洗净，润透，切段，干燥。

【药材性状】本品根呈圆柱形，弯曲，直径0.8~3.0 cm，有分枝。表面黄色至土黄色，具纵皱纹，刮除栓皮，栓皮部呈颗粒状，棕红色。质硬，不易折断，断面灰黄色；栓皮部灰棕色，颗粒状；木部具小而密集的小孔。气微，味辛、微苦。

【性味功用】

中医：辛、苦，温。归肝、肾经。祛风止痛，散瘀止血。用于风湿痹痛，胃痛，跌打损伤，吐血，刀伤出血，痛经，闭经，痢疾，牙痛，疟疾。

瑶医：苦、辛、涩，温；有小毒。属打药。祛风除湿，活血散瘀，止血，止痛。用于崩闭闷（风湿痛、类风湿性关节炎），播冲（跌打损伤），冲翠藏（外伤出血），肋间神经痛，卡西闷（胃痛），扁兔崩（中风偏瘫），荣古瓦崩（产后风）、荣古瓦卡西闷（产后腹痛），波罗盖闷（膝关节炎）。

【用法用量】

中医：6~15 g。外用适量。

瑶医：10~20 g。外用适量。

【精选验方】

1. 崩闭闷（风湿痛）：走血风15 g、血风13 g、大肠风10 g、五爪风20 g、麻骨风13 g、忍冬藤15 g、下山虎10 g、黑九牛15 g、一针两嘴15 g。煎水取600 mL，分早中晚3次温服。

2. 荣古瓦崩（产后风）：走血风50 g、暖骨风30 g、麻骨风50 g、下山虎50 g、山苍子根30 g、大钻50 g、白九牛50 g、香鸡兰50 g、过墙风50 g、九层风50 g。煎水2桶，倒入浴桶待水温适宜，泡洗全身15~20分钟，日1次。

3. 荣古瓦卡西闷（产后腹痛）：走血风20 g、山苍子根10 g、来角风10 g、小钻10 g、益母草10 g。水煎服。

4. 播冲（跌打损伤）：走血风20 g、下山虎20 g、大钻30 g、三妹木30 g、入山虎20 g、牛膝风20 g、钻地风20 g、紫九牛30 g、大散骨风30 g、一刺两嘴30 g、上山虎20 g。浸酒内服、外用。

5. 波罗盖闷（膝关节炎）：走血风100 g、紫九牛100 g、忍冬藤100 g、上山虎100 g、小毛蒌100 g、水泽兰100 g、猪肚木100 g、小白背风100 g、扭骨风100 g、刺鸭脚100 g。水煎适量，泡洗全身。

五指柑/五指风

【瑶文名】Ba ceiv buerng
【汉语拼音名】Wuzhigan / Wuzhifeng
【拉丁名】VITICIS NEGUNDO HERBA

【别名】黄荆条、黄荆子、布荆、荆条、蚊子柴。

【来源】本品为马鞭草科植物黄荆 *Vitex negundo* L. 的干燥全株。

【植物形态】落叶灌木或小乔木，高达5 m。叶为掌状复叶，小叶常5枚，有时3枚，椭圆状卵形至披针形，中间小叶长4～13 cm，宽1～4 cm，侧生小叶依次渐小，顶端渐尖，基部楔形，边有粗齿，背面密被灰白色茸毛。聚伞花序排成圆锥花序式，顶生；花淡紫色，二唇形，雄蕊4枚，2长2短。核果近球形。花期4—6月，果期7—10月。

【生境与分布】生于山坡、路旁、草丛中。广西各地均有分布；国内主要分布于长江流域及南部地区。

【采集加工】全年均可采收，除去杂质，洗净，根切厚片，茎枝切段，阴干。

【药材性状】本品根茎外表面黄棕色至灰褐色，外皮常片状剥落，木部棕黄色。根圆柱形，直径8～15 mm，外表面土黄色、红棕色至棕褐色，具浅纵裂纹；质硬，不易折断，平整的断面皮部棕褐色，木部灰白色至暗灰黄色，有数个同心性环纹，气微，味淡。茎枝黄棕色至棕褐色，上部呈明显的四棱形，下部类圆柱形，密被短柔毛。叶多皱缩，内卷，上表面灰黑色，下表面灰白色，密被短柔毛，全缘或浅波状。宿萼钟状，长约2.5 mm，密被白色短柔毛，5齿裂，内藏棕褐色的果实。果实圆球形或倒卵圆形，长2～4 mm，直径1.5～2.5 mm；果皮较厚，质硬，不易破碎。气微臭，味苦、微涩。

【性味功用】

中医：微苦、辛，温。归肺、胃经。清热止咳，化痰湿，理气止痛。用于感冒，咳嗽，慢性支气管炎，哮喘，风湿痹痛，胃痛，泻痢。

瑶医：微苦、辛，温。属风打相兼药。清热解毒，祛风解表，行气止血，消肿，镇咳。用于哈轮（感冒），怒哈（咳嗽），哈鲁（哮喘），卡西闷（胃痛），泵卡西众（消化不良），泵烈竞（尿路感染），身谢（湿疹、皮肤瘙痒），谷阿虷昧退（小儿高热不退）。

【用法用量】

中医：6～30 g。

瑶医：干品6～30 g，或鲜品30～60 g。外用适量。

【精选验方】

1. 泵烈竞（尿路感染）：五指风20 g、车前草30 g、白茅根20 g、雷公根20 g、金沙藤20 g。水煎内服。

2. 谷阿轷昧退（小儿高热不退）：五指风适量。水煎外洗。

3. 哈鲁（哮喘）：五指风根10 g、颠茄根10 g、马兜铃10 g。与100 g瘦猪肉炖服。

五指毛桃/五爪风

【瑶文名】Ba ngiuv buerng
【汉语拼音名】Wuzhimaotao / Wuzhuafeng
【拉丁名】FICI HIRTAE RADIX

【别名】五指榕、五指牛奶、五指香、五叉牛奶、土五加皮。

【来源】本品为桑科植物粗叶榕*Ficus hirta* Vahl. 的干燥根。

【植物形态】灌木或小乔木。嫩枝中空，小枝、托叶、叶和花序均被短硬毛。单叶互生，多型，长椭圆状披针形、狭或广卵形，长8～25 cm，宽4～10（～18）cm，顶端急尖或渐尖，基部圆形或心形，常为3～5深裂，边有锯齿或全缘，上面粗糙，基出3～7脉。榕果成对腋生或生于已落叶枝上，球形或椭圆形，幼时顶部苞片形成脐状凸起。花期4月。

【生境与分布】生于村落的旷地上或草丛中。广西主要分布于龙州、桂平、金秀等地；国内主要分布于南部、西南地区。

【采集加工】全年均可采挖，除去杂质，洗净，切片，晒干。

【药材性状】本品略呈圆柱形，有分枝，表面灰黄色或黄棕色，有红棕色斑纹及细密纵皱纹，可见横向皮孔，质坚硬，不易折断。断面皮部薄而韧，易剥离，富纤维性；木部宽广，淡黄白色，有较密的同心性环纹，气微香特异，味微甘。

【性味功用】

中医：甘，平。归脾、肺、胃、大肠、肝经。健脾益气，行气利湿，舒筋活络。用于脾虚浮肿，食少无力，肺痨咳嗽，盗汗，带下，产后无乳，风湿痹痛，水肿，鼓胀，肝胆湿热，跌打损伤。

瑶医：甘，微温。属风药。健脾益气，化湿舒筋，行气止痛，止咳化痰，补肺通乳。用于兔黑身翁（脾虚浮肿），哈路（肺痨），哈紧（支气管炎），篮虷（肝炎），篮硬种翁（肝硬化腹水），卡西闷（胃痛、腹痛），崩毕扭（风湿性心脏病），崩闭闷（风湿痛、类风湿性关节炎），疟没通（乳汁不通），荣古瓦崩（产后风），本藏（贫血），港脱（脱肛），荣古瓦流心黑（产后虚弱），盗汗。

【用法用量】15～30 g。

【精选验方】

1. 哈路（肺痨）：五爪风20 g、走马风20 g、红毛毡13 g、百部20 g、天冬15 g、麦冬20 g、毛秀才20 g、龙葵15 g、白及15 g、七仔莲10 g、山莲藕20 g、甘草10 g、千年竹

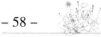

15 g。水煎内服。

2. 疟没通（乳汁不通）：五爪风20 g、追骨风15 g、藤当归20 g、十全大补15 g。水煎内服。

3. 盗汗：五爪风30 g、金樱子50 g、小白背风50 g、忍冬藤50 g、枫树皮50 g、盐肤木100 g、防风20 g、九节风50 g、荆芥20g。水煎适量，泡洗全身。

开口箭/过节风

【瑶文名】Guiex nyaatv buerng
【汉语拼音名】Kaikoujian / Guojiefeng
【拉丁名】TUPISTRAE CHINENSIS RHIZOMA

【别名】万年青、老蛇莲、巴林麻、开喉剑。

【来源】本品为百合科植物开口箭 *Tupistra chinensis* Baker. 的根茎。

【植物形态】多年生常绿草本。茎粗壮，圆柱形，有节，节上生纤维根，根上密被白色绵毛。叶基生，4～8枚，倒披针形、条状披针形或条形，顶端短尖，基部渐狭，边全缘，无毛。穗状花序侧生；花黄色或黄带绿色，顶部6裂。浆果球形，熟时鲜红色。种子1粒，圆形，黑色。花期5—6月，果期至翌年2—3月。

【生境与分布】生于林荫下、溪边、路旁。广西主要分布于那坡、百色、隆林、金秀、融水、资源、全州、灌阳等地；国内主要分布于湖北、江西、福建、浙江、安徽、河南、陕西、四川、云南等省份。

【采集加工】全年均可采收，除去须根及叶，洗净，稍润，切片，晒干或鲜用。

【药材性状】本品呈扁圆柱形，略扭曲。长10～15 cm，直径1～3 cm。外表面黄棕色至黄褐色，有皱纹。节明显，略膨大，节处有膜质鳞片状叶及圆点状凹下的须根痕，节间短。切面黄白色，细颗粒状。气特异，味苦涩。

【性味功用】

中医：苦、辛，寒；有小毒。归肺、胃、肝经。清热解毒，祛风除湿，散瘀止痛。用于白喉，咽喉肿痛，风湿痹痛，跌打损伤，胃痛，痈肿疮毒，毒蛇、狂犬咬伤。

瑶医：苦、涩，平；有小毒。属打药。清热解毒，祛风除湿，拔毒散结，散瘀止痛。用于崩闭闷（风湿痛、类风湿性关节炎），辣给昧对（月经不调），卡西闷（胃痛），哈路怒哈（肺痨咳嗽），更喉闷（咽喉肿痛），桨蛾（乳蛾），牙闷（牙痛），囊中病（蛔虫病、蛲虫病、钩虫病），改布闷（腰腿痛），播冲（跌打损伤），囊暗（蛇虫咬伤），眸名肿毒（无名肿毒），古岸闷（犬咬外伤）。

【用法用量】

中医：1.5～3.0 g；研末 0.6～0.9 g。外用适量。

瑶医：干品3～9 g，或鲜品9～25 g。外用适量。

【精选验方】

1. 更喉闷（咽喉肿痛）：过节风5 g、九节风20 g、甘草10 g、金线风15 g、百解木20 g。水煎内服。

2. 桨蛾（乳蛾）：过节风10 g、水丁香10 g。水煎含服。

3. 眸名肿毒（无名肿毒）：过节风适量。磨醋搽患处。

牛耳风/牛耳风

【瑶文名】Ngungh muh normh buerng
【汉语拼音名】Niu'erfeng / Niu'erfeng
【拉丁名】FISSISTIGMATIS HERBA

【别名】黑皮跌打、多花瓜馥木、通气香、石拢藤、拉公藤。

【来源】本品为番荔枝科植物多花瓜馥木 *Fissistigma polyanthum*（Hook. f. et Thoms.）Merr. 的干燥地上部分。

【植物形态】木质藤本，长达8 m。枝条灰黑色。单叶互生，近革质，长圆形，基部近圆形或宽楔形，边全缘，顶端急尖或圆钝，上面无毛，下面被微柔毛，侧脉13～23对，下面凸起，叶柄短。花小，常3～7朵集成密伞花序，与叶对生或腋外生，被黄色柔毛。果球形。种子红褐色，椭圆形，扁平，光滑。花期、果期几乎全年。

【生境与分布】生于山谷、石山、灌丛或林下。广西主要分布于防城港、龙州、南宁、马山、隆安、德保、那坡、罗城、忻城、富川、昭平、岑溪、桂平、博白、金秀等地；国内主要分布于福建、广东、贵州、云南、四川等省份。

【采集加工】全年均可采收，切段，晒干。

【药材性状】本品茎呈圆柱形，常有分枝，表面黄棕色至棕黑色，具纵向皱纹，小枝被短柔毛，老渐无毛；质硬，不易折断。切面皮部黄棕色，木部灰白色至黄白色，具放射状纹理同心性环纹；髓部细小。单叶互生，近革质，长圆形或倒卵状长圆形，多皱缩破碎，叶面无毛，叶背被短柔毛；叶柄长8～15 mm，被短柔毛。气微，味微涩。

【性味功用】

中医：甘，温。归肝、肾经。祛风湿，强筋骨，活血止痛，调经之功。用于小儿麻痹后遗症，风湿性关节炎，类风湿性关节炎，跌打肿痛，月经不调。

瑶医：苦、涩，平。属风药。祛风活络，安神镇痉，消肿止痛。用于谷阿照拍（小儿麻痹、小儿麻痹后遗症），崩闭闷（风湿痛、类风湿性关节炎），面闭（面神经麻痹），锥碰江闷（坐骨神经痛），辣给昧对（月经不调），播冲（跌打损伤），下肢浮肿。

【用法用量】

中医：10～15 g。

瑶医：15～30 g。外用适量。

【精选验方】

1. 面闭（面神经麻痹）：牛耳风20 g、竹叶风15 g、地龙5 g、白芷5 g、双钩钻20 g、麻骨风15 g、白附子10 g、甘草8 g、川芎5 g、桂枝10 g、金银花20 g。水煎内服。

2. 崩闭闷（风湿痛、类风湿性关节炎）：牛耳风30 g、紫九牛30 g、小肠风20 g、小钻20 g、半荷风30 g、小散骨风30 g、大红钻20 g。浸酒内服。

3. 崩闭闷（风湿痛、类风湿性关节炎）：牛耳风30 g、藤当归15 g、麻骨风15 g、紫九牛15 g、血风15 g、黄花参15 g、入山虎10 g。水煎内服。

4. 下肢浮肿：牛耳风15 g、藤当归15 g、紫九牛15 g、麻骨风15 g、忍冬藤20 g、防己10 g、大红钻15 g、桂枝6 g、三叉虎15 g、牛膝20 g、独活10 g、甘草6 g。水煎至450 mL，分3次温服。

牛白藤/鸡肠风

【瑶文名】Jaih gaangh buerng

【汉语拼音名】Niubaiteng / Jichangfeng

【拉丁名】HEDYOTIDIS HEDYOTIDEAE HERBA

【别名】毛鸡屎藤、斑痧藤、土加藤。

【来源】本品为茜草科植物牛白藤 Hedyotis hedyotidea（DC.）Merr. 的干燥全草。

【植物形态】藤状灌木，长1～3 m。叶对生，膜质，长卵形或卵形，长4～10 cm，宽2.5～4.0 cm，顶端短尖或短渐尖，基部楔形或钝，上面粗糙，下面被柔毛。花序腋生和顶生，由10～20朵花组成伞形花序；花冠白色，管形，裂片披针形。蒴果近球形，成熟时室间开裂为2个果爿。种子具棱。花期4—7月。

【生境与分布】生于山谷、坡地、林下、灌木丛中。广西主要分布于防城港、上思、横州、金秀等地；国内主要分布于广东、云南、贵州、福建、台湾等省份。

【采集加工】夏秋季采收，切段，干燥。

【药材性状】本品茎呈圆柱形，外皮淡黄色或灰褐色，粗糙，有稍扭曲的浅沟槽及细纵纹；皮孔点状凸起，常纵向排列成棱线，黄白色。质坚硬，不易折断。切面深黄色，木部宽广，有不规则菊花纹，中心有髓。叶对生，有短柄，卵形或卵状矩圆形，全缘，粗糙。托叶近膜质，有刺毛。复伞形花序顶生。蒴果近球形。气无，味微甘。

【性味功用】

中医：甘、淡，凉。归肺、肝经。清热解暑，祛风活络，消肿解毒。用于中暑发热，感冒咳嗽，风湿骨痛，跌打损伤，皮肤瘙痒。

瑶医：涩、淡、平。属打药。清热解毒，祛风消肿。用于哈轮（感冒），麻红痧（中暑），泵虷（肺炎），哈轮怒哈（感冒咳嗽），就港虷（急性胃肠炎），改窟藏（痔疮出血），播冲（跌打损伤），眸名肿毒（无名肿毒），疟椎闷（乳痈、乳腺增生）。

【用法用量】15～30 g。外用适量，煎水洗患处。

【精选验方】

1. 麻红痧（中暑）：鸡肠风15 g、百解木20 g、三叉虎20 g、大青叶15 g、白纸扇20 g、五指风15 g。水煎内服。

2. 就港虷（急性胃肠炎）：鸡肠风10 g、白狗肠10 g、慢惊风10 g、救必应10 g、红痧症10 g、凤尾草10 g。水煎内服。

3. 播冲（跌打损伤）：鸡肠风80 g、花斑竹80 g、鸭仔风80 g、入山虎80 g、假死风80 g、三叉虎80 g。水煎外洗患处。

毛瑞香/暖骨风

【瑶文名】Gorm mbungv buerng
【汉语拼音名】Maoruixiang / Nuangufeng
【拉丁名】DAPHNES ATROCAULIS HERBA

【别名】一身保暖、铁牛皮、山瑞香。

【来源】本品为瑞香科植物毛瑞香 *Daphne kiusiana* Miq. var. *atrocaulis*（Rehd.）F. Maekawa的干燥全株。

【植物形态】常绿灌木，高0.5～1.0 m。幼枝和老枝均为深紫色或紫褐色，无毛。单叶互生，厚纸质，椭圆形至倒披针形，长5～10 cm，宽1.5～3.5 cm，顶端钝或急尖，基部楔形，边全缘，无毛；侧脉明显。花白色，芳香；头状花序顶生，常有花5～13朵，无总花梗。核果卵状椭圆形，熟时红色。花期11—12月，果期翌年4—5月。

【生境与分布】生于山地林荫下或石山缝中。广西主要分布于桂林地区，以及三江、金秀等地；国内分布于浙江、江西、湖北、湖南、四川、台湾、广东等省份。

【采集加工】全年均可采收，除去杂质，洗净，切片，干燥。

【药材性状】本品根呈圆柱形，有分支，表面棕褐色或灰黄色，有黄色横长凸起的皮孔，直径0.5～4.0 cm。质坚韧，不易折断，断面皮部纤维性强。茎枝为圆柱形，表面棕褐色或棕红色，有纵皱纹、叶柄残基及横长皮孔，直径0.3～2.0 cm。质坚韧，难折断，断面皮部易与木部分离，皮部纤维性强。叶薄革质，多皱缩破损，完整叶片椭圆形或倒披针形，先端钝尖，基部楔形，全缘，主脉背面突出，表面光滑。气微，味辛辣。

【性味功用】

中医：辛、苦，温；有小毒。归肺、脾经。祛风除湿，调经止痛，解毒。用于风湿骨痛，手足麻木，月经不调，闭经，产后风湿，跌打损伤，骨折，脱臼。

瑶医：甘、辛，温；有小毒。属风药。温经散寒，祛风除湿，健脾化湿、养血补肝。用于崩闭闷（风湿痛、类风湿性关节炎），锥碰江闷（坐骨神经痛），辣给昧对（月经不调、闭经），昧埋荣（不孕症），别带病（带下病），荣古瓦崩（产后风），荣古瓦别带病（产后恶露不尽），播冲（跌打损伤），碰脑（骨折），碰作（脱臼）。

【用法用量】3～15 g。外用适量。

【精选验方】

1. 锥碰江闷（坐骨神经痛）：暖骨风100 g、浸骨风100 g、青九牛50 g、忍冬藤100 g、入山虎30 g、四方钻100 g、小鸟不站100 g。煎水适量，泡洗疼痛处。

2. 昧埋荣（不孕症）：暖骨风10 g、韭菜子10 g、九管血10 g、黄花参15 g、藤当归20 g。水煎内服。

3. 荣古瓦别带病（产后恶露不尽）：暖骨风10 g、五爪风20 g、黄花参15 g、红毛毡20 g、仙鹤草20 g、杜仲15 g、金樱子（去核、刺）20 g。与鸡肉炖服。

风箱树/水浸风

【瑶文名】Uomh ziemx buerng
【汉语拼音名】Fengxiangshu / Shuijinfeng
【拉丁名】CEPHALANTHI RADIX ET CAULIS

【别名】红小肠风、荞麦刺、长叶荞麦草。

【来源】本品为茜草科植物风箱树Cephalanthus tetrandrus（Roxb.）Ridsd. et Bakh. f. 的干燥根和藤茎。

【植物形态】一年生倾斜或近直立草本，长达1 m。茎四棱形，棱上有倒生钩刺。单叶互生，披针形，长2～4 cm，宽5～8 cm，顶端尖，基部箭形或近戟形，上面无毛，下面沿中脉至叶柄有倒钩刺；托叶鞘筒状，膜质，具短缘毛。总状花序成短穗状，着生于二歧状分枝的顶部；花白色或淡红色。瘦果长卵形，有3棱，深褐色。花期秋冬季。

【生境与分布】生于山谷水边。广西主要分布于桂平、横州、南宁、凤山、马山、河池、资源、灵川、金秀等地；国内主要分布于黑龙江、辽宁、吉林、河北、山东、江苏、湖北、湖南等省份。

【采集加工】全年均可采收，除去杂质，洗净，切片，晒干。

【药材性状】本品根呈圆柱形，常扭曲，直径0.3～5.0 cm，表面灰黄色至灰棕色，具沟纹，有多数圆孔状须根痕或柔软细长的须根，皮部易剥离，剥离处淡棕色，质轻而韧，不易折断，断面不平坦，皮部稍厚，灰白色或淡棕色，松软，有棕色小点，木部黄棕色，纹理不明显。茎呈圆柱形，有分枝，表面黄褐色至黑褐色，有细纵皱纹及圆形皮孔，皮部易脱落，质地坚硬，不易折断，断面皮部稍厚，黄棕色，呈颗粒状，木部淡黄色至棕黄色，有密集小孔及细同心性环纹。气微，味微苦。

【性味功用】

中医：苦，凉。归肺经。清热利湿，散瘀消肿。用于感冒发热，咳嗽，咽喉肿痛，肝炎，尿路感染，盆腔炎，睾丸炎，风湿性关节炎，痈肿，跌打损伤。

瑶医：苦、凉。属打药。清热化湿，理肺化痰，消肿止痛。用于布浪（癫痫、癫狂症），港虷泵卡西（肠炎腹泻），碰累（痢疾），卡西闷（胃痛），更喉闷（咽喉肿痛），崩闭闷（风湿痛、类风湿性关节炎），牙闷（牙痛），布标（甲状腺肿大），眸名肿毒（无名肿毒），身谢（湿疹）。

【用法用量】 15～30 g。外用适量。

【精选验方】

1. 港虷泵卡西（肠炎腹泻）：水浸风30 g、毛算盘20 g、黄连10 g、马莲鞍20 g、酸吉风10 g。水煎服。

2. 牙闷（牙痛）：水浸风30 g、白饭树30 g。水煎内服。

3. 身谢（湿疹）：水浸风50 g、苦李根50 g、三叉虎50 g、红背山麻杆50 g、苦楝树皮50 g。水煎外洗。

白马骨/急惊风

【瑶文名】 Jiemh ging buerng
【汉语拼音名】 Baimagu / Jijingfeng
【拉丁名】 SERISSAE SERISSOIDIS HERBA

【别名】 五经风、路边荆、鱼骨刺、过路黄荆。

【来源】 本品为茜草科植物白马骨 *Serissa serissoides*（DC.）Druce的全草。

【植物形态】 常绿小灌木，高1.0～1.5 m。单叶对生，常聚生枝顶，倒卵形至披针形，顶端急尖，基部楔形，边全缘。托叶顶端有几条刺状毛。花白色，合生，5裂；数朵簇生于枝头。核果近球形，有2个分核。花期4—6月，果期9—11月。

【生境与分布】 生于山坡、路旁、灌木丛中，常栽培于庭园中。广西主要分布于隆林、天峨、东兰、环江、金秀、贺州、阳朔、全州等地；国内主要分布于中部及南部个别地区。

【采集加工】 4—6月采收茎叶，秋季挖根，除去杂质，洗净，润透，切段，干燥，筛去灰屑。

【药材性状】本品根呈细长圆柱形，有分支，表面深灰色、灰白色或黄褐色，有纵裂隙，栓皮易剥落。粗枝深灰色，表面具纵裂纹，栓皮易剥落；嫩枝浅显灰色；断面纤维性，木质，坚硬。叶对生或簇生，薄革质，黄绿色，卷缩或脱落，卵形或长卵形，先端短尖或钝，基部渐狭成短柄，全缘，两面羽状网脉突出。气微，味淡。

【性味功用】

中医：苦、辛，凉。归肝、脾经。凉血解毒，利湿消肿。用于急、慢性肝炎，痢疾，肠炎，白带，风湿痹痛，跌打损伤。

瑶医：微苦，平。属风打相兼药。清热利湿，凉血解毒。用于哈轮（感冒），满经崩（小儿高热抽搐），谷阿惊崩（小儿惊风），谷阿泵虷怒哈（小儿肺炎），篮虷（肝炎），港虷（肠炎），尼椎虷（肾炎），牙闷（牙痛），播冲（跌打损伤）。

【用法用量】干品10～15 g，或鲜品30～60 g。外用适量。

【精选验方】

1. 满经崩（小儿高热抽搐）：急惊风15 g、金银花15 g、栀子10 g、双钩钻15 g、白纸扇15 g、钻地风10 g。水煎内服。

2. 谷阿惊崩（小儿惊风）：急惊风、鹞鹰风、九节风各适量。水煎外洗。

3. 篮虷（肝炎）：急惊风15 g、栀子10 g、田基黄10 g、花斑竹10 g、黄柏10 g、藤当归15 g、黄花参15 g、白花蛇舌草10 g、六月雪10 g、熊胆草10 g、白纸扇15 g。水煎内服。

半枫荷/半荷风

【瑶文名】Bienh hoc buerng
【汉语拼音名】Banfenghe / Banhefeng
【拉丁名】SEMILIQUIDAMBARIS HERBA

【别名】半枫荷根、半边枫荷、异叶翅子木、枫荷桂、阴阳叶、三不怕、铁巴掌。

【来源】本品为金缕梅科植物金缕半枫荷 *Semiliquidambar cathayensis* H. T. Chang 的干燥地上部分。

【植物形态】常绿乔木，高达20 m。树枝灰白色，小枝有红色或黄褐色柔毛。单叶互生，幼树或萌芽枝上的叶盾形，3～5掌状深裂，成长树的叶为长圆形至卵状长圆形，长 7～15 cm，宽3～10 cm，顶端钝、急尖或渐尖，基部圆形、斜圆形或斜心形，边全缘，下面密被黄褐色茸毛。花白色，单生或2～4朵成腋生的聚伞花序。蒴果木质，长达6 cm，密被星状柔毛，熟后开裂。种子顶端具膜质翅。花期秋季，果期秋冬季。

【生境与分布】生于深山林中和丘陵地的沟谷中。广西主要分布于凌云、罗城、金秀、苍梧等地；国内主要分布于广东、福建、台湾等省份。

【采集加工】全年均可采收，除去杂质，略洗，切段，晒干。

【药材性状】本品茎呈圆柱形，表皮灰绿色或灰褐色，常有灰白色斑块；断面皮部淡棕红色，木部黄白色至棕黄色。嫩枝表面灰褐色至暗紫褐色，具不规则裂纹和点状皮孔；髓部小，深棕色。叶多破碎，完整者展平后呈卵状椭圆形、掌状3裂或基部一侧开裂，基出脉3条，边缘腺齿，揉之有枫香气。气微，味甘、淡。

【性味功用】

中医：涩、微苦，温。归肝经。祛风湿，活血散瘀。用于风湿性关节炎，腰腿痛，跌打肿痛。

瑶医：淡、涩，微温。属风打相兼药。祛风除湿，活血散瘀。用于崩闭闷（风湿痛、类风湿性关节炎），改闷（腰痛、腰肌劳损），播冲（跌打损伤），荣古瓦崩（产后风），扁免崩（中风偏瘫），改布闷（腰腿痛），锥碰江闷（坐骨神经痛）。

【用法用量】10～30 g。外用适量。

【精选验方】

1. 扁免崩（中风偏瘫）：半荷风100 g、鹰爪风100 g、血风50 g、下山虎50 g、四方钻50 g、过山风50 g。水煎适量，外洗全身。

2. 改闷（腰肌劳损）：半荷风20 g、地钻20 g、鸡肠风（巴戟天）20 g、山莲藕20 g、牛耳风20 g、红九牛20 g、骨碎补20 g。水煎内服。

3. 改布闷（腰腿痛）：半荷风15 g、藤当归15 g、杜仲15 g、牛膝20 g、紫九牛20 g、入山虎6 g。水煎内服。

4. 锥碰江闷（坐骨神经痛）：半荷风100 g、麻骨风100 g、七叶莲100 g、九节风100 g、中钻100 g、大钻100 g、马尾松100 g、忍冬藤100 g、入山虎50 g、枫树皮100 g、牛耳铃100 g。水煎适量，泡洗全身。

百两金/竹叶风

【瑶文名】Hlauh normh buerng
【汉语拼音名】Bailiangjin / Zhuyefeng
【拉丁名】ARDISIAE CRISPAE HERBA

【别名】八爪金龙、八爪龙、八爪根、铁雨伞、高八爪、开喉箭、大罗伞、竹叶胎、蛇连天。

【来源】本品为紫金牛科植物百两金*Ardisia crispa*（Thunb.）A. DC. 的干燥全株。

【植物形态】常绿小灌木，高约1 m。有匍匐根状茎，不分枝。单叶互生，长圆状狭椭圆形，长8～15 cm，宽1.5～3.0 cm，顶端渐尖，基部狭楔形，边全缘或波状，两面无毛，下面常有微细鳞片，有腺点。花淡红色，5裂；伞形花序顶生。浆果状核果球形，熟时红色，柱头宿存，具腺点。花期夏季，果期秋冬季。

【生境与分布】 生于山坡林下阴湿处。广西主要分布于上思、隆林、凌云、融水、金秀、桂林、龙胜、资源、全州、灌阳、富川、钟山、贺州等地；国内主要分布于四川、贵州、湖南、湖北、江西、浙江、福建、广东等省份。

【采集加工】 夏秋季茎叶茂盛时采收，除去泥沙，略洗，切段，干燥。

【药材性状】 本品根呈圆柱形，略弯曲，表面灰棕色或棕褐色，具纵皱纹及圆点状须根痕。质坚脆，易折断，断面木部与皮部易分离，皮部厚，散在深棕色小点，木部有致密放射状纹理。根茎略膨大。茎呈圆柱形，表面红棕色或灰绿色，有细纵纹、叶痕及节，易折断，叶互生，椭圆状披针形或狭长圆状披针形，叶片略卷曲或破碎，墨绿色或棕褐色，先端尖，基部楔形，具明显的边缘腺点，背面具细鳞片，叶柄长。有时可见亚伞形花序，茎顶偶有红色球形核果。气微，味微苦、辛。

【性味功用】

中医： 苦、辛、微咸，凉。归肝、肺经。清热利咽，祛痰利湿，活血解毒。用于咽喉肿痛，咳嗽咳痰不畅，湿热黄疸，小便淋痛，风湿痹痛，跌打损伤，疔疮，无名肿毒，蛇咬伤。

瑶医： 苦、辛，平。属风打相兼药。活血散瘀，消肿止痛，舒筋活络，清热利咽，化痰止咳。用于更喉闷（咽喉肿痛），桨蛾（乳蛾），哈路怒哈（肺痨咳嗽），布醒蕹（肾炎水肿），崩闭闷（风湿痛、类风湿性关节炎），辣给昧对（闭经），荣古瓦卡西闷（产后腹痛），播冲（跌打损伤），囊暗（蛇虫咬伤），补癣（皮肤顽癣）。

【用法用量】 9～30 g。外用适量。

【精选验方】 荣古瓦卡西闷（产后腹痛）：竹叶风15 g、泽兰15 g、大钻20 g、香附20 g、九层风15 g、白钻15 g、十八症10 g。水煎内服。

百解藤/金线风

【瑶文名】 Jemh finx buerng
【汉语拼音名】 Baijieteng / Jinxianfeng
【拉丁名】 CYCLEAE HYPOGLAUCAE RADIX

【别名】 银不换、银鲸、银舰、金麒、独脚乌桕、百斛藤、毛粪箕藤、猪脚乌桕。

【来源】 本品为防己科植物粉叶轮环藤Cyclea hypoglauca（Schauer）Diels的干燥根。

【植物形态】 缠绕木质藤本。小枝纤细，除叶腋有簇毛外余无毛。单叶互生，阔卵状三角形至卵形，长2.5～7.0 cm，宽1.5～4.5 cm或稍过之，顶端渐尖，基部截平至圆形，边全缘稍背卷，两面无毛或下面被衡长白毛；干后榄绿色或粉绿色。雄花序为间断的穗状花序状，雌花序为总状花序状，均腋生；花淡绿色，单性异株。果熟时红色，无毛；内果皮背部两侧常各有3行疣状小凸起。花期4—6月，果期7—9月。

【生境与分布】生于石、土山坡草丛或灌丛中。广西主要分布于天峨、都安、罗城、全州、恭城、富川、贺州、岑溪、玉林、防城港、宁明、龙州、天等、隆安、南宁等地；国内主要分布于广东、福建、江西、湖南、云南等省份。

【采集加工】全年均可采挖，除去杂质，洗净，润透，切薄片，干燥。

【药材性状】本品呈长圆柱形，表面黄褐色或棕褐色，有缢缩的横沟和纵皱纹，有时皮部部分脱落而露出不规则弯曲的条纹（导管与纤维束）。质坚脆，断面浅棕色，木质部占大部分，显菊花形纹理，具圆形小孔。气微，味苦。

【性味功用】

中医：苦，寒。归肺、胃经。清热解毒，祛风止痛。用于风热感冒，咽喉疼痛，牙痛，气管炎，痢疾，尿道感染，风湿性关节痛，疮疡肿毒。

瑶医：苦，寒。属风打相兼药。清热解毒，祛风止痛。用于哈轮（感冒），更喉闷（咽喉肿痛），浆蛾（乳蛾），牙闷（牙痛），卡西闷（胃痛），港虷（肠炎），碰累（痢疾），月藏（尿血），泵烈竞（尿路感染），眸名肿毒（无名肿毒）。

【用法用量】10～30 g。

【精选验方】

1. 更喉闷（咽喉肿痛）：金线风20 g、九节风20 g、百解木20 g、桔梗10 g、金银花20 g。水煎含服。

2. 更喉闷（咽喉肿痛）：金线风10 g、十大功劳10 g、小解药10 g。水煎含服。

3. 更喉闷（咽喉肿痛）：金线风15 g、毛冬青15 g、毛秀才10 g、射干10 g、六月雪15 g、白纸扇15 g。水煎内服。

4. 泵烈竞（尿路感染）：金线风15 g、石韦15 g、金沙藤15 g、大蓟20 g、小蓟20 g、车前草20 g、穿心草15 g、玉米须15 g、灯笼草15 g、龙鳞草15 g、五层风20 g、野六谷20 g、天花粉15 g、麦冬15 g、金银花15 g。水煎至450 mL，分3次温服。

过山枫/过山风

【瑶文名】Guiex gemh buerng
【汉语拼音名】Guoshanfeng / Guoshanfeng
【拉丁名】CELASTRI ACULEATI CAULIS

【别名】过山龙。

【来源】本品为卫矛科植物过山枫 *Celastrus aculeatus* Merr. 的藤茎。

【植物形态】落叶藤状灌木。枝密生皮孔。单叶互生，宽椭圆形、倒卵形或近圆形，长6～10 cm，宽5～7 cm，顶端急尖，边有钝锯齿，基部圆形。花杂性，黄绿色；

聚伞花序顶生及腋生，有花5～7朵。核果球形，直径约1 cm，3裂，黄色。种子每室2粒，外有红色肉质假种皮。花期4—5月，果期9—10月。

【生境与分布】生于山沟灌木丛中。广西主要分布于上林、融水、柳城、金秀、南丹、龙胜等地；国内主要分布于东北、华北、西北、西南地区，以及湖北、湖南、广东等省份。

【采集加工】全年均可采收，除去杂质，晒干。

【药材性状】本品呈圆柱形，直径0.5～3.5 cm，长0.5～6.0 cm，表面灰褐色或灰绿色，有白色圆点状皮孔，粗糙，具纵皱纹。质坚硬，不易折断，断面纤维性，皮部灰褐色，木部灰白色，可见同心性环纹及密集的小孔，髓部明显。气微，味微辛。

【性味功用】

中医：微苦，平。归心、肝、肾经。祛风除湿、行气活血、消肿解毒。用于风湿痹痛等症。

瑶医：涩、微苦，凉；有小毒。属打药。清热解毒，消瘀止痛，祛风除湿，消肿止痒。用于锥碰江闷（坐骨神经痛），崩闭闷（风湿痛、类风湿性关节炎），四肢麻木，播冲（跌打损伤），身谢（湿疹、皮肤瘙痒）。

【用法用量】15～20 g。外用适量。

【精选验方】

1. 崩闭闷（风湿痛、类风湿性关节炎）：过山风15 g、龙骨风10 g、小散骨风20 g、一针两嘴15 g、金刚兜20 g、大钻20 g、白九牛20 g、忍冬藤20 g、麻骨风15 g。水煎内服。

2. 四肢麻木：过山风20 g、麻骨风20 g、入山虎20 g、九层风20 g、血风20 g、藤当归30 g、黄花参30 g、五爪风30 g、半边风30 g、追骨风30 g、下山虎30 g、桂枝20 g。浸酒内服。

3. 播冲（跌打损伤）：过山风皮、麻骨风皮、入山虎皮、鸭仔风皮、九节风皮各适量。捣碎，酒炒外敷患处。

过岗龙/扭骨风

【瑶文名】Niouv mbungv buerng
【汉语拼音名】Guoganglong / Niugufeng
【拉丁名】ENTADAE PHASEOLOIDIS CAULIS

【别名】过岗扁龙、过山龙、过江龙、牛肠麻、牛眼睛、扁龙、脊龙、扭龙、左右扭、眼镜豆、猪腰子。

【来源】本品为豆科植物榼藤 *Entada phaseoloides*（Linn.）Merr. 的干燥藤茎。

【植物形态】常绿木质大藤本，长数十米。茎扭旋。二回双数羽状复叶，常有羽片2对，顶生一对变成卷须；每羽片有小叶4～8枚，长椭圆形，对生，顶端钝，微凹，基部楔形，不对称，无毛。花淡黄色；穗状花序单生于叶腋或多个排成圆锥状，花序轴密生黄色茸毛。荚果带状，长达1 m，宽8～12 cm，弯曲，由多数节组成，熟时逐节脱落，每节内有种子1粒。种子近圆形，扁平，紫褐色。花期3—6月，果期8—11月。

【生境与分布】生于山谷林中或山坡林缘。广西主要分布于东兰、隆安、龙州、上思、桂平、金秀等地；国内主要分布于广东、台湾、云南等省份。

【采集加工】全年均可采收，除去杂质，洗净，切片，晒干。

【药材性状】本品呈不规则扁圆形并扭曲。外皮棕褐色或灰棕色，粗糙，具明显纵皱纹或沟纹，可见侧枝痕和皮孔，常有1条棱脊状凸起。切面皮部深棕色，有红棕色或棕黑色树脂状物，木部棕色或浅棕色，有多数小孔，可见红棕色树脂状物环绕髓部呈偏心环纹，髓部呈小空洞状，偏于有棱脊的一侧。质坚硬，不易折断。气微，味微涩。

【性味功用】

中医：涩、微苦，凉；有小毒。祛风湿，活络行瘀。用于风湿痹痛，腰腿疼痛，跌扑肿痛。

瑶医：微苦、涩，平；有小毒。属打药。驱风除湿，活血通络。用于崩闭闷（风湿痛、类风湿性关节炎），播冲（跌打损伤），改闷（腰痛），改布闷（腰腿痛），扁免崩（中风偏瘫），四肢麻木，来藏（便血），改窟藏（痔疮出血），囊暗（蛇虫咬伤）。

【用法用量】9～15 g。

【精选验方】

1. 四肢麻木：扭骨风10 g、麻骨风15 g、藤当归20 g、暖骨风15 g、槟榔钻20 g、四方钻15 g、黑九牛15 g。水煎内服。

2. 改布闷（腰腿痛）：扭骨风10 g、大钻15 g、千年健10 g、入山虎10 g、九龙钻15 g、五加皮10 g、双钩钻10 g、下山虎10 g、金耳环6 g。水煎内服。

3. 改布闷（腰腿痛）：扭骨风20 g、麻骨风20 g、龙骨风15 g、杜仲12 g、牛膝20 g。水煎内服。

4. 来藏（便血）：扭骨风10 g、生地15 g、金银花10 g、地榆15 g、大蓟10 g、小蓟10 g、木棉花10 g、防风10 g、枳壳10 g、磨盘草10 g、黄芩10 g、甘草5 g。水煎至450 mL，分3次温服。

羊耳菊/白面风

【瑶文名】Baeqc minc buerng
【汉语拼音名】Yang'erju / Baimianfeng
【拉丁名】INULAE CAPPAE HERBA

【别名】毛柴胡、毛舌头、毛山肖、羊耳风、白牛胆、大力王、大茅香、叶下白、山白芷、冲天白、小茅香、绵毛旋覆花、天鹅绒。

【来源】本品为菊科植物羊耳菊 *Inula cappa*（Buch.–Ham.）DC. 的干燥地上部分。

【植物形态】落叶半灌木，高1～2 m。全株密被灰白色毛。单叶互生，长圆形或长圆状披针形，顶端钝或急尖。基部圆形或近楔形，边有小尖齿。头状花序顶生或上部腋生，组成密的伞房花丛；总苞片5层；外围为舌状花，顶端3裂，中央为管状花，5裂，黄色。瘦果圆形，被白色绢毛，冠毛黄褐色。花期7—8月，果期11—12月。

【生境与分布】生于荒山、丘陵地、草丛或灌丛中。广西各地均有分布；国内主要分布于江西、福建、湖南、四川、贵州、云南、广东、海南等省份。

【采集加工】夏秋季采收，除去杂质，洗净，稍润，切段，晒干。

【药材性状】本品茎呈圆柱形，灰褐色至暗褐色，有细纵纹及凸起的椭圆形皮孔，叶痕明显，半月形；皮层易剥离；质硬，易折断，断面不平坦。叶片易脱落，常卷曲，展开后呈狭矩圆形或近倒卵形，长7～9 cm，宽1.5～2.0 cm；边缘有小锯齿，先端渐尖或钝形，基部浑圆或广楔形；上表面黄绿色，具黄色粗毛，下表面黄白色，被白色绢毛。偶带有顶生或腋生的头状花序组成的伞房花簇。气香，味辛、微苦。

【性味功用】

中医：辛、微苦，温。归肝、脾经。祛风，利湿，行气化滞。用于风湿关节痛，胸膈痞闷，疟疾，痢疾，泄泻，产后感冒，肝炎，痔疮，疥癣。

瑶医：微苦，温。属风打相兼药。行气止痛，健脾消食，舒筋活络，祛风消肿，化痰定喘。用于崩闭闷（风湿痛、类风湿性关节炎），哈紧（气管炎），更喉闷（咽喉肿痛），尼椎虷（肾炎），篮虷（肝炎），胆纲虷（胆囊炎），布种（疟疾），泵卡西（腹泻），哈轮（感冒），辣给昧对（月经不调），辣给闷（痛经），荣古瓦崩（产后风），囊暗（蛇虫咬伤），布病闷（胃溃疡、十二指肠溃疡）。

【用法用量】

中医：15～30 g。

瑶医：15～30 g。外用适量。

【精选验方】

1. 尼椎虷（肾炎）：白面风20 g、石油菜20 g、老头姜10 g、白茅根30 g、露兜簕13 g、薏苡仁20 g。水煎内服。

2. 荣古瓦崩（产后风）：白面风10 g、双钩钻10 g、过山风10 g、九层风10 g、独脚

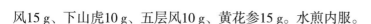

风15 g、下山虎10 g、五层风10 g、黄花参15 g。水煎内服。

3. 更喉闷（咽喉肿痛）：白面风15 g、毛冬青30 g、毛秀才10 g、射干10 g、桔梗12 g、蒲公英10 g、白纸扇15 g。水煎内服。

羊角拗/羊角风

【瑶文名】Yungh gorqv buerng
【汉语拼音名】Yangjiao'ao / Yangjiaofeng
【拉丁名】STROPHANTHI DIVARICATI HERBA

【别名】羊角扭、羊角藕、羊角藤、羊角柳、羊角树、螺心鱼、花拐藤、金龙角、打破碗花、武靴藤、鲤鱼橄榄、黄葛扭、牛角藤、倒钩笔、沥口花。

【来源】本品为夹竹桃科植物羊角拗Strophanthus divaricatus（Lour.）Hook. et Arn. 的干燥全株。

【植物形态】藤状灌木。上部枝条蔓延，有乳汁，具皮孔，全株无毛。单叶对生，椭圆状长圆形，顶端短尖或渐尖，基部楔形，边全缘。聚伞花序顶生；花黄绿色，合生，5裂。花冠裂片顶端延伸成一长尾带，喉部有10枚副花冠。蓇葖果2个平直分叉，同生于一果柄上。种子纺锤形，扁平，顶生种毛。花期3～5月，果期6—12月。

【生境与分布】生于荒野低丘陵地区的灌丛中。广西主要分布于南宁、梧州、玉林、金秀等地；国内主要分布于福建、广东、贵州等省份。

【采集加工】全年均可采收，除去杂质，洗净，切片，晒干。

【药材性状】本品根、茎呈圆柱形，表面土黄色或棕褐色，有明显的纵纹，横向凸起皮孔明显。根质硬，断面黄色，皮部窄，木部占绝大部分；茎枝质硬脆，断面黄绿色，木质，中央可见髓部。叶对生，皱缩，展平后呈椭圆状长圆形，全缘，长4～10 cm，宽2～4 cm，中脉于下面凸起。气微，味苦。

【性味功用】

中医：苦，寒；有大毒。归心、肝经。祛风湿，通经络，解疮毒，杀虫。用于风湿痹痛，小儿麻痹后遗症，跌打损伤，痈疮，疥癣。

瑶医：苦、微辛，寒；有毒。属打药。祛风通络，散瘀止痛，杀虫止痒。用于崩闭闷（风湿痛、类风湿性关节炎），谷阿照拍（小儿麻痹、小儿麻痹后遗症），样琅病（高血压病），努脑痨（淋巴结核），播冲（跌打损伤），囊暗（蛇虫咬伤），布锥累（痈疮），补癣（皮肤顽癣）。

【用法用量】外用适量。

【精选验方】

1. 补癣（皮肤顽癣）：羊角风30 g、假烟叶50 g、苦李根50 g、大飞扬草50 g、熊胆木50 g、猛老虎50 g、鸡爪风50 g。水煎外洗。

2. 补癣（皮肤顽癣）：羊角风50 g、追骨风50 g、熊胆木50 g、砂纸树50 g、苦李根50 g。水煎外洗。

3. 崩闭闷（风湿痛、类风湿性关节炎）：羊角风50 g、苦李根50 g、猛老虎50 g。醋精300 mL浸泡7天后，取药液搽患处，日搽2～3次。

尖尾风/粘手风

【瑶文名】Naenx buoz buerng
【汉语拼音名】Jianweifeng / Zhanshoufeng
【拉丁名】CALLICARPAE LONGISSIMAE HERBA

【别名】握手风、黏搦风、大叶风、廉鱼风。

【来源】本品为马鞭草科植物尖尾枫*Callicarpa longissima*（Hemsl.）Merr. 的干燥地上部分。

【植物形态】落叶灌木至小乔木，高2～5 m。小枝四方形，节上有柔毛环。单叶对生，披针形至狭椭圆形，长10～23 cm，宽2～6 cm，顶端长渐尖，基部楔形，边有不明显的细齿或近全缘，下面有不明显的黄色腺点。花紫红色；聚伞花序5～7次分枝，腋生。核果肉质，扁球形，熟时紫色。花期9—10月，果期11月至翌年1月。

【生境与分布】生于山坡、山谷、村边、旷野灌丛或草丛中。广西各地均有分布；国内主要分布于台湾、福建、广东、四川、江西等省份。

【采集加工】夏秋季采收，除去杂质，洗净，润透，切段，干燥。

【药材性状】本品茎呈圆柱形，直径0.3～1.0 cm，具分枝，节上有一圈柔毛；表面灰棕色至褐色，密布长圆形点状皮孔。质硬，不易折断，断面皮层薄，木部黄白色。髓大，圆形，白色泡沫状。叶多皱缩，破碎，完整叶展开后呈披针形至狭椭圆形，长14～23 cm，宽2～6 cm，近全缘，有明显或不明显的小窝状腺点。气微，味苦。

【性味功用】

中医：辛、微苦，凉。归肝经。祛风消肿，散瘀止痛，止血。用于风湿痹痛，产后风痛，跌打损伤，中风偏瘫，小儿麻痹后遗症，咯血，吐血，衄血，便血，刀伤出血。

瑶医：辛、微苦，凉。属风打相兼药。祛风活血，散瘀消肿，凉血止血、止痛、止痒。用于崩闭闷（风湿痛、类风湿性关节炎），播冲（跌打损伤），哈轮怒哈（感冒咳嗽），卡西闷（腹痛），篮虷（肝炎），扁免崩（中风偏瘫），谷阿照拍（小儿麻痹、小儿麻痹后遗症），荣古瓦崩（产后风），身谢（皮肤瘙痒），冲翠藏（外伤出血），囊暗（蛇虫咬伤），勉八崩（风疹）。

【用法用量】15～30 g。外用适量。

【精选验方】

1. 身谢（皮肤瘙痒）：粘手风100 g、苦参50 g、毛冬青100 g、熊胆木50 g、刺手风50 g。水煎适量外洗。

2. 勉八崩（风疹）：粘手风、山黄麻、过墙风、南蛇风各适量。水煎外洗。

3. 身谢（皮肤瘙痒）：粘手风100 g、过墙风100 g、苦李根100 g、熊胆木100 g、盐肤木100 g、扛板归60 g。水煎外洗全身。

红云草/走马风

【瑶文名】Yangh maz buerng
【汉语拼音名】Hongyuncao / Zoumafeng
【拉丁名】ARDISIAE MACLURIS HERBA

【别名】红铺地毯、铺地走马。

【来源】本品为紫金牛科植物心叶紫金牛 *Ardisia maclurei* Merr. 的干燥全草。

【植物形态】常绿半灌木或小灌木。具匍匐茎，直立茎幼时密被锈色长柔毛。单叶互生，少轮生，长圆状椭圆形或椭圆状倒卵形，顶端急尖或钝，基部心形，边具不整齐的粗锯齿及缘毛，两面被柔毛。花淡紫色，5 数；伞形花序1～2个近顶生，被锈色长柔毛，有花3～6朵。核果球形，熟时暗红色。花期5—6月，果期12月至翌年1月。

【生境与分布】生于密林下或水旁、石缝间阴湿处。广西主要分布于平果、都安、罗城、武宣、金秀、蒙山、昭平、藤县等地；国内主要分布于贵州、广东、海南、台湾等省份。

【采集加工】全年均可采收，除去杂质，洗净，切片，干燥。

【药材性状】本品根茎呈圆柱形，疏生须根，表面红棕色或棕褐色。茎类圆柱形，纤细，棕褐色，密被锈色长柔毛。叶片灰绿色或灰黄色，略卷曲，完整者长圆状卵形或椭圆状倒卵形，边缘具粗锯齿，有腺点，被疏柔毛；叶柄长0.5～2.0 cm。气微，味淡。

【性味功用】

中医：苦，微寒。入肺、肝经。止咳化痰，凉血止血，祛风通痹，解毒消肿，利水渗湿。用于肿毒，痢疾，咯血，吐血，黄疸，淋证。

瑶医：微苦、涩，平。属风药。活血止血，调经通络。用于哈路怒藏（肺痨咯血），哈紧（支气管炎），篮虷（肝炎），辣给昧对（月经不调），昧埋荣（不孕症），崩闭闷（风湿痛、类风湿性关节炎），播冲（跌打损伤），荣古瓦流心黑（产后虚弱）。

【用法用量】

中医：9～12 g。外用适量。

瑶医：15～30 g。外用适量。

【精选验方】

1. 哈路怒藏（肺痨咯血）：走马风30 g、仙鹤草30 g、白及15 g、红毛毡15 g。水煎冲田七粉10 g内服。

2. 辣给昧对（月经不调）：走马风10 g、益母草10 g、香附10 g、小钻10 g、藤当归15 g、九管血10 g、月月红10 g。水煎内服。

3. 哈紧（支气管炎）：走马风10 g、蛙腿草15 g、千年竹10 g、桔梗12 g、红背丝绸6 g。水煎内服。

4. 播冲（跌打损伤）：走马风50 g、活血丹50 g、酸咪咪50 g、黑节风50 g、竹叶三七50 g。共捣烂酒炒，外敷局部。

红泡刺/七爪风

【瑶文名】Siec ngiuv buerng
【汉语拼音名】Hongpaoci / Qizhuafeng
【拉丁名】RUBI LANCEOLOBI RADIX

【别名】山烟筒子、七指风。

【来源】本品为蔷薇科植物深裂锈毛莓*Rubus reflexus* Ker var. *lanceolobus* Metc. 的干燥根。

【植物形态】常绿攀缘灌木，高达2 m。枝、叶面脉上和下面、叶柄、托叶、花序均密生锈色茸毛，疏生小皮刺或无。单叶互生，掌状5～7深裂，宽卵形或近圆形，裂片披针形或长圆披针形，顶裂片较侧生者稍长或几等，基部心形；上面有明显皱纹；托叶宽倒卵形，梳齿状规则掌状分裂。总状花序腋生或顶生；苞片与托叶相似。聚合果球形，直径1.5～2.0 cm，熟时紫色或黑色。花期6—7月，果期8—9月。

【生境与分布】生于山坡、山谷、疏林下灌丛中。广西主要分布于桂平、容县、昭平、灵川、罗城、金秀等地；国内主要分布于浙江、江西、湖南、广东等省份。

【采集加工】秋冬季采挖，除去茎干和须根，洗净，切片，晒干。

【药材性状】本品呈圆柱形，常扭曲，直径0.1～2.0 cm，具多数须根。表面浅红色棕色。质硬，不易折断。断面黄白色，有裂隙。气微，味淡。

【性味功用】

中医：苦、涩、酸，平。归肝、大肠经。祛风湿，强筋骨，用于风湿性关节疼痛，四肢麻痹，中风偏瘫，痢疾。

瑶医：苦、酸、涩，平。属风打相兼药。祛风除湿，强筋骨，收敛止血，活血调经。用于藏紧邦（崩漏），改窟藏（痔疮出血），碰累（痢疾），崩闭闷（风湿痛、类风湿性关节炎），扁兔崩（中风偏瘫）。

【用法用量】15～30 g。

【精选验方】

1. 藏紧邦（崩漏）：七爪风20 g、大蓟15 g、鸡冠花20 g、不出林30 g。水煎冲百草霜10 g内服。

2. 改窟藏（痔疮出血）：七爪风20 g、酸吉风20 g、金樱根20 g、地榆15 g、白背木15 g、眼镜草10 g。水煎内服。

3. 藏紧邦（崩漏）：七爪风30 g、九层风20 g、杜仲15 g、鸡冠花30 g、红毛毡15 g。水煎内服。

走马风/黑节风

【瑶文名】Gieqv nyaatv buerng
【汉语拼音名】Zoumafeng / Heijiefeng
【拉丁名】SAMBUCI CHINENSIS HERBA

【别名】走马箭、陆英、接骨忍。

【来源】本品为忍冬科植物接骨草*Sambucus chinensis* Lindl. 的全株。

【植物形态】多年生常绿草本或亚灌木，高2～4 m。茎有细纵棱，多分枝，髓部白色，光滑无毛，干时黑色。单数羽状复叶对生，小叶3～7枚，对生，长圆形或椭圆状披针形，长5～18 cm，宽2～5 cm，顶端渐尖，基部宽楔形至圆形，边有锐锯齿。花小，白色，合生，5裂（数）；复伞形花序顶生，具有不育花变成黄色杯状腺体。浆果状核果近球形，熟时黑色。花期6—7月，果期10月。

【生境与分布】生于荒坡、旷野、灌木丛中和村边湿润处。广西各地均有分布；国内主要分布于山东、河南、江西、湖北、湖南、江苏、浙江、福建、广东、云南、贵州、四川等省份。

【采集加工】全年均可采收，洗净，切段，鲜用或晒干。

【药材性状】本品根茎呈圆柱形，土黄色，节膨大，上生须根。茎具细纵棱，多分枝，表面灰色至灰黑色；幼枝有毛；质脆易断，髓部白色。羽状复叶，小叶2～3对，互生或对生；小叶片纸质，易破碎，多皱缩，展平后呈狭卵形至卵状披针形，先端长渐尖，基部钝圆，两侧不等，边缘有细锯齿。复伞房花序顶生，花小。鲜叶片揉之有臭气。

【性味功用】

中医：甘、酸，温。归肝、肾经。活血消肿，祛风除湿。用于跌打损伤，骨折疼痛，风湿关节炎，肾炎水肿，脚气，瘰疬，风疹瘙痒，疮痈肿毒。

瑶医：苦、辛，微温。属风打相兼药。祛风除湿，消肿止痛。用于崩闭闷（风湿痛、类风湿性关节炎），改闷（腰痛、腰肌劳损），布醒蕹（肾炎水肿），篮硬种翁（肝硬化腹水），努脑痨（淋巴结核），播冲（跌打损伤），碰脑（骨折）。

【用法用量】

中医：9～15 g。外用适量，煎水洗患处，或鲜品捣烂敷患处。

瑶医：15～30 g。外用适量。

【精选验方】

1. 播冲（跌打扭伤）：黑节风150 g、香鸡兰150 g、钻地风100 g。均鲜品共捣碎伴米双酒适量炒热外敷患处。

2. 崩闭闷（风湿痛、类风湿性关节炎）：黑节风鲜药适量。捣烂开水冲泡外洗。

3. 篮硬种翁（肝硬化腹水）：黑节风15 g、假死风15 g、绣花针15 g、草鞋根15 g、车前草15 g、白花蛇舌草10 g、半枝莲10 g、花斑竹10 g、五爪风15 g、黄花参15 g、白纸扇15 g。水煎内服。

走马胎/血风

【瑶文名】Nziaamh buerng

【汉语拼音名】Zoumatai / Xuefeng

【拉丁名】ARDISIAE GIGANTIFOLIAE RADIX ET RHIZOMA

【别名】山鼠、山猪药、大叶紫金牛、血枫。

【来源】本品为紫金牛科植物走马胎*Ardisia gigantifolia* Stapf 的干燥根及根茎。

【植物形态】小灌木，高1 m左右。根粗壮，外皮灰棕色或灰褐色，内面黄白色，横断面有血点。单叶互生，集生枝顶，椭圆形，长24～42 cm，宽9～19 cm，顶端渐尖，基部楔形，下延，边有细齿；两面有腺点。总状式圆锥花序腋生或顶生；花粉红色，5基数。浆果状核果球形，熟时红色。花期4—6月，果期8—11月。

【生境与分布】生于山沟水边林荫处。广西主要分布于上思、上林、天等、那坡、隆林、凌云、罗城、金秀等地；国内主要分布于广东、江西、福建等省份。

【采集加工】全年均可采挖，除去杂质，洗净，润透，切厚片，干燥，筛去灰屑。

【药材性状】本品呈圆柱形，常膨大呈念珠状，直径1.5～4.0 cm。表面灰褐色或暗紫色，有纵向沟纹，皮部易剥离，厚约2 mm。质坚硬，断面皮部淡紫红色，有紫色小窝点，木部白色。研细的粉末于手指上捻擦具滑腻感。气微，味淡。

【性味功用】

中医：辛，温。归肝经。祛风湿，壮筋骨，活血祛瘀。用于风湿筋骨疼痛，跌打损伤，产后血瘀，痈疽溃疡。

瑶医：苦、微辛，温。属风打相兼药。祛风活络，消肿止痛，生肌止血。用于崩闭闷（风湿痛、类风湿性关节炎），锥碰江闷（坐骨神经痛），播冲（跌打损伤），扁兔崩（中风偏瘫），钢闷（颈椎病），双下肢肿痛，荣古瓦崩（产后风），本藏（贫血），辣给昧对（闭经），辣给闷（痛经），荣古瓦流心黑（产后虚弱）。

【用法用量】

中医：9～15 g。

瑶医：9～30 g。

【精选验方】

1. 锥碰江闷（坐骨神经痛）：血风、草果、牛膝各45 g，米酒750 g。浸泡7天后，每日早晚服用适量。

2. 辣给闷（痛经）：血风50 g、九管血50 g、红丝线根50 g、米酒500 mL。浸泡7天后，每日早晚各服50 mL。

3. 钢闷（颈椎病）：血风15 g、十八症10 g、地钻20 g、九层风15 g、小毛蒌10 g、狗脊15 g、山莲藕20 g、补骨脂10 g、黄芪20 g、千年健10 g、扭骨风15 g、龙骨风15 g。水煎至450 mL，分3次温服。

4. 双下肢肿痛：血风50 g、半荷风50 g、艾叶50 g、小解药50 g、走血风50 g、入山虎50 g、上山虎50 g、下山虎50 g、大发散50 g、麻骨风50 g。水煎适量，泡洗全身。

苎叶蒟/大肠风

【瑶文名】Domh gaangh buerng
【汉语拼音名】Zhuyeju / Dachangfeng
【拉丁名】PIPERIS BOEHMERIAEFOLII HERBA

【别名】歪叶子兰、小麻疙瘩、芦子藤、石条花。

【来源】本品为胡椒科植物苎叶蒟*Piper boehmeriaefolium*（Miq.）C. DC. 的干燥全株。

【植物形态】常绿亚灌木或木质藤本。茎、枝无毛。单叶互生，纸质，无毛，有透明腺点，干后常为黑色，椭圆形或卵状长圆形，两侧不对称，顶端渐尖，基部偏斜，上侧急尖，下侧稍圆形。花单性，雌雄异株，无花被，穗状花序与叶对生，花序轴无毛，总花梗长约1 cm，雄花序较雌花序长。浆果球形。花期2—5月。

【生境与分布】生于密林下、溪边湿润处。广西主要分布于桂平、灵山、宾阳、上林、南宁、隆安、宁明、那坡、百色、凌云、天峨、罗城、融水、融安、金秀等地；国内主要分布于广东、云南等省份。

【采集加工】全年均可采收，除去杂质，洗净，切段，干燥。

【药材性状】本品根呈须根状，表面土黄色至灰褐色；质硬，不易折断。茎呈扁圆柱形，直径0.3～1.5 cm，表面黑褐色，光滑，具纵棱，茎节明显膨大；质脆，易折断；断面灰黄色至灰棕色，纤维性，中空。叶片多皱缩，展平后呈卵状长圆形，黑色，顶端渐尖，两侧不等宽，基部歪斜，全缘。气香，味辛、麻。

【性味功用】

中医：辛，温。归肝、胃、肺经。祛风散寒，活血调经，消肿止痛。主治风寒感冒，风湿痹痛，脘腹冷痛，牙痛，月经不调，痛经，跌打肿痛，蛇虫咬伤。

瑶医：辛、苦，温。属风打相兼药。温经健脾，祛风散寒，活血通络，消肿止痛。用于哈轮怒哈（感冒咳嗽），哈紧（支气管炎），哈路（肺痨），卡西闷（胃痛），崩闭闷（风湿痛、类风湿性关节炎），锥碰江闷（坐骨神经痛），荣古瓦卡西闷（产后腹痛），辣给昧对（月经不调），别带病（带下病），播冲（跌打损伤），囊暗（蛇虫咬伤）。

【用法用量】

中医：3～15 g；研末1～5 g。外用适量。

瑶医：干品15～20 g，或鲜品30～60 g。外用适量。

【精选验方】

1. 卡西闷（胃痛）：大肠风13 g、大钻20 g、来角风15 g、九龙钻20 g、厚朴10 g、香附15 g。水煎内服。

2. 哈路（肺痨）：大肠风10 g、不出林10 g、十大功劳10 g、铁包金20 g、五爪风10 g。水煎内服。

3. 卡西闷（胃痛）：大肠风9 g、过山风10 g、艳山姜10 g、金耳环6 g、入山虎6 g、草鞋根10 g。水煎内服。

芦山藤/糯米风

【瑶文名】Mbauh mbutq buerng
【汉语拼音名】Lushanteng / Nuomifeng
【拉丁名】CISSAMPELOPSIS SPELAEICOLAE HERBA

【别名】岩穴千里光、巴布崩。

【来源】本品为菊科植物岩穴藤菊Cissampelopsis spelaeicola（Vant.）C. Jeffrey et Y. L. Chen的干燥地上部分。

【植物形态】攀缘木质藤本。茎多分枝，密被茸毛，后多少脱落。单叶互生，宽心形或卵圆形，长5～16 cm，宽4～14 cm，顶端尖或渐尖，基部心形；边缘有波状浅齿，上面近无毛，下面被黄白色茸毛；有长柄；上部叶较小，卵圆状披针形。头状花序

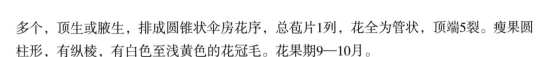

多个，顶生或腋生，排成圆锥状伞房花序，总苞片1列，花全为管状，顶端5裂。瘦果圆柱形，有纵棱，有白色至浅黄色的花冠毛。花果期9—10月。

【生境与分布】生于溪边林下或灌木丛中。广西主要分布于环江、阳朔、金秀、昭平、苍梧等地；国内主要分布于云南等省份。

【采集加工】秋季采收，洗净，切片，晒干。

【药材性状】本品茎呈圆柱形，老茎木质，皮粗糙，嫩茎被白色蛛丝状茸毛。叶皱缩，展平后呈卵形或宽卵形，长4～11 cm，宽4～8 cm，顶端尖或渐尖，具小尖，基部心形，边缘具波状细齿，上面墨绿色，下面色浅，被黄白色蛛丝状茸毛。叶柄长3～6 cm，被密茸毛，基部明显增粗，旋卷；上部及在花序上的叶较小。气微，味淡。

【性味功用】

中医： 辛、微苦，微温。归肾、肝、膀胱经。祛风除湿，通经活络。用于风湿骨痛、肌腱痉挛、小儿慢惊风、小儿麻痹后遗症、跌打损伤。

瑶医： 辛、微苦，微温。属风打相兼药。祛风除湿，通经活络。用于崩闭闷（风湿痛、类风湿性关节炎），肌腱痉挛，满经崩（小儿高热抽搐），谷阿照拍（小儿麻痹、小儿麻痹后遗症），播冲（跌打损伤），四肢麻木，骨折后功能障碍。

【用法用量】15～30 g。外用适量。

【精选验方】

1. 崩闭闷（风湿痛、类风湿性关节炎）、四肢麻木：糯米风50 g、血风50 g、九层风50 g、枫树寄生50 g、大钻50 g、藤当归50 g、毛蒌30 g、走血风30 g、四方钻30 g、独脚风50 g、五爪风50 g、枸杞子200 g、大枣30枚。浸泡米双酒2.5 kg，49天后即可，每次25 g，每日1次晚上服。

2. 谷阿照拍（小儿麻痹）：糯米风50 g、忍冬藤50 g、五爪风100 g、双钩钻50 g、慢惊风50 g、小白背风30 g、刺鸭脚50 g、桃树皮30 g、枫树子30 g。煎水取小半桶，待药水温度适宜后外洗全身，每日1次。

3. 骨折后功能障碍：糯米风50 g、四方钻50 g、鸡肠风（巴戟天）50 g、青九牛50 g、猪大肠适量。水煎外洗。

连钱草/钻地风

【瑶文名】Nzunx deic buerng
【汉语拼音名】Lianqiancao / Zuandifeng
【拉丁名】GLECHOMAE LONGITUBAE HERBA

【别名】透骨消、马蹄草、接骨消、四方雷公根、称秃风。
【来源】本品为唇形科植物活血丹Glechoma longituba（Nakai）Kupr. 的干燥地上

部分。

【植物形态】多年生伏地草本。全体有短毛，揉之有刺激气味。茎四方形，节上生根。单叶对生，心形或近肾形，长1.8～2.6 cm，宽2～3 cm，顶端急尖或钝三角形，基部心形，边有圆齿，上面被毛。花唇形，淡蓝色至蓝紫色；常2朵腋生，有时为4～6朵成轮伞花序。小坚果长圆状卵形，黑褐色，平滑。花期4—5月，果期5—6月。

【生境与分布】生于林缘、疏林下、草地中、溪边，也有栽培。广西主要分布于那坡、柳州、金秀、桂林、龙胜等地；国内主要分布于除内蒙古及西北地区外的地区。

【采集加工】春至秋季采收，除去杂质，洗净，切段，干燥。

【药材性状】本品茎呈方柱形，细而扭曲；表面黄绿色或紫红色，节上有不定根；质脆，易折断，断面常中空。叶对生，叶片多皱缩，展平后呈肾形或近心形，灰绿色或绿褐色，边缘具圆齿；叶柄纤细。轮伞花序腋生，花冠二唇形。气芳香，味微苦。

【性味功用】

中医：辛、微苦，微寒。归肝、肾、膀胱经。利湿通淋，清热解毒，散瘀消肿。用于热淋，石淋，湿热黄疸，疮痈肿痛，跌扑损伤。

瑶医：苦、淡，凉。属风打相兼药。利尿排石，活血散瘀，消肿止痛。用于胆纲衦（胆囊炎），谷阿强拱（小儿疳积），谷阿衦昧退（小儿感冒发烧），卡西闷（胃痛），布醒蕹（肾炎水肿），崩闭闷（风湿痛、类风湿性关节炎），辣给昧对（月经不调、闭经），辣给闷（痛经），荣古瓦卡西闷（产后腹痛），泵烈竞（尿路感染），月窖桨辣贝（尿路结石、膀胱结石、肾结石），播冲（跌打损伤），碰脑（骨折），眸名肿毒（无名肿毒），囊暗（蛇虫咬伤）。

【用法用量】15～30 g。外用适量。

【精选验方】

1. 月窖桨辣贝（尿路结石、膀胱结石、肾结石）：钻地风20 g、金钱风15 g、金沙藤20 g、穿破石15 g、积雪草20 g、肾茶20 g、鸭内金6 g。水煎内服。

2. 泵烈竞（尿路感染）：钻地风10 g、车前草10 g、野六谷10 g、金钱风15 g、小过路黄10 g。水煎内服。

3. 辣给昧对（闭经）：钻地风20 g、九管血20 g、茜草根15 g、穿破石15 g、牛膝20 g、九层风20 g、藤当归20 g。水煎内服。

鸡血藤/九层风

【瑶文名】Juov nzangh buerng
【汉语拼音名】Jixueteng / Jiucengfeng
【拉丁名】SPATHOLOBI CAULIS

【别名】三叶鸡血藤。

【来源】本品为豆科植物密花豆*Spatholobus suberectus* Dunn的干燥藤茎。

【植物形态】常绿木质大藤本，长达数十米。老茎扁圆柱形，表面灰黑色，横切面淡红色，有数圈偏心环，新鲜时有血红色液汁从圈内渗出。羽状3小叶，顶生小叶宽椭圆形，顶端骤缩成短尾状，基部圆形，边全缘，下面脉腋有簇毛，侧生小叶偏斜，小托叶针状。大型圆锥花序腋生，花多而密，簇生于花序轴节上；花二唇形，白色。荚果舌形，长8～10 cm，宽2.5～3.0 cm，被毛。花期6—7月，果期9—10月。

【生境与分布】生于深山谷林中或灌丛中。广西主要分布于凌云、南宁、金秀等地；国内主要分布于广东、云南等省份。

【采集加工】秋冬季采收，除去枝叶，切片，晒干。

【药材性状】本品为椭圆形、长矩圆形或不规则的斜切片，厚0.3～1.0 cm。栓皮灰棕色，有的可见灰白色斑，栓皮脱落处显红棕色。质坚硬。切面木部红棕色或棕色，导管孔多数；韧皮部有树脂状分泌物呈红棕色至黑棕色，与木部相间排列呈数个同心性椭圆形环或偏心性半圆形环；髓部偏向一侧。气微，味涩。

【性味功用】

中医：苦、甘，温。归肝、肾经。活血补血，调经止痛，舒筋活络。用于月经不调，痛经，闭经，风湿痹痛，麻木瘫痪，血虚萎黄。

瑶医：微苦、甘、涩，平。属风药。活血补血，通络，祛风除湿。用于崩闭闷（风湿痛、类风湿性关节炎），碰辘（骨质增生症），辣给昧对（月经不调），本藏伯公梦（贫血头晕），荣古瓦崩（产后风），低血压，手脚麻木。

【用法用量】

中医：9～15 g。

瑶医：干品10～30 g，或鲜品30～60 g。

【精选验方】

1. 荣古瓦崩（产后风）：九层风30 g、十全大补20 g、山莲藕20 g、五爪风15 g、鸡仔莲30 g。与猪脚炖，吃肉喝汤。

2. 辣给昧对（月经不调）：九层风10 g、独脚风10 g、藤当归15 g、九管血10 g、月月红10 g、韭菜根10 g。水煎取汁煮鸡蛋服。

3. 辣给昧对（闭经）：九层风30 g、藤当归20 g、紫九牛20 g、牛膝20 g、九管血15 g、红丝线15 g。水煎内服。

4. 低血压：九层风20 g、黄花参20 g、五爪风20 g、白芍20 g、红丝线20 g、当归15 g、熟地20 g、玉竹20 g、黄精20 g、黄芪20 g、枸杞子15 g、党参20 g、何首乌20 g、炙甘草5 g。水煎至450 mL，分3次温服。

5. 手脚麻木：九层风100 g、九龙钻100 g、石南藤100 g、紫九牛150 g、麻骨风200 g、爬墙风100 g、扭骨风200 g、麻黄80 g、山楂叶100 g、七叶莲100 g、樟浸香100 g。水煎适量，泡洗全身。

枫荷桂/
阴阳风

【瑶文名】Yiemh yaangh buerng
【汉语拼音名】Fenghegui / Yinyangfeng
【拉丁名】DENDROPANACIS DENTIGERIS CAULIS ET RAMULUS

【别名】枫荷梨、半枫荷。

【来源】本品为五加科植物树参*Dendropanax dentiger*（Harms）Merr. 的干燥茎枝。

【植物形态】常绿乔木或灌木，高2～8 m。全株无毛。单叶互生，形状变化大，有不分裂叶常为椭圆形，长7～10 cm，宽1.5～4.5 cm或更大，顶端渐尖，基部钝或楔形；分裂叶常为掌状，2～3深裂或浅裂；边全缘或有疏齿。花淡绿白色，5数；伞形花序单生或数个聚生或复伞形花序。花期8—10月，果期10—12月。

【生境与分布】生于山地常绿阔叶林或灌丛中。广西主要分布于凌云、上林、融水、金秀、桂平、贺州、钟山、恭城、全州等地；国内主要分布于浙江、安徽、湖南、湖北、四川、贵州、云南、广东、江西、福建、台湾等省份。

【采集加工】全年均可采收，除去杂质，切片，晒干。

【药材性状】本品呈圆柱形。嫩枝褐色，皮孔及叶痕明显；茎外表面灰白色或灰褐色，具细纵纹。质硬。切面皮部稍薄，棕黄色，木部淡黄色，具同心性环纹，有细密的放射性纹理，横向断裂，层纹明显；髓部小，白色，稍松软。气微，味甘、淡。

【性味功用】

中医：甘、微辛，温。归肝、肺经。祛风湿，活血脉。用于风湿痹痛，偏瘫，偏头痛，月经不调。

瑶医：涩、微苦，凉；有小毒。属打药。清热解毒，消瘀止痛，祛风除湿，消肿止痒。用于锥碰江闷（坐骨神经痛），崩闭闷（风湿痛、类风湿性关节炎），播冲（跌打损伤），身谢（湿疹、皮肤瘙痒），伯公闷（头痛）。

【用法用量】10～30 g。外用适量。

【精选验方】

1. 崩闭闷（类风湿性关节炎）：阴阳风20 g、麻骨风15 g、金线风15 g、双钩钻

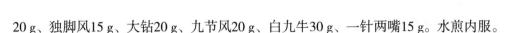

20 g、独脚风15 g、大钻20 g、九节风20 g、白九牛30 g、一针两嘴15 g。水煎内服。

2. 伯公闷（头痛）：阴阳风20 g、双钩钻10 g、五层风20 g、香白芷10 g、白九牛20 g、牛膝风10 g、四季风5 g。水煎内服。

3. 伯公闷（头痛）：阴阳风30 g、川芎30 g、鸡蛋2个（连壳）。煮沸约半个小时，早晚各吃鸡蛋1个。

肿节风/九节风

【瑶文名】Juov nyaatv buerng
【汉语拼音名】Zhongjiefeng / Jiujiefeng
【拉丁名】SARCANDRAE HERBA

【别名】接骨金粟兰、接骨茶、接骨木、接骨丹、接骨草、接骨莲、九节茶、九凶茶、九节花、九节草、山鸡茶、山石兰、鸡膝风、鸡骨香、烈才茶、观音茶、驳节茶、草珠兰、隔年红、青甲子、大威灵仙、骨风消、鱼子兰、竹叶茶、仇又碰、珍珠兰、学士茶。

【来源】本品为金粟兰科植物草珊瑚*Sarcandra glabra*（Thunb.）Nakai的干燥全草。

【植物形态】常绿亚灌木，高15～120 cm。茎、枝节膨大。单叶对生，卵状披针形至卵状椭圆形，长5～15 cm，宽3～7 cm，顶端急尖至渐尖，基部楔形，边有锯齿，齿尖有腺体；叶柄基部合生成鞘状。穗状花序顶生，常分枝呈圆锥状；花无花被；雄蕊1枚。核果球形，熟时红色。花期6月，果期8～9月。

【生境与分布】生于山谷林下或林缘阴处。广西各地均有分布；国内主要分布于四川、云南、贵州、浙江、安徽、福建、江西、湖北、湖南、广东等省份。

【采集加工】夏秋季采收，除去杂质，晒干。

【药材性状】本品根茎较粗大，密生细根。茎圆柱形，多分枝，直径0.3～1.3 cm；表面暗绿色至暗褐色，有明显细纵纹，散有纵向皮孔，节膨大；质脆，易折断，断面有髓或中空。叶对生，叶片卵状披针形至卵状椭圆形，长5～15 cm，宽3～6 cm；表面绿色、绿褐色至棕褐色或棕红色，光滑；边缘有粗锯齿，齿尖腺体黑褐色；叶柄长约1 cm；近革质。穗状花序顶生，常分枝。气微香，味微辛。

【性味功用】

中医：苦、辛，平。归心、肝经。清热凉血，活血消斑，祛风通络。用于血热发斑发疹，风湿痹痛，跌打损伤。

瑶医：苦、涩、辛，凉。属打药。清热解毒，祛风除湿，消肿止痛，杀菌。用于泵虷怒哈（肺炎），改闷（腰痛、腰肌劳损），锥碰江闷（坐骨神经痛），碰累（痢疾），港叉闷（阑尾炎），崩闭闷（风湿痛、类风湿性关节炎），播冲（跌打损伤），碰脑（骨折），伯公闷（头痛）、皮下出血、盗汗。

【用法用量】

中医：9～30 g。

瑶医：15～30 g。外用适量。

【精选验方】

1. 泵虷怒哈（肺炎）：九节风30 g、龙骨风15根、野荞麦20 g、白花蛇舌草20 g、板蓝根20 g、不出林20 g、瓜蒌20 g、鱼腥草20 g、十大功劳15 g。水煎内服。

2. 港叉闷（阑尾炎）：九节风30 g、金盏银盘30 g、木芙蓉20 g。水煎内服。

3. 伯公闷（头痛）：九节风20 g、川芎10 g、白芷6 g、石菖蒲15 g、藤当归15 g、甘草6 g。水煎内服。

4. 皮下出血：九节风100 g、麻骨风100 g、鹰爪风200 g、桑白皮50 g、桂枝50 g、大红钻100 g、血藤100 g、爬墙风100 g。水煎适量，泡洗全身。

5. 盗汗：九节风100 g、金樱根100 g、鹰爪风100 g、忍冬藤100 g、栀子根50 g、黄柏30 g、白纸扇50 g、枫树皮100 g、活血丹50 g、小毛蒌50 g。水煎适量，泡洗全身。

南蛇簕/南蛇风

【瑶文名】 Nnaamh nangh buerng
【汉语拼音名】 Nanshele / Nanshefeng
【拉丁名】 CAESALPINIAE MINACIS CAULIS

【别名】 石莲藤、石花生、猫儿核、石莲子。

【来源】 本品为豆科植物喙荚云实 *Caesalpinia minax* Hance的干燥茎。

【植物形态】 落叶有刺藤本。枝有棱，密生短柔毛。二回双数羽状复叶；羽片10～16片，对生，每羽片有小叶12～24枚，椭圆形或长椭圆形，顶端急尖，基部圆形，边全缘。花黄白色，有紫红色斑，圆锥花序顶生。荚果长椭圆形，长8～15 cm，宽4～5 cm，顶端有短喙，外表面密生针状刺，有种子4～8颗。花期3—4月，果期9—10月。

【生境与分布】 生于山坡林中或灌丛中、山沟、溪边、路旁。广西主要分布于南宁、上林、都安、凌云、隆林、那坡、金秀等地；国内主要分布于广东、四川、云南等省份。

【采集加工】 全年均可采收，切段，晒干。

【药材性状】 本品茎呈圆柱状，皮部表面灰褐色或黑褐色，粗糙，部分脱落，露出木质部。断面皮部菲薄，木部黄白色，或近内侧呈棕褐色，密布小孔。质地疏松，易折断。髓部宽广，呈棕褐色或黄白色，海绵状，或完全脱落。气清香，味淡。

【性味功用】

中医：苦，凉。归肺、脾经。清热利湿，散瘀止痛。用于外感风热，痢疾，淋浊，呃逆，痈肿，疮癣，跌打损伤，毒蛇咬伤。

瑶医：苦、涩，凉。属打药。清热利湿，消肿止痛，杀虫止痒。用于哈轮（感冒），泵烈竟（尿路感染），月藏（尿血），就港虷（急性胃肠炎），碰累（痢疾），麻红痧（中暑），桨嚷（带状疱疹），播冲（跌打损伤），改对岩闷（睾丸炎），鲍泵鲠喉（鱼骨鲠喉）。

【用法用量】

中医：6～15 g。外用适量。

瑶医：15～30 g。

【精选验方】

1. 麻红痧（中暑）：南蛇风15 g、苎麻叶15 g、百解木20 g、大青叶20 g、白纸扇20 g。水煎服。

2. 桨嚷（带状疱疹）：南蛇风、忍冬藤各适量。水煎外洗。

钩藤/鹰爪风

【瑶文名】Domhgongv ngiuv buerng
【汉语拼音名】Gouteng / Yingzhuafeng
【拉丁名】UNCARIAE RAMULUS CUM UNCIS

【别名】阿扭崩、双钩风、独江崩、刀钩风、金钩藤、四方钩藤。

【来源】本品为茜草科植物钩藤Uncaria rhynchophylla（Miq.）Miq. ex Havil.、大叶钩藤Uncaria macrophylla Wall.、毛钩藤Uncaria hirsuta Havil.、华钩藤Uncaria sinensis（Oliv.）Havil. 或无柄果钩藤Uncaria sessilifrutus Roxb. 的干燥带钩茎枝。

【植物形态】大叶钩藤 木质藤本。茎枝呈方柱形，小枝压扁，被褐色疏粗毛。叶近革质，阔卵形或长椭圆形，基部圆或心形，上面近无毛，背面被褐黄色粗毛；托叶卵形，2裂。头状花序圆球形，单生，直径4.0～4.5 cm，花序梗长3.5～6.5 cm，被褐黄色粗毛；萼裂片线状披针形，长约3 mm；花冠淡黄色，长约1.5 cm。蒴果纺锤形，直径1.0～1.5 cm，被粗毛。花期夏季，果期秋季。

【生境与分布】生于灌木丛中。广西各地均有分布；国内主要分布于广东、云南等省份。

【采集加工】秋冬季采收，去叶，切段，晒干。

【药材性状】大叶钩藤 本品呈圆柱形或类方柱形，表面红棕色至紫红色者具细纵纹，光滑无毛；黄绿色至灰褐色者有的可见白色点状皮孔，被黄褐色柔毛。多数枝节上对生2个向下弯曲的钩（不育花序梗），或仅一侧有钩，另一侧为凸起的疤痕；钩略扁或稍圆，先端细尖，基部较阔；钩基部的枝上可见叶柄脱落后的窝点状痕迹和环状的托叶痕。质坚韧，断面黄棕色，皮部纤维性，髓部黄白色或中空。气微，味淡。

【性味功用】

中医：甘，凉。归肝、心包经。熄风定惊，清热平肝。用于肝风内动，惊痫抽搐，高热惊厥，感冒夹惊，小儿惊啼，妊娠子痫，头痛眩晕。

瑶医：苦、涩，平。属风药。清热平肝，熄风定惊。用于伯公梦（头晕、眩晕），伯公闷（头痛），谷阿惊崩（小儿惊风），样琅病（高血压病），扁兔崩（中风偏瘫）。

【用法用量】

中医：3～12 g，后下。

瑶医：10～30 g。

【精选验方】

1. 扁兔崩（中风偏瘫）：鹰爪风25 g、毛冬青20 g、丹参20 g、半荷风20 g。煎水取600 mL冲三七粉9 g服，每日分3次温服。

2. 谷阿惊崩（小儿惊风）：鹰爪风50 g、急惊风50 g、鸭脚风50 g、野芝麻30 g、过墙风50 g。煎水半桶，待药水温度适宜外洗全身，每日1次。

3. 样琅病（高血压病）：鹰爪风30 g、毛冬青30 g、白九牛20 g、望江南10 g。水煎当茶饮。

4. 谷阿惊崩（小儿惊风）：鹰爪风50 g、金线风30 g、急惊风30 g、九节风50 g、钻地风30 g。水煎外洗。

5. 伯公梦（头晕）：鹰爪风50 g、九节风50 g、小白背风30 g、鸭仔风30 g、忍冬藤50 g、中钻50 g、大钻50 g、枫树皮50 g、七叶莲30 g、砂仁30 g。水煎适量，泡洗全身。

穿心藤/穿心风

【瑶文名】Cunx fim buerng
【汉语拼音名】Chuanxinteng / Chuanxinfeng
【拉丁名】AMYDRII HAINANENSES HERBA

【别名】存心美、穿孔藤、穿掌风、藤万年青、九十九窿（孔）。

【来源】本品为天南星科植物穿心藤Amydrium hainanense（Ting et Wu ex H. Li et al.）H. Li. 的干燥全株。

【植物形态】攀缘藤本。茎圆柱形，干时变黑色。叶柄长20～30 cm，基部抱茎；

叶片绿色，压干后呈黑褐色，纸质，卵状披针形或镰状披针形，先端渐尖，基部圆形或浅心形，全缘，老枝上的叶片大，中肋于背面隆起，Ⅰ级侧脉5～7对，侧脉之间有卵形或长圆形空洞。肉穗花序于枝顶叶腋单生，圆柱形，长8～10 cm，粗1.3 cm；佛焰苞黄红色，革质，短舟状，长8.5 cm，宽8～9 cm，先端具短喙。花两性，无花被；雄蕊6枚，略短于子房，花丝扁平，药室长圆形，外向纵裂；子房角柱状，近六边形，1室，胚珠2颗；无花柱，柱头长圆形。花期4月（海南）或10月（广西阳朔）。

【生境与分布】生于海拔1300 m以下的山谷或水旁密林中，附生于树干上或岩石上。广西主要分布于梧州、昭平、金秀、贺州、阳朔、恭城等地；国内主要分布于湖南南部及广东至云南东南部。

【采集加工】全年均可采收，洗净，切碎，晒干。

【药材性状】本品茎呈圆柱形，直径0.3～1.5 cm，表面灰黑色，有纵皱纹，有的有须根，体轻易折断，断面皮部常粘连，纤维性强，中柱灰褐色。叶纸革质，卵状披针形，先端渐尖，全缘，基部截斜，上、下表面灰黄色。气微，味淡。

【性味功用】

中医：淡，平。归肝、肾、胃经。清热解毒，消肿止痛，祛风除湿。用于胃炎，胃溃疡，胆囊炎，风湿痹痛，鹤膝风，骨髓炎，骨结核，疔疮，脉管炎，蜂窝组织炎。

瑶医：淡、涩，平；有毒。属风打相兼药。清热利湿，祛风止痛，止血。用于就港虾（急性胃肠炎），布病闷（胃溃疡、十二指肠溃疡），漏底风（足底溃烂），胆纲虾（胆囊炎），篮虾（肝炎），藏窖昧通（血栓闭塞性脉管炎），碰租虾（骨髓炎），碰纪（骨结核），崩闭闷（风湿痛、类风湿性关节炎），播冲（跌打损伤），布锥累（痈疮），龟斛亮（脉管炎）。

【用法用量】9～12 g。外用适量。

【精选验方】

1. 碰租虾（骨髓炎）：穿心风7 g、九节风20 g、毛冬青15 g、龙骨风13 g、小红钻13 g、鸭脚风20 g、白钻15 g、忍冬藤15 g、白九牛15 g。煎水取600 mL，分早中晚3次温服。

2. 崩闭闷（风湿痛、类风湿性关节炎）：穿心风30 g、蓝九牛50 g、黑九牛50 g、麻骨风50 g、铜钻50 g、一针两嘴50 g。煎水取适量外洗痹痛处，一日2次。

3. 龟斛亮（脉管炎）：穿心风100 g、毛冬青100 g、走游草100 g。水煎外洗。

扁担藤/扁骨风

【瑶文名】Mbeih mbungv buerng
【汉语拼音名】Biandanteng / Biangufeng
【拉丁名】TETRASTIGMAE PLANICAULIS CAULIS

【别名】铁带藤、扁藤、腰带藤、羊带风。

【来源】本品为葡萄科植物扁担藤*Tetrastigma planicaule*（Hook. f.）Gagnep. 的干燥藤茎。

【植物形态】木质大藤本，全株无毛。老茎扁带状，分枝稍扁或圆柱状，卷须与叶对生，粗壮，卷曲，不分枝。掌状复叶，互生；小叶5枚，几等大，长圆状披针形，长9～17 cm，顶端渐尖，基部楔形，边有疏齿；叶柄粗壮，长8～10 cm。花淡绿色，4数，复伞形聚伞花序腋生。浆果卵圆形，熟时黄色。花期3—4月。

【生境与分布】生于深山沟谷密林中。广西主要分布于那坡、隆安、上林、南宁、上思、防城港、金秀等地；国内主要分布于福建、广东、贵州、云南等省份。

【采集加工】秋冬季采收，洗净，润透，切片，晒干。

【药材性状】本品呈扁平条状，栓皮浅褐色至绿褐色，栓皮脱落处棕红色。质硬，切面皮部较薄，棕红色。木质部浅棕色，可见多个同心环，针孔明显，有裂隙，易纵向层状剥离。髓部小。气微，味淡、微涩。

【性味功用】

中医：辛、酸，平。归肝经。祛风除湿，舒筋活络。用于风湿痹痛，腰肌劳损，跌打损伤，中风偏瘫，半身不遂。

瑶医：酸、涩，平。属风打相兼药。祛风除湿，通络解痉，消肿止血，强筋壮骨。用于播冲（跌打损伤），崩闭闷（风湿痛、类风湿性关节炎），改闷（腰痛、腰肌劳损），改布闷（腰腿痛），板岛闷（肩周炎），谷阿惊崩（小儿惊风），扁免崩（中风偏瘫），哈鲁（哮喘），勉八崩（风疹），龟斛亮（脉管炎），肌肉及筋骨疼痛。

【用法用量】

中医：30～45 g。

瑶医：15～30 g。外用适量，水煎洗患处。

【精选验方】

1. 肌肉及筋骨疼痛：扁骨风20 g、白九牛20 g、黑九牛15 g、大钻20 g、浸骨风15 g、金银花20 g、九节风20 g、七叶莲20 g、大肠风15 g、入山虎5 g、地钻20 g。水煎内服。

2. 改闷（腰肌劳损）：扁骨风20 g、红九牛20 g、入山虎20 g、扭骨风20 g、九层风20 g、独脚风20 g、扶芳藤30 g、紫九牛20 g、血风20 g、龙骨风20 g。浸酒内服、外搽。

3. 改布闷（腰腿痛）：扁骨风20 g、龙骨风20 g、麻骨风15 g、紫九牛15 g、杜仲15 g、牛膝20 g、入山虎6 g。水煎内服。

4. 龟斛亮（脉管炎）：麻骨风100 g、马尾松100 g、七叶莲100 g、中钻100 g、大钻100 g、忍冬藤100 g、九节风100 g、入山虎30 g、爬墙风30 g、扁骨风50 g、小白背风50 g、五加皮50 g。水煎至4 L，外洗患处。

络石藤/爬墙风

【瑶文名】Bah zingh buerng
【汉语拼音名】Luoshiteng / Paqiangfeng
【拉丁名】TRACHELOSPERMI HERBA

【别名】爬墙虎、石龙藤、感冒藤、羊角藤、软筋藤、见水生、苦连藤。

【来源】本品为夹竹桃科植物络石*Trachelospermum jasminoides*（Lindl.）Lem. 的干燥带叶藤茎。

【植物形态】常绿木质藤本，长达10 m。具乳汁，有皮孔。单叶对生，椭圆形或卵状披针形，长2～10 cm，宽1.0～4.5 cm，顶端急尖或渐尖，基部楔形，边全缘，下面被短柔毛。花白色，合生，5裂；聚伞花序腋生和顶生。菁葖果双生，无毛。种子顶端有种毛。花期3—7月，果期8—12月。

【生境与分布】生于山坡林边、村旁，攀缘于石上、墙壁或其他树上。广西各地均有分布；国内主要分布于河南、山东、安徽、江苏、浙江、福建、台湾、广东、江西、湖北、湖南、贵州、云南等省份。

【采集加工】冬季至翌年春季采收，除去杂质，洗净，润透，切段，干燥。

【药材性状】本品茎呈圆柱形，弯曲，多分枝；表面红褐色，有点状皮孔和不定根；质硬，断面淡黄白色，常中空。叶对生，有短柄，展平后呈椭圆形或卵状披针形，全缘，略反卷，上表面暗绿色或棕绿色，下表面色较淡，革质。气微，味微苦。

【性味功用】

中医：苦，微寒。归心、肝、肾经。祛风通络，凉血消肿。用于风湿热痹，筋脉拘挛，腰膝酸痛，喉痛，痈肿，跌扑损伤。

瑶医：涩，平。属风打相兼药。祛风除湿，凉血消肿，通络止痛，化痰。用于崩闭闷（风湿痛、类风湿性关节炎），哈紧（支气管炎），谷阿虷昧退（小儿高热不退），播冲（跌打损伤），扭冲（扭挫伤），布锥累（痈疮），四肢麻木，皮下出血。

【用法用量】

中医：6～12 g。

瑶医：15～20 g。外用适量，水煎洗患处，或鲜品捣敷患处。

【精选验方】

1. 谷阿虾昧退（小儿高热不退）：爬墙风80 g、紫苏60 g、五指风80 g、鹰爪风80 g、忍冬藤80 g、鱼腥草50 g。水煎外洗全身。

2. 四肢麻木：爬墙风100 g、九龙钻100 g、石南藤100 g、紫九牛150 g、麻骨风200 g、九层风100 g、扭骨风200 g、麻黄80 g、山楂叶100 g、七叶莲100 g、樟浸香100 g。水煎适量，泡洗全身。

3. 皮下出血：爬墙风100 g、九节风100 g、麻骨风100 g、鹰爪风200 g、桑白皮50 g、桂枝50 g、大红钻100 g、鸡血藤100 g。水煎适量，泡洗全身。

莓叶委陵菜/鬼刺风

【瑶文名】Mienv baqv buerng
【汉语拼音名】Meiyeweilingcai / Guicifeng
【拉丁名】POTENTILLAE FRAGARIOIDIS HERBA

【别名】毛猴子。

【来源】本品为蔷薇科植物莓叶委陵菜*Potentilla fragarioides* L. 的干燥全草。

【植物形态】多年生草本，高5～25 cm。茎直立或倾斜，有扩展的柔毛。基生叶单数羽状复叶，小叶常5～7枚，顶端三小叶较大，其余较小，椭圆状卵形、倒卵形或长圆形，顶端钝尖，基部楔形，边有钝锯齿，两面散生长柔毛，下面较密；茎生叶，小叶三出。花黄色；伞房状花序顶生。瘦果长圆形，黄白色。花期3—4月，果期5月。

【生境与分布】生于山坡多石地、田边。广西主要分布于金秀、鹿寨等地；国内主要分布于黑龙江、内蒙古、河北、山东、山西、河南、陕西、甘肃、江苏、浙江、湖南、湖北、四川、云南、贵州等省（自治区）。

【采集加工】全年均可采收，洗净，除去杂质，切碎，晒干。

【药材性状】本品根茎呈短圆状或块状，表面棕褐色，被茸毛。须根细长，暗褐色。羽状复叶。基生叶有小叶5～9片，顶端3片小叶较大，小叶宽倒卵形、卵圆形或椭圆形，先端尖或稍钝，基部楔形或圆形，边缘具粗锯齿；茎生叶为三出复叶。无臭，味涩。

【性味功用】

中医：苦，平。入肝、脾、胃、大肠经。活血化瘀，养阴清热。用于疝气，干血痨。

瑶医：苦、涩，平。属风药。益气补虚，祛风活血，消肿止血。用于崩闭闷（风湿痛、类风湿性关节炎），辣给昧对（月经不调），荣古瓦崩（产后风），藏紧邦（崩漏）。

【用法用量】

中医：9～15 g。外用适量。

瑶医：15～30 g。外用适量。

【精选验方】

1. 藏紧邦（崩漏）：鬼刺风30 g、鸡冠花30 g、不出林20 g、仙鹤草30 g。水煎内服。

2. 藏紧邦（崩漏）：鬼刺风10 g、野牡丹20 g、地榆10 g、穿骨风20 g、藤当归20 g、红九牛10 g、白背木10 g。水煎内服。

3. 藏紧邦（崩漏）：鬼刺风25 g、五爪风25 g、杜仲15 g、红毛毡25 g、仙鹤草30 g。水煎内服。

鸭脚木皮/鸭脚风

【瑶文名】Apc zaux buerng
【汉语拼音名】Yajiaomupi / Yajiaofeng
【拉丁名】SCHEFFLERAE CORTEX

【别名】鸭脚木、鸭脚罗伞、九节牛。

【来源】本品为五加科植物鹅掌柴*Schefflera heptaphylla*（Linn.）F的干燥树皮及根皮。

【植物形态】常绿乔木或灌木，高2～15 m。茎有明显的叶痕。掌状复叶互生，具长的总叶柄，基部膨大，大叶6～9枚，椭圆形或倒卵形，长9～17 cm，宽3～5 cm，顶端短尖，基部楔形，边全缘。花白色，5数；伞型花序聚生成顶生大型圆锥花序。核果球形，熟时暗紫色，有宿存花柱。花期9—12月，果期翌年1—3月。

【生境与分布】生于山野溪边、山谷、山坡乔木或灌木林中。广西主要分布于防城港、南宁、贵港、容县、岑溪、金秀等地；国内主要分布于华南地区和台湾省。

【采集加工】全年均可采剥，干燥。

【药材性状】本品呈长圆筒状或长方形板片状，长30～50 cm，厚2～8 mm，外表面灰白色至暗灰色，粗糙，常有地衣斑，有明显的类圆形或横向长圆形皮孔，有的可见叶柄痕，内表面灰黄色至灰棕色，光滑，具丝瓜络网纹。质疏松，木栓层易脱落。断面纤维性强，外层较脆易折断，内层较韧难折断，能层层剥离。气微香，味苦。

【性味功用】

中医：苦，凉。归肺经。发汗解表，祛风除湿，舒筋活络，消肿止痛。用于感冒发热，咽喉肿痛，风湿关节痛，跌打损伤，骨折。

瑶医：甘、微苦，凉。属风打相兼药。清热解毒，祛瘀除湿，活络消肿，凉血止痒。用于哈轮（感冒），更喉闷（咽喉肿痛），崩闭闷（风湿痛、类风湿性关节炎），尼椎虷（肾炎），播冲（跌打损伤），碰脑（骨折），身谢（皮肤瘙痒）。

【用法用量】

中医：9～15 g。外用适量。

瑶医：15～30 g。外用适量。

【精选验方】

1. 哈轮（感冒）：鸭脚风250 g、三叉虎200 g、野芝麻100 g。均鲜品水煎适量外洗全身。

2. 哈轮（感冒）：鸭脚风100 g、三叉虎100 g、忍冬藤100 g、钻地风50 g、五指风100 g。水煎外洗。

3. 身谢（皮肤瘙痒）：鸭脚风50 g、盐肤木50 g、九里明50 g、苦李根50 g、毛算盘50 g、三叉虎50 g。水煎外洗。

倒扣草/牛膝风

【瑶文名】 Ngungh cietv buerng

【汉语拼音名】 Daokoucao / Niuxifeng

【拉丁名】 ACHYRANTHIS ASPERAE HERBA

【别名】倒钩草、粗毛牛膝、鸡掇鼻、土牛膝、白牛膝。

【来源】本品为苋科植物土牛膝*Achyranthes aspera* L. 的干燥全草。

【植物形态】一年或二年生草木，高20～100 cm。茎多分枝，四棱形，有柔毛。单叶对生，叶片倒卵形或长椭圆形，顶端急尖或钝，基部宽楔形，两面被疏柔毛。穗状花序顶生；花绿色，开后向下折，紧贴花序轴。胞果小卵形。花期夏季，果期秋季。

【生境与分布】生于路边、溪边、村旁、园边和空旷草地。广西主要分布于防城港、宁明、上林、马山、乐业、凤山、东兰、藤县、金秀等地；国内主要分布于福建、广东等省份。

【采集加工】夏秋季花果期采挖，除去杂质，洗净，稍润，切断，干燥。

【药材性状】本品根呈圆柱形，弯曲，表面灰黄色。茎呈类圆柱形，嫩枝略呈方柱形，有分枝；表面紫棕色或褐绿色，有纵棱，节膨大，嫩枝被短柔毛；质脆，易折断，断面黄绿色。叶对生，有柄；叶片皱缩卷曲，展平后呈卵圆形或长椭圆形；先端急尖或钝，基部狭，全缘；上表面深绿色，下表面灰绿色，两面均被柔毛。穗状花序细长，花反折如倒钩。胞果卵形，黑色。气微，味甘。

【性味功用】

中医：甘、淡，凉。归肝、肺、膀胱经。解表清热，利湿。用于外感发热，咽喉肿痛，烦渴，风湿性关节痛。

瑶医：苦、酸，平。属风打相兼药。舒筋活络，强筋壮骨，活血散瘀，清热利湿。用于月窖浆辣贝（尿路结石、膀胱结石、肾结石），布醒蕹（肾炎水肿），崩闭闷（风湿痛、类风湿性关节炎），播冲（跌打损伤），辣给昧对（月经不调、闭经），翁堵（癥瘕、积聚），眸名肿毒（无名肿毒），更喉闷（咽喉肿痛）。

【用法用量】15～30 g。

【精选验方】

1. 辣给昧对（月经不调、闭经）：牛膝风30 g、茜草15 g、益母草20 g、路路通20 g、五爪风20 g、月月红15 g、九层风20 g。水煎内服。

2. 更喉闷（咽喉肿痛）：牛膝风15 g、地桃花15 g、小解药10 g、青牛胆3 g。水煎内服。

3. 月窖浆辣贝（尿路结石）：牛膝风10 g、爬墙风15 g、车前草20 g、桃仁10 g、鸡内金15 g、白纸扇15 g。水煎内服。

倒生根/石上风

【瑶文名】Ziqc zaangc buerng
【汉语拼音名】Daoshenggen / Shishangfeng
【拉丁名】ASPLENII PROLONGATI HERBA

【别名】倒生莲、定草根、二面快、青丝还阳、盘龙莲、树林珠、长生铁角蕨、凤凰尾、尾生根、花老鼠。

【来源】本品为铁角蕨科植物长叶铁角蕨*Asplenium prolongatum* Hook. 的干燥全草。

【植物形态】植株高15～40 cm。根状茎短，直立。叶丛生，叶柄长8～15 cm，无毛，上面有一纵沟直到叶轴顶部；叶片线状披针形，长10～20 cm，宽约3 cm，顶端突然变成一长尾；二回羽状分裂，末回小羽片狭线形，顶端钝，上具一条细脉。孢子囊群线形，沿脉上侧着生，每小羽片上1枚，囊群盖膜质，向上开口。

【生境与分布】生于林下、石上或树上阴湿处。广西各地均有分布；国内主要分布于长江以南地区。

【采集加工】全年均可采收，除去杂质，洗净，切段，晒干。

【药材性状】本品根状茎短而直立，直径0.2～1.0 cm；表面棕褐色，下端有多数须根，顶端有褐色披针形鳞片及丛生的叶。叶簇生，叶柄长5～18 cm；叶黄绿色至暗绿色，多卷曲，展平后呈线状披针形，二回羽状深裂；小羽片狭线形，顶端钝，全缘，每裂片有小脉1条，顶端有小囊，有的叶片顶端有不定根，长出新的株条，多株连在一起。孢子囊群沿叶脉上侧着生，囊群盖狭线形，膜质，棕褐色。气微，味涩、微苦。

【性味功用】

中医：辛、苦，平。归肝、肺、膀胱经。活血化瘀，祛风湿，通关节。用于吐血，衄血，咳嗽痰多，黄肿，跌打损伤，筋骨疼痛。

瑶医：涩、苦、辛，平。属风打相兼药。清热解毒，活血散结，止血生肌，祛风止痛。用于哈轮伯公闷（感冒头痛），撸藏（吐血），毕藏（衄血），播冲（跌打损伤），崩闭闷（风湿痛、类风湿性关节炎），荣古瓦崩（产后风），汪逗卜冲（烧烫伤）。

【用法用量】15～30 g。

【精选验方】

1. 哈轮伯公闷（感冒头痛）：石上风20 g、白芷6 g、鹰爪风20 g、五层风30 g、桂枝5 g、忍冬藤20 g。水煎内服。

2. 汪逗卜冲（烧烫伤）：石上风适量。研末用麻油调匀搽患处。

3. 毕藏（衄血）：石上风15 g、雷公根15 g、旱莲草15 g。与红糖水煎服。

臭茉莉/过墙风

【瑶文名】Guiex zingh buerng
【汉语拼音名】Choumoli / Guoqiangfeng
【拉丁名】CLERODENDRI SIMPLICIS HERBA

【别名】臭牡丹、臭屎茉莉、臭芙蓉、白龙船花、老虎草、蜻蜓叶、来姑。

【来源】本品为马鞭草科植物臭茉莉*Clerodendrum philippinum* Schauer var. *simplex* Moldenke的全草。

【植物形态】常绿灌木，植物体密被柔毛。单叶对生，宽卵形或近心形，顶端渐尖，基部截形或宽楔形或浅心形，边有粗齿，两面被毛，基出三脉，腋部有数个盘状腺体，揉之有臭气味。花白色或淡红色，单瓣；伞房花序顶生，花多而密集。浆果状核果，球形，熟时蓝黑色，基部被增大的宿存萼所包。花期5—11月。

【生境与分布】生于溪旁或林下、山坡、路边。广西主要分布于乐业、隆林、那坡、靖西、凭祥、宁明、南宁、马山、都安、金秀等地；国内主要分布于华北、西北、西南、华南地区。

【采集加工】全年均可采收。洗净，切片，晒干或鲜用。

【药材性状】本品根呈圆柱形，表面土黄色，具纵皱纹，有分枝或凸起侧根痕。茎表面棕褐色，有细纵皱纹及多数黄褐色点状皮孔。叶多皱缩破碎，展平呈宽卵形，边缘有粗齿，表面棕褐色或棕绿色，疏被毛，质脆，易碎。叶柄细长。气臭，味微苦。

【性味功用】

中医：苦、辛，温。归心、脾、肾经。祛风湿，强筋骨，活血消肿。用于风湿痹痛，脚气水肿，跌打扭伤，血瘀肿痛，痔疮脱肛，痒疹疥疮，慢性骨髓炎。

瑶医：苦、辛，凉。属打药。祛风除湿，活血止痛，清热解毒。用于崩闭闷（风湿痛、类风湿性关节炎），改布闷（腰腿痛），播冲（跌打损伤），碰脑（骨折），望胆篮虷（黄疸型肝炎），哈紧（支气管炎），泵翁（肺痈），样琅病（高血压病），谷瓦卜断（子宫脱垂），辣给昧对（月经不调），荣古瓦崩（产后风），布标（甲状腺肿大），改窟闷（痔疮），汪逗卜冲（烧烫伤）。

【用法用量】15～30 g。外用适量。

【精选验方】

1. 哈紧（支气管炎）：过墙风15 g、鸡矢藤20 g、不出林30 g、麦冬20 g、少年红15 g。水煎内服。

2. 辣给昧对（月经不调）：过墙风10 g、地桃花10 g、酸吉风15 g、地榆10 g、红天葵草5 g。水煎内服。

3. 泵翁（肺痈）：过墙风20 g、蛙脚草20 g、白花蛇舌草15 g、鱼腥草15 g、桔梗12 g、红背丝绸6 g。水煎内服。

4. 样琅病（高血压病）：过墙风根30 g、望江南15 g、小鸟不站30 g、淡竹叶15 g。水煎至 450 mL，分3次温服。

通脱木/鹞鹰风

【瑶文名】Domhgangv buerng
【汉语拼音名】Tongtuomu / Yaoyingfeng
【拉丁名】TETRAPANACIS PAPYRIFERIS RADIX ET CAULIS

【别名】通草、大通草。

【来源】本品为五加科植物通脱木*Tetrapanax papyrifer*（Hook.）K. Koch. 的干燥根和茎枝。

【植物形态】落叶灌木或小乔木，高1～3 m。无刺，小枝、叶柄、花序交通密被星状毛。茎中有白色、片状的髓心。叶大型，集生枝顶，掌状5～11分裂，每一裂片又有2～3个小裂片，上面无毛，下面被白色星状茸毛；叶柄粗大而长，托叶基部与叶柄合生成鞘状抱茎。花白色；伞形花序聚生成顶生或近顶生大型复圆锥花序。核果球形，熟时紫黑色。花期冬季，果期翌年春季。

【生境与分布】生于深山沟谷边潮湿处。广西主要分布于田东、隆林、金秀等地；国内主要分布于长江以南地区和陕西省。

【采集加工】全年均可采收，除去杂质，洗净，稍润，切片，干燥。

【药材性状】本品根呈圆柱形，多分枝；表面灰褐色至棕褐色，具纵皱纹、皮孔和瘤状凸起；断面黄白色，具放射状纹理。茎圆柱形，表面黄棕色、棕褐色，具细密的纵皱纹，皮孔明显，木栓层脱落可见明显纵纹；茎髓白色或中空，断面显银白色光泽，中部空心或有半透明的薄膜，纵剖面呈梯状排列，实心者少见。气无，味淡。

【性味功用】

中医：甘、淡，微寒。归胃、肺经。清热利水，通乳。用于肺热咳嗽，水肿，尿路感染，尿路结石，闭经，乳汁不下。

瑶医：甘、淡，寒。属风打相兼药。清热解毒，利水消肿。用于也改昧通（大便、小便不通），泵烈竞（尿路感染），月窖桨辣贝（尿路结石），疟没通（乳汁不通），泵虷怒哈（肺热咳嗽），醒蕹（水肿），辣给昧对（月经不调、闭经），谷阿惊崩（小儿惊风），满经崩（小儿高热抽搐）。

【用法用量】

中医：2～5 g。

瑶医：根30～60 g，茎3～6 g。

【精选验方】

1. 满经崩（小儿高热抽搐）：鸬鹰风50 g、过墙风50 g、急惊风50 g、大青叶50 g、栀子50 g、桃树皮50 g、双钩钻50 g。煎水适量，浴洗全身。

2. 谷阿惊崩（小儿惊风）：鸬鹰风叶、急惊风、九节风各适量。水煎外洗。

3. 疟没通（乳汁不通）：鸬鹰风茎髓6 g、追骨风10 g、黄芪60 g、当归30 g、桔梗12 g、麦冬15 g、猪前蹄爪2个、本地黄豆50 g。共炖服。

黄瑞香/保暖风

【瑶文名】Buvgorm buerng

【汉语拼音名】Huangruixiang / Baonuanfeng

【拉丁名】EDGEWORTHIAE CHRYSANTHAE HERBA

【别名】蒙花、蒙雪花皮、梦花。

【来源】本品为瑞香科植物结香 *Edgeworthia chrysantha* Lindl. 的干燥全株。

【植物形态】落叶灌木，高1.0～2.5 m。枝通常三叉状，皮棕红色，柔韧，具皮孔和半圆形凸起的叶痕，有长柔毛。单叶互生，簇生枝顶，椭圆状长圆形至长圆状倒披针形，长6～20 cm，宽2～5 cm，顶端急尖，基部楔形，下延，边全缘，两面有毛。花黄色，头状花序腋生。核果卵形。花期冬末至翌年早春，果期翌年8月。

【生境与分布】生于山坡、山谷林下及灌丛中，也有栽培。广西主要分布于崇左、那坡、天峨、南丹、河池、环江、三江、金秀、贺州、富川、灌阳、资源、龙胜等地；国内主要分布于陕西、河北、河南、江西、江苏、浙江、安徽、广东、云南、四川等省份。

【采集加工】全年均可采收，洗净，切片，晒干。

【药材性状】本品根呈长圆锥形，多弯曲，有分枝，有纵皱纹，表面灰黄色；质坚韧；断面淡黄色，皮部纤维性强。茎圆柱形，有纵皱纹、叶痕及黄色横长皮孔，表面棕红色或棕褐色；质坚韧；断面皮部白色，易与木部分离，纤维性强，木部黄白色，可见年轮和放射状纹理。叶多破碎，全缘，表面被柔毛。气微，味辛辣。

【性味功用】

中医：甘，温。归肝、肾经。舒筋络，益肝肾。用于跌打损伤，风湿痹痛，夜盲症，小儿抽筋。

瑶医：甘、辛，温。属风药。舒筋活络，益肝补肾，健脾补血，消肿散寒。用于播冲（跌打损伤），崩闭闷（风湿痛、类风湿性关节炎），望胆篮虷（黄疸型肝炎），娄精（遗精），辣给闷（痛经），藏紧邦（崩漏），辣给昧对（月经不调），荣古瓦别带病（产后恶露不尽），荣古瓦流心黑（产后虚弱），本藏（贫血），夜盲症，醒蕹（水肿），哈鲁（哮喘），谷阿惊崩（小儿惊风），扁免崩（中风偏瘫），碰脑（骨折）。

【用法用量】15～30 g。外用适量。

【精选验方】

1. 荣古瓦流心黑（产后虚弱）：保暖风30 g、十全大补30 g、五爪风30 g。与鸡肉炖，吃肉喝汤。

2. 荣古瓦别带病（产后恶露不尽）：保暖风10 g、一点红10 g、茜草10 g。水煎取汁煮鸡蛋服。

3. 辣给闷（痛经）：保暖风20 g、九层风20 g、紫九牛15 g、藤当归15 g、九管血15 g、茜草根15 g。水煎内服。

黄稔根/红节风

【瑶文名】Siqv nyaatc buerng
【汉语拼音名】Huangrengen / Hongjiefeng
【拉丁名】MEDINILLAE SEPTENTRIONALIS HERBA

【别名】红节木、红楼骨草。

【来源】本品为野牡丹科植物北酸脚杆 *Medinilla septentrionalis*（W. W. Sm.）H. L. Li的干燥全株。

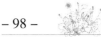

【植物形态】攀缘状灌木或小乔木，高1～5 m。小枝圆柱形，无毛，节红色。叶片纸质或坚纸质，披针形或卵状披针形，顶端尾状渐尖，基部钝或近圆形，边缘在中部以上具疏细锯齿，稀5基出脉，叶面无毛，基出脉下凹，背脉隆起；叶柄长约5 mm。聚伞花序腋生，通常有花3朵，长3.5～5.5 cm，无毛；总梗长1.0～2.5 cm；苞片早落；花梗长不到1 mm；花萼钟状，长4.0～4.5 mm，密布小凸起，裂片不明显；花瓣粉红色、淡紫色或紫红色，三角状卵形，长8～10 mm；雄蕊8枚，4长4短，花药基部具小瘤，药隔基部微伸长呈短距；子房下位，卵形。浆果坛形，可食。种子楔形，密被小凸起。花期6—9月，果期翌年2—5月。

【生境与分布】生于海拔200～1760 m的山谷、山坡密林中或林缘阴湿处。广西主要分布于那坡、金秀、桂平、田东、平果、隆安、上林、龙州、上思、防城港等地；国内主要分布于云南、广东等省份。

【采集加工】全年均可采收，除去杂质，干燥。

【药材性状】本品茎呈圆柱形，表面灰绿色、黄绿色至棕绿色，有细纵纹及细小点状皮孔，稍平滑，节处膨大，常具分枝，小枝具二翅棱，质硬，难折断。断面淡黄棕色，皮部极薄，木部有致密细孔，髓部较大，中空。叶纸质或坚纸质，易碎，完整者呈披针形、卵状披针形至广卵形，顶端尾状渐尖，基部钝或近圆形，边缘中部以上具疏细锯齿，叶面无毛，5基出脉，基出脉下凹。叶柄长0.2～0.4 cm。气微，味淡。

【性味功用】

中医：苦、酸，平。归肝、大肠经。熄风定惊，解热毒，凉血止血，消肿止痛。用于小儿惊风热感，尿淋尿血，月经不调，牙龈出血，牙周炎。

瑶医：淡、涩，平。属风打相兼药。清热解毒，止血凉血，消肿止痛。用于哈轮（感冒），谷阿惊崩（小儿惊风），碰累（痢疾），月藏（尿血），辣给昧对（月经不调、闭经），藏紧邦（崩漏），嘴布瓢（口腔溃疡），牙闷（牙痛）。

【用法用量】

中医：6～15 g。

瑶医：15～30 g。外用适量。

【精选验方】

1. 辣给昧对（月经不调）、藏紧邦（崩漏）：红节风15 g、马莲鞍13 g、茜草13 g、地桃花13 g、棕树根20 g。煎水取600 mL，分早中晚3次服。

2. 牙闷（牙痛）：红节风15 g、九节风15 g、金钱风6 g。煎水取450 mL，分3次含服。

3. 辣给昧对（月经不调）：红节风20 g、铺地菍10 g、过墙风10 g、走马风10 g、九层风10 g、小钻10 g、藤当归20 g。水煎内服。

黄鳝藤/黄骨风

【瑶文名】Wiangh mbungv buerng
【汉语拼音名】Huangshanteng / Huanggufeng
【拉丁名】BERCHEMIAE FLORIBUNDAE HERBA

【别名】黄鳍藤、老鼠屎、大黄鳍藤、筛箕藤、铁包金、羊母锁、老鼠藤、皱皮草。

【来源】本品为鼠李科植物多花勾儿茶Berchemia floribunda（Wall.）Brongn. 的干燥全株。

【植物形态】攀缘灌木，茎长达6 m。小枝黄绿色，光滑，无毛。单叶互生，卵形或卵状椭圆形，顶端锐尖，基部圆形或近心形，边全缘，侧脉8～12对，上面深绿色，下面粉绿色。花黄色，花萼、花瓣、雄蕊各5枚；聚伞圆锥花序生于枝顶。核果近圆柱状，熟时紫黑色，可食。花期7—10月，果期翌年4—7月。

【生境与分布】生于石山、土坡上和村旁灌木丛中。广西主要分布于都安、凤山、百色、那坡、灵山、桂平、北流、容县、岑溪、藤县、梧州、全州、金秀等地；国内主要分布于安徽、湖北、湖南、江西、福建、广东、台湾等省份。

【采集加工】全年均可采收，除去杂质，洗净，切段，晒干。

【药材性状】本品根呈不规则纺锤形或圆柱形；表面棕褐色至褐色，有网状裂隙、纵皱纹及支根痕；质坚硬，断面皮部黄棕色，木部宽，黄色。茎呈圆柱形，多分枝；表面黄绿色，略光滑，无毛；质脆，易折断，断面皮部黄棕色，木部淡棕色，髓白色。叶互生，黄褐色，多皱缩，展平后呈卵形至卵状椭圆形，两面稍凸起。气微，味微涩。

【性味功用】

中医：甘，平。归肝、胆经。清热，凉血，利尿，解毒。用于衄血，黄疸，风湿腰痛，经前腹痛，风毒流注，伤口红肿。

瑶医：微涩，平。属风打相兼药。清热利湿，舒筋活络，活血调经，止痛。用于望胆篮虷（黄疸型肝炎），篮严（肝硬化），篮硬种翁（肝硬化腹水），辣给昧对（月经不调），辣给闷（痛经），卡西闷（胃痛），崩闭闷（风湿痛、类风湿性关节炎），哈路（肺痨），囊中病（蛔虫病），疟椎闷（乳腺炎），播冲（跌打损伤），囊暗（蛇虫咬伤）。

【用法用量】15～30 g。外用适量。

【精选验方】

1. 望胆篮虷（黄疸型肝炎）：黄骨风20 g、栀子15 g、花斑竹13 g、田基黄20 g、白纸扇20 g、水石榴20 g、鸡仔莲30 g。水煎内服。

2. 篮严（肝硬化）：黄骨风20 g、稔子根20 g、水石榴20 g、大田基黄20 g、隔山香10 g、急惊风10 g、金线风20 g、栀子根30 g。水煎内服。

3. 辣给闷（痛经）：黄骨风15 g、藤当归15 g、紫九牛15 g、九层风15 g、香附15 g、入山虎10 g、红丝线10 g。水煎内服。

球兰/大白背风

【瑶文名】Domh baeqc buix buerng
【汉语拼音名】Qiulan / Dabaibeifeng
【拉丁名】HOYAE CARNOSAE HERBA

【别名】金雪球、金丝叶、雪球花、绣球花藤、玉绣球、壁梅、石梅、蜡兰、草鞋板、爬岩板、厚叶藤、达斗藤。

【来源】本品为萝摩科植物球兰*Hoya carnosa*（L. f.）R. Br. 的干燥地上部分。

【植物形态】常绿肉质藤本，攀缘于树上或石上。茎节上生气根，有丰富乳汁。单叶对生，肉质，卵形至卵状长圆形，长3.5～12.0 cm，宽3.0～4.5 cm，顶端钝；基部宽楔形至圆形，边全缘。伞形花序式聚伞花序腋生，花白色。蓇葖果条形，光滑。种子顶端有种毛。花期5—6月，果期7—8月。

【生境与分布】生于石山岩隙中、林中。广西主要分布于乐业、百色、德保、那坡、龙州、金秀等地；国内主要分布于云南、广东、台湾等省份。

【采集加工】全年均可采收，除去杂质，晒干。

【药材性状】本品茎呈圆柱形，表面灰白色或棕黄色，具细纵棱，有时可见节上有气生根；质脆，易折断，断面深黄色，纤维性强，中空。叶对生，灰绿色或黄绿色，皱缩或卷曲，展平后呈卵圆形至卵圆状长圆形，顶端钝，基部宽楔形，全缘，无毛，侧脉不明显；薄革质，质脆。有时可见聚伞花序，腋生。气微，味苦涩。

【性味功用】

中医：微苦，凉。归肺经。清热解毒，消肿止痛。用于肺热咳嗽，急性扁桃体炎，急性睾丸炎，跌打肿痛，骨折，疮疖肿痛。

瑶医：微苦、涩，温。属打药。祛风消肿，驳骨止痛，活络利湿。用于泵虷怒哈（肺炎、肺热咳嗽），桨蛾（乳蛾），哈紧（支气管炎），改对岩闷（睾丸炎），播冲（跌打损伤），崩闭闷（风湿痛、类风湿性关节炎），也改味通（大便、小便不通），疟没通（乳汁不通）。

【用法用量】

中医：干品6～15 g，或鲜品30～90 g。外用适量。

瑶医：干品15～20 g，或鲜品30～90 g。外用适量。

【精选验方】

1. 泵虷怒哈（肺热咳嗽）：大白背风20 g、石斛15 g、麦冬20 g、蛙腿草20 g、三叉

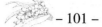

虎15 g、金银花20 g、不出林30 g。水煎内服。

2. 改对岩闷（睾丸炎）：大白背风10 g、金耳环5 g、灯笼泡10 g、牛膝风10 g。水煎内服。

3. 疟没通（乳汁不通）：大白背风20 g、追骨风10 g、鹞鹰风10 g、路路通20 g、藤当归15 g、五爪风20 g。水煎内服。

萍蓬草根/冷骨风

【瑶文名】Naamx mbungv buerng
【汉语拼音名】Pingpengcaogen / Lenggufeng
【拉丁名】NUPHARIS PUMILI RHIZOMA

【别名】水莲藕、水沉莲、黄金莲、鱼虱草、水荷晰、百莲稱。

【来源】本品为睡莲科植物萍蓬草 Nuphar pumilum（Hoffm.）DC. 的干燥根茎。

【植物形态】多年生水生草本。根茎粗，横卧。叶漂浮于水面，卵形或宽卵形，长6～17 cm，宽6～12 cm，基部深心形，具弯缺成2片远离的圆钝裂片，上面光亮，下面密生柔毛，侧脉羽状排列，数回二歧分叉；叶柄有柔毛。花单生于花梗顶端，漂浮于水面，直径3～4 cm；萼片5枚，革质，黄色，花瓣状；花瓣多数，狭楔形；雄蕊多数；子房上位。浆果卵形，长3 cm，不规则开裂，具宿存萼片和柱头。

【生境与分布】生于湖沼中。广西主要分布于资源、龙胜、桂林、恭城、上林、南宁等地；国内主要分布于黑龙江、吉林、江苏、浙江、江西、广东、新疆等省（自治区）。

【采集加工】全年均可采收，除去须根及叶，洗净，切片，晒干。

【药材性状】本品呈长条状类圆柱形或不规则形，直径2～5 cm。外表黄白色至棕黄色或棕黑色，具多数凸起的根痕及叶痕。质轻脆，易折断。断面黄白色至淡棕色，密布圆孔，有筋脉点散在。气微香，味淡。

【性味功用】

中医：甘，寒。归脾、胃、肝、肾经。补脾健胃，凉血调经。用于食欲不振，月经不调，痛经，行经淋漓不断。

瑶医：甘，寒。属风药。止咳补虚，除蒸止汗，祛瘀调经，止血。用于尼椎改闷（肾虚腰痛），哈路（肺痨），悲寐掴（神经衰弱），辣给昧对（月经不调），荣古瓦崩（产后风），卡西闷（胃痛），泵卡西众（消化不良），冲翠藏（外伤出血）。

【用法用量】干品9～15 g，或鲜品50～100 g。

【精选验方】

1. 辣给昧对（月经不调）：冷骨风20 g。煎水0.5 L冲百草霜10 g，分早中晚3次内服。

2. 卡西闷（胃痛）：冷骨风15 g、茯苓20 g、白术10 g、山楂10 g、厚朴10 g。煎水取0.5 L，分早中晚3次温服。

3. 荣古瓦崩（产后风）：冷骨风20 g、走血风10 g、暖骨风10 g、白面风10 g、鬼刺风5 g。水煎服。

排钱草/金钱风

【瑶文名】Jiemh zinh buerng
【汉语拼音名】Paiqiancao / Jinqianfeng
【拉丁名】PHYLLODII PULCHELLI RADIX ET RHIZOMA

【别名】钱串草、钱排草、虎尾金线、串钱草、叠钱草、阿婆钱、午时合。

【来源】本品为豆科植物排钱树Phyllodium pulchellum（L.）Desv. 的干燥根和根茎。

【植物形态】直立半灌木。有短柔毛。羽状3小叶，顶生小叶较大，椭圆状卵形或披针状卵形，顶端钝或近急尖，基部圆形，边全缘，侧生小叶近小一半。花白色；总状花序顶生或腋生，由12～60个包藏于叶状苞片中的伞形花序组成，伞形花序有花2～6朵。荚果长椭圆形，有2个荚节。花期7—8月，果期10—11月。

【生境与分布】生于山坡、疏林下或山谷溪旁。广西主要分布于靖西、南宁、贵港、北流、平南、苍梧、梧州、昭平、贺州、钟山、富川、金秀等地；国内主要分布于广东、福建、台湾、云南等省份。

【采集加工】全年均可采挖，除去杂质，洗净，润透，切片，干燥。

【药材性状】本品主根呈圆柱形，直径0.5～1.5 cm。表面浅棕红色，皮孔点状，栓皮脱落处显棕红色。根茎部常分生数条根或茎，直径约3 cm。质坚硬，切面皮部棕红色，厚1～2 mm，木部淡黄色，质细密而坚实，可见细环纹。气微，味涩。

【性味功用】

中医：淡、涩，凉；有小毒。归肝、胆、脾经。化瘀散癥，清热利水。用于腹中癥瘕，胁痛，黄疸，鼓胀，湿热痹症，月经不调，闭经，痈疽疔疮，跌打损伤。

瑶医：淡、涩，平。属风打相兼药。清热解毒，祛风除湿，活血散瘀，止痛，利水。用于篮虷（肝炎），篮榜垂翁撸（肝脾肿大），篮硬种翁（肝硬化腹水），布醒蕹（肾炎水肿），哈轮（感冒），卡西闷（胃痛），辣给昧对（月经不调），别带病（带下病），谷瓦卜断（子宫脱垂），月窖桨辣贝（膀胱结石），崩闭闷（风湿痛、类风湿性关节炎），播冲（跌打损伤），碰脑（骨折）。

【用法用量】15～30 g。外用适量。

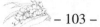

【精选验方】

1. 篮硬种翁（肝硬化腹水）：金钱风20 g、老头姜10 g、露兜簕10 g、泽泻15 g、夏枯草20 g、半枝莲15 g、田基黄15 g、薏苡仁20 g、毛秀才15 g、七仔莲10 g、鸡仔莲30 g、五爪风15 g、甘草10 g。水煎内服。

2. 篮硬种翁（肝硬化腹水）：金钱风20 g、栀子根20 g、大田基黄10 g、稔子根20 g、石韦10 g、半边莲10 g、半枝莲10 g、铁包金20 g。水煎内服。

3. 篮虷（肝炎）：金钱风20 g、五爪风20 g、黄花参15 g、栀子10 g、六月雪15 g、田基黄10 g、花斑竹10 g、草鞋根15 g、黄花菜根20 g、白纸扇15 g。水煎内服。

常春藤/三角风

【瑶文名】 Faamhgorqv buerng
【汉语拼音名】 Changchunteng / Sanjiaofeng
【拉丁名】 HEDERAE SINENSIS HERBA

【别名】 三角枫、类角枫、追风藤、上树蜈蚣、钻天风。

【来源】 本品为五加科植物常春藤 *Hedera sinensis*（Tobler）Hand. -Mazz. 的干燥全株。

【植物形态】 常绿藤本，长3～20 m。有气根。单叶互生，二型，在营养枝上的叶为三角状卵形或戟形，长5～12 cm，宽3～10 cm，顶端急尖或渐尖，基部宽楔形或微心形，边全缘或3裂；花枝上的叶为椭圆状披针形或椭圆状卵形，边全缘。花5数，黄白色或淡绿白色，伞形花序单个或多个复组成总状花序顶生。浆果球形，熟时红色或黄色。花期9—10月，果期翌年4—6月。

【生境与分布】 生于山地沟谷林下，或附生于崖壁、树上。广西主要分布于乐业、南丹、宾阳、金秀、阳朔、全州、资源、龙胜等地；国内主要分布于甘肃、陕西、河南、山东、广东、江西、福建、西藏、江苏、浙江等省（自治区）。

【采集加工】 全年均可采收，除去杂质，晒干。

【药材性状】 本品茎呈圆柱形，直径0.5～3.0 cm；表面灰棕色或棕褐色，粗糙，有多数气根及稀疏圆形皮孔和细纵纹；皮部与木部易剥离；质坚实，不易折断。断面皮部棕褐色，木部黄白色，有明显的放射性纹理及细孔；髓部小。叶多皱缩破碎，完整者展开后一种呈三角状卵型或三角状长圆形，另一种呈椭圆状卵形至椭圆状披针形，全缘，先端渐尖，基部楔形，侧脉和网脉两面均明显，叶柄长2～9 cm。气微，味微涩。

【性味功用】

中医： 苦、涩，平。归肝、脾、肺经。舒筋散风，清热解毒，消肿止痛，强腰膝。用于感冒咳嗽，胃脘痛，风湿痹痛，跌打损伤。

瑶医：苦、涩，平。属风打相兼药。清热解毒，活血祛风，消肿止痛，强腰膝。用于哈轮怒哈（感冒咳嗽），卡西闷（胃痛、腹痛），崩闭闷（风湿痛、类风湿性关节炎），播冲（跌打损伤），失音。

【用法用量】15～30 g。外用适量。

【精选验方】

1. 崩闭闷（风湿痛、类风湿性关节炎）：三角风15 g、大钻20 g、白九牛20 g、大散骨风20 g、小散骨风20 g。水煎内服。

2. 失音：三角风30 g、蝉蜕30 g。水煎内服。

3. 卡西闷（胃痛）：三角风15 g、小毛蒌15 g、艳山姜10 g、厚朴10 g、元胡15 g。水煎内服。

常山/入骨风

【瑶文名】Bieqc mbungv buerng
【汉语拼音名】Changshan / Rugufeng
【拉丁名】DICHROAE RADIX

【别名】鸡骨常山、鸡骨风、互草、恒山、七叶、翻胃木、黄常山、一枝蓝、风骨木、白常山、大金刀、蜀漆。

【来源】本品为虎耳草科植物常山 *Dichroa febrifuga* Lour. 的干燥根。

【植物形态】落叶灌木，高1～2 m。主根表面黄棕色，断面黄色。小枝常带紫色。单叶对生，常椭圆形或倒卵状长圆形，长8～25 cm，宽4～8 cm，边有锯齿。花蓝色，伞房状圆锥花序顶生或生于上部叶腋。浆果熟时蓝色。花期4—6月，果期7—8月。

【生境与分布】生于湿润的山谷或山脚疏林下。广西各地均有分布；国内主要分布于江西、湖北、湖南、陕西、四川、贵州、云南、广东、福建等省份。

【采集加工】秋季采挖，除去须根，洗净，晒干。

【药材性状】本品呈圆柱形，常弯曲扭转，或有分支，长9～15 cm，直径0.5～2.0 cm。表面棕黄色，具细纵纹，外皮易剥落，剥落处露出淡黄色木部。质坚硬，不易折断，折断时有粉尘飞扬；横切面黄白色，射线类白色，呈放射状。气微，味苦。

【性味功用】

中医：苦、辛，寒；有毒。归肺、肝、心经。涌吐痰涎，截疟。用于痰饮停聚，胸膈痞塞，疟疾。

瑶医：苦，寒；有小毒。属打药。抗疟，祛痰，散瘀消肿。用于布种（疟疾），哈紧（支气管炎），谷阿惊崩（小儿惊风），努哈轩（淋巴结炎），更喉闷（咽喉肿痛），眸名肿毒（无名肿毒），播冲（跌打损伤）。

【用法用量】

中医：5～9 g。

瑶医：5～10 g。外用适量。

【精选验方】

1. 布种（疟疾）：入骨风10 g、甘草10 g。水煎内服。

2. 布种（疟疾）：入骨风10 g。经酒炒后水煎服。

3. 努哈轩（淋巴结炎）：入骨风10 g、夏枯草20 g、白花蛇舌草20 g、蒲公英15 g、犁头草15 g。水煎内服。

野绿麻/刺手风

【瑶文名】Baqv buoz buerng

【汉语拼音名】Yelüma / Cishoufeng

【拉丁名】LAPORTEAE BULBIFERAE HERBA

【别名】麻风草。

【来源】本品为荨麻科植物珠芽艾麻*Laportea bulbifera*（Sieb. et Zucc.）Wedd.的干燥全草。

【植物形态】多年生直立常绿草本。根分支，纺锤形，肉质。茎高40～80 cm，有短毛和少数螫毛，叶腋常有木质的珠芽，近球形。单叶互生，卵形，椭圆形，卵状披针形或短圆状披针形，长8～13 cm，宽3～6 cm，顶端渐尖，基部圆形或宽楔形，边有密细齿，叶柄长达6 cm，生有螫毛。花单性，雌雄同株，花序圆锥状，雄花序腋生，雌花序顶生。瘦果扁平，近圆形，淡黄色，有宿存侧生花柱。花期7—8月，果期8—9月。

【生境与分布】生于山地沟边、林下或林边。广西主要分布于那坡、德保、富川、金秀等地；国内主要分布于辽宁、吉林、黑龙江、浙江、贵州等省份。

【采集加工】全年均可采收，除去杂质，洗净，切片，干燥。

【药材性状】本品根呈纺锤状，数条丛生；表面红褐色；质脆，易折断，断面淡红色。茎呈长条状，类圆形或不规则形，不分枝或少分枝，具5条纵棱；外表黄白色至黄棕色；质轻，易折断，断面黄白色至浅棕色。全株有毛。气微香，味淡。

【性味功用】

中医：辛，温。归肾、肝、膀胱经。祛风除湿，活血止痛。用于风湿痹痛，肢体麻木，跌打损伤，骨折疼痛，月经不调，劳伤乏力，肾炎水肿。

瑶医：甘、辛，温。属风打相兼药。祛风除湿，健胃镇静，活血调经，利水化石。用于卡西闷（胃痛、腹痛），崩闭闷（风湿痛、类风湿性关节炎），月窖浆辣贝（尿路结石），谷阿强拱（小儿疳积），辣给昧对（月经不调），身谢（湿疹、皮肤瘙痒）。

【用法用量】9～15 g。

【精选验方】

1.月窖浆辣贝（尿路结石）：刺手风15 g、穿破石20 g、金沙藤30 g、车前草20 g、金线风15 g。水煎内服。

2.崩闭闷（风湿痛）：刺手风30 g、五加皮20 g、黑九牛30 g、来角风30 g。浸酒内服。

3.月窖浆辣贝（尿路结石）：刺手风15 g、爬墙风15 g、车前草20 g、牛膝20 g、过塘藕15 g、穿破石15 g。水煎内服。

雀梅藤/倒丁风

【瑶文名】Dahgongh buerng
【汉语拼音名】Quemeiteng / Daodingfeng
【拉丁名】SAGERETIAE THEAE HERBA

【别名】达杠埠、米碎木、对节刺。

【来源】本品为鼠李科植物毛叶雀梅藤 *Sageretia thea*（Osbeck）Johnst. var. *tomentosa*（Schneid.）Y. L. Chen et P. K. Chou或雀梅藤 *Sageretia thea*（Osbeck）Johnst. 的干燥地上部分。

【植物形态】毛叶雀梅藤　常绿藤状灌木。小枝有刺，互生或近对生。单叶互生或近对生，卵形或卵状椭圆形，长1.0～4.5 cm，宽2.5 cm，顶端锐尖或钝，基部圆形或近心形，边有细锯齿，下面无毛，稀沿脉被疏柔毛，侧脉每边3～4（或5）条，下面明显凸起。花淡白色，花萼5裂，花瓣5枚，雄蕊5枚；穗状花序顶生或腋生。核果近圆球形，熟时紫黑色，味酸可食。花期7—11月，果期翌年3—5月。

【生境与分布】生于山坡、山谷灌丛中或旷野上。广西主要分布于大新、龙州、金秀、象州等地；国内主要分布于江苏、福建、浙江、江西、广东等省份。

【采集加工】全年均可采收，除去杂质，洗净，切段，干燥。

【药材性状】毛叶雀梅藤　本品茎呈圆柱形，表面灰色、灰褐色或棕色，有纵皱纹和皮孔，具短刺。不易折断，断面黄棕色，纤维性强。单叶互生，椭圆形、卵状椭圆形，长1～6 cm，宽1～3 cm，黄绿色，稍皱缩，边缘有细锯齿，纸质。气微，味甘、淡。

【性味功用】

中医：甘、淡，平。归心、肺经。清热解毒。用于疮痈肿毒，汤火伤，疥疮，漆疮。

瑶医：淡、微苦，平。属风打相兼药。宣肺化痰，祛风利湿，拔毒生肌。用于怒哈（咳嗽），泵虷怒哈（肺炎、肺热咳嗽），哈鲁（哮喘），崩闭闷（风湿痛、类风湿

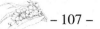

性关节炎），波罗盖闷（鹤膝风），布醒蕹（肾炎水肿），别带病（带下病），眸名肿毒（无名肿毒）。

【用法用量】

中医：9～15 g。外用适量。

瑶医：10～30 g。外用适量。

【精选验方】

1. 怒哈（咳嗽）、哈鲁（哮喘）：倒丁风20 g、走马风20 g、鸡矢藤15 g、草鞋根15 g、过墙风15 g。水煎内服。

2. 眸名肿毒（无名肿毒）：倒丁风30 g、忍冬藤30 g、一点红30 g、白饭树30 g、五色花30 g、九里明30 g。水煎外洗。

3. 泵虷怒哈（肺热咳嗽）：倒丁风15 g、苏叶10 g、鱼腥草15 g、枸杞根20 g、十大功劳15 g、甘草6 g。水煎内服。

假鹰爪/鸡爪风

【瑶文名】Jaih ngiuv buerng
【汉语拼音名】Jiayingzhua / Jizhuafeng
【拉丁名】DESMODIS CHINENSIS FOLIUM

【别名】碎骨王、鸡香木、鸡爪木、酒饼藤。

【来源】本品为番荔枝科植物假鹰爪 *Desmos chinensis* Lour. 的干燥叶。

【植物形态】直立或攀缘灌木。除花外，全株无毛；枝粗糙，有凸起的灰白色皮孔。单叶互生，叶薄纸质或膜质，矩圆形或椭圆形，少有宽卵形，长4～13 cm，宽2～5 cm，先端钝或急尖，基部圆或稍偏斜，全缘，上面绿色，有光泽，下面粉绿色，两面均无毛。花黄白色，两性，单朵与叶对生或互生，或腋外生；花梗长2～5 cm；萼片3枚，卵圆形，外面被毛；花瓣6枚，2轮，矩圆状披针形；雄蕊多数，螺旋状排列，心皮多数。果有梗，串珠状，长2～5 cm，集生于花托上，内有种子1～7粒。种子球状，直径约5 mm。花期夏季，果期秋季至翌年春季。

【生境与分布】多生于丘陵地带山坡、路旁的灌丛中。广西各地均有分布；国内主要分布于南部地区。

【采集加工】夏秋季采收，除去杂质，洗净，切碎，干燥。

【药材性状】本品薄纸质，稍卷曲或破碎，灰绿色至灰黄色，完整叶片呈长圆形至椭圆形，顶端钝或急尖，基部圆形或稍偏斜，全缘。质脆。气微，味苦。

【性味功用】

中医：辛，温；有小毒。归肝、脾经。祛风利湿，化瘀止痛，健脾和胃，截疟杀虫。用于风湿痹痛，产后瘀滞腹痛，水肿，泄泻，完谷不化，脘腹胀痛，疟疾，风疹，跌打损伤，疥癣，烂脚。

瑶医：辛，温。属风打相兼药。行气消滞，祛风止痛，杀虫。用于泵卡西众（消化不良），荣古瓦卡西闷（产后腹痛），崩闭闷（风湿痛、类风湿性关节炎），播冲（跌打损伤），布种（疟疾），醒蕹（水肿），鲍泵梗缸（鱼骨鲠喉），补癣（皮肤顽癣），勉八崩（风疹）。

【用法用量】

中医：3～15 g。外用适量。

瑶医：15～30 g。

【精选验方】

1. 播冲（跌打损伤）：鸡爪风叶（生）100 g。捣碎下锅炒至焦黄拌适量米酒煮沸取酒饮之。

2. 补癣（皮肤顽癣）：鸡爪风根皮（生）适量。捣烂浸泡米醋外搽。

3. 勉八崩（风疹）：鸡爪风250 g、山黄麻200 g、枫树叶250 g。水煎外洗全身。

4. 泵卡西众（消化不良）：鸡爪风30 g、鸡内金30 g、饿蚂蝗30 g。研粉，每次取药粉5 g，与瘦猪肉蒸服，每日1次。

清香藤/破骨风

【瑶文名】Paaix mbungv buerng
【汉语拼音名】Qingxiangteng / Pogufeng
【拉丁名】JASMINI LANCEOLARIS HERBA

【别名】散骨藤、碎骨风、光清香藤、细入骨风。

【来源】本品为木犀科植物清香藤*Jasminum lanceolarium* Roxb. 的干燥全株。

【植物形态】木质藤本。全株无毛。三出复叶，对生，小叶革质，卵圆形，或披针形，长5～13 cm，宽1.5～5.0 cm，顶端短尖，基部宽楔形或圆型，边全缘，两面光亮，花白色；复聚伞花序顶生。浆果球形或卵形。花期6—10月，果期9月至翌年4月。

【生境与分布】生于山坡、沟谷、河边杂木林或灌丛中。广西各地均有分布；国内主要分布于广东、云南、贵州、四川、湖南、安徽、江西、福建、台湾等省份。

【采集加工】全年均可采收，除去杂质，晒干。

【药材性状】本品茎呈圆柱形，稍弯曲，有的有分枝，上端较粗，表面灰黄色至棕黄色，体轻，质硬，易折断，断面纤维性，呈灰白色，外皮灰黄色至棕黄色，易与木质部分离。茎小枝圆形，表面灰绿色，断面纤维性，灰白色，有的中空，粗茎为斜方形，有的对边内凹，稍扭曲。叶革质，完整叶片卵状长圆形，先端尾状渐尖，基部心形

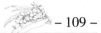

或圆形，两面均无毛，全缘，上表面黄褐色，下表面棕黄色，质脆。气微，味苦而涩。

【性味功用】

中医：苦、辛，平。归心、肝经。活血破瘀，理气止痛。用于风湿痹痛，跌打骨折，外伤出血。

瑶医：涩、微苦，平。属打药。祛风除湿，活血散瘀，消肿止痛。用于崩闭闷（风湿痛、类风湿性关节炎），改布闷（腰腿痛），播冲（跌打损伤），眸名肿毒（无名肿毒），布锥累（痈疮），闭闷（痹痛），碰脑（骨折）。

【用法用量】15～20 g。外用适量。

【精选验方】

1. 闭闷（痹痛）：破骨风15 g、黑九牛15 g、小散骨风20 g、过山虎10 g、忍冬藤20 g、四方钻15 g、刺五加15 g。水煎内服。

2. 碰脑（骨折）、播冲（跌打损伤）：破骨风、爬山虎各适量。浸酒内服或外搽。

3. 播冲（跌打损伤）：破骨风20 g、麻骨风20 g、过山风20 g、九节风20 g、鸭仔风20 g、入山虎20 g、猛老虎20 g。40度以上米酒1000 mL浸泡1周后取药酒外搽患处。

葛根/五层风

【瑶文名】Ba nzangh buerng

【汉语拼音名】Gegen / Wucengfeng

【拉丁名】PUERARIAE LOBATAE RADIX

【别名】葛藤、葛麻藤、粉葛、干葛、卡唐美。

【来源】本品为豆科植物野葛*Pueraria lobata*（Willd.）Ohwi的干燥根。

【植物形态】缠绕藤本。块根肥厚；全株被黄色长硬毛。羽状3小叶，顶生小叶菱状卵形，长5.5～19.0 cm，宽4.5～19.0 cm，顶端渐尖，基部圆形，边全缘或有时中部以上3裂，侧生小叶稍偏斜；托叶盾形，小托叶针状。总状花序腋生，花多密集；花蝶形，紫红色。荚果条形，长5～10 cm，扁平。花期4—8月，果期8—10月。

【生境与分布】生于草坡、路边、山谷沟旁或疏林中。广西主要分布于南宁、隆林、龙州、防城港、钦州、富川、全州、金秀等地；国内主要分布于辽宁、河北、河南、湖北、山东、安徽、台湾、广东、江西、江苏、浙江、福建、贵州、云南、四川、山西、陕西、甘肃等省份。

【采集加工】秋冬季采挖，趁鲜切成厚片或小块，干燥。

【药材性状】本品呈纵切的长方形厚片或小方块，外皮淡棕色，有纵皱纹，粗糙。切面黄白色，纹理不明显。质韧，纤维性强。气微，味微甜。

【性味功用】

中医：甘、辛，凉。归脾、胃、肺经。解肌退热，生津止渴，透疹，升阳止泻，通经活络，解酒毒。用于外感发热头痛，项背强痛，口渴，消渴，麻疹不透，热痢，泄泻，眩晕头痛，中风偏瘫，胸痹心痛，酒毒伤中。

瑶医：甘，平。属风打相兼药。解表退热，生津止渴，透疹，止泻。用于哈轮（感冒），伯公闷（头痛），泵卡西（腹泻），碰累（痢疾），白灸闷（心绞痛），样琅病（高血压病），泵烈竞（尿路感染），港脱（脱肛），囊暗（蛇虫咬伤），冬夷（糖尿病）。

【用法用量】

中医：10～15 g。

瑶医：10～30 g。

【精选验方】

1. 样琅病（高血压病）：五层风30 g、野山蕉20 g、毛冬青30 g、路边菊20 g、山楂15 g。水煎内服。

2. 囊暗（蛇虫咬伤）：五层风30 g、过山风50 g、南蛇风50 g、半枝莲20 g、扛板归20 g。水煎外洗。

3. 样琅病（高血压病）：五层风30 g、毛冬青30 g、鹰爪风15 g、丹参20 g。水煎内服。

4. 冬夷（糖尿病）：五层风20 g、生地20 g、黄芪20 g、玉米须15 g、天花粉15 g、山药20 g、五味子20 g、白凡木20 g、过塘藕25 g、黄花参20 g。水煎至450 mL，分3次温服。

黑血藤/鸭仔风

【瑶文名】Apc dorn buerng
【汉语拼音名】Heixueteng / Yazaifeng
【拉丁名】MUCUNAE MACROCARPAE CAULIS

【别名】褐毛黎豆、嘿良龙。

【来源】本品为豆科植物大果油麻藤*Mucuna macrocarpa* Wall. 的干燥藤茎。

【植物形态】多年生木质大藤本。茎长达15 m，直径达2.5 cm，小枝和叶柄有褐色茸毛。羽状3小叶，小叶革质，卵形或斜卵形，长10～16 cm，宽5～9 cm，顶端急尖并有2 mm的小尖头，基部宽楔形，侧生叶极偏斜，背面密被褐色茸毛。花深紫色，蝶型；总状花序生于老茎上。荚果长35～40 cm，宽4.0～4.5 cm，顶端具喙，荚缝增厚，呈肋状，边波状，无翅；种子间溢缩。种子7～10粒，近黑色。花期6—8月，果期9—10月。

【生境与分布】生于林下。广西主要分布于防城港、金秀等地；国内主要分布于云南等省份。

【采集加工】全年均可采收，除去枝叶，切片，干燥。

【药材性状】本品呈圆柱形，直径1～8 cm。表面灰白色至棕色，有纵纹及细密的横纹，栓皮脱落处棕黑色。质硬，不易折断。横切面新鲜时浅红白色，久置后变棕黑色，皮部窄；韧皮部有红棕色至棕黑色的树脂状分泌物与木质部相间排列，呈3～7个同心环，木部棕黄色或灰棕色，密布细孔状导管。髓部小，灰黄色。气微，味淡、微涩。

【性味功用】

中医：苦、涩，凉。归肝、肾经。祛风除湿，舒筋活络，清肺止咳，调经补血，止痛。用于腰膝酸痛，风湿痹痛，肺热咳嗽，咯血，产后血虚贫血，头晕，月经不调，坐骨神经痛，头痛。

瑶医：涩、微苦，平。属风药。祛风除湿，舒筋活络，清肺止咳，活血补血，止痛。用于改布闷（腰腿痛），崩闭闷（风湿痛、类风湿性关节炎），伯公闷（头痛），泵虷怒哈（肺热咳嗽），怒藏（咯血），荣古瓦本藏（产后贫血），伯公梦（头晕），辣给昧对（月经不调），辣给闷（痛经），锥碰江闷（坐骨神经痛），四肢麻木，碰辘（骨质增生症），膝关节增生，扁免崩（中风偏瘫）。

【用法用量】15～50 g。外用适量。

【精选验方】

1. 四肢麻木：鸭仔风15 g、九层风10 g、紫九牛20 g、藤当归20 g、麻骨风15 g、蓝九牛10 g、白钻10 g。水煎内服。

2. 四肢麻木：鸭仔风15 g、九层风20 g、过山风15 g、桂枝10 g、刺手风10 g、牛耳风15 g、黄花参20 g、五爪风20 g、十八症15 g、藤当归20 g。水煎内服。

3. 崩闭闷（风湿痛、类风湿性关节炎）：鸭仔风50 g、九节风50 g、麻骨风50 g、七叶莲50 g、枫树皮50 g、五加皮50 g、马尾松50 g、中钻50 g、大钻50 g、下山虎50 g。水煎适量，泡洗全身。

4. 膝关节增生：鸭仔风100 g、九节风100 g、麻骨风100 g、大钻100 g、中钻100 g、半荷风100 g、入山虎50 g、小散骨风100 g、七叶莲100 g、马尾松100 g。水煎适量，泡洗全身。

5. 扁免崩（中风偏瘫）：鸭仔风100 g、九节风50 g、半荷风50 g、麻骨风50 g、九层风50 g、大钻50 g、蛤蚂草50 g、下山虎50 g、二十四症50 g、桂枝50 g。水煎适量，泡洗全身。

舒筋草/浸骨风

【瑶文名】Ziemx mbungv buerng
【汉语拼音名】Shujincao / Jingufeng
【拉丁名】LYCOPODIASTRI HERBA

【别名】马尾松筋、吊壁伸筋、石子藤、石子藤石松。

【来源】本品为石松科植物藤石松*Lycopodiastrum casuarinoides*（Spring）Holub ex Dixit的干燥地上部分。

【植物形态】攀缘藤本，长达10 m。主茎下部叶稀少，叶螺旋状排列，钻状披形针，顶端长渐尖，膜质，灰白色。分枝为多回二叉分枝，末回分枝细长，下垂，扁平，叶排成3列，其中一列较小。孢子囊穗圆柱形，长约3 cm，生于末回分枝的顶端，两两成对，具长柄。孢子囊近圆形，生于孢子叶腋部。

【生境与分布】生于山谷、山坡疏林及林缘，攀于树上或岩壁上。广西主要分布于上思、崇左、南宁、宾阳、上林、百色、隆林、南丹、罗城、融安、龙胜、全州、贺州、蒙山、藤县、岑溪、桂平等地；国内主要分布于华南、西南地区，以及湖北、湖南、福建、台湾等省份。

【采集加工】全年均可采收，除去杂质，洗净，切段，晒干。

【药材性状】本品茎呈多回二叉分枝，下部圆柱形，淡棕红色，质硬，切断面皮层宽广，黄白色。内侧红棕色，木质部灰白色，与韧皮部稍分离。叶疏生，钻状披针形，顶部长渐尖，膜质，灰白色，末回小枝扁平，质柔软，易碎断，叶贴生小枝上，三角形或针形，皱缩弯曲。有的小枝顶端有圆柱形的孢子囊穗。气微，味淡。

【性味功用】

中医：微甘，温。归肝、肾经。舒筋活血，祛风湿。用于风湿关节痛，跌打损伤，月经不调，盗汗，夜盲症。

瑶医：微甘，温。属风打相兼药。祛风活血，消肿镇痛，舒筋活络。用于崩闭闷（风湿痛、类风湿性关节炎），锥碰江闷（坐骨神经痛），播冲（跌打损伤），改闷（腰痛、腰肌劳损），辣给昧对（月经不调），眸名肿毒（无名肿毒），汪逗卜冲（烧烫伤）。

【用法用量】

中医：10～30 g。

瑶医：15～30 g。外用适量。

【精选验方】

1. 崩闭闷（风湿痛、类风湿性关节炎）：浸骨风20 g、九节风20 g、防己10 g、白九牛20 g、金钱风10 g、小散骨风20 g、鸭仔风15 g、麻骨风10 g、金刚兜20 g、牛膝风15 g。水煎内服。

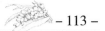

2. 播冲（跌打损伤）：浸骨风30 g、青九牛30 g、四方钻30 g、糯米风30 g。水煎外洗。

3. 崩闭闷（风湿痛）：浸骨风100 g、麻骨风100 g、鸭仔风100 g、入山虎100 g、九节风100 g、过山风100 g、艳山姜60 g。水煎外洗全身。

赪桐/红顶风

【瑶文名】Hongh ningv buerng
【汉语拼音名】Chengtong / Hongdingfeng
【拉丁名】CLERODENDRI JAPONICI HERBA

【别名】红龙船、来骨使亮、荷苞花。

【来源】本品为马鞭草科植物赪桐*Clerodendrum japonicum*（Thumb.）Sweet的干燥地上部分。

【植物形态】落叶灌木，高1～3 m。茎枝被柔毛。单叶对生，宽卵形或心形，长10～35 cm，宽6～40 cm，顶端渐尖，基部心形，边有细齿，下面密生黄色腺点。聚伞圆锥花序顶生；花鲜红色。核果近球形，熟时蓝黑色。花期6—7月，果期7—8月。

【生境与分布】生于村边、山谷、溪边草丛中。广西各地均有分布；国内主要分布于浙江省，以及中南、华南、西南地区。

【采集加工】全年均可采收，除去杂质，洗净，稍润，切段，干燥或鲜用。

【药材性状】本品茎呈圆柱形，直径0.5～2.5 cm；表面灰黄色，具纵皱纹及皮孔，质硬；断面皮部极薄，木部淡黄色，具同心性环纹及不甚明显的放射状纹理和褐色小点，髓部浅黄棕色，多凹陷。叶皱缩，灰绿色至灰黄色，被灰白色茸毛，展开后呈广卵圆形，先端渐尖，基部心形，边缘有锯齿。气微，味淡。

【性味功用】

中医：辛、甘，凉。归肺、肝、肾经。清肺热，散瘀肿，凉血止血，利小便。用于偏头痛，跌打瘀肿，痈肿疮毒，肺热咳嗽，热淋，小便不利，咯血，尿血，痔疮出血，风湿骨痛。

瑶医：微甘、淡，凉。属风打相兼药。清热解毒，祛风除湿，排脓消肿，除湿降逆。用于哈轮（感冒），哈路怒哈（肺痨咳嗽），怒藏（咯血），月藏（尿血），碰累（痢疾），改闷（腰痛、腰肌劳损），崩闭闷（风湿痛、类风湿性关节炎），辣给味对（月经不调），谷瓦卜断（子宫脱垂），藏紧邦（崩漏），娄精（遗精），眸名肿毒（无名肿毒）。

【用法用量】

中医：干品15～30 g，或鲜品30～60 g；水煎服或研末冲服。外用适量，捣敷或研末调敷。

瑶医：15～30 g。外用适量。

【精选验方】

1. 谷瓦卜断（子宫脱垂）：红顶风20 g、红九牛13 g、稔子根30 g。与鸡肉炖服，吃肉喝汤。

2. 藏紧邦（崩漏）：红顶风15 g、酸吉风15 g、酸咪咪10 g、地榆15 g、红天葵草5 g。水煎内服。

3. 辣给昧对（月经不调）：红顶风20 g、红毛毡20 g、仙鹤草20 g、益母草15 g、红九牛15 g、红丝线10 g。水煎内服。

酸藤子/酸吉风

【瑶文名】Biouv sui buerng
【汉语拼音名】Suantengzi / Suanjifeng
【拉丁名】EMBELIAE LAETAE RADIX

【别名】鸡母酸、入地安、酸藤果、酸藤木。

【来源】本品为紫金牛科植物酸藤子 *Embelia laeta*（L.）Mez. 的干燥根。

【植物形态】常绿攀缘灌木。茎枝红褐色，有皮孔。单叶互生，倒卵形或长圆状倒卵形，长3～4 cm，宽1.0～1.5 cm，顶端圆形或钝，基部楔形，边全缘。花单性，雌雄异株，白色或淡黄色，4数；总状花序腋生或侧生，生于前年无叶枝上。核果球形，光滑无毛，熟时暗红色，直径6 mm以下。花期12月至翌年3月，果期翌年4—6月。

【生境与分布】生于山坡灌木丛中或疏林下。广西主要分布于梧州、藤县、金秀、桂平、马山、南宁、宁明、那坡等地；国内主要分布于福建、江西、广东等省份。

【采集加工】全年均可采收，除去杂质，洗净，切段，晒干。

【药材性状】本品呈长圆柱形，直径0.5～3.5 cm，稍扭曲。表面棕褐色至红褐色，粗糙，具横裂纹及纵裂纹，皮部与木部常断裂成节节状。质硬，不易折断，断面皮部棕褐色，木部宽广，黄棕色，有明显的放射状纹理。气微，味酸。

【性味功用】

中医：酸、涩、凉。归心、脾、肝经。清热解毒，散瘀止血。用于咽喉红肿，齿龈出血，出血，痢疾，疮疖溃疡，皮肤瘙痒，痔疮肿痛，跌打损伤。

瑶医：酸、涩，平。属风打相兼药。清热解毒，活血散瘀，祛风收敛，健脾安胎。用于嘴布瓢（口腔溃疡），更喉闷（咽喉肿痛），港虷（肠炎），泵卡西众（消化不良），碰累（痢疾），辣给昧对（月经不调），藏紧邦（崩漏），别带病（带下病），娄精（遗精），港脱（脱肛），谷瓦卜断（子宫脱垂），崩闭闷（风湿痛、类风湿性关节炎），播冲（跌打损伤），碰脑（骨折），身谢（湿疹、皮肤瘙痒）。

【用法用量】

中医：9～15 g。外用适量。

瑶医：15～30 g。外用适量。

【精选验方】

1. 谷瓦卜断（子宫脱垂）：酸吉风20 g、稔子根50 g（鲜品）。与鸡肉炖服，吃肉喝汤。

2. 谷瓦卜断（子宫脱垂）：酸吉风20 g、金樱根20 g、地桃花15 g、三叶青10 g、白背木15 g。水煎内服。

3. 更喉闷（咽喉肿痛）：酸吉风20 g、毛冬青20 g、毛秀才15 g、鱼腥草10 g、桔梗12 g、白纸扇15 g。水煎内服。

算盘子/金骨风

【瑶文名】 Jiemh mbungv buerng
【汉语拼音名】 Suanpanzi / Jingufeng
【拉丁名】 GLOCHIIDIONIS PUBERI HERBA

【别名】算盘珠、野南瓜、地金瓜、果盒仔、山金瓜、臭山橘、馒头果、狮子滚球。

【来源】本品为大戟科植物算盘子*Glochiidion puberum*（L.）Hutch.的干燥全株。

【植物形态】落叶灌木，高1～2 m。多分枝，枝条被黄褐色短柔毛。单叶互生，长圆形至长圆状披针形或倒卵状长圆形，长3～8 cm，宽1～3 cm，顶端急尖，基部楔形，边全缘，上面近无毛，下面密被短柔毛。花单性，雌雄同株或异株，无花瓣；花数朵簇生于叶腋，雄花位于小枝下部叶腋，有时雌雄同生一叶腋内。蒴果扁球形，常具8～10条纵棱，熟时带红色，密被柔毛。花期6—9月，果期7—10月。

【生境与分布】生于丘陵地的山坡、沟旁、路边灌木丛中。广西各地均有分布；国内主要分布于福建、广东、贵州、四川、湖南、湖北、江西、浙江、江苏、安徽、陕西等省份。

【采集加工】全年均可采收，除去杂质，洗净，切片，晒干。

【药材性状】本品根呈圆锥形，略弯曲，有分枝，表面浅灰色至棕褐色，栓皮易脱落。质硬，难折断；断面浅棕色或灰棕色。茎圆柱形，嫩枝表面暗棕色，密被微茸毛，老枝浅灰色或灰棕色，有纵皱纹，栓皮易脱落。质坚硬；断面黄白色。叶多卷曲，展平呈长圆形或长圆状披针形，全缘，叶背密被短茸毛。气微，味微苦涩。

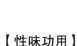

【性味功用】

中医： 微苦、微涩，凉。归肺、肝、胃、大肠经。清热利湿，消肿解毒。用于痢疾、黄疸、疟疾、腹泻、感冒发热口渴、咽喉炎、淋巴结炎、白带、闭经、脱肛、大便下血、睾丸炎、瘰疬、跌打肿痛、蜈蚣咬伤、疮疖肿痛、外痔。

瑶医： 微苦、涩，凉。属风打相兼药。清热解毒，消滞止痛，祛风除湿，活血散瘀。用于哈轮（感冒），泵卡西众（消化不良），港虷（肠炎），碰累（痢疾），望胆篮虷（黄疸型肝炎），布种（疟疾），更喉闷（咽喉肿痛、咽炎），港脱（脱肛），辣给昧对（闭经），改对岩闷（睾丸炎），努哈虷（淋巴结炎），疟椎闷（乳痈、乳腺增生），别带病（带下病），身谢（湿疹），囊暗（蛇虫咬伤）。

【用法用量】

中医： 9～15 g。

瑶医： 15～30 g。外用适量。

【精选验方】

1. 别带病（带下病）：金骨风30 g、白背木20 g、翻白草30 g、马莲鞍13 g、海螵蛸20 g、黄柏10 g。水煎内服。

2. 囊暗（蛇虫咬伤）：金骨风嫩叶。捣烂敷咬伤处。

3. 别带病（带下病）：金骨风20 g、白饭树20 g、过塘藕15 g、鱼腥草10 g、杜仲15 g、五爪风20 g。水煎内服。

横经席/独脚风

【瑶文名】Nduqc zaux buerng
【汉语拼音名】Hengjingxi / Dujiaofeng
【拉丁名】CALOPHYLLI HERBA

【别名】薄叶胡桐、梳篦木、薄叶红厚壳、梳篦王、铁将军。

【来源】本品为藤黄科植物薄叶胡桐*Calophyllum membranaceum* Gardn. et Champ. 的干燥全株。

【植物形态】常绿灌木至小乔木，高1～5 m。小枝4棱，有翅，无毛。单叶对生，薄革质，长圆形或披针形，顶端渐尖、急尖或尾状渐尖，基部楔形，边全缘，两面无毛，侧脉多而细，平行，近与中脉垂直，呈梳篦形。花白色微带红色；聚伞花序腋生，有花1～5朵。核果卵状长圆形，熟时黄色，顶端有尖头。花期夏季，果期秋季。

【生境与分布】生于深山密林中。广西主要分布于上思、防城港、陆川、玉林、桂平、金秀等地；国内主要分布于云南、广东、海南等省份。

【采集加工】全年均可采收，除去杂质，洗净，稍润，切片，干燥。

【药材性状】本品主根呈长圆锥形或圆柱形，表面棕色至淡棕红色，有细纵皱纹，栓皮脱落处呈棕红色。茎圆柱形，表面灰绿色至灰褐色。幼枝四棱形，有翅，黄绿色。单叶对生，长圆形或披针形，黄绿色至灰绿色，两面有光泽，无毛，顶端渐尖、急尖或尾状渐尖，基部楔形，边缘全缘，微反卷，中脉两面凸起，侧脉多而细密，排列整齐，与中脉近垂直。有时可见核果生于叶腋，长圆形，直径约8 mm。气微，味苦、涩。

【性味功用】

中医：苦，平。归肝、肾经。祛风湿，壮筋骨，补肾强腰，活血止痛。用于风湿骨痛，跌打损伤，肾虚腰痛，月经不调，痛经，黄疸，胁痛。

瑶医：微苦、涩，温。属风药。祛风除湿，活血止痛，壮腰补肾，强筋骨。用于崩闭闷（风湿痛、类风湿性关节炎），尼椎改闷（肾虚腰痛），望胆篮虷（黄疸型肝炎），荣古瓦崩（产后风），辣给闷（痛经），辣给昧对（月经不调、闭经），本藏（贫血），谷阿惊崩（小儿惊风），扁免崩（中风偏瘫），播冲（跌打损伤），碰脑（骨折），起崩（破伤风）。

【用法用量】15～30 g。外用适量。

【精选验方】

1. 崩闭闷（风湿痛、类风湿性关节炎）：独脚风15 g、麻骨钻13 g、小散骨风20 g、大肠风13 g、白九牛20 g、金线风13 g、铜钻15 g、大钻15 g、鸡矢藤15 g。水煎内服。

2. 尼椎改闷（肾虚腰痛）：独脚风20 g、红九牛10 g、地钻10 g、山莲藕20 g、补骨脂10 g、黄花参20 g。配猪尾巴煎服。

3. 荣古瓦崩（产后风）：独脚风15 g、藤当归15 g、九层风15 g、紫九牛15 g、过山风15 g、保暖风15 g。水煎内服。

薜荔藤/追骨风

【瑶文名】Cui mbungv buerng
【汉语拼音名】Biliteng / Zhuigufeng
【拉丁名】FICI PUMILAE HERBA

【别名】王不留行、爬山虎、凉粉果、巴山虎。

【来源】本品为桑科植物薜荔*Ficus pumila* Linn. 的干燥带叶茎枝。

【植物形态】攀缘或匍匐灌木。幼枝有不定根，以之攀缘墙壁或树上。单叶互生，二型，在不生花序托的枝上者较小而薄，心状卵形，基部不对称；在生花序托的枝上者较大而近革质，卵状椭圆形，顶端钝，基部微心形，边全缘，基出三脉，下面网脉凸起成蜂窝状。隐头花序托具短梗，单生于叶腋，梨形或倒卵形，顶部截平，略具脐状凸起，成熟时绿带淡黄色。基部有3枚苞片；雄花和瘿花同生一花序托中，雌花生于另一花序托中。花期5—6月。

【生境与分布】生于村边，攀于残墙破壁或树上、旷野石壁上。广西各地均有分布；国内主要分布于山东、安徽、江苏、浙江、福建、台湾、广东、江西、湖南、湖北、四川、贵州、云南等省份。

【采集加工】秋末冬初采收，除去杂质，洗净泥沙，捞出，沥干，切段或片，干燥，筛去灰屑。

【药材性状】本品茎呈不规则圆柱形，弯曲，多分枝，长短不一，直径0.1～1.4 cm。表面棕黄色至棕褐色，上部光滑，下部有多数须状根。质坚脆，易折断，断面平坦，黄绿色，髓偏于一侧。叶互生，叶柄长0.5 cm，叶片展开后呈椭圆形，全缘，表面黄绿色，背部中脉凸出，细脉交织成网状，革质。气微，味淡。

【性味功用】

中医：酸，平。归心、肝、肾经。祛风除湿，活血通络，解毒消肿。用于风湿痹痛，筋脉拘挛，跌打损伤，痈肿。

瑶医：苦、涩，平。属风打相兼药。祛风除湿，舒筋通络，活血消肿，通经行气。用于伯公闷（头痛），伯公梦（眩晕），崩闭闷（风湿痛、类风湿性关节炎），锥碰江闷（坐骨神经痛），播冲（跌打损伤），荣古瓦崩（产后风），泵烈竞（淋浊、尿路感染）、碰累（痢疾），卡西闷（胃痛），龟斛亮（淋巴炎），疟没通（乳汁不通）。

【用法用量】

中医：9～15 g。

瑶医：10～30 g。

【精选验方】

1. 疟没通（乳汁不通）：追骨风30 g、野山参30 g、五爪风20 g。与猪脚炖，吃肉喝汤。

2. 崩闭闷（风湿痛、类风湿性关节炎）：追骨风50 g、黑九牛15 g、入山虎10 g、过山风15 g、槟榔钻15 g、牛耳风15 g。水煎内服。

翻白叶树/半边风

【瑶文名】Bienh maengx buerng
【汉语拼音名】Fanbaiyeshu / Banbianfeng
【拉丁名】PTEROSPERMI HETEROPHYLLI HERBA

【别名】三叶莲。

【来源】本品为梧桐科植物翻白叶树 *Pterospermum heterophyllum* Hance的干燥全株。

【植物形态】直立或蔓生灌木，高约2 m。掌状复叶，小叶3枚，长圆状椭圆形，顶端渐尖，基部狭楔形，侧生小叶基部歪斜，边有锯齿，两面无毛，网脉隆起明显。花白色，5数，伞形花序数个再组成圆锥花序顶生。花期9—10月，果期10—11月。

【生境与分布】生于山谷、溪边、林下阴湿处。广西主要分布于宁明、隆安、那坡、巴马、天峨、金秀等地；国内主要分布于广东、贵州、福建、台湾等省份。

【采集加工】全年均可采收，除去杂质，洗净，稍润，切片，干燥。

【药材性状】本品根呈圆柱形，常弯曲；表面黄棕色或红黄褐色，粗糙，有细纵皱纹及线状横长皮孔。茎圆柱形；外表面棕褐色，有网状菱形纹理；切面皮部薄，淡棕色，木部黄白色，有致密的放射状纹理及细孔；髓部小，棕黄色。叶掌状3～5深裂或长圆形，多皱缩，背面灰白色至红棕色，密被黄褐色茸毛；纸质。气微，味淡。

【性味功用】

中医：辛、甘、淡，微温。归心、肝经。祛风除湿，舒筋活络。用于风湿骨痛，手足麻痹，产后风，跌打肿痛，外伤出血。

瑶医：甘、淡，微温。属打药。祛风除湿，消肿止痛，舒筋活络，利关节。用于崩闭闷（风湿痛、类风湿性关节炎），荣古瓦崩（产后风），扁免崩（中风偏瘫），播冲（跌打损伤），碰脑（骨折）。

【用法用量】

中医：9～15 g。外用适量。

瑶医：30～60 g。外用适量，煎水洗或鲜叶捣敷。

【精选验方】

1. 扁免崩（中风偏瘫）：半边风30 g、半荷风30 g、毛冬青30 g、丹参20 g、九层风20 g、忍冬藤20 g、大钻20 g、小钻15 g、四方钻15 g、藤当归20 g、地钻20 g、五爪风15 g、双钩钻20 g。水煎内服。

2. 扁免崩（中风偏瘫）：半边风20 g、九季风10 g、半荷风20 g、大散骨风15 g、紫九牛15 g、蓝九牛10 g、麻骨风15 g、血风10 g、双钩钻10 g。水煎内服。

3. 崩闭闷（风湿痛、类风湿性关节炎）：半边风50 g、九节风50 g、麻骨风50 g、鸭仔风50 g、小钻50 g、过山风50 g、入山虎50 g、槟榔钻50 g、艳山姜50 g。水煎外洗。

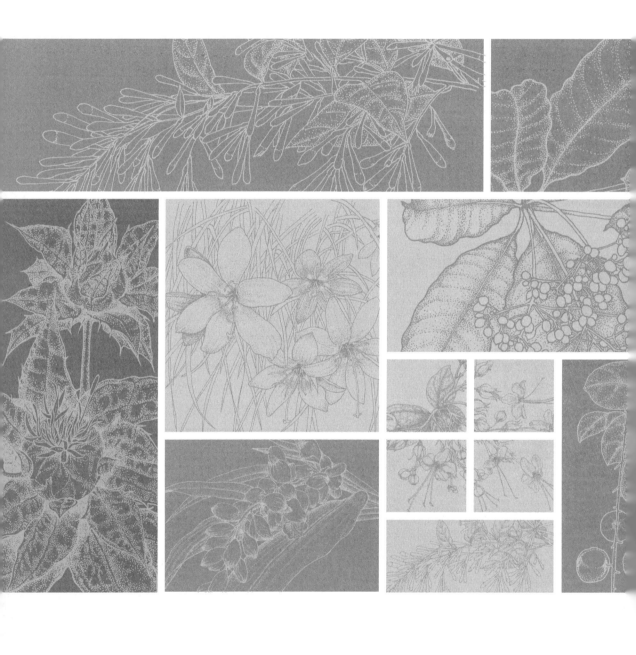

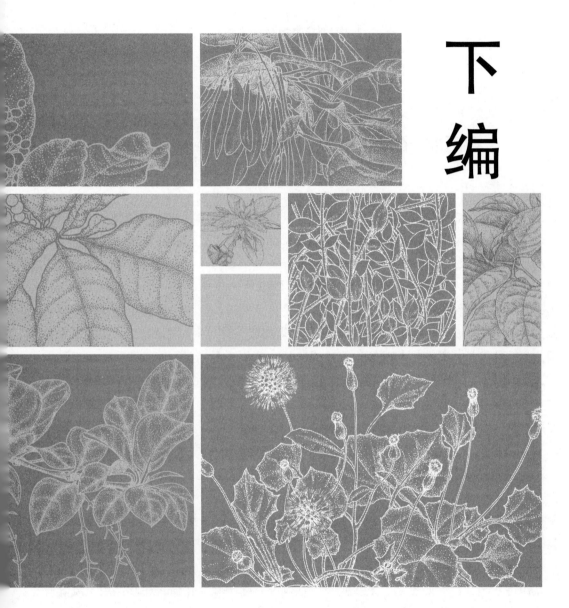

下编

风类药

石南藤/石南藤

【瑶文名】Diuh bingv hmei
【汉语拼音名】Shinanteng / Shinanteng
【拉丁名】PIPERIS HERBA

【别名】爬岩香、巴岩香。

【来源】本品为胡椒科植物石南藤 Piper wallichii（Miq.）Hand.-Mazz. 或毛蒟 Piper Puberulum（Benth.）Maxim. 的干燥带叶茎枝。

【植物形态】石南藤　攀缘藤本。叶片硬纸质，椭圆形，顶端长渐尖，有小尖头，基部短狭或钝圆，两侧近相等，上面无毛，下面被长短不一的疏粗毛；网状脉明显；叶柄无毛或被疏毛。花单性，雌雄异株，聚集成与叶对生的穗状花序。雄花序于花期几与叶片等长，总花梗与叶柄近等长或略长，苞片圆形，稀倒卵状圆形，边缘不整齐，花药肾形，子房离生，柱头披针形。浆果球形。花期5—6月。

【生境与分布】生于林中荫处或湿润地，攀缘于石壁上或树上。广西主要分布于北部和西南部地区；国内主要分布于湖北、湖南、贵州、云南、四川等省份。

【采集加工】夏秋季采收，除去泥沙、杂质，淋润，切段，干燥。

【药材性状】石南藤　本品茎呈扁圆柱形，表面灰褐色或灰棕色，有细纹，节膨大，具不定根，节间长7～9 cm；质轻而脆，横断面呈放射状排列，中心有灰褐色的髓。叶多皱缩，展平后卵圆形，上表面灰绿色至灰褐色，下表面灰白色，有5条明显凸起的叶脉。气清香，味辛辣。以枝条均匀、色灰褐、叶片完整者为佳。

【性味功用】

中医：辛，温。归厥阴、足少阴经。祛风湿，强腰膝，止痛，止咳。用于风湿痹痛，扭挫伤，腰膝无力，痛经，风寒感冒，咳嗽气喘。

瑶医：辛，温。属风药。祛风通络，补肾壮阳，强腰膝，止痛，止咳。用于崩闭闷（风湿痛、类风湿性关节炎），扭冲（扭挫伤），尼椎改闷（肾虚腰痛），尼椎虷（肾炎），盖昧严（阳痿），怒哈（咳嗽），辣给闷（痛经），四肢麻木。

【用法用量】6～9 g。

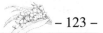

【精选验方】

1.尼椎虷（肾炎）：石南藤、黄骨风、杜仲、双钩钻、黄花参、半荷风、血风各9g。水煎内服，每日1剂。配合小黄芪叶煎水洗凉。

2.崩闭闷（风湿痛）：石南藤10g、十八症10g、入山虎10g、龙骨风10g、血风10g、五爪金龙10g、槟榔钻10g、杜仲10g、松节5g。水煎内服。

3.四肢麻木：石南藤100g、九龙钻100g、紫九牛150g、麻骨风200g、九层风100g、爬墙风100g、扭骨风200g、麻黄80g、山楂叶100g、七叶莲100g、樟浸香100g。水煎适量，泡洗全身。

4.盖昧严（阳痿）：石南藤12g、顶天柱10g、地钻20g、红九牛15g、山莲藕20g、鸡肠风（巴戟天）10g、仙茅12g、梨果榕20g、黄花参15g、狗鞭10g。水煎至450mL，分3次温服；或泡酒服。

当归藤/藤当归

【瑶文名】Dang guei hmei
【汉语拼音名】Dangguiteng / Tengdanggui
【拉丁名】EMBELIAE PARVIFLORAE HERBA

【别名】小当归、土当归、土丹桂、小花酸藤子。

【来源】本品为紫金牛科植物当归藤 *Embelia parviflora* Wall. ex A. DC. 的干燥地上部分。

【植物形态】常绿攀缘灌木，长3m以上。根较长，侧根少，外皮灰褐色，内面红褐色，横断面有菊花状纹。茎分枝，灰褐色，具白色皮孔；嫩枝密被锈色柔毛。花期12月至翌年5月，果期翌年5—7月。

【生境与分布】生于深山沟谷、河流疏林或灌丛中。广西主要分布于永福、昭平、平南、南宁、上林、龙州、天等、德保、那坡、天峨、南丹、东兰、罗城、融水、金秀、恭城等地；国内主要分布于西藏、贵州、云南、广东、海南、浙江、福建等省（自治区）。

【采集加工】全年均可采收，切段，晒干。

【药材性状】本品茎呈圆柱形，直径3～10mm，表面灰褐色，上有白色皮孔。质硬，折断面不平坦，黄白色。嫩枝密被锈色柔毛。叶片多皱缩，展开后呈卵形，全缘，上表面褐色，无毛，中脉下陷，下表面棕褐色，密被小凹点，中脉凸起，被短柔毛。伞形或聚伞花序，腋生。果球形，暗红色，无毛，宿存萼反卷。气香，味微苦涩。

【性味功用】

中医：苦、涩，平。归肝、肾经。补血调经，强腰膝。用于贫血，闭经，月经不调，白带，腰腿痛。

瑶医： 微苦、涩，温，属风药。补血调经，活血止血，祛风止痛，舒经活络，接骨。用于本藏（贫血），辣给昧对（月经不调、闭经），别带病（带下病），荣古瓦流心黑（产后虚弱）、伯公梦（头晕），卡西闷（腹痛），崩闭闷（风湿痛、类风湿性关节炎），布醒蕹（肾炎水肿），来藏（便血）。

【用法用量】 15～30 g。外用鲜品适量，捣烂敷患处。

【精选验方】

1. 辣给昧对（月经不调）：藤当归15 g、九层风15 g、地钻15 g、山莲藕15 g、月月红15 g、九龙盘15 g。水煎内服，每日1剂。

2. 辣给昧对（月经不调）：藤当归、马莲鞍、忍冬藤、五爪风、杜仲、大牛奶、五加皮各12 g。水煎内服，每日1剂。

3. 别带病（带下病）：藤当归9 g，白背木根12 g，五眼果树皮3 g，五爪金龙、黄花参各9 g。水煎内服，每日1剂。

4. 布醒蕹（肾炎水肿）：藤当归、黄柏、白饭树、牛屎青、白纸扇、忍冬藤、杜仲、黄花参各12 g。煎水内服，每日1剂。

5. 本藏（贫血）：藤当归10 g、地钻10 g、独脚风10 g、四方钻10 g、过山龙6 g、双钩钻10 g、百草霜3 g。配猪骨头或鸡肉水煎内服。

6. 崩闭闷（风湿痛、类风湿性关节炎）：藤当归、走血风、假死风、四方钻、杜仲藤、地钻、猪屎豆、九节风、救必应各适量。水煎内服。或上方加鸭仔风、槟榔钻、八百力、三钱三，浸酒外搽。

7. 来藏（便血）：藤当归10 g、生地15 g、牡丹皮10 g、地榆20 g、大蓟10 g、小蓟10 g、仙鹤草10 g、木棉花10 g、金樱根10 g、地桃花15 g、稔根子30 g、金银花10 g、白背木20 g。水煎至450 mL，分3次温服。

肉桂叶/肉桂叶

【瑶文名】 Zaengc gueix
【汉语拼音名】 Rouguiye / Rouguiye
【拉丁名】 CINNAMOMI FOLIUM

【别名】 桂木、木桂、桂树。

【来源】 本品为樟科植物肉桂 *Cinnamomum cassia* Presl 的干燥叶。

【植物形态】 常绿乔木。树皮灰褐色。叶互生或近对生，长椭圆形至近披针形，革质，边缘软骨质，内卷，绿色，有光泽，无毛，叶柄粗壮。圆锥花序腋生或近顶生。花白色，花被裂片，花丝被柔毛，扁平，花药卵圆状长圆形，子房卵球形。果椭圆形，成熟时黑紫色，无毛，果托浅杯状。花期6—8月，果期10—12月。

【生境与分布】生于常绿阔叶林中，多为栽培。广西各地均有栽培，大多数为人工纯林；国内主要在福建、台湾、海南、广东、云南等省份的热带及亚热带地区有栽培。

【采集加工】多于秋季采剥肉桂时采收，阴干。

【药材性状】本品呈矩圆形至近披针形，长8～20 cm，宽4.0～5.5 cm，先端尖，基部钝，全缘，上表面棕黄色或暗棕色，有光泽，中脉及侧脉明显凹下，下表面淡棕色或棕褐色，有疏柔毛，具离基三出脉且明显隆起，细脉横向平行。叶柄粗壮，长1～2 cm。革质，易折断。具特异香气，味微辛、辣，叶柄味较浓。

【性味功用】

中医：辛，温。归肺、胃经。温中散寒，解表发汗。用于外感风寒引起的头晕、头痛，腹痛泄泻，虚寒呕吐，冻疮。

瑶医：辛、甘，热。属风药。温中补阳，通经络，散寒止痛，化湿健脾。用于卡西闷（胃痛、腹痛），锥碰江闷（坐骨神经痛），崩闭闷（风湿痛、类风湿性关节炎），尼椎醒蕹（肾虚水肿），白灸闷（心绞痛），藏紧邦（崩漏），辣给昧对（闭经），流心黑怒哈（体虚咳嗽），哈紧（气管炎）。

【用法用量】

中医：4.5～15.0 g。外用适量。

瑶医：5～10 g。外用适量。

【精选验方】

1. 流心黑怒哈（体虚咳嗽）：肉桂叶3 g。捣碎，冲甜酒适量服。

2. 哈紧（气管炎）：肉桂叶、七仔莲、红毛毡、地钻、白头艾、罗汉果、山楂果、生姜各6～9 g。配猪肺炖服，每日1剂。

金樱根/金樱根

【瑶文名】Louh dongv nqimv
【汉语拼音名】Jinyinggen / Jinyinggen
【拉丁名】ROSA RADIX ET RHIZOMA

【别名】金樱蔃、脱骨丹。

【来源】本品为蔷薇科植物金樱子*Rosa laevigata* Michx.、小果蔷薇*Rosa cymosa* Tratt.、粉团蔷薇*Rosa multiflora* Thunb. var. *cathayensis* Rehd. et Wils. 的干燥根及根茎。

【植物形态】金樱子　常绿攀缘灌木，高达5 m。小枝粗壮，散生扁弯皮刺，无毛。花单生于叶腋，直径5～7 cm；花瓣白色，宽倒卵形，先端微凹；果梨形、倒卵

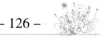

形，稀近球形，紫褐色，外面密被刺毛。花期4—6月，果期7—11月。

【生境与分布】生于向阳的山野、田边、溪旁灌木丛中。广西主要分布于凌云、那坡、南宁、桂平、阳朔、融安、融水、忻城、三江等地；国内主要分布于陕西、江苏、安徽、浙江、江西、福建、台湾、河南、湖北、湖南、广东、海南、四川、贵州、云南等省份。

【采集加工】全年均可采收，除去杂质，略浸，洗净，润透，切片，干燥，筛去灰屑。

【药材性状】金樱子　本品呈厚约1 cm的斜片或长3～4 cm的短段，直径1.0～3.5 cm。表面暗棕红色至红褐色，有细纵条纹，外皮（木栓层）略浮离，可片状剥落。切段面棕色，具明显的放射状纹理。质坚实，难折断。气无，味涩微甘。

【性味功用】

中医：甘、酸、涩，平。归脾、肝、肾经。清热解毒，利湿消肿，收敛止血，活血散瘀，固涩益肾。用于滑精，遗尿，痢疾，泄泻，崩漏带下，子宫脱垂，痔疮。

瑶医：酸、涩、甘，平。属风药。涩肠固精，益肾补血，壮筋。用于悲寐掴（神经衰弱），尼椎虷（肾炎），娄精（遗精），遗尿，尿频，别带病（带下病），本藏（贫血）、藏紧邦（崩漏），免黑泵卡西（脾虚泻泄），泵黑怒哈（肺虚咳嗽），篮榜垂翁撸（肝脾肿大），港虷（肠炎）。

【用法用量】15～60 g。

【精选验方】

1. 篮榜垂翁撸（肝脾肿大）：金樱根、槲蕨根茎各30 g。水煎内服，一天分2次服。

2. 港虷（肠炎）：金樱根20 g、菝葜10 g、地菍20 g、九节风20 g、黄药10 g、胡颓子10 g。水煎至450 mL，分3次温服。

3. 别带病（带下病）：金樱根、白背木、血风、马莲鞍、穿破石、过山香、六月雪、来角散、土当归、大补藤、燕子藤各10 g。水煎内服。

4. 别带病（带下病）：金樱根、毛算盘、桃金娘、栀子、白背木、白饭树各15 g。水煎内服。热症加饿蚂蝗，寒症加瘦猪肉。

5. 尼椎虷（肾炎）：金樱根10 g、七叶莲15 g、来角风10 g、过路黄全草10 g、咳嗽草根10 g、车前草10 g、九节风10 g。水煎内服，一天分3次服。

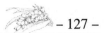

黄花倒水莲/
黄花参

【瑶文名】Jaih dorn biangh
【汉语拼音名】Huanghuadaoshuilian / Huanghuashen
【拉丁名】POLYGALAE FALLACIS RADIX

【别名】吊水莲、叶船草、鸭仔兜、观音串、结端莲。

【来源】本品为远志科植物黄花倒水莲*Polygala fallax* Hemsl. 的干燥根。

【植物形态】落叶灌木，高1～3 m。根粗壮，叶片膜质，单叶互生，上面深绿色，下面淡绿色。总状花序顶生或腋生，花瓣正黄色，龙骨瓣盔状，鸡冠状附属物具柄，花药卵形；子房圆形。蒴果阔倒心形至圆形，绿黄色。种子圆形，种阜盔状，花期6—8月，果期8—9月。

【生境与分布】生于山谷、溪旁或灌丛中。广西主要分布于龙胜、灌阳、兴安、平乐、恭城、桂平、靖西、金秀等地；国内主要分布于福建、广东、湖南、四川、云南等省份。

【采集加工】全年均可采挖，除去杂质，洗净，润透，切片，晒干。

【药材性状】本品呈圆柱形，稍弯曲，直径0.5～4.0 cm。表面灰黄色或灰棕色，具明显的纵皱纹，有细根痕及圆点状皮孔，质坚韧，不易折断，断面皮部棕黄色，木部具环纹及放射状纹理。气微、味甘。

【性味功用】

中医：甘、微苦，平。归肝、肾、脾经。补益，强壮，祛湿，散瘀。用于产后或病后体虚，急、慢性肝炎，腰腿酸痛，子宫脱垂，脱肛，神经衰弱，月经不调，尿路感染，风湿骨痛，跌打损伤。

瑶医：甘、微苦，平。属风药。滋补肝肾，养血调经，健脾利湿。用于荣古瓦流心黑（产后虚弱），本藏（贫血），本藏伯公梦（贫血头晕），篮虷（肝炎），哈路怒哈（肺痨咳嗽），布醒蕹（肾炎水肿），辣给昧对（月经不调），辣给闷（痛经），别带病（带下病），尼椎改闷（肾虚腰痛），篮榜垂翁撸（肝脾肿大），谷瓦卜断（子宫脱垂），港脱（脱肛），浆蛾（乳蛾），悲寐掴（神经衰弱），谷阿疟哈（小儿哮喘），谷阿强拱（小儿疳积）。

【用法用量】

中医：15～30 g。外用适量。

瑶医：30～60 g。外用适量。

【精选验方】

1.悲寐掴（神经衰弱）：黄花参全株100 g。水煎当茶饮。

2.辣给昧对（月经不调）：黄花参嫩叶100 g、鸡蛋2只。一天分2次煮汤服。

3. 辣给闷（痛经）：黄花参30 g、藤当归30 g、益母草9 g。水煎分2次服。经前、经后2天各服1剂。

4. 荣古瓦流心黑（产后虚弱）：黄花参100 g、鸡肉适量。加水适量炖汤，一天分3次服。

5. 谷瓦卜断（子宫脱垂）：黄花参、大叶仙茅根各适量。捣烂，配猪大肠炖服。

6. 篮虷（肝炎）、篮榜垂翁撸（肝脾肿大）：黄花参60 g、鸡肉适量。加水适量炖汤，一天分3次饮汤、食鸡肉。

7. 篮榜垂翁撸（肝脾肿大）：黄花参30 g、骨碎补根状茎30 g、饿蚂蝗全草30 g、穿破石根30 g。水煎内服。

8. 谷阿疟哈（小儿哮喘）：黄花参、猪肺各适量，丁茄根9～15个。炖服。

9. 本藏（贫血）：黄花参30 g、紫九牛30 g、野党参30 g、九层风30 g。水煎内服。

10. 谷阿强拱（小儿疳积）：黄花参、野娥眉豆根、花斑竹各等份。配猪肉或鸡蛋水煎服。

甜茶/甜茶

【瑶文名】 Gaamh zah
【汉语拼音名】 Tiancha / Tiancha
【拉丁名】 RUBI SUAVISSIMU FOLIUM

【别名】 甜叶悬钩子、野生茶。

【来源】 本品为蔷薇科植物甜叶悬钩子*Rubus chingii* Hu var. *suavissimus*（S.Lee）L. T. Lu的干燥叶。

【植物形态】 落叶灌木，高1～3 m。茎直立或倾斜，常被白粉，幼苗时紫红色，上端皮刺较密；枝条稀疏。聚合果卵球形，幼时灰青色，熟时橙红色，味甜可食。花期3月下旬至4月上旬，果期6月。

【生境与分布】 生于海拔500～1000 m的丘陵山地的常绿阔叶疏林、林缘、松杉疏林或灌木丛中。广西主要分布于金秀、桂平、藤县、岑溪、苍梧、贺州、荔浦、永福等地；国内主要分布于陕西、甘肃、安徽、浙江、江西、福建、湖北、湖南、四川、贵州、重庆等省份。

【采集加工】 4—11月采收，干燥。

【药材性状】 本品多皱缩，黄绿色或浅黄棕色，完整叶展平后轮廓近圆形，长5～11 cm，宽5～13 cm，基部近心形或狭心形，掌状5～7深裂，裂片披针形或椭圆形，中央裂片较长，先端渐尖，边缘具重锯齿，基出脉通常7条或5条，两面稍凸起。叶柄长2～5 cm，上面有浅槽，下面具小刺1～2枚。气微，味甜。

【性味功用】

中医：甘，平。归肝、肺、膀胱经。清热，润肺，祛痰，止咳。用于痰多咳嗽，或作甜味剂。

瑶医：甘、涩、平。属风药。清热解毒，利尿消肿，活血疏风，清肺，补益，收敛，止痛。用于哈轮怒哈（感冒咳嗽），泵虷怒哈（肺热咳嗽），哈路（肺痨），谷阿泵卡西众（小儿消化不良），布醒蕹（肾炎水肿），也改味通（大便、小便不通），样琅病（高血压病），冬夷（糖尿病），就港虷（急性胃肠炎），崩闭闷（风湿痛、类风湿性关节炎），更喉闷（咽喉肿痛），眸名肿毒（无名肿毒）。

【用法用量】

中医：适量，代茶饮用。

瑶医：适量，代茶饮用。外用适量。

【精选验方】

1. 泵虷怒哈（肺热咳嗽）：甜茶适量。冲开水泡当茶饮。

2. 哈路（肺痨）：甜茶3 g，塘梨寄生、杉树寄生、蛙腿草、竹叶麦冬、少年红、万年青、木槿皮、过塘藕、不出林、朝天罐、益母草各10 g，甘草3 g。水煎内服，每日1剂。

朝天罐/朝天罐

【瑶文名】Domh ndieh sang
【汉语拼音名】Chaotianguan / Chaotianguan
【拉丁名】OSBECKIAE CRINITAE RADIX

【别名】水萝卜、水爆牙郎、大仰天罐、地老鼠、解堆敏。

【来源】本品为野牡丹科植物假朝天罐Osbeckia crinita Benth. ex C. B. Clarke的干燥根。

【植物形态】灌木，高0.8～2.0 m。根茎粗短，不规则块状；根横走，粗壮，外皮淡黄色至棕黄色。聚伞花序，生于小枝顶端，近头状或圆锥状，苞片广卵形，具刺毛状缘毛，花梗极短，被糙伏毛;花瓣紫红色或粉红色，卵形，全缘；花萼密被刺状星毛；雄蕊常偏向一侧，花丝较花药短，花药顶端具喙，喙长约为花药长的1/3；宿存萼坛状。花期8—9月，果期9—10月。

【生境与分布】生于向阳的丘陵、山坡草丛或灌木丛中。广西主要分布于隆林、乐业、全州、平乐、金秀、恭城等地；国内主要分布于湖北、湖南、广东、海南、四川、贵州、云南、陕西等省份。

【采集加工】夏秋季采挖，除去杂质，洗净，晒干，或趁鲜切片晒干。

【药材性状】本品根头膨大，呈不规则的团块状，直径1.3～3.5 cm，上方有茎基痕一至数个。根呈长圆锥形或圆柱形，直径0.4～3.0 cm，常弯曲，有分支。表面浅棕黄色或暗褐色，栓皮翘起部分呈薄片状，脱落处露出细密的纵皱纹。质坚硬，不易折断。横切面皮部褐色，木部黄白色，有时可见同心环纹和放射纹。气微，味涩。

【性味功用】

中医：酸、涩，微寒。归脾、肾、肺、肝经。清肠，收敛止泻。用于痢疾，肠炎。

瑶医：酸、涩，微温。属风药。健脾利湿，活血解毒，收敛止血，调经。用于哈路怒哈（肺痨咳嗽），哈路（肺痨），怒藏（咯血），改窟藏（痔疮出血），藏紧邦（崩漏），辣给昧对（月经不调），别带病（带下病）、碰累（痢疾），港虷（肠炎），哈紧（气管炎），泵虷（肺炎）。

【用法用量】

中医：30～60 g。

瑶医：15～30 g。

【精选验方】

1. 哈路（肺痨）：朝天罐60 g。水煎当茶饮。

2. 哈路（肺痨）：朝天罐、鱼腥草、少年红、桔梗、不出林、有油菜、田基黄各10 g。煎水冲冰糖服，每日1剂。

3. 别带病（带下病）：朝天罐15 g、过塘藕15 g、臭牡丹6 g。煎水服，每日1剂。

4. 藏紧邦（崩漏）：鲜朝天罐100～150 g。配猪骨150 g煲汤每日1剂，分2次服。

5. 港虷（肠炎）：朝天罐15 g、花斑竹15 g、半枝莲10 g、凤尾草10 g、三颗针10 g、十大功劳10 g、野芝麻10 g、金银花10 g、紫花地丁10 g、白狗肠15 g、地葱10 g、白芍15 g、五层风20 g。水煎至450 mL，分3次温服。

6. 泵虷（肺炎）：朝天罐15 g、蛙腿草15 g、法半夏15 g、陈皮10 g、茯苓15 g、不出林20 g、鱼腥草15 g、十大功劳10 g、黄花参20 g、黄芩10 g、桑白皮15 g、桔梗10 g、少年红15 g。水煎至450 mL，分3次温服。

苎麻根/苎麻根

【瑶文名】Zieh nduz gaan
【汉语拼音名】Zhumagen / Zhumagen
【拉丁名】BOEHMERIAE RADIX

【别名】家麻、青麻。

【来源】本品为荨麻科植物苎麻Boehmeria nivea（L.）Gaud. 的干燥根及根茎。

【植物形态】直立半灌木，高1～2 m。枝被柔毛。单叶互生，宽卵形，长7～15 cm，宽6～12 cm，顶端渐尖或尾尖，基部圆形或微心形，边有粗齿，上面粗糙，下面有白色绵毛。花单性，雌雄同株，为圆锥花序腋生，雌花在上部，雄花在下部，雄花花被和雄蕊4枚，雌花簇球形，直径2 mm，花被管状。瘦果小，椭圆形。花期6—8月，果期9—11月。

【生境与分布】生于山坡、山沟、路旁等。广西各地均有分布；国内主要分布于中部、南部、西南地区，以及山东、江苏、安徽、浙江、陕西等省份。

【采集加工】冬季至翌年春季采挖，除去泥沙鲜用或干燥。

【药材性状】本品呈不规则圆柱形，稍弯曲，长8～25 cm，直径0.8～2.0 cm。表面灰棕色，有纵皱纹及横长皮孔，并有多数疣状凸起、残留细根及根痕。质硬而脆。断面纤维性，皮部灰褐色，木部淡棕色，有的中间有数个同心环纹。根茎髓部棕色或中空。气微，味淡，嚼之略有黏性。

【性味功用】

中医：甘，寒。归肝、肾经。止血，安胎。用于胎动不安，先兆流产，尿血，痈肿初起。

瑶医：甘，微寒。属风药。止吐，止痢，止泻，止血。用于介瓦想端（胎漏），撸藏（吐血），月藏（尿血），月窖桨辣贝（尿路结石、膀胱结石、肾结石），谷瓦卜断（子宫脱垂），别带病（带下病），妊娠呕吐，胎动不安，习惯性流产，疟椎闷（乳痛），港脱（脱肛），碰脑（骨折）。

【用法用量】9～30 g。外用适量，鲜品捣烂敷患处。

【精选验方】

1. 月窖桨辣贝（尿路结石、膀胱结石、肾结石）：苎麻根嫩尾60 g。捣烂，开水泡服。

2. 妊娠呕吐：苎麻根60 g、葱头10 g。水煎内服。

3. 胎动不安：苎麻根9 g、桑寄生15 g。水煎内服。

4. 习惯性流产：苎麻根60 g、鸡蛋2只。加水适量煮汤服。

5. 习惯性流产：苎麻根30 g、莲肉糯30 g。水煎内服。

6. 谷瓦卜断（子宫脱垂）：苎麻根、薄荷根各3～5根。水煎内服。

7. 疰椎闷（乳痈）：苎麻根、假烟叶各适量。鲜品共捣烂敷患处。

8. 港脱（脱肛）：苎麻根适量。捣烂，煎水熏洗患处。

岩黄连/土黄连

【瑶文名】Mbaengx uiangh liemh
【汉语拼音名】Yanhuanglian / Tuhuanglian
【拉丁名】CORYDALIS SAXICLAE HERBA

【别名】岩连、菊花黄连、鸡爪连。

【来源】本品为罂粟科植物石生黄堇Corydalis saxicola Bunting的干燥全草。

【植物形态】草本植物，高可达40 cm。茎分枝或不分枝；枝条与叶对生，花葶状。基生叶片约与叶柄等长，二回至一回羽状全裂。总状花序，多花，先密集，后疏离；苞片椭圆形至披针形，花金黄色，萼片近三角形，雄蕊束披针形。蒴果线形，下弯。

【生境与分布】生于海拔1200～1800 m的高山区，需要温度低、空气湿度大、弱光的环境。广西主要分布于百色、河池等地；国内主要分布于甘肃、湖北、四川、贵州、云南等省份。

【采集加工】秋后采收，除去泥沙，切段，干燥。

【药材性状】本品根呈类圆柱状或圆锥状，稍扭曲，下部有分支，直径0.5～2.0 cm，表面淡黄色至棕黄色，具纵皱裂纹或纵沟。栓皮发达，易剥落，断面不整齐，似朽木状，皮部与木部界限不明显，质松。叶具长柄，卷曲柔软，长10～15 cm。叶片多皱缩破碎，淡黄绿色，完整者二回羽状分裂，一回裂片常5枚，奇数对生，末回裂片菱形或卵形。气微，味苦涩。

【性味功用】

中医：苦，凉。归肝经。清利湿热，散瘀消肿。用于疮疖肿毒，肝炎，肝硬化，肝癌。

瑶医：苦，凉。属风药。清热利湿，利胆，消肿止痛。用于望胆篮虷（黄疸型肝炎），篮虷（肝炎），蓝章阿毒（肝癌），胸膜炎，胆纲虷（胆囊炎），卡西闷（胃痛、腹痛），布方（疔疮），汪逗卜冲（烧烫伤）。

【用法用量】

中医：3～15 g。外用适量。

瑶医：3～15 g。外用适量；根适量，用醋磨鲜品取汁涂患处。

【精选验方】

1. 卡西闷（胃痛、腹痛）：土黄连适量。开水泡服。

2. 望胆篮轩（黄疸型肝炎）：土黄连15 g、苎麻根15 g、金线风15 g。水煎内服。

3. 汪逗卜冲（烧烫伤）：土黄连、黄柏皮适量。煎水待冷后洗患处。

4. 篮轩（肝炎）、胸膜炎、胆纲轩（胆囊炎）：土黄连根适量。水煎服，亦可将药阴干后与猪肝蒸服。

牛耳枫/牛耳铃

【瑶文名】Nqiungh daan ndiangx

【汉语拼音名】Niu' erfeng / Niu' erling

【拉丁名】DAPHNIPHYLLI HERBA

【别名】牛耳枫子、土鸦胆子、南岭虎皮楠、假鸦胆子、白猪肚木。

【来源】本品为交让木科植物牛耳枫*Daphniphyllum calycinum* Benth. 的干燥全株。

【植物形态】常绿灌木，高达5 m。单叶互生，宽椭圆形至倒卵形，长10～15 cm，宽3.5～9.0 cm，顶端钝或近圆形，基部宽楔形，边全缘。花单性，雌雄异株，无花瓣；总状花序腋生。核果卵圆形，长约1 cm，熟时紫蓝色，果皮被白粉，具宿存花萼。花期4—5月，果期7—9月。

【生境与分布】生长于平原、丘陵的疏林下和灌木丛中。广西主要分布于北部和西南部地区；国内主要分布于江西、广东等省份。

【采集加工】全年均可采收，除去杂质，晒干。

【药材性状】本品根呈类圆柱形，弯曲有分支，直径5～50 mm。表面棕褐色，具细点状皮孔，在弯曲处常见横皱纹。质坚硬，不易折断，断面灰黄色或浅紫色，木质细密。常见受虫蛀形成的空洞。气微腥，味苦涩。茎表面灰黄色或黑褐色，有细小的点状凸起，可见叶痕，无横皱纹，髓部疏松易成空隙。其余与根类同。叶革质，略皱缩，宽椭圆形或倒卵形，长10～15 cm，宽3～9 cm，先端钝或近圆形，有时急突，基部宽楔形或近圆形，边全缘，叶柄长3～15 cm，中脉于下表面显著凸起，侧脉明显。上表面灰绿色、黄棕色或红棕色；下表面淡灰色或灰褐色。气微，味苦涩。

【性味功用】

中医：辛、苦，凉；有毒。归肺、肝经。清热解毒，活血舒筋。用于感冒发热，泄泻，扁桃体炎，风湿关节痛，跌打肿痛，骨折，蛇虫咬伤，疮疡肿毒，乳腺炎，皮炎，无名肿毒。

瑶医：苦、涩，平。属风药。祛风通络，安神镇痉，消肿止痛。用于哈轮（感冒），更喉闷（咽喉肿痛），疟椎闷（乳痈），碰累（痢疾），崩闭闷（类风湿性关节炎），碰脑（骨折），荣古瓦崩（产后风），谷阿照拍（小儿麻痹后遗症），播冲（跌打损伤），囊暗（蛇虫咬伤），布锥累（痈疮）。

【用法用量】

中医：10～15 g。外用适量。

瑶医：10～15 g。外用适量；鲜叶适量，加食盐捣烂敷患处。

【精选验方】

1. 荣古瓦崩（产后风）：牛耳铃、枫树叶、五指风各适量。水煎洗澡。

2. 谷阿照拍（小儿麻痹后遗症）：牛耳铃12 g、藤当归5 g、半荷风5 g、地钻15～30 g、九层风30 g。配猪骨头水煎服，每日1剂，1个月为一疗程。

3. 布锥累（痈疮）：牛耳铃叶、花椒叶、大毒芋、三叉虎、黄葵根、假苦荬、樟脑、生酒糟各适量。共捣烂敷患处。

九层风/浆果苋

【瑶文名】Ziungh biouh leuz
【汉语拼音名】Jiucengfeng / Jiangguoxian
【拉丁名】CLADOSTACHYDIS CAULIS

【别名】地芩苋、地灵苋、野苋菜藤。

【来源】本品为苋科植物浆果苋*Cladostachys frutescens* D. Don 的干燥茎枝。

【植物形态】攀缘灌木。茎长2～6 m，多下垂分枝，幼时有贴生柔毛，后变无毛。叶片卵形或卵状披针形，少数心状卵形，顶端渐尖或尾尖，基部宽楔形、圆形或近截形，常不对称，两面疏生长柔毛，后变无毛；浆果近球形，直径1～7 mm，红色，有3条纵沟，下面具宿存花被。种子1～6粒，扁压状肾形，黑色，光亮。花果期10月至翌年3月。

【生境与分布】生于海拔100～2200 m的山坡林下或灌丛中。广西主要分布于金秀、南宁、凌云等地；国内主要分布于广东、云南等省份。

【采集加工】全年均可采收，切片，干燥。

【药材性状】本品呈椭圆形的斜片，长径10～25 mm，厚5～10 mm。外皮淡黄色或微黑色，有不规则的纵纹。横切面淡黄白色。髓部呈灰色至灰黑色。气微，味淡、微涩。

【性味功用】

中医：淡，平。归肝、脾经。祛风利湿，通经活络。用于风湿性关节炎，肠炎腹泻，痢疾。

瑶医：微苦、甘、涩，平。属风药。活血补血，通络，祛风除湿。用于崩闭闷（类风湿性关节炎），碰累（痢疾），播冲（跌打损伤），碰脑（骨折）。

【用法用量】9～15 g。

【精选验方】

1. 播冲（跌打损伤）：浆果苋、大钻、小钻、兰钻、十八症、石菖蒲、笔管草、小散骨风、九节风各适量。鲜品捣烂调酒外敷。

2. 碰脑（骨折）：浆果苋、大钻、小钻、兰钻、十八症、石菖蒲、笔管草、小散骨风、九节风各10～20 g。鲜品共捣烂，加酒调匀，取汁内服，复位后用药渣敷患处。

小槐花/饿蚂蝗

【瑶文名】Ngoc mah hungh
【汉语拼音名】Xiaohuaihua / Emahuang
【拉丁名】DESMODII CAUDATI HERBA

【别名】小饿蚂蝗、胃痛草。

【来源】本品为豆科植物小槐花*Desmodium caudatum*（Thunb.）DC. 的干燥全株。

【植物形态】小灌木，高约1 m。小枝有棱。三出复叶，顶生小叶较大，阔披针形或近菱形，长4～9 cm，宽1.5～4.0 cm，两面被毛；侧生小叶较小，近无柄，托叶披针形。花绿白色；总状花序腋生或顶生。荚果扁平，长5～8 cm，有钩毛，易粘他物，于荚节间横断。花期7—9月，果期8—10月。

【生境与分布】生于山坡、草地、河旁、村边。广西主要分布于南丹、天峨、平果、马山、南宁、宁明、北流、容县、平南、藤县、岑溪、苍梧、贺州、富川、钟山、蒙山、金秀等地；国内主要分布于安徽、浙江、江西、福建、台湾、湖北、湖南、广东、四川、贵州、云南等省份。

【采集加工】全年均可采收，除去杂质，鲜用或干燥。

【药材性状】本品根呈圆柱形，有支根，表面灰褐色或棕褐色，具细纵皱纹，可见疣状凸起及长圆形皮孔。质坚韧，不易折断，断面黄白色，纤维性。茎圆柱形，常有分枝，表面灰褐色，具类圆形的皮孔凸起。质硬而脆，折断面黄白色，纤维性。三出复叶互生，叶柄长1.6～2.8 cm，小叶片多皱缩脱落，展平后呈阔披针形，顶端渐尖，基部楔形，全缘，上表面深褐色，下表面色稍淡，小叶柄长约1 mm。气微，味淡。

【性味功用】

中医：甘、苦，凉。归肺、胃经。清热解毒，祛风透疹，消积止痛。用于感冒发热，疹出不透，小儿疳积，脘腹疼痛，泄泻。

瑶医：苦，凉。属风药。清热解毒，健脾开胃，消积，祛风，透疹，消肿，利湿。用于卡西闷（胃痛），港脱（脱肛），碰改瓢（泄泻），辣给昧对（月经不调、闭经），谷阿强拱（小儿疳积），哈轮（感冒），疟椎闷（乳痈），胆纲虷（胆囊炎），藏紧邦（崩漏），荣古瓦别带病（产后恶露不尽），死胎不下，篮榜垂翁撸（肝脾肿大）。

【用法用量】

中医：9～15 g。

瑶医：9～15 g。外用鲜品适量。

【精选验方】

1. 胆纲虷（胆囊炎）：鲜饿蚂蝗60 g。水煎内服。

2. 谷阿强拱（小儿疳积）：饿蚂蝗10 g。水煎内服或配猪肝蒸服。

3. 藏紧邦（崩漏）：饿蚂蝗根30 g、路边菊根30 g。炒干，酒煎服。

4. 卡西闷（胃痛）、港脱（脱肛）：饿蚂蝗根30 g。水煎，一天分2次服。

5. 卡西闷（胃痛）：饿蚂蝗适量。晒干研细末，每次用10 g，与猪小肠100 g蒸服，每1～3天服1次。

6. 荣古瓦别带病（产后恶露不尽）：饿蚂蝗3 g、仙鹤草10 g、益母草3 g、火烟尘3 g（冲服）。水煎内服。

7. 死胎不下：鲜饿蚂蝗50～100 g。水煎服，若2小时后仍不下者，再服。

8. 篮榜垂翁撸（肝脾肿大）：饿蚂蝗30 g、骨碎补根状茎30 g、穿破石根30 g、黄花参30 g。水煎内服。

扶芳藤/扶芳藤

【瑶文名】Bah loc mei

【汉语拼音名】Fufangteng / Fufangteng

【拉丁名】EUONYMI HERBA

【别名】爬墙虎、千斤藤、九牛造、靠墙风、滂藤、岩青藤、换骨筋、爬墙草。

【来源】本品为卫矛科植物爬行卫矛*Euonymus fortunei*（Turcz.）Hand. Mazz.、冬青卫矛*Euonymus japonicus* L. 或无柄卫矛*Euonymus subsessilis* Sprague 的干燥地上部分。

【植物形态】爬行卫矛　常绿藤本灌木，高可达数米。小枝方棱不明显。叶椭圆形，长方椭圆形或长倒卵形，革质、边缘齿浅不明显。聚伞花序；小聚伞花密集，有花，分枝中央有单花，花白绿色，花盘方形，花丝细长，花药圆心形，子房三角锥状。蒴果粉红色，果皮光滑，近球状。种子长方椭圆状，棕褐色。花期6月，果期10月。

【生境与分布】生于山坡丛林中。广西主要分布于南部、西南部地区；国内主要分布于华北、华东、中南、西南、华南地区。

【采集加工】全年均可采收，干燥。

【药材性状】爬行卫矛　本品茎呈圆柱形，有不定根，具纵皱纹，略弯曲，直径3～10 mm，灰褐色至棕褐色，有凸起皮孔；质坚硬，不易折断，断面不整齐。单叶对生，叶片薄革质，灰绿色或黄绿色，完整叶片椭圆形或宽椭圆形，长2～10 cm，宽1～6 cm，边缘有细锯齿，叶脉两面隆起，侧脉每边5～6条。聚伞花序；花4数。蒴果近球形。气微，味淡。

【性味功用】

中医：微苦，微温。归肝、脾、肾经。益气血，补肝肾，舒筋活络。用于气血虚弱证，腰肌劳损，风湿痹痛，跌打骨折，创伤出血。

瑶医：涩、微苦，微温。属风药。补气养血，舒筋活络，祛风除湿，散瘀止血。用于绵嘿（体虚），改布闷（腰腿痛），崩闭闷（风湿痛、类风湿性关节炎），播冲（跌打损伤），冲翠藏（外伤出血），藏紧邦（崩漏），撸藏（吐血），布病闷（胃溃疡），谷阿虷昧退（小儿高热不退）。

【用法用量】6～12 g，煎汤或浸酒。外用适量，鲜品捣敷患处。

【精选验方】

1. 藏紧邦（崩漏）：扶芳藤15 g。配鸡蛋煎服。

2. 撸藏（吐血）：扶芳藤15～30 g。水煎服，如病情急可用鲜品捣烂，开水泡服。

3. 布病闷（胃溃疡）：扶芳藤30 g、乌敛莓根6 g。配瘦猪肉炖服，晚上吃肉，早上服药水，每日1剂。连服7～10剂。

4. 冲翠藏（外伤出血）：扶芳藤叶、白背木叶、走马藤叶各适量。焙干研末敷患处。

5. 谷阿虷昧退（小儿高热不退）：扶芳藤、白马骨、钻地风各10 g。水煎服，并用碎鱼草煎水洗。

6. 绵嘿（体虚）：扶芳藤适量。加水适量煎熬成稠膏状，每次1匙同糯米甜酒半碗，煮热调匀服。

牛奶木/牛奶樟

【瑶文名】Domh ngiungh nyox ndiangx
【汉语拼音名】Niunaimu / Niunaizhang
【拉丁名】FICI HISPIDAE RADIX ET CAULIS

【别名】温红弱。

【来源】本品为桑科植物对叶榕*Ficus hispida* Linn. 的干燥根及茎。

【植物形态】常绿灌木，高1～2 m。小枝和叶柄密被短柔毛。单叶互生，倒卵状长圆形或倒披针形，长4～8 cm，宽12 cm。顶端短渐尖，基部楔形，边全缘，基出三脉。隐头花序托单生于叶腋或已脱落的叶腋，有梗，倒卵球形或梨形，长7～18 mm，直径5～10 mm，顶端脐状凸起明显，基部收缩成柄，有苞片；雄花和瘿花生于同一花序托中，雌花生于另一花序托中。花期春夏季。

【生境与分布】生于平原、丘陵、山谷和溪边。广西主要分布于桂平、合浦、隆安、平果、罗城、三江、金秀、昭平、平乐等地；国内主要分布于广东、云南、四川、湖南等省份。

【采集加工】全年均可采收，除去泥沙，切段，干燥。

【药材性状】本品呈类圆柱形，稍弯曲，有小分支，直径1～10 cm。表面灰褐色，具纵皱纹及横向皮孔。质硬。切断面皮部厚1～2 mm，浅棕褐色，显纤维性，木部断面浅黄棕色，具细的环纹。气微，味淡、微涩。

【性味功用】

中医：甘、微苦，凉。归肺、脾经。疏风清热，消积化痰，健脾除湿，行气散瘀。用于感冒发热，结膜炎，支气管炎，消化不良，痢疾，脾虚带下，乳汁不通，跌打肿痛，风湿痹痛。

瑶医：微涩，凉。属风药。补气，化痰止咳。用于卡西闷（腹痛），碰累（痢疾），播冲（跌打损伤），崩闭闷（类风湿性关节炎），别带病（带下病），疟椎闷（乳痈）、篮虷（肝炎）。

【用法用量】15～30 g。外用适量。

【精选验方】

1. 疟椎闷（乳痈）：新鲜牛奶樟适量。用火烤热敷患处，如已溃者则另取适量煎水洗患处。

2. 篮虷（肝炎）：牛奶樟15 g、田基黄20 g、车前草15 g、狗脚迹15 g、黄饭花根12 g、穿心莲15 g。水煎内服，每日1剂分3次服。

3. 别带病（带下病）：牛奶樟10 g、白背木10 g、白果10 g、公盖藤10 g、小马胎10 g、野芝麻10 g、山苍树10 g、黄花参10 g、草鞋根10 g、六月雪10 g。水煎内服。

牛尾菜/牛尾蕨

【瑶文名】Mah ndueih jotv
【汉语拼音名】Niuweicai / Niuweijue
【拉丁名】SMILACIS RIPARIAE RADIX ET RHIZOMA

【别名】白须公、软叶菝葜。

【来源】本品为百合科植物牛尾菜*Smilax riparia* A. DC. 的干燥根及根茎。

【植物形态】草质藤本。有根状茎，节上生发达的根，淡黄白色。茎有纵沟，光滑无刺，中空而有少量髓，干后凹瘪。叶互生，卵形，椭圆形至长圆形披针状，长3～15 cm，宽2.5～11.0 cm，顶端渐尖，基部截形至心形，边全缘，下面绿色，无毛；

叶柄长7～20 mm，常中部以下有卷须。花淡绿色；单性，雌雄异株，伞形花序生于叶腋，花序托有多数小苞片。浆果球形，熟时黑色。花期6—7月，果期10月。

【生境与分布】生于海拔200～1400 m的林下、水旁或山坡草丛中。广西各地均有分布；国内主要分布于广东、陕西、浙江、江苏、江西、贵州等省份。

【采集加工】夏秋季采挖，除去藤茎及泥沙，干燥。

【药材性状】本品根茎呈密结节状，弯曲，有分枝，长4～15 cm，直径4～8 mm。表面灰棕色，粗糙。每节有一凹陷的茎痕，有时可见残留的藤茎。根细长弯曲，密生于节上，长15～40 cm，直径1～3 mm，表面灰黄色或灰棕色，有纵皱纹及细小稀疏侧根。质坚韧，不易折断，断面皮部黄白色，木部黄色。气微，味微甘、微辛。

【性味功用】

中医：甘、苦，平。归肝、肺经。舒筋通络，补气活血，祛痰止咳。用于筋骨疼痛，气虚浮肿，跌打损伤，咳嗽吐血。

瑶医：平，淡。属风药。强筋壮骨，补虚，祛痰，止咳。用于醒蕹（水肿），崩闭闷（风湿痛、类风湿性关节炎），哈紧（支气管炎），怒藏（咯血），别带病（带下病），谷瓦哈扔軒（宫颈炎）。

【用法用量】15～30 g。外用适量。

【精选验方】

1. 别带病（带下病）：牛尾蕨30 g、木槿皮15 g、桃仁15 g。水煎内服。

2. 谷瓦哈扔軒（宫颈炎）：牛尾蕨60 g、木槿根30 g、桃仁15 g。水煎，一天分3次服。

3. 哈紧（支气管炎）：牛尾蕨20 g、七仔莲30 g、牡荆20 g、野党参30 g。加鸡肉或猪脚炖熟，去药渣，分1～3次服完汤和肉。

4. 崩闭闷（风湿痛、类风湿性关节炎）：牛尾蕨根、小钻、毛叶翼核果藤茎、大钻干燥根、地钻根各15～30 g。配猪骨头炖服。

牛大力/山莲藕

【瑶文名】Ngiungh kav ndoih
【汉语拼音名】Niudali / Shanlian'ou
【拉丁名】MILLETTIAE SPECIOSAE RADIX

【别名】大莲藕、山狗豆、九龙串珠。

【来源】本品为豆科植物美丽崖豆藤 *Millettia speciosa* Champ. 的干燥块根。

【植物形态】攀缘灌木。小枝、叶轴和花序均密被灰褐色长柔毛。根粗壮，横走，粉质。单数羽状复叶，小叶7～17枚，长椭圆形或长椭圆状披针形，长3～8 cm，宽约13 cm，顶端钝或急尖，基部圆形，上面光亮，边全缘；花叶锥形。花白色；总状花序腋生，花大，密集而单生。荚果线状长椭圆形，扁平，长10～15 cm，宽约1.5 cm，被黄褐色柔毛。种子4～6粒。花期6—9月，果期9—10月。

【生境与分布】生于山坡草丛中。广西主要分布于梧州、玉林、钦州、南宁、柳州、百色、河池各地；国内主要分布于广东等省份。

【采集加工】全年均可采挖，晒干。

【药材性状】本品为长结节块状，有的略弯曲，圆柱形或椭圆柱形，直径可达5 cm。表面灰黄色至土黄色，有不规则的纵向粗皱纹和横向细线纹，偶有须根痕，外皮粗厚。体重，质硬，不易折断，断面不平，黄白色至类白色，有裂隙。气微，味甘。

【性味功用】

中医：甘，平。归肝、肺经。舒筋活络，补虚润肺。用于腰腿痛，风湿痛，慢性肝炎，肺痨。

瑶医：甘，平。属风药。强筋壮骨，补虚。用于哈紧（支气管炎），尼椎改闷（肾虚腰痛），娄精（遗精），篮虷（肝炎），别带病（带下病），哈路（肺痨），泵翁（肺痈），本藏（贫血），尼椎虷（肾炎），崩闭闷（风湿痛、类风湿性关节炎），卡西闷（胃痛）。

【用法用量】

中医：10～15 g。

瑶医：20～50 g。

【精选验方】

1. 泵翁（肺痈）：山莲藕6 g、青天葵60 g。水煎内服。

2. 本藏（贫血）：山莲藕10 g、小鸟不站10 g、黄花参10 g、花斑竹10 g、杜仲10 g。水煎取汁蒸鸡蛋服。

3. 尼椎虷（肾炎）：山莲藕、金樱根、白纸扇、茯苓、车前草、土牛膝、金锁匙、七苁蓉各10 g。水煎内服，每日1剂分3次服。

4. 尼椎改闷（肾虚腰痛）：山莲藕10 g、地钻10 g、马尾蕨10 g、马莲鞍10 g、杜仲10 g、草鞋根10 g。水煎内服。

5. 崩闭闷（风湿痛、类风湿性关节炎）：山莲藕、入山虎根、老桑根各适量。配猪骨或鸡肉炖服，孕妇禁用。

6. 卡西闷（胃痛）：山莲藕、仙鹤草、小白纸、七仔莲、鱼腥草、当归、三早清、小钻、沉杉木、甘草、鸭仔风各15 g。水煎内服，每日1剂分4次服。

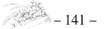

桃金娘根/稔子根

【瑶文名】Biough nimx gorn
【汉语拼音名】Taojinnianggen / Renzigen
【拉丁名】RHODOMYRTI TOMENTOSAE RADIX

【别名】岗稔、山稔、稔子、当梨、山乳。

【来源】本品为桃金娘科植物桃金娘*Rhodomyrtus tomentosa*（Ait.）Hassk. 的干燥根。

【植物形态】灌木，高1～2 m。嫩枝有灰白色柔毛。叶对生，革质，叶片椭圆形或倒卵形。花常单生，紫红色，萼管倒卵形，萼裂片近圆形，花瓣倒卵形，雄蕊红色。浆果卵状壶形，熟时紫黑色。花期4—5月，果期7—9月。

【生境与分布】生于荒山、山坡、阳光充足的地方。广西主要分布于北部、西北部地区；国内主要分布在广东、福建、云南等省份。

【采集加工】全年均可采挖，洗净、切成短段或片、块，晒干。

【药材性状】本品呈不规则的片块或短段，少数呈长条形圆柱形，直径0.5～5.0 cm；表面黑褐色、赭红色或红棕色，有粗糙的纵皱纹，外皮常脱落。质硬而致密，不易折断，断面淡棕色，中部颜色较深，老根可见同心性环纹。气微，味涩。

【性味功用】

中医：辛、甘，平。归肝、胃、心经。理气止痛，利湿止泻，化瘀止血，益肾养血。用于脘腹疼痛，呕吐，腹泻，痢疾，胁痛，湿热黄疸，癥瘕，痞块，崩漏，劳伤出血，跌打损伤，风湿痹痛，肾虚腰痛，尿频，白浊，浮肿，疝气，痈疮，瘰疬，痔疮，烫伤。

瑶医：温，涩。属风药。收敛，固脱。用于藏紧邦（崩漏），改闷（腰肌劳损），崩闭闷（风湿痛、类风湿性关节炎），碰累（痢疾），篮虷（肝炎），篮硬种翁（肝硬化腹水），谷阿泵卡西众（小儿消化不良），藏紧邦（崩漏）。

【用法用量】

中医：15～30 g。

瑶医：15～60 g。外用适量。

【精选验方】

1. 崩闭闷（风湿痛、类风湿性关节炎）：稔子根50 g。配猪骨炖服。

2. 崩闭闷（风湿痛、类风湿性关节炎）：稔子根、入山虎根各30 g。配猪脚炖服。

3. 碰累（痢疾）：稔子根、番桃叶各适量，红铜钱2枚。水煎内服。

4. 篮虷（肝炎）：稔子根30 g、瘦猪肉适量。加水适量炖汤，一天分2次服。

5. 篮硬种翁（肝硬化腹水）：稔子根15 g、山苦卖15 g、笔管草15 g、小鸟不站15 g、山莲藕15 g、上莲下柳15 g、九层风15 g。水煎内服。

6. 谷阿泵卡西众（小儿消化不良）：稔子根、大飞扬草、朱砂莲各适量。晒干研

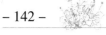

末，药末与白糖按1∶3配成冲剂，1～2岁小儿每次服2 g，每天3～4次，其他年龄酌量。

7.藏紧邦（崩漏）：鲜稔子根60 g。水煎分2次服，每日1剂；出血停止后，每周服1～2剂以巩固疗效，直服至下月月经来潮。

桃金娘果/稔子果

【瑶文名】Biough nimx
【汉语拼音名】Taojinniangguo / Renziguo
【拉丁名】RHODOMYRTI FRUCTUS

【别名】岗稔、山稔、当梨、山乳。

【来源】本品为桃金娘科植物桃金娘 *Rhodomyrtus tomentosa*（Ait.）Hassk. 的干燥成熟果实。

【植物形态】灌木，高1～2 m。嫩枝有灰白色柔毛。叶对生，革质，叶片椭圆形或倒卵形。花常单生，紫红色，萼管倒卵形，萼裂片近圆形，花瓣倒卵形，雄蕊红色。浆果卵状壶形，熟时紫黑色。花期4—5月，果期7—9月。

【生境与分布】生于丘陵、山坡。广西主要分布于北部、西北部地区；国内主要分布于广东、福建、云南等省份。

【采集加工】秋季采收成熟的果实，干燥。

【药材性状】本品近卵形，长10～18 mm，宽8～14 mm，表面棕黑色或灰褐色，皱缩，被短茸毛，顶端平截，有5裂的宿存萼片，中央有花柱脱落的痕迹，基部圆钝，有果柄脱落的疤痕。质硬。内果皮浅棕色，显颗粒性。种子多数，细小，近阔卵形，扁平，表面黄棕色，具密集的疣状凸起，中央具中轴胎柱1条。气微，味甘、微涩。

【性味功用】

中医：甘、涩，平。归心、肝经。补血，滋养，止血，涩肠，固精。用于病后血虚，神经衰弱，吐血，鼻衄，便血，泄泻，痢疾，脱肛，耳鸣，遗精，血崩，月经不调，白带过多。

瑶医：甘，温。属风药。补血，止血。用于碰累（痢疾），来藏（便血），本藏（贫血），藏紧邦（崩漏），别带病（带下病），冲翠藏（外伤出血），汪逗卜冲（烧烫伤），努脑痨（瘰疬），娄精（遗精），辣给昧对（月经不调），篮虷（肝炎），就港虷（急性胃肠炎）。

【用法用量】

中医：6～30 g。

瑶医：6～30 g。外用适量，煅存性碾末调敷患处，或鲜品捣烂敷患处。

【精选验方】

1. 努脑痨（瘰疬）：稔子果60 g，加猪肝适量蒸服。另取叶适量与酒捣烂敷患处。

2. 娄精（遗精）：稔子果（在树上成熟后干燥的为佳）、猪肉适量。加水适量炖汤，一天分3次服。

3. 辣给昧对（月经不调）：稔子果（在树上成熟后干燥的为佳）60 g、鸡肉适量。加水适量炖汤，一天分3次服。

4. 辣给昧对（月经不调）：稔子果10 g、当归10 g、益母草10 g、侧柏叶10 g、塘角鱼100 g、瘦猪肉100 g。水煎内服。

5. 碰累（痢疾）：稔子果、月月红、酸吉风、韭菜根各适量。加鸡肉适量共煎服。

6. 篮虷（肝炎）：稔子果12 g、栀子12 g、黄柏皮12 g、龙珠草12 g、鸡骨草12 g。水煎内服。

7. 就港虷（急性胃肠炎）：稔子果10 g、车前草10 g、辣蓼10 g、旱莲草10 g、算盘树根10 g、野芝麻10 g、白背艾10 g、六月雪10 g。水煎内服。

三白草/过塘藕

【瑶文名】 Giex ngaangh ngouv
【汉语拼音名】 Sanbaicao / Guotang' ou
【拉丁名】 SAURURI HERBA

【别名】 白叶莲、塘边藕、白面姑。

【来源】 本品为三白草科植物三白草*Saururus chinensis*（Lour.）Baill. 的干燥地上部分。

【植物形态】 多年生草本。茎直立或下部伏地，节上生根，无毛。单叶互生，纸质，卵形或披针状卵形，长4～15 cm，宽2～7 cm，顶端渐尖或急尖，基部心形或斜心形，边全缘或波状，无毛，绿色，茎顶2～3枚于花期常为白色，花瓣状，基出五脉，托叶与叶柄基部合生成鞘状。总状花序生于茎顶部与叶对生，序轴和花梗有短柔毛；花无花被；苞片近匙形。蒴果近球形。花期4—6月，果期6—9月。

【生境与分布】 生于池塘边、沟边、溪边等浅水处或低洼处。广西主要分布于宁明、南宁、马山、那坡、隆林、乐业、天峨、南丹、全州、灵川、昭平、玉林、金秀等地；国内主要分布于长江以南地区。

【采集加工】 全年均可采收，洗净，晒干。

【药材性状】 本品茎呈圆柱形，有纵沟4条，一条较宽广；断面黄棕色至棕褐色，纤维性，中空。单叶互生，叶片卵形或卵状披针形，长4～15 cm，宽2～10 cm；先端渐尖，基部心形，全缘，基出脉5条；叶柄较长，有纵皱纹。总状花序于枝顶与叶对生，花小，棕褐色。蒴果近球形。气微，味淡。

【性味功用】

中医：甘、辛，寒。归肺、膀胱经。利尿消肿，清热解毒。用于水肿，小便不利，淋沥涩痛，带下，疮疡肿毒，湿疹。

瑶医：甘、辛，寒。属风药。清热解毒，利尿通淋，祛腐生肌，涩肠固脱。用于醒蕹（水肿），别带病（带下病），泵烈竞（淋浊、尿路感染），尼椎虾（肾炎），娄精（遗精），撸藏（吐血），哈路怒藏（肺痨咯血），布方（多发性脓肿），谷瓦卜断（子宫脱垂）。

【用法用量】15～30 g。

【精选验方】

1. 尼椎虾（肾炎）、泵烈竞（尿路感染）：过塘藕全草60 g。水煎当茶饮。

2. 泵烈竞（淋浊）：过塘藕根茎60 g、猪肺适量。加水适量炖汤，一天分3次服。

3. 泵烈竞（淋浊）：过塘藕根20 g、白饭树20 g、车前草全草15 g、白背木20 g、灯心草全草15 g。水煎内服。

4. 别带病（带下病）：过塘藕、榕树芽皮各适量。水煎内服。

5. 别带病（带下病）：过塘藕60 g、白背木根30 g、鸡肉适量。炖服。

6. 别带病（带下病）：过塘藕全草60 g、瘦猪肉适量。加水适量炖汤，一天分3次服。

7. 娄精（遗精）：鲜过塘藕500 g。捣烂取汁，加白糖调匀服。

8. 撸藏（吐血）：过塘藕60 g、红铁树（炒炭）120 g、牛尾蕨60 g。水煎内服。

9. 哈路怒藏（肺痨咯血）：过塘藕根茎30 g、猪肺适量。水适量炖汤，一天分2次服。

10. 布方（多发性脓肿）：过塘藕根、何首乌根、生酒糟各适量。先将酒糟熨热分别配以前两味药捣烂，过塘藕敷涌泉穴，何首乌根敷患处。

11. 谷瓦卜断（子宫脱垂）：鲜过塘藕根250 g、糯米250 g。首味切碎加水煮烂去渣，后入糯米浸泡半小时煮成饭，调油盐服；或用甜酒代替糯米，与药液煎服，每日1剂。连服10天为一疗程。

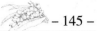

独脚金/独脚疳

【瑶文名】Nduoh zoux jiem
【汉语拼音名】Dujiaojin / Dujiaogan
【拉丁名】STRIGAE HERBA

【别名】疳积草、细独脚金。

【来源】本品为玄参科植物独脚金*Striga asiatica*（L.）O.Ktze. 的干燥全草。

【植物形态】一年生小草本。全株粗糙，被刚毛，干后变黑色。叶在茎下部对生，呈鳞片状，上部互生，条形至狭披针形。花黄色、红色或白色，唇形；单生于叶腋或为顶生的穗状花序。蒴果卵球形，室背开裂，种子多数。花期7月，果期8—9月。

【生境与分布】生于山地、丘陵等草坡上。广西各地均有分布；国内主要分布于广东、贵州、福建等省份。

【采集加工】夏秋季采收，除去杂质，扎成小把，干燥。

【药材性状】本品根细短，分支成须状。茎细，被灰色糙毛。叶线形或披针形，多数脱落。中部以上有稀疏的穗状花序，偶见未脱落的棕黄色或黄白色花冠，花萼管状。蒴果黑褐色，内藏于萼筒中。种子细小，黄棕色。质脆，易碎。气微，味甘、淡。

【性味功用】

中医：甘、淡，平。清肝，健脾，消食，杀虫。用于小儿伤食，疳积，黄肿，夜盲。

瑶医：淡，平。属风药。健脾开胃，杀菌，杀虫。用于谷阿强拱（小儿疳积），就港虷（急性胃肠炎）。

【用法用量】6～15 g。

【精选验方】

1. 谷阿强拱（小儿疳积）：独脚疳9 g、一箭球9 g。水煎内服。

2. 谷阿强拱（小儿疳积）：独脚疳15～30 g。配瘦猪肉或猪肝蒸服。

3. 谷阿强拱（小儿疳积）：独脚疳9 g、龙珠草9 g。研末，蒸猪肝或塘角鱼服。

4. 谷阿强拱（小儿疳积）：独脚疳30 g、鬼针草30 g、金钱草30 g。共研末，每次9 g，开水送服，每日2次；亦可用生药水煎服。

5. 谷阿强拱（小儿疳积）、就港虷（急性胃肠炎）：独脚疳（鲜品）15 g、鹅不食草（鲜品）15 g。捣烂，加鸡蛋1只搅拌，蒸服。

6. 谷阿强拱（小儿疳积）：独脚疳、龙珠草、淮山、海螵蛸各10 g。研粉，每次用2 g药粉蒸瘦肉服。

7. 谷阿强拱（小儿疳积）：独脚疳、马王七、饿蚂蝗、鹅不食草、龙珠草、雀姜、黄花参各适量。研粉，每次用3～6 g蒸瘦肉服。

地桃花/地桃花

【瑶文名】Gaanh jienv
【汉语拼音名】Ditaohua / Ditaohua
【拉丁名】URENAE HERBA

【别名】痴头婆、肖梵天花、半边月、野茄子。

【来源】本品为锦葵科植物肖梵天花*Urena lobata* L. 的干燥地上部分。

【植物形态】直立半灌木，高达1 m。多分枝，枝被星状柔毛。单叶互生，形状变化大，卵状披针形、近圆形或卵形，长4～7 cm，宽26 cm，三角状浅裂，基部浅心形至楔形，上面被柔毛，下面有灰白色星状毛。花淡红色，单生或数朵丛生于叶腋。蒴果扁球形；分果爿5枚，有钩状刺毛。花期6—8月，果期6月至翌年1月。

【生境与分布】生于林边灌木丛中。广西主要分布于百色、南宁、玉林、梧州、全州、柳州、钦州等地；国内主要分布于长江以南地区。

【采集加工】秋季采收，除去杂质，干燥。

【药材性状】本品茎呈棕黑色至棕黄色，具粗浅的网纹。质硬。木部断面不平坦，皮部富纤维。叶大多已破碎，完整者多皱缩，上表面深绿色，下表面粉绿色，密被短柔毛和星状毛，掌状网脉，下面突出，叶腋常有宿存的托叶。气微，味淡。

【性味功用】

中医：甘、辛，凉。归脾、肺经。祛风利湿，活血消肿，清热解毒。用于感冒发烧，风湿骨痛，痢疾，水肿，淋病，白带过多，吐血，痈肿，外伤出血。

瑶医：甘、辛，平。属风药。清热解毒，祛风除湿，活络，止血，止痛。用于哈轮（感冒），更喉闷（咽喉肿痛），哈紧（支气管炎），泵卡西（腹泻），碰累（痢疾），崩闭闷（风湿痛、类风湿性关节炎），醒蒎（水肿），噎膈，别喉（白喉），谷阿港脱（小儿脱肛），辣给昧对（月经不调），冲翠藏（外伤出血），囊暗（蛇虫咬伤），改窟藏（痔疮出血），怒藏（咯血），干秋江（高热抽搐）。

【用法用量】

中医：干品15～30 g，或鲜品50～100 g。

瑶医：干品15～30 g，或鲜品30～60 g。外用鲜叶适量，捣烂敷患处。

【精选验方】

1. 噎膈：地桃花根适量。水煎内服。

2. 别喉（白喉）：地桃花根适量。水煎内服并含漱。

3. 谷阿港脱（小儿脱肛）：地桃花根6 g、鹞鹰风6 g。水煎内服。

4. 辣给昧对（月经不调）：鲜地桃花根（酒炒）500 g。以酒60 mL、水1000 mL共煎，频服。

5. 冲翠藏（外伤出血）：地桃花60 g。焙干研末，外撒伤口。

6. 囊暗（蛇虫咬伤）：鲜地桃花叶75 g、糯米60 g。将地桃花叶捣烂，用开水淘取糯米泔水1碗浸泡，绞汁分3次服，药渣敷患处。

7. 改窟藏（痔疮出血）：地桃花、蓖麻子、七月泡、长叶铁角蕨、水芙蓉各9 g。水煎内服。

8. 碰累（痢疾）：地桃花15 g、凤尾草15 g。水煎服，每日1剂；红痢加白糖，白痢加红糖适量。

9. 怒藏（咯血）：地桃花、红毛毡、金锁匙、九龙钻、救必应、九节风根各10 g。药物切碎炒到微黑后加水煎服。

10. 干秋江（高热抽搐）：地桃花根、朋锯草全草各适量。捣烂，冲第二次洗米水，取汁内服。

苦木/熊胆木

【瑶文名】Jiopc demv ndiangx
【汉语拼音名】Kumu / Xiongdanmu
【拉丁名】PICRASMAE RAMULUS ET FOLIUM

【别名】赶狗木、狗胆木。

【来源】本品为苦木科植物苦木Picrasma quassioides（D.Don）Benn. 的干燥枝和叶。

【植物形态】灌木或落叶小乔木，高7～10 m。树皮灰褐色；幼枝无毛，有明显黄色皮孔。单数羽状复叶，互生，常生于枝顶；小叶11～13枚，卵状披针形至宽卵形，长4～10 cm，宽24 cm，顶端长渐尖，基部宽楔形，偏斜，边有不整齐锯齿。花黄绿色，单性，雌雄异株，或杂性；聚伞花序组成圆锥状，腋生。核果倒卵形，3～4个并生，熟时蓝色至红色，萼宿存。花期4—5月，果期8—9月。

【生境与分布】生于杂木林或灌丛中。广西主要分布于龙州、宁明、宾阳、百色、隆林、天峨、罗城、金秀等地；国内主要分布于黄河流域以南地区。

【采集加工】夏秋季采收，干燥。

【药材性状】本品枝呈圆柱形，长短不一，直径0.5～2.0 cm；表面灰绿色或棕绿色，有细密的纵纹和多数点状皮孔；质脆，易折断，断面不平整，淡黄色，嫩枝色较浅且髓部较大。叶为单数羽状复叶，易脱落；小叶卵状长椭圆形或卵状披针形，近无柄，长4～16 cm，宽1.5～6.0 cm；先端锐尖，基部偏斜或稍圆，边缘具钝齿；两面通常绿色，有的下表面淡紫红色，沿中脉有柔毛。气微，味极苦。

【性味功用】
中医：苦，寒；有小毒。归肺、大肠经。清热解毒，祛湿。用于风热感冒，咽喉肿痛，湿热泻痢，湿疹，疮疖，蛇虫咬伤。

瑶医：苦，寒。属风药。清热解毒，消肿止痛，止血生肌。用于更喉闷（咽喉肿痛），身谢（湿疹、皮肤瘙痒），眸名肿毒（无名肿毒），囊暗（蛇虫咬伤），疟椎闷（乳痈），烂头疮，哈轮（感冒），泵虷（肺炎），样琅病（高血压病），泵烈竞（尿路感染），外阴炎，冲翠藏（外伤出血）。

【用法用量】枝3.0～4.5 g；叶1～3 g。外用适量。

【精选验方】

1. 疟椎闷（乳痈）：熊胆木叶、酒糟各适量。共捣烂敷患处。

2. 烂头疮、身谢（湿疹、皮肤瘙痒）：熊胆木叶适量。水煎外洗。

3. 哈轮（感冒）：熊胆木根适量。水煎，一天分3次服。

4. 样琅病（高血压病）：熊胆木60 g、木棉木45 g。水煎内服。

5. 泵烈竞（尿路感染）：熊胆木树皮20 g。捣烂泡开水当茶饮。

6. 外阴炎：熊胆木100 g、皮蛇床子100 g。煎水洗外阴，每日3次。

7. 囊暗（蛇虫咬伤）：熊胆木皮、花斑竹根各适量。均鲜品共捣烂敷患处。

8. 冲翠藏（外伤出血）：熊胆木皮适量。除去外皮，切碎晒干，研极细末，外搽或敷患处。

地菍/铺地菍

【瑶文名】Ongx aeng
【汉语拼音名】Dinie / Pudinie
【拉丁名】MELASTOMAE DODECANDRI HERBA

【别名】山地菍、地茄、铺地锦、地吉桃、地葡萄、地红花、古柑、苦含、地石榴、毛冬瓜、水汤泡、野落苏、红地茄、落地稔、地稔藤。

【来源】本品为野牡丹科植物地菍*Melastoma dodecandrum* Lour. 的干燥全草。

【植物形态】披散或匍匐状半灌木，株高15～20 cm。茎多分枝，下部伏地，长10～30 cm。叶对生，卵形或椭圆形，长1～4 cm，宽0.8～3.0 cm。花两性，1～3朵生于枝端，粉红色或紫红色；萼筒长5～6 mm，裂片5枚，花瓣5枚；雄蕊10枚，不等大，花药顶端单孔开裂，二型，5枚较大，紫色，另5枚较小，黄色，基部有2个小瘤体，子房下位，5室。浆果近球形，不开裂，红色。花期几全年。

【生境与分布】生于海拔1250 m以下的山坡矮草中。广西主要分布于桂林、百色、河池等地；国内主要分布于浙江、江西、福建、湖南、广东、贵州等省份。

【采集加工】夏秋季采收，洗净，干燥。

【药材性状】本品茎呈方柱形，多对生分枝，表面灰褐色，有纵条纹，节处有须根。叶对生，灰绿色，呈卵形或椭圆形，长1～4 cm，宽0.8～3.0 cm，叶缘和叶背脉上可见糙伏毛，主脉3～5条。偶见棕褐色花，萼5裂，花瓣5枚。气微，味微酸、涩。

【性味功用】

中医：甘、微涩，凉。归肝、肾、脾、肺经。活血止血，清热解毒。用于呕血，便血，痢疾，痛经，产后腹痛，血崩，带下，痈肿，疔疮，风火齿痛、咽喉肿痛。

瑶医：微涩，凉。属风药。清热解毒，活血补血，祛风除湿，止痒。用于碰累（痢疾），泵卡西众（消化不良），望胆篮蚧（黄疸型肝炎），醒蕹（水肿），泵烈竞（淋浊、尿路感染），辣给闷（痛经），辣给昧对（月经不调），藏紧邦（崩漏），别带病（带下病），荣介瓦卡西闷（产后腹痛），习惯性流产，更喉闷（咽喉肿痛），改窟闷（痔疮），眸名肿毒（无名肿毒），囊暗（蛇虫咬伤）。

【用法用量】10～15 g。外用适量。

【精选验方】

1.泵卡西众（消化不良）：铺地菍适量。洗净捣烂取汁服。

2.泵烈竞（淋浊、尿路感染）：铺地菍60 g。水煎，一天分3次服。

3.习惯性流产：铺地菍60 g。水煎当茶饮。

4.习惯性流产：铺地菍30 g、白背木30 g。水煎当茶饮。

5.辣给昧对（月经不调）、别带病（带下病）：铺地菍30 g、竹节王茎叶60 g、稔子根30 g。水煎，一天分3次服。

6.碰累（痢疾）：铺地菍15 g、马莲鞍15 g、十大功劳10 g、稔子根10 g。共炒黄后加水煎服，每日1剂。

杠板归/扛板归

【瑶文名】Ceh louh loc
【汉语拼音名】Gangbangui / Kangbangui
【拉丁名】POLYGONI PERFOLIATI HERBA

【别名】蚂蚱籫、蛇不过。

【来源】本品为蓼科植物杠板归*Polygonum perfoliatum* L. 的干燥地上部分。

【植物形态】多年生蔓状草本。全体无毛。茎常为红褐色，有棱角，沿棱与叶柄和主脉下面有倒生小钩刺。单叶互生，叶片近三角形，长4～6 cm，宽3～8 cm，顶端微尖，基部截形或微心形，全缘；叶柄盾状着生；托叶鞘革质，叶状，近圆形，抱茎。花白色或粉红色；穗状花序顶生或腋生；苞片宽卵形，内有2～4朵花。瘦果近球形，熟时黑色，包于宿存花被内。花期6—8月，果期8—9月。

【生境与分布】生于海拔80～2300 m的田边、路旁、山谷湿地。广西各地均有分布；国内主要分布于吉林、内蒙古、河北、山东、陕西、江苏、浙江、江西、安徽、湖北、云南、福建、广东、台湾等省（自治区）。

【采集加工】夏季开花时采割，晒干。

【药材性状】本品茎略呈方柱形，有棱角，紫红色或紫棕色，棱角上有倒生钩刺，节略膨大。根横断面黄白色，有髓心或中空。叶互生，叶柄盾状着生；叶片多皱卷，展平后近等边三角形，灰绿色至红棕色，下面叶脉及叶柄均有倒生钩刺。总状花序顶生或生于上部叶腋；花小，多卷缩或脱落。气微，味微酸。

【性味功用】

中医：酸，微寒。归肺、膀胱经。清热解毒，利水消肿，止咳。用于咽喉肿痛，肺热咳嗽，小儿顿咳，水肿尿少，湿热泻痢，湿疹，疖肿，蛇虫咬伤。

瑶医：酸，凉；无毒。属风药。清热解毒，化痰止咳，利尿消肿，收敛，止痒。用于更喉闷（咽喉肿痛），泵虷怒哈（肺热咳嗽），百内虾（百日咳），醒蕹（水肿），身谢（湿疹、皮肤瘙痒），眸名肿毒（无名肿毒），布锥累（痈疮），浆嚷（带状疱疹），囊暗（蛇虫咬伤），难产。

【用法用量】15～30 g。外用适量，煎汤熏洗。

【精选验方】

1. 布锥累（痈疮）：扛板归适量。煎水洗患处，每日2～3次。

2. 身谢（皮肤瘙痒）：扛板归适量。煎水洗患处。

3. 身谢（湿疹）：扛板归100 g、苦李根100 g、苦参100 g、毛冬青100 g。煎水外洗，每日1剂。

4. 浆嚷（带状疱疹）：扛板归、黄花一枝香、苦参、毛冬青、黄柏、盐肤木各100 g。共煮水外洗（加10 g雄黄疗效更好）。

5. 百内虾（百日咳）：扛板归12 g、大蒜7 g、冰糖适量。水煎内服。

6. 难产：鲜扛板归适量。加少许水捣烂取汁，沿双侧第二足趾根搽1圈，药渣敷膝盖10～15分钟，胎儿娩出即去药。

7. 囊暗（蛇虫咬伤）：扛板归、野苦荬叶、金盏银盘各适量。取适量嚼烂，含口内吸伤口，连吸3口，然后再取适量捣烂，调洗米水取汁从上而下洗伤口，药渣敷患处。

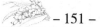

甜茶藤/藤茶

【瑶文名】Dangh zah mei
【汉语拼音名】Tianchateng / Tengcha
【拉丁名】AMPELOPSIS GROSSEDENTATAE HERBA

【别名】乌蔹、红五爪金龙、田婆茶、藤茶花。

【来源】本品为葡萄科植物显齿蛇葡萄*Ampelopsis grossedentata*（Hand.–Mazz.）W. T. Wang. 的干燥地上部分。

【植物形态】落叶藤本。叶和嫩芽有甜味。茎柔弱，秃净，散生点状皮孔，卷须与叶对生，分叉。叶为一至二回奇数羽状复叶，有小叶5～7枚，最下的一对羽片各有小叶3枚；小叶卵形或卵状矩圆形，长2～5 cm，宽1.0～3.5 cm，先端短尖或渐尖，边缘有粗锯齿，腹面绿色，背面紫绿色，两面沿脉有疏短毛。二歧、伞房花序式的聚伞花序。浆果倒卵状球形，熟时黑色。花期夏季。

【生境与分布】多生于山坡、沟边、路边灌木丛中。广西各地均有分布；国内主要分布于广东、贵州、云南等省份。

【采集加工】夏秋季采收，除去杂质，干燥。

【药材性状】本品常缠结成团，茎扭曲，长可达2 m，直径2～8 mm；表面黄棕色至暗棕色，散生点状疣状凸起；质坚韧，不易折断，断面中部有髓。卷须与叶对生，分叉。叶多皱缩，破碎，叶展平后为一至二回奇数羽状复叶，有小叶5～7枚，小叶片薄纸质，卵形或卵状矩圆形，长2～5 cm，宽1.0～3.5 cm，先端短尖或渐尖，基部楔形或宽楔形，边缘具疏锯齿；顶生小叶有柄，侧生小叶无柄或有短柄。气微，味微甘。

【性味功用】

中医：甘、淡，凉。归肝、胆、肺经。利湿退黄，疏风清热。用于黄疸型肝炎，感冒风热，咽喉肿痛。

瑶医：甘、淡，凉。属风药。清热解毒，祛风除湿，消肿。用于崩毕扭（风湿性心脏病），月窖浆辣贝（尿路结石），望胆篮虷（黄疸型肝炎），哈轮（感冒），更喉闷（咽喉肿痛），眸名肿毒（无名肿毒）。

【用法用量】

中医：15～30 g。

瑶医：15～30 g。外用适量，水煎洗患处。

【精选验方】

1. 崩毕扭（风湿性心脏病）：藤茶、稔子根、钩儿茶、毛算盘根各适量。水煎内服。

2. 月窖浆辣贝（尿路结石）：藤茶12 g、黄柏12 g、白饭树12 g、忍冬藤12 g、七枝莲12 g、金耳环12 g、杜仲12 g、小钻12 g、大钻12 g、百解木12 g。水煎内服。

茅莓/拦路蛇

【瑶文名】Laanh gouv nqimv

【汉语拼音名】Maomei / Lanlushe

【拉丁名】RUBI PARVIFOLII HERBA

【别名】三月泡、铺地蛇、种田蒲。

【来源】本品蔷薇科植物茅莓*Rubus parvifolius* L. 的干燥地上部分。

【植物形态】藤状小灌木。枝有柔毛和钩状皮刺。单数羽状复叶，小叶3枚，稀5枚，菱状圆形或倒卵形，长2.5～6.0 cm，宽2～6 cm，顶端圆钝或急尖，基部圆形或宽楔形，边浅裂或有不整齐的锯齿，叶柄被柔毛。花粉红色，伞房花序顶生或腋生。浆果状聚合果近球形，熟时红色。花期3—4月，果期4—5月。

【生境与分布】生于海拔400～2600 m的山坡杂木林下、路旁或荒野。广西各地均有分布；国内主要分布于黑龙江、吉林、辽宁、江西、湖南、山东、广东等省份。

【采集加工】春夏季花开时采收，除去杂质，晒干。

【药材性状】本品茎呈细长圆柱形，直径1～4 mm，表面红棕色或暗绿色，散生短刺；质脆，易折断，断面黄白色，中部有髓。叶多卷缩、破碎，完整者为单数羽状复叶。小叶3或5枚，展平后呈宽卵形或椭圆形，上表面黄绿色，下表面灰白色，密被茸毛。聚伞状圆锥花序顶生或生于上部叶腋，小花棕黄色，花瓣5枚。气微，味微苦涩。

【性味功用】

中医：苦、涩，微寒。归心、肝经。活血消肿，清解热毒，祛风湿。用于跌扑损伤，风湿痹痛，疮痈肿毒。

瑶医：苦、涩，凉。属风药。清热解毒，活血止痛，消肿，祛风除湿，舒筋活络，凉血止血，利尿通淋。用于泵卡西（腹泻），卡西闷（胃痛），碰累（痢疾），泵烈竞（尿路感染），月窖浆辣贝（尿路结石），藏紧邦（崩漏），布浪（癫狂症），眸名肿毒（无名肿毒），崩闭闷（类风湿性关节炎）。

【用法用量】15～30 g。外用适量，鲜品捣烂敷患处。

【精选验方】

1. 泵卡西（腹泻）：拦路蛇15 g。水煎内服。

2. 卡西闷（胃痛）：拦路蛇根10～15 g。洗净，嚼汁服，每日2～3次。

3. 碰累（痢疾）：拦路蛇30 g。水煎内服。

4. 泵烈竞（尿路感染）：拦路蛇根30 g。水煎内服。

5. 月窖浆辣贝（尿路结石）：拦路蛇根、穿破石、白茅根、金钱草各15～30 g。水煎当茶饮，每日1剂。

6. 藏紧邦（崩漏）：拦路蛇适量。捣烂炒焦，配鸡蛋1个水煎服。

7. 布浪（癫狂症）：拦路蛇30 g、豆腐木30 g、杨柳枝30 g。水煎内服。

果上叶/蛙腿草

【瑶文名】Diomh gaengv zueih
【汉语拼音名】Guoshangye / Watuicao
【拉丁名】PHOLIDOTAE CAULIS ET PSEUDOBULBUS

【别名】小果上叶、石串莲、小绿芨、美网石豆兰、石寸连、小石斛、石仙桃。

【来源】本品为兰科植物云南石仙桃*Pholidota yunnanensis* Rolfe的干燥茎和假鳞茎。

【植物形态】多年生常绿草本，高6～10 cm。根茎匍匐横走，有节。假鳞茎肉质，绿色有棱，圆柱状长卵形，长1.5～3.0 cm，每一假鳞茎上生2枚叶。叶披针形，坚纸质。花葶生于幼嫩假鳞茎顶端，总状花序具15～20朵花，花白色或浅肉色，花瓣与中萼片相似，但不凹陷，背面无龙骨状凸起；唇瓣轮廓为长圆状倒卵形，略长于萼片。蒴果倒卵状椭圆形，长约1 cm，宽约6 mm，有3棱。花期5月，果期9—10月。

【生境与分布】生于山地阴坡岩上。广西主要分布于桂林、柳州、百色、河池、巴马等地；国内主要分布于云南、贵州等省份。

【采集加工】全年均可采收，除去根和叶片，洗净，晒干。

【药材性状】本品根状茎圆柱状弯曲，长10～35 cm，直径2～3 mm。节明显，节间长2～4 mm。表面棕黄色至棕褐色，节上残存有气根。假鳞茎圆柱形，长2～3 cm，直径2～4 mm，表面棕黄色或棕褐色，有纵皱纹，有的假鳞茎顶端残存叶片。质硬，易折断，断面浅棕色，纤维性。气微，味淡。

【性味功用】

中医：微苦，凉。养阴润肺。用于肺热咳嗽，痰中带血。

瑶医：凉，涩。属风药。消肿，散结，化痰止咳。用于泵虷怒哈（肺热咳嗽），哈鲁（哮喘），哈路（肺痨），哈紧（气管炎），卡西闷（腹痛），月窖浆辣贝（肾结石），篮榜垂翁撸（肝脾肿大），布病闷（胃溃疡）。

【用法用量】15～30 g。

【精选验方】

1. 哈鲁（哮喘）：鲜蛙腿草250 g、鱼腥草12 g。水煎冲蜜糖服，每日1剂。

2. 哈路（肺痨）：蛙腿草、石吊兰各30 g。水煎，一天分3次服。

3. 哈路（肺痨）：蛙腿草、水蚕根、不出林、鱼腥草、千年竹、红毛毡、玉竹各15 g。水煎冲冰糖服，每日1剂。

4. 哈紧（气管炎）：蛙腿草、上树虾、七仔莲、狗脚迹、叶麦谷各12 g。水煎服，每日1剂。

5. 卡西闷（腹痛）：蛙腿草、仙人藤、万年青、马骝姜、过江藤10 g。配猪横肝水煎服。

6. 月窖浆辣贝（肾结石）：蛙腿草、救必应、吊兰、香蒲、枸杞子、酸咪咪各10 g。水煎服，每日1剂。

7. 篮榜垂翁撸（肝脾肿大）：蛙腿草、仙人蕨、万年青、马骝姜、黑龙藤、浆果苋各10 g。配猪横肝煎水服，每日1剂。

8. 布病闷（胃溃疡）：蛙腿草10 g、木槿皮10 g、大钻10 g、地桃花10 g、白背木10 g、山黄瓜10 g、八角莲5 g（体质差者加五爪风10 g、九龙钻8 g）。水煎服。

水罗伞/人薯

【瑶文名】Mienth ndoih
【汉语拼音名】Shuiluosan / Renshu
【拉丁名】FORDIAE CAULIFLORAE RADIX

【别名】土甘草、小罗伞。

【来源】本品为豆科植物干花豆*Fordia cauliflora* Hemsl. 的干燥块根。

【植物形态】直立灌木，高可达1 m。幼枝密生锈色短毛。单数羽状复叶，互生；小叶披针形、椭圆形或矩圆形，长5～12 cm，宽2.0～3.5 cm。先端尾状渐尖，基部楔形，边全缘或略微波状，厚纸质，无毛；小托叶线形，长约2 mm。总状花序腋生，长6～8 cm；有节，花数朵簇生于节上；苞片披针形，长约2 mm，边缘有毛；花冠蝶形，紫红色，花梗长约3 mm；花萼浅钟状，被短毛，先端5齿裂；花瓣有爪，旗瓣阔卵圆形，翼瓣矩圆形，龙骨瓣较翼瓣稍短；雄蕊8枚，两体；雌蕊1枚，子房线形，被短毛，花柱内弯，柱头球形。荚果扁平，开裂。种子圆形，稍扁，褐色，有光泽。花期6—10月，果期8—12月。

【生境与分布】生于山坡等地。广西主要分布于南宁、百色、苍梧、龙州、隆林、东兰等地；国内主要分布于广东等省份。

【采集加工】全年均可采挖，除去须根，洗净，切片，晒干。

【药材性状】本品根呈圆柱形，新鲜时肉质，表面黄棕色；干燥的根色较深。表面不平，有下陷的浅纵沟，皮孔横列，呈线状凸起。质硬。横切面淡黄色，射线不明显。气微，味辛、甘。

【性味功用】

中医：辛、甘，平。归肝经。活血散瘀，消肿止痛，化痰止咳。用于风湿痹痛，跌打损伤，痈疮肿痛，咳嗽。

瑶医：甘、微辛，平。属风药。健脾利湿，活血散瘀，消肿止痛，化痰止咳，益智安神。用于崩闭闷（类风湿性关节炎），播冲（跌打损伤），碰脑（骨折），哈紧（支气管炎），布方（疔疮），荣古瓦流心黑（产后虚弱）。

【用法用量】15～25 g。外用适量，捣敷或水煎洗。

【精选验方】荣古瓦流心黑（产后虚弱）：人薯60 g、瘦猪肉或鸡肉适量。加水适量炖汤，一天分3次服。

蛤蚧/蛤蚧

【瑶文名】Nqinaix naang
【汉语拼音名】Gejie / Gejie
【拉丁名】GECKO

【别名】蛤蟹、仙蟾、德多、握儿、石牙、大壁虎、蚧蛇、蛤蚧干、多格。

【来源】本品为壁虎科动物蛤蚧 *Gekko gecko* Linnaeus的干燥体。

【动物形态】体长约30 cm。体背腹略扁。皮肤粗糙，被粒状细鳞，鳞间分布有大的疣状颗粒。头大，扁三角形，吻端圆凸；耳孔椭圆形。眼大，突出，瞳孔纵置。口内有许多小齿。通身被覆细小粒鳞；四肢指、趾膨大，呈扁平状，指趾底部有许多皱褶。雄性肛前窝20余个，尾基部较粗，肛后囊孔明显。躯干及四肢背面砖灰色，密布橘黄色及蓝色斑点；尾部有深浅相间环纹，腹面白色而有粉红色斑。

【生境与分布】见于山岩或荒野的岩石缝隙。广西各地均有分布；国内主要分布于广东、云南、贵州、福建、海南、台湾等省份。

【采集加工】全年均可捕捉，除去内脏，拭净，用竹片撑开，使全体扁平顺直，低温干燥。

【药材性状】本品呈扁片状，头颈部及躯干部长9～18 cm，头稍扁，略三角形，两眼多凹陷成窟窿，无眼睑，口中无大牙。背部银灰色或灰黑色，散有黄白色或绿色斑点。四足均具五趾，除第1趾外，其余均具爪，趾底面具吸盘。尾细长扁圆形，有6～7个不甚明显的银灰色环带。全身密被类圆形微有光泽的细鳞。气腥，味微咸。

【性味功用】

中医：咸，平。归肺、肾经。补肺益肾，纳气定喘，助阳益精。用于肺肾不足，虚喘气促，劳嗽咯血，阳痿，遗精。

瑶医：咸，平。属风药。定喘，补肺。用于哈鲁（哮喘），谷阿强拱（小儿疳积）。

【用法用量】3～6 g，多入丸散或酒剂。

【精选验方】谷阿强拱（小儿疳积）：蛤蚧1只、鹅不食草10 g、独脚疳10 g、猪肉50 g。蒸服，每日1剂，连服10剂。

玉郎伞/玉郎薯

【瑶文名】Nyimc lorngh faanx
【汉语拼音名】Yulangsan / Yulangshu
【拉丁名】MILLETTIAE PULCHRAE RADIX

【别名】小牛力、土甘草、单刀根。

【来源】本品为豆科植物疏叶崖豆*Millettia pulchra*（Benth.） Kulz var. *laxior*（Dunn）Z. Wei的干燥块根。

【植物形态】直立灌木，高30～360 cm。根长条圆柱状，横走，直径2～5 cm，表面淡黄色，具横线状皮孔。地上茎密布棕色点状皮孔，奇数羽状复叶互生，常聚集于茎顶部。叶轴长15～30 cm，叶柄基部两侧有钻形线状托叶1对，长4～7 mm。叶轴上有对生小叶9～13枚，纸质，近无毛或被疏白色短柔毛。小叶矩圆形、披针状椭圆形或长圆形，长4～15 cm，宽2～4 cm，全缘，先端尾尖或急尖，基部圆钝或宽楔形；小叶柄长4 mm，被疏柔毛，基部有钻形小托叶1枚，长2～3 mm。类总状花序多生于当年新茎枝的叶腋上，被疏柔毛，花3～5朵簇生于节上；花萼钟状，紫红色，长约4 mm，被短柔毛，先端有5钝齿；小萼片2枚，披针形，长约1 mm，与萼贴生；花冠蝶形，紫红色或粉红色，花瓣有爪；雄蕊10枚，长约12 mm；子房柱状，外面被柔毛，长约10 mm，柱头头状。荚果线状长椭圆形，长5～10 cm，宽1～14 cm，扁平，被紧贴柔毛，成熟后近无毛，内有种子1～5粒。花期6—10月，果期12月。

【生境与分布】生于丘陵及山坡边缘或灌丛中，也有栽培。广西主要分布于玉林、百色、柳州、河池等地；国内主要分布于广东、海南、湖南、江西、福建、贵州、云南、台湾等省份。

【采集加工】秋冬季采挖，除去须根，洗净，切片，干燥。

【药材性状】本品呈圆柱形，略弯曲，长短不一，直径2～4 cm。表面浅棕色或黄棕色，有不规则的纵皱纹及横向皮孔，偶有须根痕。体重，质坚实，不易折断。切面黄白色，有的可见淡黄色至棕黄色树脂状分泌物，粉性。气微，味淡。

【性味功用】

中医：甘、微辛，平。归肝、肾经。散瘀，消肿，止痛，宁神。用于跌打肿痛。

瑶医：甘、微辛，平。属风药。健脾，利湿，活血散瘀，消肿止痛，化痰止咳，益智安神。用于绵嘿（体虚），崩闭闷（类风湿性关节炎），改闷（腰痛），播冲（跌打损伤），篮肝（肝炎），娄精（遗精），别带病（带下病），哈紧（支气管炎），哈路（肺痨）。

【用法用量】15～25 g。

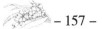

【精选验方】篮虾（肝炎）：玉郎薯、大田基黄、田基黄、栀子、白解木、鲤鱼尾、九龙胆、路边菊、花斑竹、山黄连、一枝香、猪屎豆、淡竹叶各10 g。水煎服。

薏苡根/野六谷

【瑶文名】Hieh maex hluv
【汉语拼音名】Yiyigen / Yeliugu
【拉丁名】COICIS RADIX

【别名】五谷根。

【来源】本品为禾本科植物薏苡 *Coix lacryma-jobi* L. 的干燥根。

【植物形态】一年生粗壮草本。秆直立，高1.0～1.5 m，丛生，分枝多，基部节上生根。叶互生；叶片长10～40 cm，宽1.5～3.0 cm，先端尖，基部阔心形，中脉粗厚明显，边缘粗糙；叶舌短；叶鞘抱茎。总状花序自上部叶鞘内侧抽出，1个至数个成束；花单性，雌雄同株，雄小穗复瓦状排列于穗轴上，雌小穗位于雄小穗下方，包被于卵形硬质总苞中，成熟后渐变珠状。花期7—8月，果期9—10月。

【生境与分布】生于河边、溪边或阴湿山谷中。广西各地均有分布于；全国各地有栽培，以福建、江苏、河北、辽宁产量较大。

【采集加工】全年均可采挖，除去芦头及泥沙，干燥。

【药材性状】本品呈圆柱形或不规则形，微扭曲，向下略细，长可达30 cm，表面灰黄色或灰棕色，具纵皱纹或须根。质轻而韧，不易扭断，切面灰黄色或淡棕色，有众多小孔排列成环或已破裂，外皮与内部易分离，有的髓部中空。气微，味微苦。

【性味功用】

中医：苦、甘，凉。归脾、肺、肾经。清热通淋，利湿杀虫。用于热淋，血淋，石淋，黄疸，水肿，白带过多，脚气，风湿痹痛，蛔虫病。

瑶医：淡，平。属风药。利水健脾，除痹，清热排脓，驱虫，化石，通淋。用于泵烈竞（淋浊、尿路感染），月窖浆辣贝（泌尿系统结石），望胆篮虾（黄疸型肝炎），蓝昂卡西肿翁（肝硬化腹水），篮榜垂翁撸（肝脾肿大），醒蕹（水肿），别带病（带下病），辣给昧对（闭经），改对仲（疝气），囊中病（蛔虫病、蛲虫病、钩虫病），谷阿惊崩（小儿惊风），谷阿虷昧退（小儿高热不退），崩闭闷（类风湿性关节炎），尼椎虾（肾炎），改闷（腰痛），夜盲症，月藏（尿血）。

【用法用量】

中医：15～20 g。外用适量。

瑶医：10～30 g。外用适量。

【精选验方】

1. 篮榜垂翁撸（肝脾肿大）：野六谷15 g、车前草15 g、大力王15 g、大乌药15 g。配瘦猪肉炖服。

2. 月窖桨辣贝（尿路结石）：野六谷30 g、蓝九牛30 g、拦路蛇根15 g、钻地风150 g。水煎内服。

3. 别带病（带下病）：野六谷15 g、凤尾草3 g、海金沙15 g、车前草15 g。水煎服，每日1剂。

4. 谷阿惊崩（小儿惊风）：野六谷6 g、鹰爪风6 g、路边菊6 g、饿蚂蝗6 g、黄花参6 g。水煎服，每日1剂。如伴有疳积者，加石蚂蝗适量。

5. 谷阿轩昧退（小儿高热不退）：野六谷6～9 g、救必应6～9 g、厚朴6～9 g。水煎服，每日1剂，同时用陶针刺足三里、中极、百会、印堂等穴。

五指山参/五指山参

【瑶文名】 Ba ceiv giemh ndoih
【汉语拼音名】 Wuzhishanshen / Wuzhishanshen
【拉丁名】 ABELMOSCHI SAGITTIFOLII RADIX

【别名】 箭叶秋葵、铜皮、小红芙蓉、岩酸、榨桐花、山芙蓉、野芙蓉。

【来源】 本品为锦葵科植物箭叶秋葵*Abelmoschus sagittifolius*（Kurz）Merr. 的干燥根。

【植物形态】 多年生草本，高40～100 cm。小枝被糙硬长毛。叶片形式多样，下部的叶卵形，中部以上的叶卵状戟形、箭形至掌状浅裂或深裂，裂片阔卵形至阔披针形，边缘具锯齿或缺刻，叶柄疏被长硬毛。花单生于叶腋，花梗纤细，小苞片线形，疏被长硬毛；花萼佛焰苞状，花红色或黄色，花瓣倒卵状长圆形，雄蕊平滑无毛；花柱枝柱头扁平。蒴果椭圆形。种子肾形，具腺状条纹。花期5—9月。

【生境与分布】 生于低丘草坡、旷地、稀疏松林或干燥的瘠地。广西主要分布于河池、百色、贺州、巴马、金秀等；国内主要分布于广东、海南、贵州、云南等省份。

【采集加工】 秋冬季采挖，洗净，干燥，或趁鲜切片干燥。

【药材性状】 本品主根呈纺锤形或长圆锥形，略弯曲，有分支，长10～20 cm，直径1.0～2.5 cm。表面灰黄色或灰褐色，全体有疏浅断续的粗横纹及明显的纵皱纹，质柔软松泡。顶端常残留根茎及茎基，显柴性。切片呈长圆形，切面粉性，多裂隙，淡黄色或类白色，筋脉点散在。气淡，味微甘。

【性味功用】

中医： 甘、淡，微温。归脾、肺经。滋阴润肺，和胃消疳。用于肺热咳嗽，肺

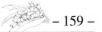

痨，胃痛，疳积，腹泻，神经衰弱等。

　　瑶医：甜，微温。属风药。滋养强壮，健脾化积，化痰止咳。用于绵嘿（体虚），谷阿强拱（小儿疳积），怒哈（咳嗽），碰累（痢疾）。

　　【用法用量】10～15 g。

　　【精选验方】碰累（痢疾）：五指山参、公盖根、草鞋板、拦路蛇、九龙盘、地桃花、金耳环各6～10 g。水煎服，每日1剂。

土党参/野党参

　　【瑶文名】Gaengh nyoc ndoih
　　【汉语拼音名】Tudangshen / Yedangshen
　　【拉丁名】CAMPANUMUMOEAE JAVANICAE RADIX

　　【别名】桂党参、金钱豹、土洋参、人参薯。

　　【来源】本品为桔梗科植物大花金钱豹*Campanumoea javanica* Bl. subsp. *javanica*或金钱豹*Campanumoea javanica* Bl. subsp. *javanica*（Makino）Hong干燥根。

　　【植物形态】金钱豹　缠绕草质藤本。全株无毛，被白粉，有乳汁，多分枝。单叶对生，卵形，长3～8 cm，宽2～6 cm，顶端钝或渐尖，基部耳状心形，边有浅锯齿。花白色或黄绿色；单朵腋生。浆果球形，熟时黑色，种子多数。花期8—9月，果期10—11月。

　　【生境与分布】生于沙丘、草地等。广西主要分布于龙胜、全州、灌阳、阳朔、钟山、贺州、藤县、岑溪、平南、桂平、隆安、平果、隆林、凤山、金秀等地；国内主要分布于南部和西部地区。

　　【采集加工】秋季采挖，洗净，干燥。

　　【药材性状】金钱豹　本品根呈圆柱形或圆锥形，少分支，略扭曲，长10～25 cm，直径0.5～1.5 cm。表面灰黄色，根头部有多数疣状凸起的茎痕；全体具纵皱纹和散在的横长皮孔样凸起，支根断落处显黑褐色。质硬而脆，易折断。断面较平坦，皮部灰黄色，形成层明显，木部黄色。气微，味淡、微甜。

　　【性味功用】

　　中医：甜，平。归脾、肺经。健脾益气，补肺润肺，生津，祛痰止咳，下乳。用于虚劳内伤，气虚乏力，心悸，多汗，脾虚泄泻，白带，乳汁稀少，小儿疳积，遗尿，肺虚咳嗽，肾虚泄泻，病后虚弱，泄泻，神经衰弱，子宫脱垂。

　　瑶医：甘，平。属风药。健脾益气，止咳，通经下乳。用于荣古瓦流心黑（产后虚弱），怒哈（咳嗽），疟没通（乳汁不通），翳状胬肉，谷阿强拱（小儿疳积），谷瓦卜断（子宫脱垂），悲寐掴（神经衰弱）。

【用法用量】9～15 g。

【精选验方】

1. 瞖状胬肉：野党参鲜叶适量。烤热，取汁调入乳滴患眼，每天滴3～4次，睡前滴为好。

2. 谷阿强拱（小儿疳积）：野党参10 g、辰砂0.3 g、瘦猪肉适量（或鸡蛋1个）。蒸服，每日1剂。同时针刺四缝穴并挤出黄水。

3. 疟没通（乳汁不通）：野党参、黄花菜根各适量。配猪脚炖服。

4. 谷瓦卜断（子宫脱垂）：野党参60 g、山甲珠30 g。水煎内服。

5. 谷瓦卜断（子宫脱垂）：野党参、铁扫帚、红蓖麻根、红杜仲、六月霜、饿蚂蝗、地钻各10～15 g。配瘦猪肉煎服，用红蓖麻叶煎敷局部。

6. 荣古瓦流心黑（产后虚弱）：野党参、走血风、假死风、大散骨风、黑节风、槟榔钻、小牛奶、五爪金龙、土当归、大钻、九节风各10 g。配猪脚炖服。

7. 悲麻捆（神经衰弱）：野党参、白背木、七仔莲、穿破石、黄花参、血风、槟榔钻、马驳草、甘草各15 g。配瘦猪肉煎服，另用上药泡酒，每日睡前服20 mL，连服4天。

刺瓜/裙头裆

【瑶文名】Junh douh dorngx
【汉语拼音名】Cigua / Quntoudang
【拉丁名】CYNANCHI CORYMBOSI HERBA

【别名】小刺瓜、野苦瓜、乳蚕、乳汁藤。

【来源】本品为萝藦科植物刺瓜 *Cynanchum corymbosum* Wight的干燥地上部分。

【植物形态】多年生草质藤本。块根粗壮；茎的幼嫩部分被两列柔毛。叶薄纸质，除脉上被毛外无毛，卵形或卵状长圆形，长4.5～8.0 cm，宽3.5～6.0 cm，顶端短尖，基部心形，上面深绿色，下面苍白色；侧脉约5对。伞房状或总状聚伞花序腋外生，着花约20朵；花萼被柔毛，5深裂；花冠绿白色，近辐状；副花冠大形，杯状或高钟状，顶端具10齿，5个圆形齿和5个锐尖的齿互生；花粉块每室1个，下垂。蓇葖果大形，纺锤状，具弯刺，向端部渐尖，中部膨胀，长9～12 cm，中部直径2～3 cm。种子卵形，长约7 mm；种毛白色绢质，长3 cm。花期5—10月，果期8月至翌年1月。

【生境与分布】生于海拔100～2100 m的山地溪边、河边灌木丛中及疏林潮湿处。广西主要分布于灌阳、阳朔、藤县、桂平、平果、金秀等；国内主要分布于福建、广东、四川、云南等省份。

【采集加工】全年均可采收，除去杂质，干燥。

【**药材性状**】本品茎呈细长圆柱形，节明显，节间长，表面灰黄色，具纵皱纹。质脆，易折断，断面黄白色，可见丝状纤维，髓部常中空。叶常脱落，薄纸质，皱缩，展平后呈卵形或卵状长圆形，顶端短尖，基部心形。果实纺锤状，具弯刺，向端部渐尖，中部膨胀，长9～12 cm，中部直径2～3 cm。种子卵形，长约7 mm，种毛白色绢质，长1～3 cm。气微，味甘。

【**性味功用**】

中医：甘、淡，平。归肝、脾经。益气，催乳，解毒。用于乳汁不足，神经衰弱，慢性肾炎，睾丸炎，血尿闭经，肺痨，肝炎等。

瑶医：微甘，温。属风药。益气，通乳，健脾。用于疟没通（乳汁不通）、不孕症。

【**用法用量**】25～50 g。

【**精选验方**】

1.疟没通（乳汁不通）：裙头裆20 g、五爪风20 g、追骨风10 g、野党参15 g、黄豆100 g。与猪蹄适量煎服。

2.不孕症：裙头裆10 g、追骨风20 g、楮实子10 g、补骨脂10 g、葫芦巴10 g、菟丝子10 g、韭菜子10 g。水煎内服或打粉做蜜丸服。

打类药

【瑶文名】Ganh zaqc dopc

丁香茄子/华佗豆

【汉语拼音名】Dingxiangqiezi / Huatuodou

【拉丁名】IPOMOEAE TURBINATAE SEMEN

【别名】天茄子。

【来源】本品为旋花科植物华佗豆*Ipomoea turbinata* Lag. 的干燥成熟种子。

【植物形态】一年生粗壮缠绕草本。茎圆柱形，具侧扁的小瘤突，幼枝绿色，老枝污红色。叶心形，具长的锐尖头或长的尾状尖，上面草绿色，具稀疏平展的微柔毛或无毛，脉稍突出，下面稍苍白色，具密集的露状小点，脉极突出；具长的叶柄。花单一或成腋生的卷曲花序，具短而粗的总花梗；花梗肉质，棒状，果熟时极增粗；花两性；萼片5枚，卵形，肉质，无毛，边缘膜质透明，先端具芒，果熟时显着增大；花冠紫色或淡紫色，花冠管长圆柱形，冠檐漏斗状，裂片5枚，三角形；雄蕊及花柱不伸出或微伸出花冠外；雄蕊5枚，花丝长，花药大，基部心形；花盘浅杯状；子房无毛，2室，柱头大，2球状。蒴果球状卵形，具锐尖头。种子4粒，大而平滑，三棱形，背拱，侧面平，黑色，无光泽。

【生境与分布】生于海拔580～1200 m的灌丛中或河漫滩干坝。广西主要分布于桂林、百色、崇左、贺州等地；国内主要在河南、湖北、湖南有栽培，云南南部有野生。

【采集加工】秋冬季果实成熟、果壳未开裂时采收，除去果壳，取种子，晒干。

【药材性状】本品呈球状或扁球状卵形，具钝三棱，长5～9 mm，宽4～8 mm。表面棕黄色或淡棕黄色，偶见棕褐色，平滑光亮，背面稍弓形隆起，中央有明显纵纹，腹面有一钝棱线，棱线一端具有圆形白色的凹陷种脐。质坚硬，难破碎。横切面淡黄色，有2片皱缩折叠的淡黄色子叶。气微，味苦。

【性味功用】

中医：苦，寒。归脾、大肠经。活血散瘀，泻下通便，解蛇毒。用于水肿胀满，二便不通，跌打损伤，蛇虫咬伤。

瑶医：苦，寒。属打药。泻下，解毒，散瘀。用于改严（大便秘结），囊暗（蛇虫咬伤），卡西闷（胃痛），播冲（跌打损伤），眸名肿毒（无名肿毒），改捆苦桨锥（瘘管），伯公闷（头痛），布种（疟疾）。

【用法用量】

中医：3～6 g。外用适量。

瑶医：6～10 g。外用适量。

【精选验方】

1. 伯公闷（头痛）：华佗豆适量。捣烂，外敷后脑或痛处2～3小时。

2. 播冲（跌打损伤）：华佗豆10 g、细接骨风20 g、泽兰20 g。共捣烂，用酒炒热，敷患处。

3. 布种（疟疾）：华佗豆10 g、嫩松树梢20 g。水煎服。

山牡荆/山牡荆

【瑶文名】Gemh muh ging

【汉语拼音名】Shanmujing / Shanmujing

【拉丁名】VITECIS QUINATAE RADIX ET CAULIS

【别名】薄姜木、莺歌木、五叶牡荆、布荆、五紫风、埔姜。

【来源】本品为马鞭草科植物山牡荆Vitex quinata（Lour.）Will的干燥根和茎。

【植物形态】常绿乔木，高可达12 m。小枝四棱形。掌状复叶，对生，小叶片倒卵形至倒卵状椭圆形，两面中脉被微柔毛，其余均无毛。聚伞花序对生于主轴上，排成顶生圆锥花序式，苞片线形，花萼钟状，花冠淡黄色，下唇中间裂片较大，花丝基部变宽而无毛，子房顶端有腺点。核果球形或倒卵形。花期5—7月，果期8—9月。

【生境与分布】生长在海拔180～1200 m的山坡林中。广西主要分布于桂林、贺州、南宁、崇左、巴马、百色、河池；国内主要分布于浙江、江西、福建、台湾、湖南、广东等省份。

【采集加工】全年均可采收，除去杂质，洗净，切片，干燥。

【药材性状】本品根呈类圆柱形，偶有分支，大小不一，直径3～5 cm；表面灰白色，具纵皱纹，偶有须根；质坚硬，不易折断；老根断面皮层厚，棕色，易脱落；木部棕黄色，可见细密的圆孔；年轮明显。茎圆柱形，大小不一，直径1～7 cm，表面灰褐色至深褐色。嫩枝四棱形，有微柔毛和腺点。老茎圆柱形，可见灰青色地衣斑。老茎断面皮层薄，木栓层常形成落皮层脱落；木部黄白色；年轮明显。气微，味淡。

【性味功用】

中医：淡，平。归肺、胃、肝经。止咳定喘，镇静退热。用于急、慢性气管炎，支气管炎，咳喘，气促，小儿发热、烦躁不安。

瑶医：微苦、辛，温。属打药。清热解毒，利尿通淋，活血消肿，疏风通络。用于尼椎轩（肾炎），泵烈竞（尿路感染），崩毕扭（风湿性心脏病），崩闭闷（风湿痛、类风湿性关节炎），哈鲁（哮喘），疟没通（乳汁不通）。

【用法用量】

中医：6～9 g。外用适量。

瑶医：30～60 g。外用适量。

【精选验方】

1.哈鲁（哮喘）：山牡荆适量。炒黄研末，每次6 g，每日3次，开水送服。

2.哈鲁（哮喘）：山牡荆9 g。研末，冲酒服。

3.疟没通（乳汁不通）：山牡荆12 g。研末，温开水加酒少许调服。

半枝莲/半枝莲

【瑶文名】Bienh diuh linh

【汉语拼音名】Banzhilian / Banzhilian

【拉丁名】SCUTELLARIAE BARBATAE HERBA

【别名】小韩信草、小耳挖草、耳挖草、小号向天盏、半向花、半面花、通经草、并头草、牙刷草、溪边黄芩、金挖耳、野夏枯草、方草儿、水韩信、偏头草、四方草、虎咬红、再生草、赶山鞭、狭叶向天盏。

【来源】本品为唇形科植物半枝莲*Scutellaria barbata* D. Don的干燥全草。

【植物形态】多年生草本植物。茎直立，株高可达55 cm。叶具短柄或近无柄，叶片三角状卵圆形或卵圆状披针形，有时卵圆形。花单生于茎或分枝上部叶腋内，具花的茎部长4～11 cm；花梗长1～2 mm，被微柔毛。花萼开花时长约2 mm，外面沿脉被微柔毛，边缘具短缘毛；花冠紫蓝色，长9～13 mm，外被短柔毛，内在喉部被疏柔毛。花果期4—7月。

【生境与分布】生于水田边、溪边或湿润草地上。广西主要分布于巴马、百色、横州、马山、金秀等；国内主要分布于江苏、广东、四川、河北、山西、陕西、湖北、安徽、江西、浙江、福建、贵州、云南、台湾、河南等省份。

【采集加工】夏秋季茎叶茂盛时采收，除去杂质，洗净，切段，干燥。

【药材性状】本品长15～35 cm，无毛或花轴上疏被毛。根纤细。茎丛生，方柱形；表面暗紫色或棕绿色。叶对生，有短柄；叶片呈三角状卵形或披针形，长1.5～3.0 cm，宽0.5～1.0 cm，多皱缩；先端钝，基部宽楔形，全缘或有少数不明显的钝齿；上表面暗绿色，下表面灰绿色。花单生于茎枝上部叶腋，花萼裂片钝或较圆；花冠二唇形，棕黄色或浅蓝紫色，长约1.2 cm，被毛。果实扁球形，浅棕色。气微，味微苦。

【性味功用】

中医：辛、苦，寒。归肺、肝、肾经。清热解毒，化瘀利尿。用于疔疮肿毒，咽喉肿痛，跌扑伤痛，水肿，黄疸，蛇虫咬伤。

瑶医：微辛，平。属打药。清热解毒，散瘀止血，消肿止痛，抗癌。用于港叉闷（阑尾炎），泵虷（肺炎），篮虷（肝炎），谷阿哈紧（小儿支气管炎），哈路（肺痨），泵翁（肺痈），撸藏（吐血），毕藏（衄血），泵烈竞（淋浊），碰累（痢疾），更喉闷（咽喉肿痛），碰租虷（骨髓炎），努哈虷（淋巴结炎），播冲（跌打损伤），囊暗（蛇虫咬伤），蓝章阿毒（肝癌），卡西闷（腹痛）。

【用法用量】

中医：15～30 g。

瑶医：干品15～30 g，或鲜品30～60 g。外用适量。

【精选验方】

1. 卡西闷（腹痛）：半枝莲10 g、穿心草15 g、大蓟20 g、小蓟20 g、犁头草15 g、蒲公英15 g、丹参15 g、金银花15 g、柴胡20 g、薏苡仁15 g、龙鳞草15 g、枸杞子15 g、绣花针15 g、香附15 g、入山虎10 g、甘草5 g。水煎至450 mL，分3次温服。

朱砂根/小解药

【瑶文名】Ndieh jaiv dorn
【汉语拼音名】Zhushagen / Xiaojieyao
【拉丁名】ARDISIAE CRENATAE RADIX

【别名】大罗伞、红铜盘、八角金龙、金玉满堂、黄金万两。

【来源】本品为紫金牛科植物朱砂根Ardisia crenata Sims的干燥根。

【植物形态】灌木，高1～2 m。茎粗壮，叶片革质或坚纸质，椭圆形、椭圆状披针形至倒披针形，顶端急尖或渐尖，基部楔形，边缘具皱波状或波状齿，两面无毛，叶柄长约1 cm。伞形花序或聚伞花序顶生；花梗无毛；花萼仅基部连合，萼片长圆状卵形，顶端圆形或钝，两面无毛，花瓣白色，盛开时反卷，花药三角状披针形，子房卵珠形。果球形，鲜红色。花期5—6月，果期10—12月，有时翌年2—4月。

【生境与分布】生于海拔90～2400 m的疏、密林下阴湿的灌木丛中。广西主要分布于北海、钦州、防城港、崇左等地；国内主要分布于西藏东南部至台湾、湖北至海南等地区。

【采集加工】秋冬季采挖，除去杂质，洗净，润透，切段，干燥。

【药材性状】本品根簇生于略膨大的根茎上，呈圆柱形，略弯曲，长5～30 cm，直径0.2～1.0 cm。表面灰棕色或棕褐色，可见多数纵皱纹，有横向或环状断裂痕，皮部与木部易分离。质硬而脆，易折断，断面不平坦，皮部厚，类白色或粉红色，外侧有紫红色斑点散在，习称"朱砂点"；木部黄白色，不平坦。气微，味微苦，有刺舌感。

【性味功用】

中医：微苦、辛，平。归肺、肝经。解毒消肿，活血止痛，祛风除湿。用于咽喉肿痛，风湿痹痛，跌打损伤。

瑶医：苦、辛，平。属打药。活血化瘀，祛风除湿，消肿止痛，通经活络。用于播冲（跌打损伤），碰脑（骨折），卡西闷（胃痛），牙闷（牙痛），更喉闷（咽喉肿痛），辣给昧对（月经不调），努哈虷（淋巴结炎），崩闭闷（风湿痛、类风湿性关节炎），桨蛾（乳蛾），囊暗（蛇虫咬伤），囊中病（蛔虫病），筋伤病。

【用法用量】

中医：3～9 g。

瑶医：15～30 g。外用适量。

【精选验方】

1. 更喉闷（咽喉肿痛）：小解药20 g、金锁匙15 g。水煎服，每日1剂。

2. 囊中病（蛔虫病）：小解药30 g。水煎，一天分3次服。

3. 筋伤病：小解药、红花倒水莲、榕树须皮各适量。将药物捣烂调酒蒸热外敷，每日换药。

4. 筋伤病：小解药50 g、活血丹50 g、走血风50 g、大散骨风50 g、三叉虎50 g、乳香30 g、没药30 g、秀丽楤木30 g、麻骨风50 g、藤杜仲50 g、毛冬青50 g、见风消50 g、上山虎50 g、土牛膝30 g。水煎适量，泡洗全身。

苦丁茶/苦丁茶

【瑶文名】 Fuv din cah

【汉语拼音名】 Kudingcha / Kudingcha

【拉丁名】 ILICIS KUDINGCHAE FOLIUM

【别名】 茶丁、富丁茶、皋卢茶。

【来源】 本品为冬青科植物苦丁茶 *Ilex kudingcha* C. J. Tseng 的干燥叶。

【植物形态】 常绿大乔木。叶片厚革质，长圆形或卵状长圆形。由聚伞花序组成的假圆锥花序生于二年生枝的叶腋内，无总梗；花淡黄绿色。果球形，成熟时红色，花期4—5月，果期6—11月。

【生境与分布】 生于山谷、溪边杂木林或灌木丛中。广西主要分布于崇左、阳朔、桂平、平果、百色、东兴、玉林等地；国内主要分布于四川、重庆、贵州、湖南、湖北、江西、云南、广东、福建、海南等省份。

上編 | 下编 打类药 — 167 —

【采集加工】全年均可采收，除去粗梗，晒干。

【药材性状】本品呈长圆状椭圆形，长10～16 cm，宽4～8 cm，边缘有锯齿，主脉于上表面凹下，于下表面凸起，侧脉每边10～14条。叶柄直径2～3 mm。叶片厚，革质。上表面灰绿色或灰棕色，有光泽，下表面黄绿色。气微，味苦、微甘。

【性味功用】

中医：苦、甘，寒。归肝、肺、胃经。散风热，清头目，除烦渴。用于头痛，齿痛，目赤，耳鸣，耳中流脓，痢疾。

瑶医：苦、甘，寒。属打药。清热利湿，散风热，清头目，除烦渴。用于泵烈竞（淋浊、尿路感染），盖敬（前列腺炎），伯公闷（头痛），牙闷（牙痛），补经仲闷（目赤肿痛），耳鸣，嗒滚补炎（中耳炎），碰累（痢疾），避孕，绝育。

【用法用量】

中医：3～10 g。

瑶医：3～9 g。外用适量。

【精选验方】

1. 避孕、绝育：苦丁茶老叶适量。晒干研末，当月避孕用60～120 g，在行经干净后1～5日内分4次服；终身避孕用180～250 g，在月经干净后1～5日内分4日，每日分4次开水送服，连服3个月。

2. 避孕：苦丁茶60 g、云苔子9 g、莪术6 g。水煎，分3次服，每日1剂，连服3日。于月经干净后2日开始服。

断肠草/断肠草

【瑶文名】Wiangh meuz
【汉语拼音名】Duanchangcao / Duanchangcao
【拉丁名】GELSEMII RADIX ET CAULIS

【别名】钩吻、葫蔓藤。

【来源】本品为马钱科植物钩吻Gelsemium elegans（Gardn. et Champ.）Benth. 的干燥根和茎。

【植物形态】常绿木质藤本。除苞片边缘和花梗幼时被毛外，全株均无毛。小枝圆柱形，幼时具纵棱。叶片膜质，卵形、卵状长圆形或卵状披针形。三歧聚伞花序顶生或腋生；花冠黄色，漏斗状。蒴果卵形或椭圆形，熟时黑色。种子扁压状椭圆形或肾形，边缘具有不规则齿裂状膜质翅。花期5—11月，果期7月至翌年3月。

【生境与分布】生于海拔500～2000 m的山地、路旁灌木丛中或潮湿肥沃的丘陵坡疏林下。广西主要分布于西南部和东南部地区；国内主要分布于江西、福建、台湾、湖南、广东、海南、贵州、云南等省份。

【采集加工】全年均可采挖，除去杂质，洗净，润透，切片，干燥。

【药材性状】本品根呈圆柱状，略弯曲，长短不等，直径1～6 cm。表面灰棕色或棕色，较光滑，具细纵纹，常于弯曲处呈半环状断裂。质硬脆，折断面不平整，切断面可见放射状纹理及众多的细孔；皮部外侧呈类白色或淡黄色，近木部处呈红棕色；木部黄色。具扭绳状细螺纹，当反扭旋时，则成均匀的片状分离。气香、味苦。

【性味功用】

中医：苦、辛，温；有大毒。归肺、肝经。祛风，攻毒，止痛。外用于疥癫，湿疹，瘰疬，痈肿，疔疮，跌打损伤，风湿痹痛，神经痛，陈旧性骨折。

瑶医：苦、辛，温；有大毒。属打药。祛风，攻毒，止痛。用于补癣（皮肤顽癣），身谢（湿疹），努脑痨（瘰疬），眸名肿毒（无名肿毒），布方（疔疮），崩闭闷（风湿痛、类风湿性关节炎），碰脑（骨折），古岸闷（犬咬外伤），阿毒（癌肿），碰租軒（骨髓炎）。

【用法用量】

中医：外用适量，捣敷或研末调敷，煎水洗或烟熏。

瑶医：外用30 g。

【精选验方】

1. 崩闭闷（风湿痛）：断肠草老藤（制）适量。点燃隔纸灸患处，有舒适感为度，每日1～2次。

2. 碰脑（骨折）：断肠草适量、公鸡仔1只。共捣烂，复位后敷患处。忌内服。

3. 布方（疔疮）：断肠草、鲤鱼胆、旧石灰各适量。先用断肠叶煎水洗患处，再将余药捣烂敷患处。每日1次。切忌内服。

4. 碰租軒（骨髓炎）：断肠草适量、鲜白木薯30～50 g。共捣烂敷患处，每日1剂。忌内服。

博落回/炮筒杆

【瑶文名】Hux douh ndongh
【汉语拼音名】Boluohui / Paotonggan
【拉丁名】MACLIAYAE CORDATAE HERBA

【别名】勃逻回、勃勒回、菠萝筒、大叶莲、三钱三。

【来源】本品为罂粟科植物博落回 *Macleaya cordata*（Willd.）R.Br. 的干燥全草。

【植物形态】多年生直立草本植物。基部具乳黄色浆汁。茎光滑，绿色，高可达4 m，多白粉。叶片宽卵形或近圆形，先端急尖、渐尖、钝或圆形，裂片半圆形、方形、三角形或其他，边缘波状、缺刻状，上面绿色，下面多白粉，细脉网状，常呈淡红色；大型圆锥花序多花，顶生和腋生；苞片狭披针形；花芽棒状，近白色，萼片倒卵状长圆形，舟状，黄白色；花丝丝状，花药条形，与花丝等长；子房倒卵形至狭倒卵形。蒴果狭倒卵形或倒披针形，无毛。种子卵珠形，有狭的种阜。花果期6—11月。

【生境与分布】生于海拔150～830 m的丘陵或低山林中、灌丛中或草丛间。广西主要分布于横州、藤县、巴马、河池、灌阳等地；国内主要分布于长江以南、南岭以北的大部分地区，南至广东，西至贵州，西北达甘肃南部。

【采集加工】夏秋季采收，除去杂质，干燥。

【药材性状】本品全体带有白粉。茎呈圆柱形，中空，表面光滑，灰绿色或带有暗红紫色。叶互生，具叶柄，完整叶阔卵形，边缘具波状齿，上面灰绿色，下面灰白色，具密细毛，掌状脉，具叶柄。圆锥花序顶生或腋生，具多数花，苞片披针形，萼片2枚，黄白色，倒披针形，无花瓣，雄蕊多数，花丝细而扁，雌蕊1枚。蒴果倒披针形或倒卵形。

【性味功用】

中医：苦，寒；有大毒。归肝、大肠经。清热解毒，活血散瘀，杀虫止痒。用于痈肿疮毒，下肢溃疡，烧烫伤，湿疹，顽癣，跌扑损伤，风湿痹痛，阴痒。

瑶医：苦，寒；有大毒。属打药。散瘀消肿，祛风镇痛，麻醉，杀虫止痒。用于崩闭闷（风湿痛、类风湿性关节炎），波罗盖闷（膝关节痛），播冲（跌打损伤），身谢（皮肤瘙痒），布库（疥疮），布锥累（痈疮），布浪（癫痫），辣给昧对（闭经）。

【用法用量】

中医：外用适量，捣烂敷，或煎水熏洗，或乙醇浸渍液搽。忌内服。

瑶医：2～3 g。外用3～5 g。

【精选验方】

1. 布锥累（痈疮）：炮筒杆根适量。切碎后煎水过滤再浓缩成膏，涂患处。

2. 布浪（癫痫）：炮筒杆3 g、了哥王15 g、川芎9 g、红花15 g、当归9 g。水煎取汁蒸鸡蛋服，每日1剂，连服7日。

3. 崩闭闷（风湿痛）：炮筒杆3 g、十八症10 g、大钻10 g、小钻10 g、麻骨风10 g、血风10 g、马尾千斤草适量。配猪骨炖服，每日1剂。

4. 辣给昧对（闭经）：炮筒杆6 g、上山虎15 g、钻骨风15 g、一块瓦15 g、十八症15 g、九节风15 g、下山虎15 g。米双酒浸泡，每次服30 mL，每日3次。

5. 播冲（跌打损伤）：炮筒杆、八百力、五圈红、曼陀罗、铁凉伞、三妹木、小散骨风、麻骨风、上山虎、露兜簕、铜钻、走血风、血桂枝、川芎、牛膝、杜仲各适量。米双酒浸泡15日，每次服15 mL，每日2次。亦可外搽患处。

喜树果/喜树果

【瑶文名】Siv suxgorv
【汉语拼音名】Xishuguo / Xishuguo
【拉丁名】CAMPTOTHECAE FRUCTUS

【别名】千丈树、水栗子、天梓树。

【来源】本品为蓝果树科植物喜树*Camptotheca acuminata* Decne. 的干燥成熟果实。

【植物形态】落叶大乔木。叶互生，卵状长方形或卵状椭圆形，长7～18 cm，宽5～10 cm，先端渐尖，基部圆或广楔形，全缘，边缘有纤毛，羽脉10～11对；叶柄红色，有疏毛。花单性同株，成球形头状花序；花萼5齿裂；花瓣5枚，绿色；雄花雄蕊10枚；雌花子房下位，1室，柱头3裂，花盘明显。果序球状。花期8月，果期10—11月。

【生境与分布】生于海拔1000 m以下较潮湿处，也有栽培。广西主要分布于桂林、柳州、崇左、河池、百色等地；国内主要分布于浙江、江苏、江西、湖北、湖南等省份。

【采集加工】秋季果实成熟尚未脱落时采收，晒干。

【药材性状】本品呈披针形，长2.0～2.5 cm，宽5～7 mm，具三棱，先端尖，有柱头残基，基部变狭，可见着生在花盘上的椭圆形凹点痕，两边有翅。表面黄棕色至棕色，微有光泽，有纵皱纹。质韧，不易折断，断面纤维性。内有种子1枚，干缩成细条状。气微，味苦。

【性味功用】

中医：苦、涩，寒；有毒。归脾、胃、肝经。抗癌，散结，破血化瘀。用于胃癌，肠癌，慢性粒细胞白血病，绒毛膜上皮癌，恶性葡萄胎，淋巴肉瘤，血吸虫病引起的肝脾肿大。

瑶医：微苦、涩，凉。属打药。抗癌散结。用于胃癌，食道癌，直肠癌，篮章阿毒（肝癌），膀胱癌，别藏翁（慢性白血病）。

【用法用量】

中医：3～9 g。

瑶医：9～12 g。

【精选验方】

1.胃癌、直肠癌、篮章阿毒（肝癌）、膀胱癌：喜树果适量。研末，每日1次，每次6 g。

2.别藏翁（慢性白血病）：喜树果30 g、仙鹤草30 g、鹿衔草30 g、岩株30 g、金银花30 g、凤尾草30 g、甘草9 g。水煎服。

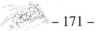

痰火草/痰火草

【瑶文名】Tanh horv cauv
【汉语拼音名】Tanhuocao / Tanhuocao
【拉丁名】MURDANNIAE BRACTEATAE HERBA

【别名】围夹草、癌草、青竹壳菜、青鸭跖草。

【来源】本品为鸭跖草科植物大苞水竹叶 *Murdannia bracteata*（C. B. Clarke）J. K. Morton ex Hong 的干燥全草。

【植物形态】多年生草本植物。根须状而极多。可育茎长而匍匐，顶端上升，节上生根。叶在主茎上的密集成莲座状，剑形，叶鞘全面被细长柔毛或仅沿口部一侧有刚毛。蝎尾状聚伞花序，少单个；总苞片叶状，但较小；苞片圆形，花梗极短，果期伸长，强烈弯曲；萼片草质，卵状椭圆形，浅舟状，花瓣蓝色。种子黄棕色。花果期5—11月。

【生境与分布】生于海拔500～850 m的水沟边及密林下。广西主要分布于桂林、钦州、北海、防城港、崇左等地；国内主要分布于广东、海南、云南等省份。

【采集加工】全年均可采收，除去杂质，洗净，晒干。

【药材性状】本品多皱缩成团状。茎呈扁圆柱形，弯曲，灰棕色，有纵棱；节稍膨大，节上多分枝或须根。单叶互生，多皱缩，灰棕色或灰褐色；展平后为宽披针形，长5～13 cm，宽1.0～1.5 cm，顶端尖，全缘，基部下延成膜质叶鞘，抱茎；被密毛，叶脉平行。头状花序紫褐色，直径2～5 cm，花序梗长3～10 cm。气微，味淡。

【性味功用】

中医：甘、淡，凉。归肺经。化痰散结，利尿通淋。用于瘰疬痰核，热淋。

瑶医：甘、淡，凉。属打药。化痰散结，止咳，清热通淋。用于努脑瘘（瘰疬、淋巴结核），泵烈竟（淋浊、尿路感染），怒藏（咯血），改窟藏（痔疮出血），盖敬（前列腺炎），更喉闷（咽喉肿痛）。

【用法用量】

中医：30～60 g。

瑶医：15～60 g。外用适量。

【精选验方】

1. 改窟藏（痔疮出血）：鲜痰火草60 g。炖豆腐服。

2. 努脑瘘（淋巴结核）：鲜痰火草40 g、鸭皂树30 g、野芝麻10 g、百解木20 g。水煎服。

3. 盖敬（前列腺炎）：痰火草20 g、黄花一枝香15 g、金丝草15 g、车前草15 g。水煎服。

4. 更喉闷（咽喉肿痛）：痰火草15 g、野芝麻15 g、圆羊齿50 g。水煎服。

铁包金/铁包金

【瑶文名】Hlieh bueu jiem
【汉语拼音名】Tiebaojin / Tiebaojin
【拉丁名】BERCHEMIAE RADIX

【别名】狗脚利、老鼠草、鼠乳头、乌金藤、小号铁包金、乌石米、老鼠耳。

【来源】本品为鼠李科植物老鼠耳*Berchemia lineate*（L.）DC. 的干燥根。

【植物形态】藤状或矮灌木，高可达2 m。小枝圆柱状，黄绿色，叶片纸质，矩圆形或椭圆形，具小尖头，基部圆形，上面绿色，下面浅绿色，两面无毛，叶柄短，被短柔毛；托叶披针形，稍长于叶柄，宿存。花白色，无毛，花梗无毛，通常数个密集成顶生聚伞总状花序，近无总花梗；花芽卵圆形，萼片条形或狭披针状条形，顶端尖，萼筒短，盘状；花瓣匙形。核果圆柱形，成熟时黑色或紫黑色，基部有宿存的花盘和萼筒；被短柔毛。花期7—10月，果期11月。

【生境与分布】生于海拔100～2100 m的山坡、沟边、灌丛。广西主要分布于北海、钦州、柳州、崇左等地；国内主要分布于广东、福建、台湾等省份。

【采集加工】全年均可采挖，除去须根，洗净，干燥，或趁鲜切片干燥。

【药材性状】本品呈不规则纺锤形或圆柱形，弯曲分支，多切成小段或厚片，长20～75 mm，直径5～35 mm，表面黑褐色至深褐色，栓皮结实，有网状裂隙、纵皱纹及支根痕。质坚硬。断面木部甚大，纹理细密，暗黄棕色至橙黄色。气微，味淡、涩。

【性味功用】

中医：淡、涩，平。归心、肺经。散瘀，止血，止痛，镇咳，消滞。用于肺痨咯血，黄疸型肝炎，腹痛，头痛，跌打损伤，痈疔疮疖，蛇虫咬伤。

瑶医：苦，平。属打药。活血化瘀，祛湿通络，止血，止痛。用于怒藏（咯血），卡西闷（胃痛、腹痛），伯公闷（头痛），哈路（肺痨），谷阿强拱（小儿疳积），醒蕹（水肿），崩闭闷（类风湿性关节炎），篮虷（肝炎），望胆篮虷（黄疸型肝炎），播冲（跌打损伤），眸名肿毒（无名肿毒），布方（疔疮），囊暗（蛇虫咬伤），辣给昧对（月经不调），哈路怒藏（肺痨咯血）。

【用法用量】9～30 g。外用适量。

【精选验方】

1. 望胆篮虷（黄疸型肝炎）：铁包金60 g。水煎，一天分3次服。

2. 篮虷（肝炎）：铁包金、皱叶柑根各适量。水煎内服。

3. 怒藏（咯血）：铁包金45 g。水煎内服。

4. 辣给昧对（月经不调）：铁包金45 g、仙鹤草45 g。水煎内服。

5. 哈路（肺痨）：铁包金、百部、穿破石各适量。水煎服，每日1剂。若兼感冒加苏叶。

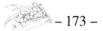

6. 哈路怒藏（肺痨咯血）：铁包金120 g、猪肉120 g。水煎服，每日1剂。忌煎炒食物、房事。

7. 谷阿强拱（小儿疳积）：铁包金全草，3岁以下取30 g，3～6岁取30～45 g，6岁以上取60 g。水煎服，每日1剂，有蛔虫者辅以驱虫药治疗。

鬼针草/金盏银盘

【瑶文名】Noc a nzamz
【汉语拼音名】Guizhencao / Jinzhanyinpan
【拉丁名】BIDENTIS HERBA

【别名】鬼钗草、鬼黄花、婆婆针、针包草。

【来源】本品为菊科植物鬼针草 Bidens pilosa Linn. 或白花鬼针草 Bidens pilosa Linn. var. radiata Sch. –Bip. 的干燥全草。

【植物形态】鬼针草　一年生草本。茎直立，钝四棱形。茎下部叶较小；中部叶具无翅的柄，两侧小叶椭圆形或卵状椭圆形；顶生小叶较大，长椭圆形或卵状长圆形。头状花序直径8～9 mm。总苞基部被短柔毛，条状匙形，上部稍宽。无舌状花，盘花筒状，冠檐5齿裂。瘦果黑色，条形，略扁，具棱，上部具稀疏瘤状凸起及刚毛，顶端芒刺3～4枚，具倒刺毛。花果期8—11月。

【生境与分布】生于路边、荒野或住宅旁。广西大部分地区均有分布；全国大部分地区均有分布。

【采集加工】夏秋季采收，晒干。

【药材性状】鬼针草　本品茎略呈方形，幼枝稍被短柔毛。叶纸质而脆，大多已皱缩，破碎。茎顶常有扁平盘状花托，头状花序黄色，无舌状花。有时着生10余个长条形具4棱的果实。果实棕黑色，顶端有针状冠毛3～4条，具倒刺。气微，味淡。

【性味功用】

中医：苦，平。归肺、胃、胆、大肠经。疏表清热，解毒，散瘀。用于流感，乙脑，咽喉肿痛，肠炎，痢疾，黄疸，肠痈，疮疡疖痔，跌打损伤。

瑶医：苦，平。属打药，祛湿，利尿消肿，清热解毒，祛瘀，祛痧。用于继痧（痧症、呕吐），哈轮（感冒），更喉闷（咽喉肿痛），泵卡西（腹泻），碰累（痢疾），篮硬种翁（肝硬化腹水），篮虷（肝炎），泵虷（肺炎），扛章锤（肠痈），布锥累（痈疮），改窟闷（痔疮），播冲（跌打损伤），改对岩闷（睾丸炎），疟椎闷（乳痈），谷阿强拱（小儿疳积），囊暗（蛇虫咬伤）。

【用法用量】干品9～30 g，或鲜品30～60 g。外用适量，捣烂敷患处，或煎水熏洗患处。

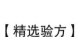

【精选验方】

1. 篮虷（肝炎）、疟椎闷（乳痈）：金盏银盘9～12 g。捣烂外敷患处；或吊挂于患者蚊帐顶、房门上；或水煎服，每日3次，每次1剂。

2. 改对岩闷（睾丸炎）：金盏银盘20 g。水煎内服。

3. 泵虷（肺炎）：金盏银盘10 g、枇杷叶15 g、满天星10 g。水煎内服。

4. 哈轮（感冒）：金盏银盘15 g、百解木30 g、地胆草15 g。水煎服，每日1剂分3次服。

5. 谷阿强拱（小儿疳积）：金盏银盘50 g。切碎蒸猪肝或瘦猪肉服。

6. 囊暗（蛇虫咬伤）：金盏银盘适量。捣烂敷伤口周围，每日换药1次。

山风/山风

【瑶文名】Douh miuih nziungh
【汉语拼音名】Shanfeng / Shanfeng
【拉丁名】BLUMEAE AROMATICAE HERBA

【别名】过山龙。

【来源】本品为菊科植物馥芳艾纳香*Blumea aromatica* DC. 的干燥全草。

【植物形态】落叶藤状灌木。枝密生皮孔。单叶互生，宽椭圆形、倒卵形或近圆形，长6～10 cm，宽5～7 cm，顶端急尖，边有钝锯齿，基部圆形。花杂性，黄绿色；聚伞花序顶生及腋生，有花5～7朵。蒴果球形，直径约1 cm，3裂，黄色。种子每室2粒，外有红色肉质假种皮。花期4—5月，果期9—10月。

【生境与分布】生于山沟灌木丛中。广西主要分布于上林、融水、柳城、金秀、南丹、龙胜等地；国内主要分布于东北、华北、西北、西南地区，以及湖北、湖南、广东等省份。

【采集加工】夏秋季采收，洗净，阴干。

【药材性状】本品长60～100 cm，茎分枝，密被灰黄色黏茸毛和腺毛。质较轻脆，易折断，断面圆形，皮部菲薄，髓部白色，占茎的大部。老茎基部木质化，黑褐色，坚硬。单叶互生，完整叶片倒卵形或椭圆状倒披针形，长8～20 cm，宽3～6 cm，先端渐尖，基部下延，有时有裂片，边缘有细锯齿，上面被疏糙毛，下面被黄褐色茸毛，在叶脉处较明显。头状花序顶生或腋生，疏圆锥状，总苞半球状或近钟形，总苞片4～5层，矩圆状披针形。花托平，蜂窝状。揉搓后有清香气，味辛，微苦。

【性味功用】

中医：辛、微苦，温。归肺、肝经。祛风消肿，活血止痒。用于风湿性关节痛，湿疹，皮肤瘙痒，外伤出血。

瑶医：苦，平。属打药。清热利湿，止痒。用于崩闭闷（风湿痛、类风湿性关节炎），身谢（湿疹、皮肤瘙痒），冲翠藏（外伤出血）。

【用法用量】9～15 g，浸酒或水煎冲酒服。外用适量，水煎熏洗患处，或捣烂敷患处。

【精选验方】崩闭闷（风湿痛）：山风15 g、三叶青藤整叶15 g、九层风茎30 g、红鱼眼茎30 g、牛十八枝叶15 g。水煎，一天分3次服；或按此分量加米酒5000 mL，浸15天后可用，每次服10～20 mL，一天2～3次。

苏木/苏木

【瑶文名】Suh ndiangx
【汉语拼音名】Sumu / Sumu
【拉丁名】SAPPAN LIGNUM

【别名】苏枋、苏方、苏方木、窊木、棕木、赤木、红柴。

【来源】本品为豆科植物苏木 *Caesalpinia sappan* L. 的干燥心材。

【植物形态】小乔木，高达6 m。具疏刺，除老枝、叶下面和荚果外，多少被细柔毛；枝上的皮孔密而显著。二回羽状复叶长30～45 cm。圆锥花序顶生或腋生，长约与叶相等；苞片大，披针形，早落；花梗长15 mm，被细柔毛。荚果木质，稍压扁，近长圆形至长圆状倒卵形。种子3～4粒，长圆形，稍扁，浅褐色。花期5—10月，果期7月至翌年3月。

【生境与分布】生于海拔200～1050 m的山谷丛林中。广西主要分布于金秀、巴马、南丹等地；国内主要分布于广东、云南、海南、福建、四川、贵州等省份。

【采集加工】多于秋季采伐，除去白色边材，干燥。

【药材性状】本品呈长圆柱形或对剖半圆柱形，长10～100 cm，直径3～12 cm。表面黄红色至棕红色，具刀削痕，常见纵向裂缝。质坚硬。断面略具光泽，年轮明显，有的可见暗棕色、质松、带亮星的髓部。气微，味微涩。

【性味功用】

中医：甘、咸，平。归心、肝、脾经。活血祛瘀，消肿止痛。用于跌打损伤，骨折筋伤，瘀滞肿痛，闭经痛经，产后瘀阻，胸腹刺痛，痈疽肿痛。

瑶医：甘，平。属打药。祛瘀生新。用于播冲（跌打损伤），碰脑（骨折），辣给昧对（月经不调、闭经），辣给闷（痛经），眸名肿毒（无名肿毒），撞红，卡西闷（胃痛），布病闷（胃溃疡），身谢（皮肤瘙痒），胞衣不下，碰累（痢疾），月藏（尿血），别带病（带下病）。

【用法用量】3～9 g。

【精选验方】

1. 撞红：苏木15 g。水煎内服。

2. 卡西闷（胃痛）：苏木3 g、草决明子18 g。水煎内服。

3. 布病闷（胃溃疡）：苏木20 g、狗肚1个。将苏木纳入狗肚内炖烂服。

4. 身谢（皮肤瘙痒）：苏木60 g。水煎，一天分3次冲黄糖适量服。

5. 胞衣不下：苏木15 g、红花15 g。陈酒煎服。

6. 碰累（痢疾）：苏木3 g。研粉，泡开水冲白糖服，每日3次。

7. 月藏（尿血）：苏木15 g、红鸡冠花30 g、钻地风30 g。水煎，一天分3次服。

8. 别带病（带下病）：苏木、马莲鞍、红马安、白马安、杜仲、了哥王、翻白草、韭菜根、红背娘各10 g。水煎服。

9. 播冲（跌打损伤）：苏木、红天葵草、黑九牛、黄钻各适量。捣烂浸酒，药酒内服外搽。

杉木叶/杉树叶

【瑶文名】Camh ndiangx normh
【汉语拼音名】Shamuye / Shanshuye
【拉丁名】CUNNINGHAMIAE FOLIUM SEU CACUMEN

【别名】沙木、沙树、刺杉、香杉。

【来源】本品为杉科植物杉木*Cunninghamia lanceolate*（Lamb.）Hook. 的干燥叶或带叶嫩枝。

【植物形态】常绿乔木。叶在侧枝上排成二列，条状披针形，坚硬，长3～6 cm，边缘有细齿，上面中脉两侧的气孔线较下面的为少。雌雄同株；雄球花簇生枝顶；雌球花单生或簇生枝顶，卵圆形，苞鳞与珠鳞结合而生，苞鳞大，珠鳞先端3裂，腹面具3粒胚珠。球果近球形或卵圆形，长2.5～5.0 cm；苞鳞革质，扁平，三角形宽卵形，先端尖，边缘有细齿，宿存；种鳞形小，生于苞鳞腹面下部。种子扁平，长6～8 mm，褐色，两侧有窄翅，沿中脉两侧各有1条白粉气孔带。花期4月，果熟期10月下旬。

【生境与分布】生于丛林、山坡等。广西主要分布于桂林、灌阳、恭城、都安等地；国内主要分布于陕西、河南、安徽、江苏、浙江、湖北、广东等省份。

【采集加工】夏秋季采收，阴干。

【药材性状】本品叶呈条状披针形，长2.5～6.0 cm，先端锐渐尖，基部下延而扭转，边缘有细齿，表面墨绿色或黄绿色，主脉1条，上表面主脉两侧的气孔线较下表面为少，下表面可见白色粉带2条。质坚硬。气微香，味涩。

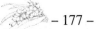

【性味功用】

中医：辛，微温。归肺、脾经。祛风止痛，散瘀止血。用于慢性气管炎，胃痛，风湿关节痛，跌打损伤，烧烫伤，外伤出血，过敏性皮炎，淋病，疥癣，蜈蚣咬伤，毒虫咬伤，风疹。

瑶医：淡，温。属打药。解表，祛痧，利湿，通络。用于哈轮（感冒），崩闭闷（风湿痛、类风湿性关节炎），桨蛾（乳蛾）。

【用法用量】15～30 g。外用适量，研粉外敷，或煎水洗。

【精选验方】桨蛾（乳蛾）：杉树（白皮）50 g、鹅不食草50 g。用水煲服。

葫芦茶/葫芦茶

【瑶文名】Hah louh zah
【汉语拼音名】Hulucha / Hulucha
【拉丁名】DESMODII TRIQUETRI HERBA

【别名】牛虫草、迫颈草、田刀柄、咸鱼草、百劳舌。

【来源】本品为豆科植物葫芦茶*Desmodium triquetrum*（L.）DC. 的干燥全株。

【植物形态】灌木，1～2 m。茎直立，分枝。枝三棱形，棱上被粗毛，后变秃净。单叶互生，叶片卵状披针形至狭披针形，长6～15 cm，宽1.0～4.0 cm，先端急尖，基部浅心形或圆形，上面无毛，背面中脉和侧脉被长毛；叶柄具宽翅，形似葫芦；托叶2枚，披针形，有纵脉。总状花序腋生或顶生，长15～30 cm；苞片小，锥尖状；花萼钟状，长约3 mm，下面裂齿线状，有疏长毛；花冠紫红色，蝶形，旗瓣圆形，先端微凹，翼瓣倒卵形，基部有耳，龙骨瓣镰刀壮弯曲，瓣柄与瓣片近等长；雄蕊10枚，二体，下部合生；子房密生短柔毛，花柱内弯。荚果条状长圆形，长2.0～5.0 cm，有荚节5～8个，秃净或被毛，背缝线直，腹缝线呈波状。花期6—10月，果期10—12月。

【生境与分布】生于海拔1400 m以下的荒地或山地林缘、路旁。广西主要分布于桂林、百色、巴马、都安、钦州等地；国内主要分布于福建、江西、广东、海南、贵州、云南等省份。

【采集加工】夏秋季采收，晒干，或趁鲜切段干燥。

【药材性状】本品根近圆柱形，扭曲，表面灰棕色或棕红色，质硬稍韧，断面黄白色。茎多已折断，长约30 cm，直径约0.5 cm。老茎红褐色，细茎红棕色，三角状，棱上被粗毛。叶片灰绿色或棕绿色，革质，叶柄具翅，与叶片相连。有的带花、果，总状花序腋生，蝶形花多数，花梗较长。荚果扁平，有5～8个近方形的荚节。气微，味淡。

【性味功用】

中医：微苦，凉。归肺、大肠经。清解热毒，利湿。用于预防中暑，感冒发热，咽喉肿痛，肠炎，菌痢，急性肾炎水肿，小儿疳积。

瑶医：微涩，凉。属打药。收敛，止泻。用于碰累（痢疾），醒蕹（水肿），妊娠呕吐，囊中病（钩虫病），撸藏（吐血），谷阿强拱（小儿疳积），黄水疮，辣给昧对（月经不调），别带病（带下病），碰脑（骨折）。

【用法用量】

中医：干品15～30 g，或鲜品30～60 g。

瑶医：干品15～30 g，或鲜品30～60 g。外用适量。

【精选验方】

1. 妊娠呕吐：葫芦茶30 g。水煎内服。

2. 囊中病（钩虫病）：鲜葫芦茶250 g。加水800 mL，慢火煎至250 mL，于早晚空腹时服，每日1剂，连服5～7日。

3. 撸藏（吐血）：葫芦茶15 g、三把柴15 g、黄花菜根15 g。水煎内服。

4. 谷阿强拱（小儿疳积）：葫芦茶10 g、草决明10 g、鱼腥草10 g。水煎内服，同时针刺四缝穴。

5. 黄水疮：葫芦茶、野芝麻、铺地稔根各适量。水煎外洗患处，每日数次。

6. 辣给昧对（月经不调）：葫芦茶、酸吉风、小金樱、九龙盘、仙鹤草、红网子藤、小马胎、一点红、益母草各10 g。煎水取汁煮鸡蛋服，每日1剂，连服4～8剂。

7. 别带病（带下病）：葫芦茶、纸扇、芙蓉根、杉树浆、枫树浆、苎麻根各10 g。捣烂加白糖冲开水内服，每日1剂分3次服。

8. 碰脑（骨折）：葫芦茶、细辛、金耳环、大凉伞、小凉伞、钻地风、入山虎、下山虎、细接骨风、榕树枝嫩皮各适量。捣烂炒热外敷，并用上药浸酒内服。

马蹄金/马蹄草

【瑶文名】Mah deik jorm
【汉语拼音名】Matijin / Matijcao
【拉丁名】DICHONDRAE HERBA

【别名】黄疸草、小金钱草、小铜钱草、鸡眼草、金挖耳。

【来源】本品为旋花科植物马蹄金Dichondra micrantha Urb. 的干燥全草。

【植物形态】多年生匍匐草本，节上生根。叶肾形至圆形，先端宽圆形或微缺，基部阔心形，全缘，具长的叶柄。花冠钟状，黄色。蒴果近球形。种子黄色至褐色。花期4月，果期7—8月。

【生境与分布】生于草地、田边、路旁湿地上。广西主要分布于靖西、罗城、金秀等地；国内主要分布于四川、贵州、云南、广东、福建、浙江、江苏、湖南、湖北、江西、台湾等省份。

【采集加工】春夏季采收，干燥。

【药材性状】本品缠绕成团。茎细长，被灰色短柔毛，节上生根，质脆，易折断，断面中有小孔。叶互生，多皱缩，青绿色、灰绿色或棕色，完整者展平后圆形或肾形，基部心形，上面微被毛，下面具短柔毛，全缘；叶柄长约2 cm；质脆易碎。偶见灰棕色近圆球形果实，直径约2 mm。种子黄色或褐色。气微，味淡。

【性味功用】

中医：甘、苦、寒。归肝、胆、肾、膀胱经。清热解毒，利湿通淋，散瘀消肿。用于湿热黄疸，痢疾，砂石淋痛，白浊，水肿，疮疡肿毒，跌打损伤。

瑶医：苦，寒。属打药。清热利湿，退黄，散瘀消肿。用于望胆篮虷（黄疸型肝炎），篮虷（肝炎），胆纲虷（胆囊炎），尼椎虷（肾炎），碰累（痢疾），泵烈竞（淋浊、尿路感染），眸名肿毒（无名肿毒），播冲（跌打损伤），百内虾（百日咳），疟椎闷（乳痈），怒藏（咯血），囊暗（蛇虫咬伤），桨嚷（带状疱疹），烈歪毕恶昧出（枪伤），辣给昧对（闭经）。

【用法用量】干品15～30 g，鲜品加倍。

【精选验方】

1. 桨嚷（带状疱疹）、烈歪毕恶昧出（枪伤）：马蹄草适量。捣烂敷患处。

2. 篮虷（肝炎）：马蹄草、姜黄各适量。水煎内服。

3. 篮虷（肝炎）：马蹄草、龙胆草、小红苓草、车前草、鸡骨草、小金花草、三叶木通、田基黄各10 g。水煎服。

4. 胆纲虷（胆囊炎）：马蹄草30 g、排钱草20 g、大叶蛇泡藤20 g、救必应15 g。水煎内服。

5. 尼椎虷（肾炎）：马蹄草10 g、石油菜20 g、钻地风10 g、海金沙10 g、小叶满天星10 g。水煎内服。

6. 辣给昧对（闭经）：马蹄草9 g、滑石旱15 g、莲草15 g、车前草9 g、瓜子金9 g、山乌龟9 g。水煎服，每日1剂。连服2剂后，加服十全大补汤。

狗肝菜/狗肝菜

【瑶文名】Guh daan lai
【汉语拼音名】Gougancai / Gougancai
【拉丁名】DICLIPTERAE CHINENSIS HERBA

【别名】路边青、青蛇仔。

【来源】本品为爵床科植物狗肝菜Dicliptera chinensis（L.）Ness的干燥全草。

【植物形态】一年或二年生草本。茎高30～80 cm，常倾斜上升，节常膨大。单叶对生，卵形或宽卵形，长2.5～6.0 cm，宽1.5～3.5 cm，顶端短渐尖，基部宽楔形，边全绿。花淡紫红色，唇形；组成腋生的花簇或短聚伞花序，下面托以2枚叶状总苞片；苞片4枚，2大2小。蒴果卵形。种子4粒。花期10—11月，果期翌年2—3月。

【生境与分布】生于疏林下、溪边、村边园中、草丛中。广西主要分布于河池、凤山、百色、马山、南宁、龙州、凭样、陆川、北流、容县、平南、岑溪、贺州、昭平、金秀、柳州等地；国内主要分布于广东、福建、台湾等省份。

【采集加工】夏秋季采收，洗净，干燥。

【药材性状】本品长可达80 cm。根呈须状，淡黄色。茎多分枝，折曲状，具棱，节膨大呈膝状，下面节处常匍匐具根。叶对生，叶片多皱缩、破碎，完整者展平后呈卵形或宽卵形，长2.5～6.0 cm，宽1.5～3.5 cm；暗绿色或灰绿色，先端渐尖，基部宽楔形或稍下延，全缘；两面近无毛或下表面中脉上被疏柔毛；叶柄长0.2～2.5 cm。花腋生，数个头状花序组成的聚伞花序生于叶腋，叶状苞片一大一小，倒卵状椭圆形；花二唇形。蒴果卵形，开裂者胎座升起。种子有小疣点。气微，味淡、微甘。

【性味功用】

中医：甘、淡，凉。归肺、肝经。清热，解毒，凉血，生津。用于感冒，斑疹发热，暑热烦渴，眼结膜炎。

瑶医：淡，凉。属打药。清热解毒，清肝明目。用于哈轮（感冒），哈紧（支气管炎），篮虷（肝炎），卡西闷（胃痛），布方（疔疮），来藏（便血），月藏（尿血），泵烈竞（尿路感染），泵卡西（腹泻），谷阿虷昧退（小儿高热不退），别喉（白喉）。

【用法用量】

中医：15～30 g。

瑶医：15～30 g。外用适量。

【精选验方】

1. 篮虷（肝炎）：狗肝菜60 g。水煎当茶饮。

2. 泵烈竞（尿路感染）：鲜狗肝菜30～60 g。捣烂，加第二次洗米水煮沸后服。

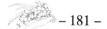

3. 泵卡西（腹泻）：狗肝菜30～45 g。水煎内服。

4. 谷阿虾昧退（小儿高热不退）：狗肝菜、磨盘根各等量。鲜品共捣烂，开水泡服。

5. 别喉（白喉）：狗肝菜15 g、水田七15 g、土牛膝15 g。水煎内服。

6. 卡西闷（胃痛）：狗肝菜叶30 g、鸡蛋2只。狗肝菜叶切碎，鸡蛋去壳，同炒熟，一天分2次食。

7. 篮轩（肝炎）：狗肝菜、田基黄、车前草、水石榴、大叶拦路虎、地榆、小白背风、土黄连、鸡骨草各15 g。水煎服。

八角莲/八角莲盘

【瑶文名】Bietv gov linh
【汉语拼音名】Bajiaolian / Bajiaolianpan
【拉丁名】DYSOSMATIS RHIZOMA

【别名】红八角莲、独脚莲。

【来源】本品为小檗科植物八角莲Dysosma versipellis（Hance）M. Cheng ex Ying的干燥根状茎。

【植物形态】多年生草本，高20～30 cm。根状茎粗壮，横生，茎直立，单生。茎生叶1枚，偶有2枚，纸质，圆形，盾状着生，4～9浅裂；裂片三角状卵形或卵状矩圆形，顶端锐尖，边有细齿；叶柄长10～15 cm。花深红色，5～8朵，簇生于叶柄顶部，下垂，花梗细长下弯。浆果椭圆形或卵形。种子多数。花期5—6月，果期9—10月。

【生境与分布】生于阔叶林或竹林下阴湿处。广西主要分布于上林、龙州、德保、都安、金秀、三江、全州、贺州、容县等地；国内主要分布于安徽、浙江、江西、河南、湖南、广东、云南等省份。

【采集加工】秋冬季采挖。洗净，晒干。

【药材性状】本品呈横生的结节状，长6～15 cm，直径2～4 cm。表面黄棕色至棕褐色，上面有凹陷的茎基痕，下面残留有须根痕。质硬而脆，易从结节处折断，断面红棕色。气微，味苦。

【性味功用】

中医：苦，辛，平；有小毒。归肺、肝经。清热解毒，化痰散结，祛瘀消肿。用于痈肿疔疮，瘰疬，咽喉肿痛，跌打损伤。

瑶医：苦，辛，微温；有小毒。属打药。清热解毒，消肿止痛，散结。用于布锥累（痈疮），播冲（跌打损伤），眸名肿毒（无名肿毒），港叉闷（阑尾炎），囊暗（蛇虫咬伤），卡西闷（胃痛）。

【用法用量】6～12 g。

【精选验方】

1. 卡西闷（胃痛）：八角莲盘适量。磨洗米水内服，1日3次，每次1剂。

2. 眸名肿毒（无名肿毒）：八角莲盘适量。以醋磨汁，外搽患处，每日3～5次。

3. 港叉闷（阑尾炎）：八角莲盘根适量。捣烂，加酒炒热敷患处。

4. 囊暗（蛇虫咬伤）：八角莲盘适量。捣烂调三花酒，自上而下搽患处，严重者可服药液15 mL，每日1剂。

5. 囊暗（蛇虫咬伤）：八角莲盘、七仔莲各适量研粉备用。取药粉6～9 g冲米酒内服，药酒搽伤口周围。

6. 卡西闷（胃痛）：八角莲盘6 g、满天星6 g、七枝莲6 g、细辛6 g、土连10 g、水沙10 g、艳山姜10 g。水煎服，每日1剂。

地胆草/草鞋根

【瑶文名】Suh benv miev
【汉语拼音名】Didancao / Caoxiegen
【拉丁名】ELEPHANTOPI HERBA

【别名】地胆头。

【来源】本品为菊科植物地胆草 *Elephantopus scaber* L. 的干燥全草。

【植物形态】多年生草本。茎高20～60 cm，茎常二歧分枝，密被贴生长硬毛。基生叶丛生，叶片匙形或长圆状倒披针形，长12～17 cm，边缘稍有钝锯齿；茎生叶少，极小。头状花序成束，生于枝顶，有叶状总苞片3～4片；花紫红色。瘦果有棱，顶端有4～6枚长而硬的冠毛。花期7～11月。

【生境与分布】生于山坡、路旁或山谷林缘。广西各地均有分布；国内主要分布于浙江、江西、福建、台湾、湖南、广东、贵州、云南等省份。

【采集加工】夏秋间花期前采挖，洗净，干燥。

【药材性状】呈不规则的段状。根茎具环节，密被紧贴的灰白色茸毛，须根多数。茎圆柱形，被紧贴的灰白色粗毛。叶片绿色或暗绿色，多有腺点，边缘稍有钝齿，两面均被紧贴的灰白色粗毛，叶柄短，略呈鞘状。气微，味苦。

【性味功用】

中医：苦，寒。归肺、肝经。清热泻火，凉血解毒。用于感冒发热，咽喉肿痛，肺热咳嗽，目赤，痢疾，痈疮肿毒。

瑶医：苦，寒。属打药。祛湿，清热改毒，凉血。用于哈轮（感冒），更喉闷（咽喉肿痛），哈紧（气管炎、支气管炎），哈鲁（哮喘），毕藏（衄血），望胆（黄疝），碰累（痢疾），月藏（尿血），醒蕹（水肿），布锥累（痈疮），眸名肿毒（无名肿毒），囊暗（蛇虫咬伤），荣古瓦流心黑（产后虚弱），改对仲（疝气），谷阿泵虷怒哈（小儿肺炎），谷阿哈紧（小儿气管炎），篮严（肝硬化）。

【用法用量】15～30 g。

【精选验方】

1. 荣古瓦流心黑（产后虚弱）：草鞋根适量。每天取30 g同鸡肉或瘦猪肉适量炖汤，一天分2次服。

2. 哈鲁（哮喘）：草鞋根1抓、蜂蜜9 mL。水煎，在哮喘发作时冲蜂蜜热服。（不要冷服和不发作时服）。

3. 月藏（尿血）：草鞋根50 g、茅根60 g。水煎冲白糖服。

4. 囊暗（蛇虫咬伤）：草鞋根叶、秤钩藤叶各适量。鲜品捣烂取汁兑洗米水服，每次服1～2口，每日3～5次。药渣敷伤口周围，每日换药1～2次。

5. 眸名肿毒（无名肿毒）：草鞋根、木芙蓉根皮、筋骨草各适量。共捣烂敷患处，每日1次。

6. 改对仲（疝气）：草鞋根30 g、鸡内金6 g、生盐适量。共捣烂敷肚脐。

7. 谷阿泵虷怒哈（小儿肺炎）、谷阿哈紧（小儿气管炎）：草鞋根10 g、一点红10 g、田基黄10 g、饿蚂蝗10 g。水煎，一天分3次服。

8. 篮严（肝硬化）：草鞋根15 g、百解木3 g、穿破石30 g、栀子15 g、田基黄15 g、大田基黄15 g。水煎，一天分3次服。

一点红/一点红

【瑶文名】Mbuh nqorngv huv miev
【汉语拼音名】Yidianhong / Yidianhong
【拉丁名】EMILIAE HERBA

【别名】野芥蓝、红背地丁、羊蹄草、小蒲公英、七十二枝花、牛尾膝。

【来源】本品为菊科植物一点红 *Emilia sonchifolia*（L.）DC. 的干燥全草。

【植物形态】一年生直立或斜生草本，高达50 cm。全株有白色毛，少分枝。单叶互生，茎下部生的叶抱茎，长5～10 cm，宽4～5 cm，琴状分裂，边有钝齿，茎上部的叶较小，卵状披针形，多少抱茎，边全缘或有齿，上面绿色，下面常为紫红色。花紫红色，全为管状；头状花序具长梗，为疏散的伞房花序，二歧分枝，总苞圆柱状，苞片1层。瘦果圆柱形，具5棱，富有白色柔软的冠毛。花期7—10月，果期9—12月。

【生境与分布】生于山坡草地和荒地、田边潮湿地。广西各地均有分布；国内主要分布于广东、贵州、福建、浙江、江西、湖南等省份。

【采集加工】夏秋季采收，干燥，或趁鲜切段干燥。

【药材性状】本品长10～50 cm。根细而弯曲，有须根。茎细圆柱形，表面暗绿色，下部被茸毛。叶多皱缩，展平后基生叶呈琴状分裂，长5～10 cm，宽2.5～5.0 cm，灰绿色或暗绿色，先端裂片大，近三角形，基部抱茎，边缘具疏钝齿；茎生叶渐狭。头状花序2～3个排成聚伞状，总苞圆柱形，苞片1层，呈条状披针形或近条形，长约1 cm；管状花棕黄色，冠毛白色。瘦果狭矩圆形，长约3 mm，有棱。气微，味苦。

【性味功用】

中医：微苦，凉。归肺、胃经。清解热毒，利尿。用于泄泻，痢疾，尿路感染，上呼吸道感染，结膜炎，口腔溃疡，疮痈。

瑶医：微苦，凉。属打药。清热利湿，祛风，消肿，止痢，杀菌，杀虫。用于崩闭闷（类风湿性关节炎），醒蕹（水肿），尼椎虷（肾炎），泵虷（肺炎），望胆篮虷（黄疸型肝炎），泵虷怒哈（肺热咳嗽），卡西闷（胃痛），就港虷（急性胃肠炎），哈轮（感冒），谷阿虷昧退（小儿高热不退），更喉闷（咽喉肿痛），布方（疔疮），眸名肿毒（无名肿毒），碰累（痢疾），泵烈竞（淋浊、尿路感染），别带病（带下病），疟椎闷（乳痈），绵嘿（体虚），囊暗（蛇虫咬伤）。

【用法用量】干品15～30 g，或鲜品30～60 g。外用适量，鲜品捣烂敷患处。

【精选验方】

1. 布方（疔疮）、疟椎闷（乳痈）：鲜一点红适量。捣烂敷患处。

2. 尼椎虷（肾炎）：一点红60 g、车前草30 g。水煎内服。

3. 泵虷（肺炎）：一点红30 g、黄花一枝香30 g、鱼腥草30 g。水煎内服。

4. 谷阿虷昧退（小儿高热不退）：一点红15 g、甘蔗60 g（煨，切碎）。水煎内服。

5. 碰累（痢疾）：一点红30～60 g、鸡蛋1只。水煎加油、盐适量服。

6. 卡西闷（胃痛）、绵嘿（体虚）：一点红60 g、猪肝120 g。加水适量炖汤，一天分2次食猪肝饮汤。

7. 就港虷（急性胃肠炎）：一点红、十大功劳、花斑竹、栀子、枫树根皮、凤尾草各10 g。水煎服，每日1剂。

8. 尼椎虷（肾炎）：一点红、土牛膝、金钱草、车前草、雪梨、大叶酢浆草各10 g。水煎服，每日1剂，分3次服，7剂为一疗程。

9. 尼椎虷（肾炎）：一点红、半边莲、鹅不食草、龙珠草、车前草、茅根、苏木、木通、白花蛇舌草、鱼腥草、牛尾蕨各10 g。配猪尾巴煎服，每日1剂分3次服。

木贼/笔管草

【瑶文名】Bamz topr miev
【汉语拼音名】Muzei / Biguancao
【拉丁名】EQUISETI RAMOSISSIMI HERBA

【别名】笔筒草、纤弱木贼、木贼草、纤弱草。

【来源】本品为木贼科植物笔管草*Equisetum ramosissimum* Desf. subsp. *debile*（Roxb. ex Vauch.）Hauke的地上部分。

【植物形态】多年生常绿直立草本，高30～40 cm。茎单一或簇生，不分枝或分枝，中空有节，表面有棱和沟，叶鞘管状，基部有细圈。叶退化为针状膜质三角状，生于叶鞘顶端，脱落，从而使鞘顶端近全缘或浅波状。孢子囊穗长椭圆形，黑色。

【生境与分布】生于山地林下和溪边、水田边。广西主要分布于南宁、隆林、凤山、南丹、桂平、北流、昭平、全州、金秀等地；国内主要分布于华南、西南地区，以及长江中下游地区。

【采集加工】全年均可采收，晒干或鲜用。

【药材性状】本品为长条状，呈圆柱形，直径0.2～0.5 cm。表面粗糙，淡绿色至黄绿色，有纵沟，节间长5～8 cm，中空，节部有分枝。叶鞘呈短筒状，紧贴于茎，鞘肋背面平坦，鞘齿膜质，先端钝头，基部平截，有一黑色细圈。气微，味淡。

【性味功用】

中医：微苦、甘，平。归肺、肝、胆经。疏风散热，明目退翳，止血。用于风热目赤，目生云翳，迎风流泪，肠风下血，痔血，血痢，崩漏，脱肛。

瑶医：淡，平。属打药。利尿消肿。用于望胆（黄疸），月藏（尿血），碰脑（骨折），谷阿惊崩（小儿惊风），谷阿强拱（小儿疳积），布醒蕹（肾炎水肿），也改昧通（小便不通），泵虷（肺炎），昧埋荣（不孕症）。

【用法用量】9～15 g，或鲜品15～30 g。

【精选验方】

1. 碰脑（骨折）：笔管草、泽兰、水棉木、金耳环、青凡藤各适量。捣烂用酒炒外敷患处。

2. 谷阿惊崩（小儿惊风）：笔管草、路边菊、金银花、猪肚菜、鱼腥草、一块瓦各6 g。水煎服，药渣加水外洗。

3. 谷阿强拱（小儿疳积）：笔管草、饿蚂蝗、花斑竹、酸咪咪、勾苹、忍冬藤、上山虎各适量。水煎洗。

4. 布醒蕹（肾炎水肿）：笔管草、淡竹叶、车前草、雷公根、牵牛藤各适量。水煎内服。

5. 也改昧通（小便不通）：笔管草15 g、水红木15 g、车前草15 g、老鸦酸15 g、小薜荔藤15 g。水煎内服，尿路结石加穿破石24 g。

6. 泵矸（肺炎）：笔管草、见风消、千年竹、红毛毡、红背丝绸各适量。配猪肺炖冲冰糖服。

7. 昧埋荣（不孕症）：笔管草15 g、蛇食草15 g、鼠食草15 g、车前草15 g、钻地风15 g、八方藤15 g、九层风15 g、女贞子30 g。水煎内服。

金荞麦/野荞麦

【瑶文名】Hieh jiouh mec
【汉语拼音名】Jinqiaomai / Yeqiaomai
【拉丁名】FAGOPYRI DIBOTRYIS RHIZOMA

【别名】酸荞麦、野荞麦根、苦荞麦根。

【来源】本品为蓼科植物金荞麦 Fagopyrum dibotrys（D. Don）Hara的干燥根茎。

【植物形态】多年生直立草本，高60～100 cm。有结节状的块根。单叶互生，叶片卵状三角形或箭形，长2.5～10.0 cm，宽2～9 cm，顶端渐尖，基部心状戟形；托叶鞘筒状，膜质。花白色或淡绿色；花序总状组成圆锥状，分枝稀疏，花偏生于花序轴的一侧。瘦果长卵形，具3棱，黑褐色，长为花被的2倍。花期夏季，果期秋末冬初。

【生境与分布】生于山野、路边、溪边阴湿处。广西主要分布于梧州、灵川、金秀等地；国内主要分布于陕西、江苏、浙江、江西、河南、湖北、湖南、广东、四川、云南等省份。

【采集加工】冬季采挖，除去茎和须根，洗净，晒干。

【药材性状】本品呈不规则团块或圆柱状，常有瘤状分枝，顶端可见茎残基。表面棕褐色，有横向环节和纵皱纹，密布点状皮孔，并有凹陷根痕和须根痕。质坚硬，难折断，断面淡黄白色或淡棕红色，有放射状纹理，中央髓部色较深。气微，味微涩。

【性味功用】

中医：微辛、涩，凉。归肺经。清热解毒，排脓祛瘀。用于肺痈吐脓，肺热喘咳，乳蛾肿痛。

瑶医：酸，涩。属打药。活血化瘀，散结，消肿，止痛。用于泵翁（肺痈），泵矸怒哈（肺热咳嗽），卡西闷（胃痛），布病闷（胃溃疡），布端（胃下垂），哈路（肺痨），白灸闷（心绞痛），布标（甲状腺肿大），改闷（腰痛），碰累（痢疾），港矸（肠炎），汪逗卜冲（烧烫伤），囊暗（蛇虫咬伤）。

【用法用量】15～45 g，用水或黄酒隔水密闭炖服。

【精选验方】

1. 囊暗（蛇虫咬伤）：野荞麦适量。捣烂取汁外搽患处，每日3次。

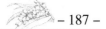

2. 卡西闷（胃痛）、碰累（痢疾）、港虷（肠炎）：野荞麦根30 g。水煎，一天分2次服。

3. 布病闷（胃溃疡）：野荞麦根90 g、猪骨头适量。炖服，每天1剂，连服7天，以后每隔2～3天服1剂，至愈为止。

4. 布端（胃下垂）：野荞麦茎100 g。水煎，一天分3次服。

5. 布标（甲状腺肿大）：野荞麦全草100 g。水煎当茶饮。

6. 布标（甲状腺肿大）：野荞麦全草30 g、海藻15 g、昆布15 g、公鸡喉管1条。水煎，一天分3次服。

7. 改闷（腰痛）：野荞麦根60 g、猪肾（腰）1个。加水适量炖汤服。

8. 哈路（肺痨）：野荞麦根20 g、大刺苋15 g、西党根20 g、一点红5 g、过冬青10 g。水煎服，每天1剂。

9. 汪逗卜冲（烧烫伤）：野荞麦15 g、救必应30 g、大黄30 g。共研末，用金银花煎水调匀涂患处。忌食热毒之品。

10. 心灸闷（心绞痛）：野荞麦根、救必应皮、山苍树根、贯众、旭盘各15 g。水煎服，每天1剂分3次服。

马鞭草/马鞭草

【瑶文名】Mah bin miev
【汉语拼音名】Mabiancao / Mabiancao
【拉丁名】VERBENAE HERBA

【别名】铁马鞭、顺律草、顺刺草、顺捋草。

【来源】本品为马鞭草科植物马鞭草 *Verbena officinalis* L. 的干燥地上部分。

【植物形态】直立灌木。单叶对生，卵状披针形、椭圆形、卵形或倒卵形，长3～13 cm，宽1.5～6.0 cm，顶端急尖至渐尖，基部楔形，下延至柄两侧，边全缘或有粗齿。花淡黄色；聚伞花序顶生。核果球形至倒卵形，熟时紫色。花果期5—10月。

【生境与分布】生于山坡林下或林缘。广西主要于全州、昭平、金秀、忻城、三江、融水、罗城、河池、南宁等地；国内主要分布于安徽、浙江、江苏、江西、湖南、湖北、四川、贵州、福建、广东等省份。

【采集加工】6—8月花开时采割，除去杂质，晒干。

【药材性状】本品茎呈方柱形，多分枝，四面有纵沟，长0.5～1.0 m；表面绿褐色，粗糙；质硬而脆，断面有髓或中空。叶对生，皱缩，多破碎，绿褐色，完整者展平后叶片3深裂，边缘有锯齿。穗状花序细长，有小花多数。气微，味苦。

【性味功用】

中医： 苦，凉。归肝、脾经。活血散瘀，解毒，利水，退黄，截疟。用于癥瘕积聚，痛经闭经，喉痹，痈肿，水肿，黄疸，疟疾。

瑶医： 苦，凉。属打药。化石，通络。用于月窖桨辣贝（泌尿系统结石），藏紧邦（崩漏），谷阿强拱（小儿疳积），望胆篮虷（黄疸型肝炎），篮虷（肝炎），改严（便秘），布哈轮（流感），布种（疟疾），崩闭闷（风湿痛、类风湿性关节炎），辣给昧对（闭经），荣古瓦崩（产后风）。

【用法用量】 5～10 g。

【精选验方】

1. 藏紧邦（崩漏）：马鞭草适量。水煎内服。

2. 谷阿强拱（小儿疳积）：鲜马鞭草适量。搓烂，置火上烘烤，让患儿闻其气味，每日数次。

3. 望胆篮虷（黄疸型肝炎）：马鞭草适量。水煎代茶饮。

4. 篮虷（肝炎）：马鞭草12 g、小叶石榴根50 g。水煎内服。

5. 改严（便秘）：马鞭草15～30 g、红糖适量。水煎服，每日1剂；服后腹泻不止者，可服热粥1碗。

6. 布哈轮（流感）：马鞭草根、小癫茄根、白花椒根各适量。水煎内服。

7. 布种（疟疾）：马鞭草60 g、烟管头草60 g、牛膝风15 g。鲜品水煎内服。

8. 崩闭闷（风湿痛、类风湿性关节炎）：马鞭草9 g、枸杞根6 g、骨碎补根12 g。水煎服，泡酒外搽。

9. 辣给昧对（闭经）：马鞭草、花斑竹、桃树根、水泽兰、满山红各15 g。煎水冲酒服，每日1剂。

10. 荣古瓦崩（产后风）：马鞭草、藤当归、独脚风、五加皮、小马胎、山莲藕、五爪风各12 g。水煎服，每日1剂，早晚各服1次。

木槿花/木槿花

【瑶文名】 Ndiangh lai

【汉语拼音名】 Mujinhua / Mujinhua

【拉丁名】 HIBISCI FLOS

【别名】 里梅花、朝开暮落花、疟子花、喇叭花、白槿花、桐树花、沙漠玫瑰。

【来源】 本品为锦葵科植物木槿*Hibiscus syriacus* L. 的干燥花。

【植物形态】 落叶灌木，高3～4 m。单叶互生，卵形、菱形或狭椭圆形，长5～10 cm，宽2～4 cm，常3裂，基部楔形，边有不规则锯齿，两面近无毛。花白色、红色或淡紫色；单生于叶腋。蒴果长椭圆形，密被星状茸毛。种子多数，背面有1列白色长柔毛。花期6—7月，果期10—11月。

【生境与分布】多栽培于庭园。广西主要分布于龙州、宾阳、田东、乐业、天峨、罗城、象州、金秀、平南、桂平、岑溪、苍梧、昭平等地；全国各地均有分布。

【采集加工】夏季花初开放时采摘，干燥。

【药材性状】本品皱缩成团，常留有短花梗，全体被毛，长1.5～3.0 cm，宽1～2 cm。苞片6～7枚，条形。花萼钟状，黄绿色，先端5裂。花冠类白色、黄白色或浅棕黄色，单瓣5枚或重瓣10余枚。雄蕊多数，花丝连合成筒状。气微香，味淡。

【性味功用】

中医：甘、淡，凉。归大肠、肺经。清湿热，凉血。用于痢疾，腹泻，痔疮出血，白带疖肿。

瑶医：苦，凉。属打药。清热解毒，利湿。用于碰累（痢疾），继痧（痧症、呕吐），怒藏（咯血），别带病（带下病），身谢（湿疹、皮肤瘙痒），眸名肿毒（无名肿毒），汪逗卜冲（烧烫伤），改窟闷（痔疮）。

【用法用量】3～9 g。外用鲜品适量，捣烂敷患处。

【精选验方】

1. 改窟闷（痔疮）：木槿花适量。水煎内服。

2. 改窟闷（痔疮）：木槿花500 g。加少许豉汁、花椒、盐、葱白一同炮制，空腹服。

木槿皮/木槿皮

【瑶文名】Ndiangh lai diomc
【汉语拼音名】Mujinpi / Mujinpi
【拉丁名】HIBISCI CORTEX

【别名】红牡丹、木红花。

【来源】本品为锦葵科植物木槿 *Hibiscus syriacus* L. 的干燥树皮。

【植物形态】落叶灌木，高3～4 m。单叶互生，卵形、菱形或狭椭圆形，长5～10 cm，宽2～4 cm，常3裂，基部楔形，边有不规则锯齿，两面近无毛。花白色、红色或淡紫色；单生于叶腋。蒴果长椭圆形，密被星状茸毛。种子多数，背面有1列白色长柔毛。花期6—7月，果期10—11月。

【生境与分布】多栽培于庭园。广西主要分布于龙州、宾阳、田东、乐业、天峨、罗城、象州、金秀、平南、桂平、岑溪、苍梧、昭平等地；全国各地均有分布。

【采集加工】春夏季剥取，晒干。

【药材性状】本品多呈槽状或单筒状，长短不一，厚约1 mm。外表面青灰白色或灰褐色，有弯曲的纵皱纹点状小凸起（皮孔）；内表面淡黄白色，光滑，有细纵纹。质韧，断面强纤维性。气微，味淡。

【性味功用】

中医：甘、苦，凉。归大肠、肝脾经。清热，利湿，解毒，止痒。用于肠风泻血，痢疾，脱肛，白带，疥癣，痔疮等。

瑶医：苦，凉。属打药。清热解毒，利湿。用于碰累（痢疾），继瘑（瘰症、呕吐），泵卡西众（消化不良），怒藏（咯血），别带病（带下病），辣给昧对（月经不调），妊娠呕吐，胎动不安，篮硬种翁（肝硬化腹水），望胆篮轩（黄疸型肝炎），身谢（湿疹、皮肤瘙痒），布锥累（痈疮），汪逗卜冲（烧烫伤）。

【用法用量】3～9 g；外用适量。

【精选验方】

1. 辣给昧对（月经不调）：木槿根60 g。水煎，一天分3次服。

2. 妊娠呕吐、胎动不安：木槿根皮30 g。水煎，一天分2次服。

3. 泵卡西众（消化不良）：木槿皮、薄菜全草、车前草全草、雷公根全草各15～30 g。水煎内服。

4. 布锥累（痈疮）：木槿皮、黄葵根、棟树树皮、草鞋根、糯米团全草、大叶仙茅、阔叶猕猴桃根适量。捣烂，外敷患处，每天1～2次。

5. 篮硬种翁（肝硬化腹水）：木槿皮12 g、花斑竹20 g、茵陈20 g、慢惊风20 g、茯苓12 g、猪屎豆12 g、生地12 g、当归12 g、山莲藕15 g、车前草15 g、甘草6 g。水煎内服。

6. 望胆篮轩（黄疸型肝炎）：木槿皮、田基黄、慢惊风、茅根、车前草各15～30 g。水煎服，每日1剂。忌煎炒、酸、腥、葱、蒜、萝卜、空心菜等食物。

天胡荽/满天星

【瑶文名】Faanc dorn
【汉语拼音名】Tianhusui / Mantianxing
【拉丁名】HYDROCOTYLES HERBA

【别名】花边灯盏、破铜钱。

【来源】本品为伞形科植物天胡荽 *Hydrocotyle sibthorpioides* Lam. 或破铜钱 *Hydrocotyle sibthorpioides*. Lam. var. *batrachium*（Hance）Hand. –Mazz. 的干燥全草。

【植物形态】多年生匍匐草本，茎细长，节上生根。单叶互生，圆形或肾形，直径5～25 mm，边不裂或掌状5～7裂。花小，绿白色；伞形花序单生于节上与叶对生，

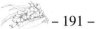

有花10朵。双悬果近圆形，悬果侧面扁平，无毛。花期3—6月，果期5—9月。

【生境与分布】生于海拔475～3000 m的湿润草地、河沟边、林下。广西各地均有分布；国内主要分布于辽宁、河南、江苏、浙江、安徽、四川、湖北、福建、台湾、广东、云南、贵州等省份。

【采集加工】全年均可采收，除去杂质，干燥。

【药材性状】本品多皱缩成团。根细，表面淡黄色或灰黄色。茎极纤细，弯曲，黄绿色，节处有根痕及残留细根。叶多皱缩破碎，完整中圆形或近肾形，5～7浅裂，少不分裂，边缘有钝齿；托叶膜质；叶柄长约0.5 cm，扭曲状。伞形花序小。双悬果略呈心形，两侧压扁。气香，味淡。

【性味功用】

中医：苦、辛，寒。归肺、肝经。清热解毒，利湿退黄，止咳，消肿散结。用于湿热黄疸，咳嗽，百日咳，咽喉肿痛，目赤云翳，淋病，湿疹，带状疱疹，疮疡肿毒，跌打瘀肿。

瑶医：苦、寒。属打药。清热利湿，利尿通淋，止泻，消肿，散结。用于望胆篮虷（黄疸型肝炎），篮虷（肝炎），哈鲁（哮喘），哈紧（支气管炎），更喉闷（咽喉肿痛），谷阿强拱（小儿疳积），谷阿锁（新生儿黄疸），谷阿虷昧退（小儿高热不退），碰累（痢疾），布锥累（痈疮），播冲（跌打损伤），醒蕹（水肿），月窖桨辣贝（尿路结石），也改昧通（小便不通），泵烈竞（淋浊、尿路感染），别带病（带下病），疟椎闷（乳痈）。

【用法用量】干品10～15 g，或鲜品20～30 g。外用适量，鲜品捣烂敷患处。

【精选验方】

1. 别带病（带下病）：鲜满天星15～30 g。嚼碎，开水送服。

2. 篮虷（肝炎）：满天星5 g、田基黄5 g。水煎加黄糖服，每日1剂。

3. 望胆篮虷（黄疸型肝炎）：鲜满天星3 g、瘦猪肉60 g。蒸服。每日1剂。

4. 月窖桨辣贝（尿路结石）：满天星15 g、毛桃仁15 g。水煎内服。

5. 也改昧通（小便不通）：鲜满天星适量。捣烂泡服，每日2次，每次1剂。忌食辛热之品。

6. 谷阿锁（新生儿黄疸）：鲜满天星15 g。捣烂，开水泡服，每日1剂。

7. 谷阿虷昧退（小儿高热不退）：满天星适量。取15 g水煎，一天分3次服；另用适量捣烂加酒适量调匀，用布包搽前额、太阳、颈项、胸、背、四肢。

8. 谷阿强拱（小儿疳积）：满天星30 g、鸡肝1个。蒸服，每日1剂。

9. 哈鲁（哮喘）：满天星30 g、鸡肉适量。炖汤，一天分2次食肉饮汤。

10. 碰累（痢疾）：满天星30～60 g、鸭蛋1只。满天星切碎水煎沸后打入鸭蛋加油、盐服，每日1剂。

八角茴香/八角

【瑶文名】Betv gov
【汉语拼音名】Bajiaohuixiang / Bajiao
【拉丁名】ANISI STELLATI FRUCTUS

【别名】大茴香。

【来源】本品为木兰科植物八角 *Illicium verum* Hook. f. 的干燥成熟果实。

【植物形态】常绿乔木，高10～20 m。树冠塔形、圆形或圆锥形。叶不整齐互生，革质，椭圆形、椭圆状倒卵形或椭圆状披针形，花粉红色至深红色单生于叶腋。聚合果呈星状排列，八角形，红褐色，熟时腹裂。种子棕色，有光泽。花果期2次：第一次花期2—3月，果期8—9月；第二次花期9—10月，果期翌年2—3月。

【生境与分布】生于温暖湿润的山谷中，野生或栽培。广西主要分布于中南和西南地区；国内主要分布于福建、广东、云南、贵州、台湾等省份。

【采集加工】秋冬季果实由绿变黄时采摘，置沸水中略烫后干燥或直接干燥。

【药材性状】本品为聚合果，多由8个蓇葖果组成，放射状排列于中轴上。蓇葖果长1～2 cm，宽0.3～0.5 cm，高0.6～1.0 cm；外表面红棕色，有不规则皱纹，顶端呈鸟喙状，上侧多开裂；内表面淡棕色，平滑，有光泽；质硬而脆。果梗长3～4 cm，连于果实基部中央，弯曲，常脱落。每个蓇葖果含种子1粒，扁卵圆形，长约6 mm，红棕色或黄棕色，光亮，尖端有种脐；胚乳白色，富油性。气芳香，味辛、甘。

【性味功用】

中医：辛，温。归肝、肾、脾、胃经。温阳散寒，理气止痛。用于寒疝腹痛，肾虚腰痛，胃寒呕吐，脘腹冷痛。

瑶医：苦，温。属打药。健脾利湿，通络。用于卡西闷（腹痛），播冲（跌打损伤），囊暗（蛇虫咬伤），古岸闷（犬咬外伤），眼生翳障（喜闭目、消瘦、善啼）。

【用法用量】3～6 g。

【精选验方】

1. 囊暗（蛇虫咬伤）：八角适量。嚼烂敷伤处。

2. 古岸闷（犬咬外伤）：八角6 g。酒煎服，以醉为度。

3. 播冲（跌打损伤）：八角、京柿、田七、生半夏各适量。共捣烂，加酒炒热敷患处，每日换药1次。

4. 眼生翳障（喜闭目、消瘦、善啼）：八角香适量、人乳汁少许。捣烂调匀敷患眼约烧1支香的时间，不可久敷，每日1次。

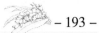

水蜈蚣/一箭球

【瑶文名】Ormh sepv miev
【汉语拼音名】Shuiwugong / Yijianqiu
【拉丁名】KYLLINGAE HERBA

【别名】金钮草。

【来源】本品为莎草科植物水蜈蚣*Kyllinga brevifolia* Rottb. 的干燥全草。

【植物形态】多年生草本。有长的匍匐茎，有褐色鳞片，每节上生一秆，并生须根，秆成列，高7～20 cm，扁三棱形，基部有4～5枚叶鞘。叶狭线形，长3～10 cm，宽1.5～3.0 mm，顶端渐尖，叶状苞片3枚。穗状花序单一顶生，近球形，花1朵，雄蕊1～3枚；柱头2裂。小坚果倒卵状长圆形，褐色。花期4—6月，果期7—8月。

【生境与分布】生于水边、路旁或潮湿地。广西各地均有分布；国内主要分布于浙江、安徽、江西、福建、湖北，以及华南、西南地区。

【采集加工】夏秋季花期采收，洗净，干燥。

【药材性状】本品长10～30 cm，淡绿色至灰绿色。根茎近圆柱形，细长，直径0.1～0.2 cm，表面棕红色至紫褐色，节明显，节处有残留的叶鞘及须根；断面类白色，粉性。茎细，三棱形。单叶互生，线形，有的长于茎，基部叶鞘呈紫褐色。头状花序顶生，球形，直径0.5 cm，基部有叶状苞片3枚。坚果扁卵形，褐色。气微，味淡。

【性味功用】

中医：微辛，平。归肺、脾经。祛风利湿，止咳化痰。用于感冒咳嗽，关节酸病，乳糜尿，皮肤瘙痒。

瑶医：淡、平。属打药。活血化瘀，消肿止痛，祛风除湿。用于哈轮（感冒），哈紧（支气管炎），哈鲁（哮喘），百内虾（百日咳），望胆篮虷（黄疸型肝炎），就港虷（急性胃肠炎），崩毕扭（风湿性心脏病），布锥累（痈疮），囊暗（蛇虫咬伤），播冲（跌打损伤），冲翠藏（外伤出血），碰累（痢疾），布种（疟疾）。

【用法用量】

中医：12～18 g。外用适量，煎汤洗患处。

瑶医：干品12～18 g；鲜品30～60 g，捣汁内服。外用适量，煎汤洗患处。

【精选验方】

1. 百内虾（百日咳）：鲜一箭球60 g。水煎调白糖服。

2. 布种（疟疾）：一箭球30 g、狗仔花30 g。水煎内服。

3. 布种（疟疾）：一箭球适量。捣烂取汁20 mL，冲米酒10 mL于发作前1小时服。

4. 就港虷（急性肠胃炎）：一箭球、凤尾草各15 g。水煎服，每日1剂分3次服。

5. 崩毕扭（风湿性心脏病）：一箭球6 g、陈皮3 g。研末，放入猪心内用红泥包裹，火煨至熟，吃猪心，每日1个，连吃7日。

6. 哈鲁（哮喘）：一箭球30 g、七仔莲10 g、上树虾10 g、冰糖30 g。水煎冲冰糖服，每日1剂。

7. 囊暗（蛇虫咬伤）：一箭球、小叶金不换、红竹壳菜各适量（均鲜品）。小叶金不换嚼烂，余药捣烂，共合匀敷患处，每日1～2次，同时在百会穴针刺放血。

六棱菊/六耳棱

【瑶文名】Luoc lengh miev
【汉语拼音名】Liulengju / Liu'erleng
【拉丁名】LAGGERAE ALATAE HERBA

【别名】百草王、六耳铃、六达草、四方艾、三面风、四棱锋。

【来源】本品为菊科植物六棱菊 *Laggera alata*（D.Don）Sch.–Bip. ex Oliv. 的干燥全草。

【植物形态】多年生直立草本，高达1 m。全株有淡黄色短腺毛，微有黏性。单叶互生，椭圆状倒披针形或椭圆形，长2.5～10.0 cm，宽1.0～2.5 cm，顶端钝或短尖，基部渐尖，下延于茎成翅状，边有粗齿。花全为管状，黄色；头状花序顶生或腋生，排成圆锥状。瘦果圆柱状，有毛；冠毛白色。花期10月至翌年2月，果期12月至翌年4月。

【生境与分布】生于山坡、田埂上、草地中。广西主要分布于富川、钟山、贺州、梧州、平南、贵港、北流、玉林、博白、灵山、南宁、马山、来宾、忻城、金秀、田东、天峨等地；国内主要分布于东南部、南部和西部地区。

【采集加工】夏末、秋季采收，洗净，晒干。

【药材性状】本品长短不一。老茎粗壮，灰棕色，有纵皱纹。枝条棕黄色，有皱纹及黄色腺毛。茎枝具翅4～6条，灰绿色至黄棕色，被短腺毛。质坚而脆，断面中心有髓。叶互生，多破碎，灰绿色至黄棕色，被黄色短腺毛。气香，味微苦、辛。

【性味功用】

中医：苦、辛，微温。归脾、肾经。祛风利湿，活血解毒。用于风湿性关节炎，闭经，肾炎水肿，感冒发热，痈疖肿毒，跌打损伤，烧烫伤，蛇虫咬伤，皮肤湿疹。

瑶医：苦、辛，微热。属打药。解毒，消肿。用于囊暗（蛇虫咬伤），龟斛亮（淋巴炎）。

【用法用量】干品10～15 g，或鲜品30～60 g，煎服或捣汁服。外用适量，捣烂敷患处，或煎水洗患处。

【精选验方】龟斛亮（淋巴炎）：六耳棱50 g、忍冬藤50 g、苦参30 g、马尾松50 g、救必应30 g、入山虎30 g、三叉虎50 g、穿心莲50 g、盐肤木50 g、蛇床子15 g、上树葫芦30 g。水煎适量，泡洗全身。

山绿茶/冬青茶

【瑶文名】Nguaih niomh dough cieng
【汉语拼音名】Shanlücha / Dongqingcha
【拉丁名】ILICIS HAINANENSIS FOLIUM

【别名】胶树、小叶熊胆。

【来源】本品为冬青科植物海南冬青 *Ilex hainanensis* Merr. 的干燥叶。

【植物形态】常绿乔木，高5～8 m。小枝纤细，稍"之"字形，褐色或黑褐色。叶生于一至二年生枝上，叶片薄革质或纸质，椭圆形、倒卵状或卵状长圆形，长5～9 cm，宽2.5～5.0 cm。聚伞花序簇生或假圆锥花序生于二年生枝的叶腋内，花萼盘状，花冠辐状，花瓣卵形。果近球状椭圆形，长约4 mm，直径约3 mm；分核椭圆体形，背部粗糙，具1条纵沟，侧面平滑，内果皮木质。花期4—5月，果期7—10月。

【生境与分布】生于海拔500～1000 m的山坡密林或疏林中。广西主要分布于融水、金秀等地；国内主要分布于广东、海南、贵州、云南等省份。

【采集加工】全年均可采收，经加工炮制而成。

【药材性状】本品呈卷曲状，多破碎不全，主脉在加工过程中多与叶肉相剥离而呈纤维状。完整的叶片呈宽椭圆形或椭圆形，长3～6 cm，宽1.5～3.0 cm，顶端渐尖，基部楔形，全缘，绿褐色或绿黄色。质脆，易破碎。气清香，味苦。

【性味功用】

中医：苦、甘，平。归肝、肺、心经。清热平肝，消肿止痛，活血通脉。用于眩晕头痛，高血压病，高血脂症，冠心病，脑血管意外所致的偏瘫，风热感冒，肺热咳嗽，喉头水肿，扁桃体炎，痢疾。

瑶医：苦，平。属打药。清热解毒，活血化瘀。用于泵虷怒哈（肺热咳嗽），更喉闷（咽喉肿痛），样琅病（高血压病）。

【用法用量】

中医：6～9 g。

瑶医：6～9 g。外用适量。

【精选验方】样琅病（高血压病）：冬青茶适量。泡水内服。

铜锤玉带草/铜锤草

【瑶文名】Naangh nzung miev
【汉语拼音名】Tongchuiyudaicao / Tongchuicao
【拉丁名】LOBELIAE ANGULATAE HERBA

【别名】扣子草、宁痛草、称砣草。

【来源】本品为半边莲科植物铜锤玉带草*Lobelia angulata* Forst. 的干燥全草。

【植物形态】多年生平卧草本。全体被白色柔毛，节上生根。单叶互生，圆卵形、心形或卵形，长0.8～1.6 cm，宽0.6～1.8 cm，顶端钝圆或急尖，基部斜心形，边有牙齿。花紫色，合生，5裂；单生于叶腋或与叶对生。浆果熟时紫红色，椭圆状球形。种子多数，细小，鲜红色。花期4—5月，果期5—6月。

【生境与分布】生于较湿润的山坡、路旁、田基边。广西各地均有分布；国内主要分布于西南、华南地区，以及湖南、湖北、江西、浙江、福建、台湾等省份。

【采集加工】全年均可采收，除去杂质，洗净，干燥。

【药材性状】本品茎细长，扁圆柱形，密生柔毛，有纵沟或纵细纹，节间明显，长约1～4 cm，匍匐茎节上有不定根。单叶互生，呈圆卵形、心形或卵形，长0.8～1.6 cm，宽0.6～1.8 cm，边缘具齿，叶面绿色，叶背灰绿色，叶脉掌状至掌状羽脉，叶柄长2～7 mm，被短柔毛。偶见花单生叶腋；花梗长1～4 cm，花萼筒坛状，裂片条状披针形，花冠檐部二唇形，裂片5枚。偶见浆果，呈椭圆状球形或球形。气微，味淡。

【性味功用】

中医：辛、苦，平。归肝、肾经祛风利湿，活血散瘀。用于鼻衄，风湿疼痛，月经不调，白带异常，子宫脱垂，遗精，跌打损伤，创伤出血。

瑶医：微苦，平。属打药。止血，祛风除湿，解毒。用于毕藏（衄血），崩闭闷（类风湿性关节炎），播冲（跌打损伤），尿闭，辣给昧对（月经不调、闭经），别带病（带下病），介瓦卜断（子宫脱垂），眸名肿毒（无名肿毒），囊暗（蛇虫咬伤），布方（疗疮）。

【用法用量】10～15 g。外用适量。

【精选验方】

1. 别带病（带下病）：铜锤草30 g。鲜品捣烂，用第二次洗米水适量冲服。

2. 毕藏（衄血）：铜锤草30 g。水煎，一天分2次服。

3. 辣给昧对（月经不调、闭经）：铜锤草25 g、钻地风30 g。鲜品切碎与鸡蛋煮汤服。

4. 尿闭：铜锤草适量。捣烂，以洗米水浸泡取汁内服。

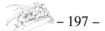

5. 布方（疔疮）：铜锤草15 g、犁头草30 g、了哥王叶12 g、生盐少许。捣烂敷患处，并经常用洗米水淋之，以保持药物湿润，每天换药1～2次。

草龙/草龙

【瑶文名】Giungh nzung miev
【汉语拼音名】Caolong / Caolong
【拉丁名】LUDWIGIAE HYSSOPIFOLIAE HERBA

【别名】化骨溶、假木瓜、水仙桃、田浮草、香须公。

【来源】本品为柳叶菜科植物草龙Ludwigia hyssopifolia（G. Don）Exell 的干燥全草。

【植物形态】一年生直立草本。茎高60～200 cm，直径5～20 mm，基部常木质化，三或四棱形，分枝，幼枝及花序被微柔毛。叶披针形至线形，先端渐狭或锐尖，基部狭楔形，近边缘有不明显环结，下面脉上疏被短毛。花腋生，黄色；雄蕊淡绿黄色，花丝不等长，被微柔毛。种子在蒴果上部每室排成多列，下部排成1列，嵌入一个近锥状盒子的硬内果皮里，近椭圆状，淡褐色，表面有纵横条纹，腹面有纵形种脊。花果期几乎全年。

【生境与分布】生于田边、水沟、河滩、湿草地等湿润向阳处。广西主要分布于富川、平南、金秀、马山、田东、玉林、博白等地；国内主要分布于台湾、广东、香港、海南等省份，以及云南南部。

【采集加工】春夏季采收，洗净，干燥。

【药材性状】本品根呈圆柱形，灰黄色，直径0.3～0.8 cm，多须根。茎表面灰绿色至灰褐色，具细纵皱纹，基部常木质化，具棱，分枝，幼枝被微柔毛，易折断，断面皮部薄，黄白色，木部浅黄白色，中心有宽广的髓部。叶多皱缩或脱落，呈披针形至线形，全缘，上面灰绿色，下面灰褐色，脉上疏被短毛，叶柄长2～10 mm。偶见花腋生，萼片4枚，卵状披针形，花瓣4枚，倒卵形或近椭圆形，长2～3 mm，宽1～2 mm，雄蕊8枚。偶见蒴果，长1.0～2.5 cm，直径1.5～2.0 mm，近无梗。气微，味苦。

【性味功用】

中医：苦，凉。归脾、肾经。清热解毒，利湿消肿。用于腹泻，痢疾，湿热黄疸，水肿，淋证，赤白带下，痔疮，痈疖疔疮，蛇虫咬伤。

瑶医：苦，凉。属打药。利咽止痛。用于别喉（白喉），谷阿强拱（小儿疳积），囊暗（蛇虫咬伤）。

【用法用量】15～30 g。外用适量。

【精选验方】

1. 囊暗（蛇虫咬伤）：草龙、树蜈蚣、青龙、半边莲、黄花参各适量。煎水洗患处。

2. 谷阿强拱（小儿疳积）：草龙、鹅不食草、金钱草、独脚金、半边莲、大良姜根、仙人掌、白饭树、田基黄、白术、红丝线各等份。共研末，每次5 g，配瘦猪肉蒸服。

3. 谷阿强拱（小儿疳积）：草龙、石榴皮、木槿皮、大良姜根、白饭树、仙人掌、龙珠草、独脚疳、车前草各等份。共研末，每次5 g，配瘦猪肉蒸服。

泽兰/泽兰

【瑶文名】 Geih laanh
【汉语拼音名】 Zelan / Zelan
【拉丁名】 LYCOPI HERBA

【别名】 地瓜儿苗、地笋、甘露子、方梗泽兰。

【来源】 本品为唇形科植物毛叶地瓜儿苗 *Lycopus lucidus* Turcz. var. *hirtus* Regel 的干燥地上部分。

【植物形态】 多年生草本，高40～100 cm。根状茎横走，白色，肥厚肉质，茎节明显。茎直立，单一而少分枝，四棱形。叶对生，具短柄或无柄，狭披针形，长4～8 cm，宽1.0～1.5 cm，叶缘有粗锯齿，下面密生腺点。轮伞花序腋生，多花密集，呈球形；花两性，两侧对生；花冠白色，不明显二唇形。小坚果倒卵状四边形，有腺点，暗褐色。花期7—9月。果期9—10月。

【生境与分布】 生于山野的低洼地或溪流沿岸的灌木丛及草丛中。广西主要分布于玉林、南阳、田东、灵山、博白、北流、来宾等地；国内主要分布于黑龙江、吉林、辽宁、河北、陕西、贵州、云南、四川等省份。

【采集加工】 夏秋季茎叶茂盛时采收，晒干。

【药材性状】 本品茎呈方柱形，少分枝，四面均有浅纵沟，长50～100 cm，直径0.2～0.6 cm；表面黄绿色或带紫色，节处紫色明显，有白色茸毛；质脆，断面黄白色，髓部中空。叶对生，有短柄或近无柄；叶片多皱缩，展平后呈披针形或长圆形，长5～10 cm；上表面黑绿色或暗绿色，下表面灰绿色，密具腺点，两面均有短毛；先端尖，基部渐狭，边缘有锯齿。轮伞花序腋生，花冠多脱落，苞片和花萼宿存，小包片披针形，有缘毛，花萼钟形，5齿。气微，味淡。

【性味功用】

中医： 苦、辛，微温。归肝、脾经。活血调经，祛瘀消痈，利水消肿。用于月经不调，闭经，痛经，产后瘀血腹痛，疮痈肿毒，水肿腹水。

瑶医：苦，微温。属打药。散瘀消肿，利尿，止痒。用于辣给昧对（月经不调、闭经），辣给闷（痛经），藏紧邦（崩漏），谷瓦卜断（子宫脱垂），布锥累（痈疮），布方（疗疮），醒雍（水肿），扭冲（扭挫伤），播冲（跌打损伤）。

【用法用量】6～12 g。

【精选验方】

1. 布方（疗疮）：泽兰适量、生盐少许。捣烂外敷。

2. 藏紧邦（崩漏）：鲜泽兰根适量、鸡蛋1个。水煎内服。

3. 辣给昧对（闭经）：泽兰、绣花针、映山红、黄花参各适量。水煎内服。

4. 辣给昧对（月经不调）：泽兰6 g、红丝线15 g、金边凉伞10 g、小木竹子10 g。配猪脚或鸡肉煎水服，每日1剂。

5. 谷瓦卜断（子宫脱垂）：泽兰叶30 g、枯矾30 g。分别水煎，先用泽兰水薰洗患处数次，后用枯矾水洗数次。

6. 扭冲（扭挫伤）：鲜泽兰适量。捣烂，加米酒调匀外敷患处。

7. 播冲（跌打损伤）：泽兰、半荷风、入山虎、金耳环、下山虎、猛老虎各适量。浸酒，药酒内服外搽。

8. 播冲（跌打损伤）：泽兰、钻地风、田七、红花、上山虎、雪上一枝花、冯了信各适量。药物煎水每日外洗3次。药物浸酒，药酒内服外搽。

布渣叶/破布叶

【瑶文名】Zanc huv ndiangh normh
【汉语拼音名】Buzhaye / Pobuye
【拉丁名】MICROCTIS FOLIUM

【别名】蓑衣子、麻布叶。

【来源】本品为椴树科植物破布叶 *Microcos paniculata* L. 的干燥叶。

【植物形态】灌木或小乔木，高3～10 m。树皮灰黑色。叶互生，纸质，具短柄；叶片卵形或卵状矩圆形，长10～15 cm，宽4～8 cm；先端渐尖，基部浑圆，边缘有不明显锯齿，秃净或叶柄及主脉上被星状柔毛；托叶对生，线状披针形。圆锥花序顶生或生于上部叶腋内，被星状柔毛；花2～3朵聚生于苞片内；萼片5枚，矩圆形，长约5 mm，被星状柔毛；花瓣5枚，黄色，矩圆形；雄蕊多数；子房3室，花柱锥形。核果近倒卵形，直径约7 mm，秃净，全缘；核有毛。花期7—9月，果期10—12月。

【生境与分布】生于山谷、平地、斜坡的丛林中。广西主要分布于富川、钟山、贺州、梧州、贵港、灵山、博白等地；国内主要分布于云南、广东等省份。

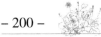

【采集加工】夏秋季采收，除去枝梗和杂质，阴干或晒干。

【药材性状】本品多皱缩或破碎。完整叶展平后呈卵状长圆形或卵状矩圆形，长8～18 cm，宽4～8 cm，表面黄绿色、绿褐色或黄棕色，先端渐尖，基部钝圆，稍偏斜，边缘具细齿，基出脉3条，侧脉羽状，小脉网状，具短柄，叶脉及叶柄被柔毛，纸质，易破碎。气微，味淡、微酸涩。

【性味功用】

中医：微酸，凉。归脾、胃经。消食化滞，清热利湿。用于饮食积滞，感冒发热，湿热黄疸。

瑶医：微酸、涩，凉。属打药。止血，止泻。用于泵卡西（腹泻），谷阿泵卡西众（小儿消化不良）。

【用法用量】15～30 g。

【精选验方】谷阿泵卡西众（小儿消化不良）：破布叶、淮山、白术、野牡丹、火炭母、番石榴叶各适量。水煎两次，取汁浓缩后烤干，制成散剂，每次服1～3 g，每天3次，开水送服。

荷叶/荷叶

【瑶文名】Laih ngouv normh
【汉语拼音名】Heye / Heye
【拉丁名】NELUMBINIS FOLIUM

【别名】藕。

【来源】本品为睡莲科植物莲*Nelumbo nucifera* Gaertn. 的干燥叶。

【植物形态】多年生水生草本。根茎横生，肥厚，节间膨大，内有多数纵行通气孔洞，外生须状不定根。节上生叶，露出水面；叶柄着生于叶背中央，圆柱形，多刺；叶片圆形，直径9～25 cm。花梗与叶柄等长或稍长，散生小刺；花直径10～20 cm，芳香，红色、粉红色或白色；花瓣椭圆形或倒卵形，长5～10 cm，宽3～5 cm；雄蕊多数，花药条形，花丝细长，着生于托之一；心皮多数埋藏于膨大的花托内，子房椭圆形，花柱极短。花后结"莲蓬"，倒锥形，直径5～10 cm，有小孔20～30个，每孔内含果实1枚。坚果椭圆形或卵形，长1.5～2.5 cm，果皮革质，坚硬，熟时黑褐色。种子卵形，或椭圆形，长1.2～1.7 cm，种皮红色或白色。花期6—8月，果期8—10月。

【生境与分布】生于水泽、池塘、湖沼或水田内，野生或栽培。广西主要分布于南部地区；国内主要分布于南北各地。

【采集加工】夏秋季采收，晒至七八成干时，除去叶柄，折成半圆形或折扇形，干燥。

【药材性状】本品呈半圆形或折扇形，展开后呈类圆形，全缘或稍呈波状，直径20～50 cm。上表面深绿色或黄绿色，下表面淡灰棕色，较光滑，有粗脉21～22条，自中心向四周射出；中心有凸起的叶柄残基。质脆，易破碎。稍有清香气，味微苦。

【性味功用】

中医：苦，平。归肝、脾、胃经。清暑化湿，升发清阳，凉血止血。用于暑热烦渴，暑湿泄泻，脾虚泄泻，血热吐衄，便血崩漏。荷叶炭收涩，化瘀，止血。用于出血症，产后血晕。

瑶医：淡，平。属打药。活血散瘀，凉血止血。用于百内虾（百日咳），谷阿惊崩（小儿惊风），哈鲁（哮喘），高脂血症，改窟闷（痔疮），来藏（便血），藏紧邦（崩漏）。

【用法用量】3～10 g；荷叶炭3～6 g。

【精选验方】

1. 改窟闷（痔疮）：鲜荷叶适量。煎水外洗。

2. 藏紧邦（崩漏）：荷叶、头发灰、棕榈灰各适量。水煎兑酒服。

3. 藏紧邦（崩漏）：荷叶、紫背兔儿风、酸吉风、地桃花、马莲鞍、棕树须各10 g。煎水取汁煮鸡蛋服。

4. 百内虾（百日咳）：荷叶15 g、红柚子皮（煅）15 g、白糖9 g。水煎内服。

5. 谷阿惊崩（小儿惊风）、哈鲁（哮喘）：荷叶15 g、鱼腥草15 g、桔梗15 g、野芝麻15 g。水煎内服。

6. 高脂血症：荷叶、山楂、枸杞子各20 g。将上药放于瓷杯中，沸水冲泡，温水泡10分钟服。

酢浆草/酸咪咪

【瑶文名】Diungh nzingx miev
【汉语拼音名】Cujiangcao / Suanmimi
【拉丁名】OXALIDIS CORNICULATAE HERBA

【别名】三叶酸、老鸦酸、满天星、老鸭嘴、酸眯眯、酸咪草、阿婆酸。

【来源】本品为酢浆草科植物酢浆草*Oxalis corniculata* Linn. 的全草。

【植物形态】多年生匍匐草本。茎节上生不定根，被疏柔毛，全株有酸味。指状复叶，茎上互生或基生，有长柄，长2.0～6.5 cm，小叶三片，无柄，倒心形，被柔毛。花黄色；单生或腋生的聚伞花序。果近圆柱形，有5棱。花果期几乎全年。

【生境与分布】生于旷野、菜园地、田边等潮湿处。广西各地均有分布；国内主要分布于南北各地。

【采集加工】全年均可采收，洗净，切段，晒干或鲜用。

【药材性状】本品长10～35 cm，茎被疏毛。叶柄长1～15 cm，叶皱缩或破碎，完整叶具3小叶，倒心形，先端凹入，基部宽楔形，棕绿色，被毛。味咸、酸涩。

【性味功用】

中医：酸，寒。归肝、肺、膀胱经。清热利湿，凉血散瘀，解毒消肿。用于湿热泄泻，痢疾，黄疸，淋证，带下，吐血，衄血，尿血，月经不调，跌打损伤，咽喉肿痛，痈肿疔疮，丹毒，湿疹，疥癣，痔疮，麻疹，烧烫伤，蛇虫咬伤。

瑶医：酸，凉。属打药。清热利湿，化痰止咳，利尿通淋，化石，散瘀消肿。用于泵卡西（腹泻），碰累（痢疾），望胆篮虷（黄疸型肝炎），泵烈竞（淋浊、尿路感染），别带病（带下病），撸藏（吐血），毕藏（衄血），更喉闷（咽喉肿痛），布锥累（痈疮），布方（疔疮），身谢（湿疹、皮肤瘙痒），改窟闷（痔疮），也改昧通（大便、小便不通），汪逗卜冲（烧烫伤），播冲（跌打损伤），沙虫脚，难产，产后流血不止，引产，谷阿锁（新生儿黄疸）。

【用法用量】干品9～15 g，或鲜品30～60 g；水煎服或研末水冲服，鲜品绞汁饮。外用适量，煎水洗、捣敷、捣汁涂或煎水漱口。

【精选验方】

1. 也改昧通（大便、小便不通）：酸咪咪250 g。用第二次洗米水洗净，捣烂取汁服。

2. 沙虫脚：酸咪咪适量。捣烂敷患处。

3. 难产：酸咪咪适量。水煎服，并用药渣捣烂敷两脚心。

4. 难产：酸咪咪、白鸠仙、马鞭草各适量。捣烂冲开水服。

5. 产后流血不止：酸咪咪60 g、鸡肉适量。加水适量炖汤，一天分3次服。

6. 播冲（跌打损伤）：酸咪咪适量。捣烂加温酒拌匀，外敷患处。

7. 播冲（跌打损伤）：酸咪咪、钻地风、上山虎叶、松树苗各适量。捣烂，加酒炒热敷患处，每天换药1次。

8. 谷阿锁（新生儿黄疸）：酸咪咪6 g、金锁匙6 g、栀子6 g、白纸扇6 g、五爪金龙6 g。水煎内服。

9. 引产：酸咪咪10 g、大钻藤10 g、倒刺草10 g、假死风10 g、海桐皮10 g。水煎内服。

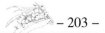

山菠萝根/露兜簕

【瑶文名】Laih njioux
【汉语拼音名】Shanboluogen / Ludoule
【拉丁名】PANDANI TECTORII RADIX

【别名】露兜筋、勒山菠萝、假菠萝。

【来源】本品为露兜树科植物露兜树*Pandanus tectorius* Soland. 的干燥根。

【植物形态】常绿灌木或小乔木，常左右扭曲。叶簇生于枝顶，叶片条形，长可达80 cm，叶缘和下面中脉均有粗壮的锐刺。雄花序由若干穗状花序组成，佛焰苞长披针形，近白色，雄花芳香，花药条形，药基心形；雌花序头状，单生于枝顶，圆球形，佛焰苞多枚，乳白色。幼果绿色，成熟时桔红色；核果束倒圆锥形。花期1—5月。

【生境与分布】生于海岸沙地、山地林下或溪边。广西各地均有分布；国内主要分布于福建、台湾、广东、云南等省份。

【采集加工】全年均可采挖，切段，干燥。

【药材性状】本品呈圆柱形，直径0.5～2.0 cm，灰黄色，皮部皱缩成棱状凸起，表皮部分脱落，呈灰白色。木部黄白色，质轻。气微，味淡。

【性味功用】

中医：甘，寒。归膀胱、肝经。清热利湿，利水行气。用于下焦湿热，疝气，感冒，咳嗽。

瑶医：淡，凉。属打药。行气止痛，利尿通淋。用于崩毕扭（风湿性心脏病），懂牙杯（疬腮），哈轮（感冒），醒蕹（水肿），泵烈竞（淋浊、尿路感染），月窖桨辣贝（尿路结石），望胆篮虷（黄疸型肝炎），别带病（带下病），谷瓦卜断（子宫脱垂），身谢（湿疹、皮肤瘙痒），播冲（跌打损伤）。

【用法用量】10～30 g。外用适量。

【精选验方】

1. 崩毕扭（风湿性心脏病）：露兜簕10 g、芭蕉蕾10 g、厚朴10 g。水煎服，每日1剂，亦可配风湿药煎水外洗。

2. 懂牙杯（疬腮）：露兜簕15 g、木棉树皮60 g、海桐皮60 g。水煎内服。

3. 泵烈竞（尿路感染）、月窖桨辣贝（尿路结石）：露兜簕20 g、车前草20 g、扭骨风20 g、桃树寄生20 g、水底水石头10颗。水煎取汁，配肥猪肉适量共炖服。

4. 别带病（带下病）：露兜簕15 g、过塘藕15 g、白变木15 g、水泽兰15 g、白马骨15 g、稔子根15 g、鸡蛋1个。水煎取汁煮鸡蛋服。

5. 谷瓦卜断（子宫脱垂）：露兜簕10 g、双钩钻10 g、杜仲10 g、金樱花10 g、金银花10 g。水煎内服。

马尾千金草/千金草

【瑶文名】Cinh jaan miev
【汉语拼音名】Maweiqianjincao / Qianjincao
【拉丁名】PHLEGMARIURI FARGESII HERBA

【别名】马尾伸筋草。

【来源】本品为石杉科植物金丝条马尾杉*Phlegmariurus fargesii*（Herter）Ching的干燥全草。

【植物形态】多年生草本，长可达1 m以上。成熟枝柔软下垂，多回二歧分枝，形如马尾。根须状，短而少。全株除近根部密生交错白色绵毛外，其余光滑无毛。叶线状披针形，长约4 mm，宽不及1 mm，锐尖头，螺旋状伏生，紧密排列，背面稍有隆起，尖端内弯。孢子囊不密集成穗，孢子叶宽约1 mm，孢子囊肾形，黄白色，有短柄。

【生境与分布】生于阴湿的老林中，附生于悬崖绝壁或生有苔藓植物的老树桠间。广西主要分布于龙胜、金秀等地；国内主要分布于云南、四川等省份。

【采集加工】全年均可采收，扎成小把，阴干。

【药材性状】本品呈青绿色，细长，分枝，质柔软光滑，鳞叶排列紧密，不刺手，多无根，如有根部残留，则可见黄白色或灰白色的绵毛。气微，味淡。

【性味功用】

中医：淡，平。归肝、脾、肾经。舒筋活络，祛风湿。用于跌打损伤，肌肉痉挛，筋骨疼痛。

瑶医：甘、涩，平；有小毒。属打药。活血散瘀，消肿止痛，祛风除湿。用于播冲（跌打损伤），崩闭闷（风湿痛、类风湿性关节炎），谷阿照拍（小儿麻痹后遗症）。

【用法用量】3～9 g，水煎冲酒服，或浸酒内服外搽。

【精选验方】

1. 谷阿照拍（小儿麻痹后遗症）：千金草1.5 g、血风6 g、油麻根6 g、青九牛6 g、血藤6 g、穿破石6 g。水煎内服。

2. 崩闭闷（类风湿性关节炎）：千金草、铁带藤藤茎、九层风、龙骨风茎干、下山虎全株、入山虎、瓦韦全草、九龙钻、大钻根及藤茎、小钻根及藤茎、杜仲、五爪风、来角风根状茎、大散骨风根及藤茎、半荷风各适量。加米双酒浸泡1周后，每次内服15～20 mL，每天2～3次，同时可用药酒外搽患处。

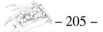

叶下珠/龙珠草

【瑶文名】Nomh ndiev zou
【汉语拼音名】Yexiazhu / Longzhucao
【拉丁名】PHYLLANTHI URINARIAE HERBA

【别名】叶后珠、珍珠草。

【来源】本品为大戟科植物叶下珠*Phyllanthus urinaria* Linn. 的干燥全草。

【植物形态】一年生直立或斜升草本，高达50 cm。枝具翅状纵棱。单叶互生，排成2列，长椭圆形，长0.5～1.5 cm，宽0.2～0.5 cm，顶端钝或急尖，基部偏斜，两面无毛，边全缘；几无柄。花小，无花瓣，单性，雌雄同株；雄花2～3朵簇生于叶腋；雌花单生于叶腋；萼片在结果后中部为紫红色。蒴果扁球形，排列于叶下，熟时红色，果皮有小凸点。花果期全年。

【生境与分布】生于山坡、村边、路旁和耕地上。广西主要分布于河池、恭城、灌阳、贺州、昭平、平南、贵港、陆川、博白、金秀等地；国内主要分布于江苏、安徽、浙江、江西、福建、四川、贵州、云南等省份。

【采集加工】夏秋季采收，晒干。

【药材性状】本品长10～30 cm，根茎外表浅棕色，主根不发达，须根多数，浅灰棕色。茎直径2～3 mm，茎枝有纵皱，灰棕色、灰褐色或棕红色，质脆易断，断面中空。分枝有纵皱及不甚明显的膜翅状脊线。叶片薄而小，长椭圆形，尖端有短突尖，基部圆形或偏斜，边缘有白色短毛，灰绿色，皱缩，易脱落。花细小，腋生于叶背之下，多已干缩。果实三棱状扁球形，黄棕色，其表面有鳞状凸起，常6纵裂。气微香，味微苦。

【性味功用】

中医：甘、苦，凉。归肝、肺经。肝清热，利水解毒。用于肠炎，痢疾，传染性肝炎，肾炎水肿，尿道感染，小儿疳积，火眼目翳，口疮头疮，无名肿毒。

瑶医：苦，凉。属风打相兼药。利尿通淋，健脾开胃。用于夜盲症，碰累（痢疾），泵卡西（腹泻），望胆篮虷（黄疸型肝炎），篮虷（肝炎），醒蕹（水肿），布醒蕹（肾炎水肿），尼椎虷（肾炎），泵烈竞（淋浊、尿路感染），谷阿强拱（小儿疳积），满经崩（小儿高热抽搐），布锥累（痈疮），囊暗（蛇虫咬伤）。

【用法用量】干品15～30 g；或鲜品30～60 g，捣汁饮。外用适量，捣烂敷患处。

【精选验方】

1.尼椎虷（肾炎）：龙珠草15 g（研末）、猪腰1只。将龙珠草纳入切开大口的猪腰内，然后用绳子扎好猪腰，炖服。

2.满经崩（小儿高热抽搐）：龙珠草、白花蛇舌草各适量。水煎内服。

3.谷阿强拱（小儿疳积）：龙珠草10 g、金钱草10 g、田基黄10 g。水煎内服。

4.碰累（痢疾）：龙珠草、扫地松、鸡矢藤、山胡椒叶各等份。晒干研细末，每次5g，蒸瘦猪肉吃，每日2次。

5.篮虷（肝炎）：龙珠草10g、拦路蛇15g、田基黄10g、黄连9g、灯盏菜8g、何首乌5g、马鞭草7g、犁头草10g。水煎内服。

6.布醒蕹（肾炎水肿）：龙珠草20g、白茅根20g、车前草20g、葫芦茶20g、桑白皮15g。水煎内服。

竹茹/淡竹茹

【瑶文名】Hlouh daan norngh
【汉语拼音名】Zhuru / Danzhuru
【拉丁名】BAMBUSAE CAULIS IN TAENIAS

【别名】罗汉竹、钓鱼竹。

【来源】本品为禾本科植物青秆竹*Bambusa tuldoides* Munro、大头典竹*Sinocalamus beecheyanus*（Munro）Mc Clure var. *pubescens* P. F. Li或淡竹*Phyllostachys nigra*（Lodd.）Munro var. henonis（Mitf.）Stapf ex Rendle 的茎秆的干燥中间层。

【植物形态】青秆竹　木质化，呈乔木状。丛生，无刺。竿直立或近直立，高达18m，直径约6cm。顶端不弯垂，竿的节上分枝较多；节间圆柱形，竿的节间和箨光滑无毛。小枝有叶1～5枚，叶鞘有毛或无毛，叶片狭披针形，顶端渐尖，基部收缩成叶柄，边缘一侧平滑，一侧有小锯齿。穗状花序小技排列成覆瓦状的圆锥花序。

【生境与分布】常栽培于庭园。广西主要分布于桂林、柳州两市及其下辖县（市）；国内主要分布于长江流域及其以南地区。

【采集加工】全年均可采制，取新鲜茎，除去外皮，将稍带绿色的中间层刮成丝条，或削成薄片，捆扎成束，阴干。前者称"散竹茹"，后者称"齐竹茹"。

【药材性状】青秆竹　本品为卷曲成团的不规则丝条或呈长条形薄片状。宽窄厚薄不等，浅绿色、黄绿色或黄白色。纤维性，体轻松，质柔韧，有弹性。气微，味淡。

【性味功用】

中医：甘，微寒。归肺、胃、心、胆经。清热化痰，除烦，止呕。用于痰热咳嗽，胆火挟痰，惊悸不宁，心烦失眠，中风痰迷，舌强不语，胃热呕吐，妊娠恶阻，胎动不安。

瑶医：淡，寒。属打药。清热，祛痰，利咽止痛。用于更喉闷（咽喉肿痛），起风（中风），碰累（痢疾），崩毕扭（风湿性心脏病）。

【用法用量】5～10g。

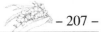

【精选验方】

1. 碰累（痢疾）：淡竹茹、鱼尾草、泥花草、雷公根各适量。水煎内服。

2. 崩毕扭（风湿性心脏病）：淡竹茹、黑节风、山芭蕉果、沉沙木、八角散、灯心草、笔管草、车前草、牛藤果、马莲鞍、椿芽树各10 g。水煎服，每日1剂。

甜叶冷水花/ 甜叶冷水花

【瑶文名】Diungh miev ziongz
【汉语拼音名】Tianyelengshuihua / Tianyelengshuihua
【拉丁名】PILEAE SINOFASCIATAE HERBA

【别名】紫绿草。

【来源】本品为荨麻科植物粗齿冷水花*Pilea sinofasciata* C. J. Chen的干燥全草。

【植物形态】草本。茎肉质，高可达1 m，几乎不分枝。叶同对近等大，叶片椭圆形、卵形、椭圆状或长圆状披针形，上面沿中脉常有白斑带，疏生透明短毛，后渐脱落，叶柄在其上部常有短毛；托叶小，膜质，三角形，宿存。花雌雄异株或同株；花序聚伞圆锥状，具短梗，雄花具短梗，花被片合生至中下部，椭圆形，退化雌蕊小，圆锥状；雌花小。瘦果圆卵形，顶端歪斜，宿存花被片在下部合生，宽卵形。花期6—7月，果期8—10月。

【生境与分布】生于山谷林荫处。广西各地均有分布；国内主要分布于云南、四川、贵州、湖南、湖北等省份。

【采集加工】夏秋季采收，干燥。

【药材性状】本品茎呈细长圆柱形，有纵棱，表面灰黄色至紫褐色。体轻易折断，断面呈黄白色，纤维状。茎节上或有棕褐色的须根。叶纸质，上表面灰绿色至灰黄色，下表面灰白色，多皱缩破损，椭圆形、卵形或长圆状披针形，长3～11 cm，宽1～6 cm，先端常尾状渐尖，基部楔形或钝圆形，边缘在基部以上有粗齿。气微，味淡。

【性味功用】

中医：淡、微苦，凉。归肝经。清热利湿，退黄，消肿散结，健脾和胃。用于湿热黄疸，赤白带下，淋浊，尿血，小儿发热，疟疾，消化不良，跌打损伤，外伤。

瑶医：淡，微苦。属打药。清热利湿，消肿止痛，化痰止咳。用于望胆（黄疸），别带病（带下病），月藏（尿血），布种（疟疾），泵卡西众（消化不良），播冲（跌打损伤），布醒蕹（肾炎水肿），烈歪毕恶昧出（枪伤）。

【用法用量】15～30 g，或浸酒。外用适量。

【精选验方】

1. 布醒薙（肾炎水肿）：甜叶冷水花60 g。水煎，一天分3次服。

2. 烈歪毕恶昧出（枪伤）：甜叶冷水花、白饭树、小鸟不站、朗树、盐肤木（内白皮）、酸咪咪、推车虫、金派藤各适量。捣烂外敷患处。

3. 烈歪毕恶昧出（枪伤）：甜叶冷水花、老鸦酸、棕叶根苗、芥菜子、芭蕉心、小鸟不站、推车虫、蝼蛄各适量。捣烂外敷患处。

假蒟/假蒌

【瑶文名】Guh lou
【汉语拼音名】Jiaju / Jialou
【拉丁名】PIPERIS SARMENTOSI HERBA

【别名】假蒌、蛤蒌、大柄蒌。

【来源】本品为胡椒科植物假蒟Piper sarmentosum Roxb. 的干燥地上部分。

【植物形态】多年生、匍匐、逐节生根草本，长数至10 m。小枝近直立。单叶互生，宽卵形或近圆形，长宽各7～14 cm，基部截形或浅心形，边全缘，基出脉7条，最上一对叶脉离基7～20 mm，从中脉发出；叶柄长1.0～4.5 cm。花单性异株，无花被，成穗状花序与叶对生。浆果圆球形，无毛。花期夏秋季，果期秋冬季。

【生境与分布】生于林下或水旁阴湿地。广西主要分布于防城港、凌云、岑溪、贵港、博白、金秀等地；国内主要分布于广东、云南等省份。

【采集加工】全年均可采收，鲜用或阴干。

【药材性状】本品茎呈圆柱形，稍弯曲，表面有细纵棱，节上有不定根。叶多皱缩，展开后呈阔卵形或近圆形，长6～14 cm，宽5～13 cm，基部浅心形，上面棕绿色，下面灰绿色，有细腺点，7条叶脉于叶背突出，脉上有极细小的粉状短柔毛，叶柄长2～5 cm，叶鞘长为叶柄的一半，有时可见与叶对生的穗状花序。气香，味辛辣。

【性味功用】

中医：辛，温。归肺、脾经。温中散寒，祛风利湿，消肿止痛。用于胃腹寒痛，风寒咳嗽，水肿，痢疾，牙痛，风湿骨痛，跌打损伤。

瑶医：辛，温。属打药。散寒，消肿。用于卡西闷（胃痛），哈紧（支气管炎），醒薙（水肿），碰累（痢疾），崩闭闷（类风湿性关节炎），播冲（跌打损伤）。

【用法用量】

中医：15～30 g。外用适量。

瑶医：10～15 g，水煎服或浸酒内服外搽。外用适量，捣敷或水煎洗。

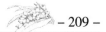

【精选验方】卡西闷（胃痛）：假蒌全草30 g、狗肉适量。加水适量炖汤，一天分2次服。

辣蓼/辣蓼

【瑶文名】Laih liaau

【汉语拼音名】Laliao / Laliao

【拉丁名】POLYGONI HYDROPIPERIS HERBA

【别名】辣蓼草、蓼子草、斑蕉草、梨同草。

【来源】本品为蓼科植物水辣蓼 *Polygonum hydropiper* Linn. 或旱辣蓼 *Polygonum pubescens* Blume. 的干燥全草。

【植物形态】水辣蓼　一年生草本，高40～70 cm。茎直立，多分枝，叶片披针形或椭圆状披针形，两面无毛，被褐色小点，具辛辣味，叶腋具闭花受精花；托叶鞘筒状，膜质，褐色，总状花序呈穗状，顶生或腋生，花稀疏，苞片漏斗状，绿色，边缘膜质，每苞内具5朵花；花梗比苞片长；花被绿色，花被片椭圆形，柱头头状。瘦果卵形。花果期5—10月。

【生境与分布】生于海拔50～3500 m的河滩、水沟边、山谷湿地。广西主要分布于贵港、防城港、东兴、平果、南宁、金秀、百色；国内主要分布于南北各地。

【采集加工】夏秋季花开时采收，除去杂质，晒干。

【药材性状】水辣蓼　本品茎呈红褐色至红紫色，有浅纵皱，节部膨大；质坚而脆，断面稍呈纤维性，皮部菲薄，浅砖红色，本部白色，中空。叶片干枯，灰绿或黄棕色，多皱缩破碎；托叶鞘状，棕黄色，常破裂。有时带花序，花多数脱落，花蕾米粒状。味辛辣。

【性味功用】

中医：辛，温；有小毒。归大肠经。除湿，化滞。用于痢疾，肠炎，食滞，皮肤瘙痒，灭蛆。

瑶医：辛，温。属打药。消肿止痛，止痒，止泻。用于哈轮（感冒），扑掴灵通（鼻炎），碰累（痢疾），泵卡西众（消化不良），就港虷（急性胃肠炎），谷阿虷昧退（小儿高热不退），眸名肿毒（无名肿毒），布方（疔疮），碰脑（骨折），身谢（湿疹、皮肤瘙痒）。

【用法用量】15～30 g。外用适量，煎汤洗患处。

【精选验方】

1.哈轮（感冒）：辣蓼30 g。水煎，一天分3次服。

2.扑掴灵通（鼻炎）：辣蓼30 g。水煎，一天分2次服。

3. 碰累（痢疾）：辣蓼根、凤尾草、地桃花、雷公根、大田基黄、九龙盘、狗脚迹各10～15 g。水煎服，每天1剂。

4. 就港虷（急性胃肠炎）：辣蓼、车前草、桃金娘、旱莲草、金骨风根、野芝麻、白背艾、六月雪、水沙石各10 g。水煎服。每天1剂分3次服。

5. 身谢（湿疹、皮肤瘙痒）：辣蓼20 g、硫磺6 g、乌桕叶30 g、了哥王20 g。水煎洗患处。

6. 谷阿虷昧退（小儿高热不退）：辣蓼、茶辣叶、生姜、葱头、紫苏、小茴香各等量。捣烂煨热，外搽患儿四肢、胸、背、腹等处，并针挑十宣、人中、期门、天宗等穴。

7. 眸名肿毒（无名肿毒）、布方（疔疮）：辣蓼、九里明、天南星、半边旗、荆芥、木芙蓉、天花粉、大生芋、卜芥、八百力、苍耳草、红母猪藤各适量。熬成软膏外用。

8. 碰脑（骨折）：辣蓼60 g、大浪伞60 g、小浪伞60 g、一刺两嘴60 g、入山虎60 g、一把锁60 g、榕木叶60 g、打不死60 g、桃叶60 g、红丝线60 g、金银花60 g、归尾60 g、五爪金龙60 g、天星子60 g、铁老虎60 g、大冬蛇60 g。捣烂加酒调匀，整复后敷患处，夹板固定，每天换药1次。

凤尾草/凤尾草

【瑶文名】Noc dueiv miev
【汉语拼音名】Fengweicao / Fengweicao
【拉丁名】PTERIDIS MULTIFIDAE HERBA

【别名】井栏边草、凤鸡尾、井边茜、九把连环剑。

【来源】本品为凤尾蕨科植物井栏边草 Pteris multifida Poir. 的干燥全草。

【植物形态】多年生草本。根状茎短而直立，先端被黑褐色鳞片。叶多数，密而簇生，明显二型；不育叶片卵状长圆形，一回羽状，羽片对生，无柄，线状披针形，先端渐尖；能育叶有较长的柄，羽片狭线形，仅不育部分具锯齿，余均全缘。

【生境与分布】生于墙上、路边、石缝中或悬崖上，阴湿处较常见。广西主要分布于玉林、梧州、阳朔、桂林、兴安、全州、柳州、罗城、凌云、金秀等地；国内主要分布于河北、山东、安徽、江苏、浙江、湖南、湖北、江西、福建、台湾、广东、贵州、四川等省份。

【采集加工】夏秋季采收，洗净。晒干。

【药材性状】本品全草长25～70 cm。根茎短，棕褐色，下面丛生须根，上面有簇生叶。叶柄细，有棱，棕黄色或黄绿色，长4～30 cm，易折断，叶片草质，一回羽

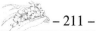

状，灰绿色或黄绿色。不育叶羽片宽4～8 cm，边缘有不整齐锯齿；能育叶长条形，宽3～6 cm，边缘反卷，孢子囊群生于羽片下面边缘。气微，味淡或稍涩。

【性味功用】

中医：微苦，凉。归肝、胃、大肠经。清热湿热，凉血止血，消肿解毒。用于黄疸，痢疾，泄泻，淋浊，带下，吐血，便血，崩漏，尿血，湿疹，痈肿疮毒。

瑶医：苦，凉。属打药。止泻，止痢。用于碰累（痢疾），藏紧邦（崩漏），荣古瓦别带病（产后恶露不尽），冲翠藏（外伤出血）、囊暗（蛇虫咬伤），泵卡西（腹泻），上吐下泻，谷阿泵卡西众（小儿消化不良），谷阿虷昧退（小儿高热不退）。

【用法用量】9～12 g。

【精选验方】

1. 藏紧邦（崩漏）：凤尾草适量、鸡蛋2只。水煎内服。

2. 荣古瓦别带病（产后恶露不尽）：凤尾草60 g、骨碎补30 g、益母草30 g。水煎，一天分3次冲米酒适量服。

3. 冲翠藏（外伤出血）、囊暗（蛇虫咬伤）：凤尾草适量。捣烂敷患处。

4. 泵卡西（腹泻）：凤尾草60 g。水煎，一天分3次冲蜜糖适量服。

5. 上吐下泻：凤尾草15 g、马莲鞍15 g。水煎内服。

6. 碰累（痢疾）：凤尾草30 g、鸡脚草30 g、蜂蜜15 mL。水煎冲蜂蜜服。

7. 谷阿泵卡西众（小儿消化不良）：凤尾草30 g、火炭母60 g、地桃花60 g。水煎内服。

8. 谷阿虷昧退（小儿高热不退）：凤尾草15 g、地龙2～3条、细辛2 g。水煎内服。

北刘寄奴/土茵陈

【瑶文名】Jomh hengh miev
【汉语拼音名】Beiliujinu / Tuyinchen
【拉丁名】SIPHONOSTEGIAE HERBA

【别名】铃茵陈、金钟茵陈、吊钟草、灵茵陈、吹风草、五毒草、油蒿菜、草茵陈。

【来源】本品为玄参科植物阴行草*Siphonostegia chinensis* Benth. 的干燥全草。

【植物形态】一年生草本，高30～80 cm。全株密被短毛，茎上部多分枝。叶对生，叶片二回羽状全裂，裂片3～4对，干后黑色。花唇形，红紫色和黄色，单生于上部叶腋，排成疏总状花序。果圆筒形。种子多数，黑色。花期8—9月，果期11—12月。

【生境与分布】生于山坡或山脚草丛中。广西主要分布于隆林、罗城、桂林、兴安、灌阳、全州、金秀等地；全国各地均有分布。

【采集加工】秋季采收，除去杂质，晒干。

【药材性状】本品长30～80 cm，全体被短毛。根短而弯曲，稍有分枝。茎圆柱形，有棱，表面棕褐色或黑棕色；质脆，易折断，断面黄白色，中空或有白色髓。叶对生，多脱落破碎，完整者羽状深裂，黑绿色。总状花序顶生，花有短梗，花萼长筒状，黄棕色至黑棕色，有明显10条纵棱，先端5裂，花冠棕黄色，多脱落。蒴果狭卵状椭圆形，较萼稍短，棕黑色。种子细小。气微，味淡。

【性味功用】

中医：苦，寒。归脾、胃、肝、胆经。活血祛瘀，通经止痛，凉血，止血，清热利湿。用于跌打损伤，外伤出血，瘀血闭经，月经不调，产后瘀痛，癥瘕积聚，血痢，血淋，湿热黄疸，水肿腹胀，白带过多。

瑶医：苦，寒。属打药。活血止痛，祛瘀。用于播冲（跌打损伤），篮虷（肝炎），望胆篮虷（黄疸型肝炎），哈路（肺痨），别带病（带下病）。

【用法用量】6～9 g。

【精选验方】

1. 篮虷（肝炎）：土茵陈10 g、花斑竹10 g、田基黄10 g、白花蛇舌草10 g、车前草10 g、犁头草10 g、龙胆草10 g。水煎内服。

2. 篮虷（肝炎）：土茵陈30 g、满天星30 g、铁包金30 g、田基黄30 g、半枝莲30 g、地钻30 g、鸡骨草30 g、酒饼叶15 g。水煎内服。

3. 望胆篮虷（黄疸型肝炎）：土茵陈10 g、花斑竹10 g、栀子根10 g、田基黄10 g。水煎内服。

4. 望胆篮虷（黄疸型肝炎）：土茵陈、鸡骨草、车前草、满天星、栀子根各15 g。水煎内服，每日1剂。

5. 哈路（肺痨）：土茵陈、十大功劳、八角刺叶、蛙腿草、石油菜、穿破石各适量。水煎内服。

6. 别带病（带下病）：土茵陈9 g、白术12 g、茯苓12 g、猪苓9 g、菖蒲9 g、萆薢9 g、泽泻6 g、甘草6 g。水煎内服。

罗汉果/罗汉果

【瑶文名】Loh harnx biouv

【汉语拼音名】Luohanguo / Luohanguo

【拉丁名】SIRAITIAE FRUCTUS

【别名】拉汉果、假苦瓜。

【来源】本品为葫芦科植物罗汉果*Siraitia grosvenorii*（Swingle）C. Jeffrey ex A. M. Lu et Z. Y. Zhang的干燥果实。

【植物形态】多年生攀缘草质藤本，长2～5 m。茎纤细，暗紫色。卷须2分叉几达中部。叶互生，叶柄长2～7 cm；叶片心状卵形，膜质，长8～15 cm，宽3.5～12.0 cm，先端急尖或渐尖，基部耳状心形，全缘，均被白色柔毛。花雌雄异株，雄花序总状，雌花花单生；花萼漏斗状，花冠橙黄色，外被白色夹有棕色的柔毛。瓠果圆形或长圆形，被柔毛，具10条纵线。种子淡黄色。花期6—8月，果期8—11月。

【生境与分布】生于凉爽多雾的山坡向阳处，也有栽培。广西主要分布于永福、桂林、兴安、全州、资源、龙胜、融安、金秀、贺州等地；国内主要分布于广东、福建等省份。

【采集加工】秋季果实由嫩绿色变深绿色时采收，晾数天后，低温干燥。

【药材性状】本品呈卵形、椭圆形或球形，长4.5～8.5 cm，直径3.5～6.0 cm。表面褐色、黄褐色或绿褐色，有深色斑块和黄色柔毛。顶端有花柱残痕，基部有果梗痕。体轻，质脆，果皮薄，易破。果瓤海绵状，浅棕色。种子扁圆形，多数，浅红色至棕红色，两面中间微凹陷，四周有放射状沟纹，边缘有槽。气微，味甜。

【性味功用】

中医：甘，凉。归肺、大肠经。清热润肺，利咽开音，滑肠通便。用于肺热燥咳，咽痛失音，肠燥便秘。

瑶医：甜，凉。属打药。利咽。用于更喉闷（咽喉肿痛），怒哈（咳嗽），哈鲁（哮喘），疟椎闷（乳痈），样琅病（高血压病），哈紧（支气管炎）。

【用法用量】9～15 g。

【精选验方】

1. 怒哈（咳嗽）：罗汉果1个、五味子12 g、蜂蜜3汤匙。水煎内服。

2. 哈鲁（哮喘）：罗汉果1个、老年西洋鸭肉和骨120 g、白果15 g。水煎吃肉喝汤。

3. 疟椎闷（乳痈）：罗汉果、金樱叶、忍冬叶各适量。共捣烂敷患处，每日1剂。

4. 样琅病（高血压病）：罗汉果6 g、双钩钻10 g、五层风10 g、毛冬青10 g、萝芙木10 g。水煎内服。

5. 哈紧（支气管炎）：罗汉果15 g、十大功劳10 g、鱼腥草10 g、千年竹10 g、红毛毡10 g、不出林10 g、黄花参12 g。水煎服，每日1剂。

假烟叶/野烟叶

【瑶文名】Hieh in
【汉语拼音名】Jiayanye / Yeyanye
【拉丁名】SOLANI ERIANTHI HERBA

【别名】土烟叶。

【来源】本品为茄科植物假烟叶树*Solanum erianthum* D. Don的干燥全株。

【植物形态】常绿小乔木或灌木，高1~10 m。全株密被灰白色分枝的簇茸毛。叶大且厚，卵状长圆形，长10~29 cm，宽4~12 cm，顶端短渐尖，基部宽楔形或钝，边全缘。花白色，合生，5裂；聚伞花序多花，形成近顶生圆锥状平顶花序。浆果球形，具宿存萼。花期5—8月，果期8—11月。

【生境与分布】生于荒山、荒地灌丛中。广西各地均有分布；国内主要分布于四川、贵州、云南、广东、福建、台湾等省份。

【采集加工】全年均可采收，除去杂质，洗净，切段，干燥。

【药材性状】本品根呈圆柱形，略弯曲，分支，表面灰黄色至浅黄色，具细纵皱纹及横长凸起的皮孔，质硬，断面木部灰白色。茎呈圆形，表面黄绿色，具星状茸毛和凸起的圆形或椭圆形皮孔，质硬，难折断。断面木部黄白色，中央髓部较大，白色。单叶互生，叶多皱缩或破碎，呈卵状长圆形，先端短渐尖，基阔楔形或钝，被茸毛，叶面绿色，背面灰绿色。花白色，萼钟形。浆果球状。气微，味微苦。

【性味功用】

中医：辛、苦，凉。归肝、胃经。清热解毒，祛风止痛。用于热结气滞，脘腹疼痛，风湿痹痛，跌打肿痛。

瑶医：苦，凉。属打药。祛风止痒，止血，止痛。用于卡西闷（胃痛），身谢（湿疹、皮肤瘙痒），碰脑（骨折），播冲（跌打损伤），布锥累（痈疮），冲翠藏（外伤出血），囊暗（蛇虫咬伤），小儿臌胀，谷阿泵卡西（小儿腹泻），布端（胃下垂），布种（疟疾）。

【用法用量】5~15 g。外用适量。

【精选验方】

1. 囊暗（蛇虫咬伤）：假烟叶适量。捣烂调酒搽伤口周围。

2. 小儿臌胀：鲜假烟叶、吴萸各适量。共捣烂敷肚脐。

3. 谷阿泵卡西（小儿腹泻）：假烟叶适量、鸡蛋1个。假烟叶捣烂，与蛋黄拌匀，加油盐煎吃。

4. 布端（胃下垂）：假烟叶根10 g、红九牛10 g、大金牛草15 g、甘草3 g。水煎服，每日1剂，连服1个月。

5. 布种（疟疾）：假烟叶20 g、青蒿20 g、青藤子30 g。水煎内服。

一枝黄花/
黄花一枝香

【瑶文名】Biangh uiangh miev
【汉语拼音名】Yizhihuanghua / Huanghuayizhixiang
【拉丁名】SOLIDAGINIS HERBA

【别名】蛇头王。

【来源】本品为菊科植物一枝黄花*Solidago decurrens* Lour. 的干燥全草。

【植物形态】多年生直立草本，高20～100 cm。茎直立，单生或簇生。单叶互生，中部茎叶椭圆形、长椭圆形、卵形或宽披针形，叶两面、沿脉及叶缘有短柔毛或下面无毛。花黄色；头状花序单生或2～4朵集生于腋生的花序轴上，在顶部再组成总状或圆锥花序式。瘦果近圆柱形，无毛或稀在瘦果顶端有疏毛。花期10月，果期11月。

【生境与分布】生于山野、路旁草丛中。广西各地均有分布；全国大部分地区均有分布。

【采集加工】秋季花果期采收，除去泥沙，晒干。

【药材性状】本品根茎短粗，簇生淡黄色细根。茎圆柱形，直径0.2～0.5 cm；表面黄绿色、灰棕色或暗紫红色，有棱线，上部被毛；质脆，易折断，断面纤维性，有髓。单叶互生，多皱缩、破碎，呈卵形或披针形，长1～9 cm，宽0.3～1.5 cm；先端稍尖或钝，全缘或有不规则的疏锯齿，基部下延成柄。头状花序直径约0.7 cm，排成总状，偶有黄色舌状花残留。瘦果细小，冠毛黄白色。气微香，味微苦辛。

【性味功用】

中医：辛、苦，凉。归肺、肝经。清热解毒，疏散风热。用于喉痹，乳蛾，咽喉肿痛，疮疖肿毒，风热感冒。

瑶医：苦，凉。属打药。利湿，退黄，祛风，止痒。用于百内虾（百日咳），谷阿泵虾怒哈（小儿肺炎），篮虷（肝炎），望胆篮虷（黄疸型肝炎），身谢（湿疹、皮肤瘙痒），别带病（带下病），囊暗（蛇虫咬伤），古岸闷（犬咬外伤），浆嚷（带状疮疹）。

【用法用量】9～15 g。

【精选验方】

1. 古岸闷（犬咬外伤）：黄花一枝香30 g、草鞋根30 g、小金不换30 g。水煎冲少量酒服。

2. 百内虾（百日咳）：黄花一枝香60 g、葱2棵。水煎分两次调冰糖服，每日1剂，连服2～7日，2岁以下酌减。

3. 谷阿泵虾怒哈（小儿肺炎）：黄花一枝香、一点红各适量。水煎内服。

4. 别带病（带下病）：黄花一枝香500 g。水煎取浓汁熏洗外阴及阴道，每日1次，10日为一疗程。

5.囊暗（蛇虫咬伤）：黄花一枝香适量。捣烂冲酒或洗米水取汁内服，药渣敷伤口周围，每日一剂。

6.囊暗（蛇虫咬伤）：黄花一枝香、大力王各100～150 g，糯米15 g。鲜药和糯米一起捣烂外搽5日。

7.桨囔（带状疱疹）：黄花一枝香20 g、龙胆草15 g、连翘15 g、生地20 g、泽泻15 g、车前草15 g、栀子10 g、牡丹皮10 g、木通10 g。水煎服，每日1剂。

8.篮轩（肝炎）：黄花一枝香、栀子、车前草、黄花根、百变木、露兜簕、黄花参、田基黄、笔管草、花斑竹各10 g。水煎服。

三七姜/ 竹叶三七

【瑶文名】Famh cietv siung
【汉语拼音名】Sanqijiang / Zhuyesanqi
【拉丁名】STAHLIANTHI INVOLUCRATI RHIZOMA ET RADIX

【别名】姜三七、小田七、毛七。

【来源】本品为姜科植物姜叶三七*Stahlianthus involucratus*（King ex Baker）Craib ex Loes.的干燥根茎和块根。

【植物形态】多年生草本，高15～30 cm。根状茎块状，外面棕褐色，内面棕黄色；根末端膨大成球形的块根。叶基生，长圆状椭圆形或披针形，长10～18 cm，宽2.0～3.5 cm，顶端急尖，基部渐狭，边全缘，上面绿色，下面稍带紫红色，两面无毛。花白色，10～15朵聚生于钟状总苞中。种子近球形。花期5—6月。

【生境与分布】生于林下、荒坡，也有栽培。广西主要分布于那坡、隆林、金秀等地；国内主要分布于云南等省份。

【采集加工】秋末冬初叶片枯黄后采挖，除去杂质，洗净，置沸水中稍烫，晒干。

【药材性状】本品根茎呈圆锥形或纺锤形，长1.0～2.5 cm，直径0.5～1.2 cm。表面灰棕色至棕红色，节密，具类白色点状须根痕。质硬脆，易折断；断面平坦，角质化，灰色或灰棕色。块根呈圆锥形或纺锤形，长1～2 cm，直径0.5～1.2 cm。表面灰色至灰棕色，皱缩，质硬脆，易折断，断面平坦，角质化，灰白色或灰黄色。气微，味辛。

【性味功用】

中医：辛，温。归肝、脾经。活血散瘀、消肿止痛。用于跌打损伤，风湿骨痛，吐血，衄血，月经过多，虫蛇咬伤，外伤出血。

瑶医：辛，温。属打药。祛风除湿。用于鲍泵梗缸（鱼骨鲠喉），播冲（跌打损伤），布端（胃下垂），篮榜垂翁撸（肝脾肿大），崩闭闷（类风湿性关节炎），辣给

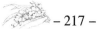

昧对（月经不调、闭经），产后流血过多，囊暗（蛇虫咬伤）。

【用法用量】3～9 g。外用适量。

【精选验方】

1. 产后流血过多：竹叶三七根茎30 g。水煎，一天分3次服。

2. 鲍泵梗缸（鱼骨鲠喉）：竹叶三七块茎5～15粒。嚼服。

3. 鲍泵梗缸（鱼骨鲠喉）：竹叶三七根茎适量。晒干研粉，每次用1.5 g调醋适量服。

4. 布端（胃下垂）：竹叶三七根茎15 g、鸡肉适量。加水适量炖汤，一天分2次食鸡肉、饮汤。

5. 篮榜垂翁撸（肝脾肿大）：竹叶三七根茎、粮食酒各适量。竹叶三七根茎捣碎，按100 g浸酒500 mL的比例浸泡15天后可用，每次饮10～20 mL，一天3次。

防己/防己

【瑶文名】Uiangh giv
【汉语拼音名】Fangji / Fangji
【拉丁名】STEPHANIAE TETRANDRAE RADIX

【别名】石蟾蜍、汉防己、山乌龟。

【来源】本品为防己科植物粉防己 *Stephania tetrandra* S. Moore的干燥根。

【植物形态】多年生缠绕落叶藤本。根圆柱状，肉质。单叶互生，宽三角状卵形长3.5～6.5 cm，宽5～7 cm，顶端钝，有突尖，基部截形或心形，边全缘，两面有短柔毛，脉掌状，5条；叶柄盾状着生。花单性，雌雄异株；假头状花序腋生。核果熟时红色，近球形，直径5～6 cm，胎座迹不穿孔。花期4—5月，果期5—6月。

【生境与分布】生于山坡、丘陵地带的草丛及灌木林边缘。广西主要分布于桂林、柳州等地；国内主要分布于浙江、安徽、江西、福建、台湾、广东等省份。

【采集加工】秋季采挖，洗净，除去粗皮，晒至半干，切段，个大者再纵切，干燥。

【药材性状】本品呈不规则圆柱形、半圆柱形或块状，多弯曲，长5～10 cm，直径1～5 cm。表面淡灰黄色，在弯曲处常有深陷横沟而成结节状的瘤块样。体重，质坚实，断面平坦，灰白色，富粉性，有排列较稀疏的放射状纹理。气微，味苦。

【性味功用】

中医：苦，寒。归膀胱、肺经。祛风止痛，利水肿。用于风湿痹痛，水肿脚气，小便不利，湿疹疮毒。

瑶医：苦，寒。属打药。化石，通络。用于月窖桨辣贝（泌尿系统结石），布种

（疟疾），眸名肿毒（无名肿毒），横肝痛，篮矸（肝炎），播冲（跌打损伤）。

【用法用量】5～10 g。

【精选验方】

1. 布种（疟疾）：防己6 g、常山6 g。水煎内服。

2. 眸名肿毒（无名肿毒）：防己、天花粉、石蟾蜍、生半夏、生南星、山慈菇各适量。与酒糟共捣烂敷患处。

3. 横肝痛、篮矸（肝炎）：防己6 g、伏石蕨、石韦、大半边莲、小凉伞、花斑竹各10 g，木鳖子6 g。水煎服。

4. 篮矸（肝炎）：防己、大田基黄、田基黄、花斑竹、车前草、栀子根、苦李根各12 g。水煎服，每日1剂。

5. 播冲（跌打损伤）：防己4.5 g、儿茶4.5 g、川芎4.5 g、杜仲4.5 g、防风4.5 g、雄黄4.5 g、白芷4.5 g、乳香3 g、羌活3 g、白蜡3 g、牛膝3 g、黄芪3 g、独活3 g、麻黄3 g、没药5 g、田七6 g、麝香1.5 g。共研末敷患处。

瘤果紫玉盘/
紫玉盘

【瑶文名】Nqiungh mbuh normh mei
【汉语拼音名】Liuguoziyupan / Ziyupan
【拉丁名】UVARIAE KWEICHOUENSIS CACUMEN

【别名】油椎、香蕉、酒饼子、牛刀树、牛荗子、牛头罗。

【来源】本品为番荔枝科植物瘤果紫玉盘*Uvaria kweichouensis* P. T. Li的干燥茎和叶。

【植物形态】灌木，高约2 m。枝条蔓延性；幼枝、幼叶、叶柄、花梗、苞片、萼片、花瓣、心皮和果均被黄色星状柔毛，老渐无毛或几无毛。叶革质，长倒卵形或长椭圆形，长10～23 cm，宽5～11 cm，顶端急尖或钝，基部近心形或圆形；侧脉每边约13条，在上面凹陷，下面凸起。花1～2朵，与叶对生，暗紫红色或淡红褐色，直径2.5～3.5 cm；萼片阔卵形；花瓣内外轮相似，卵圆形；雄蕊线形；心皮长圆形或线形，柱头马蹄形，顶端2裂而内卷。果卵圆形或短圆柱形，长1～2 cm，直径1 cm，暗紫褐色，顶端有短尖头。花期3—8月，果期7月至翌年3月。

【生境与分布】生于低海拔灌木丛中或丘陵山地疏林中。广西主要分布于桂林、百色、富川、贺州；国内主要分布于广东、台湾等省份。

【采集加工】全年均可采收，除去杂质，干燥。

【药材性状】本品茎呈圆柱形，小枝有锈色星状柔毛，表面灰褐色，有纵纹，体轻，质硬，不易折断，断面外皮灰黄色至棕色，木部呈黄白色，射线放射状，髓小，棕黄色。叶纸革质，椭圆形或长圆状披针形，先端急尖或渐尖，基部楔形或圆形，全缘，上表面灰绿色，下表面黄绿色；叶柄长约0.5 cm。果卵圆形，长5.5 cm，直径3.5 cm，外果皮有很多瘤状体凸起，密被星状茸毛。气微，味微甘。

【性味功用】

中医：辛，温。归脾、胃、肝经。健胃行气，祛风止痛。用于消化不良，腹胀腹泻，跌打损伤，风湿骨痛。

瑶医：辣，温。属打药。舒筋活络。用于播冲（跌打损伤），改闷（腰痛），囊暗（蛇虫咬伤）。

【用法用量】10～15 g。外用适量。

【精选验方】囊暗（蛇虫咬伤）：紫玉盘120 g、定心草250 g、风狗羌叶250 g、白芷250 g、满天星250 g、散血丹皮250 g、山茨菇120 g、吴萸120 g、生军120 g、去瘀草蘘120 g、八百力皮（用甘草水泡制）120 g、勒王叶500 g、黑口草500 g、十八症500 g、猪屎豆60 g、桔梗60 g、田七60 g、尖槟60 g、川椒60 g、灵仙30 g、细辛30 g、花椒30 g、麻黄30 g、胡椒30 g、雄黄90 g、蜈蚣（去头足）90 g、鸭儿菜300 g。共研末，过筛，取其粗者加水煎熬成膏，其细者和膏为丸，如梧桐子大，每次1～2丸冲酒服，并以药渣自上而下搽伤口周围。

夜香牛/夜香牛

【瑶文名】Ndangh gaan miev
【汉语拼音名】Yexiangniu / Yexiangniu
【拉丁名】VERMONIAE CINEREAE HERBA

【别名】寄色草、假咸虾花、消山虎、伤寒草、染色草、缩盖斑鸿菊、拐棍参。

【来源】本品为菊科植物夜香牛*Vernonia cinerea*（L.）Less. 的干燥全草。

【植物形态】一年生或多年生草本，高20～100 cm。根垂直，多少木质，分支，具纤维状根。茎直立，少分枝，稍被毛。叶互生，具柄，披针形至卵形或倒卵形，长3.0～6.5 cm，宽1.5～3.0 cm，顶端尖或稍钝，基部楔状狭成具翅的柄，边缘有浅齿或波状，两面疏被毛。头状花序长约7 mm，宽约2.5 mm，排列成疏散的伞房花序；总苞片数列，锐尖，最外列较短；全部管状花，两性，约20朵，淡紫红色，花冠长于苞片2倍，先端5裂。瘦果圆柱形，长约2 mm，被毛，冠毛白色，多数。花期全年。

【生境与分布】生于山坡旷野、荒地、田边、路旁。广西各地均有分布；国内主要分布于浙江、江西、福建、台湾、湖北、湖南、广东、云南、四川等省份。

【采集加工】夏秋季采收，除去杂质，干燥。

【药材性状】本品主根略呈圆锥形，分支，表面淡黄色。茎圆柱形，直径

2～4 mm，上部有分枝；表面绿褐色，有纵皱纹，稍被白色短茸毛，质脆，易折断，断面髓部白色。叶互生，多皱缩或脱落，展开后呈披针形、卵形或倒卵形，边缘有浅齿或波状。有时可见顶生头状花序。瘦果圆柱形，灰褐色，顶端被白色冠毛。味苦、辛。

【性味功用】

中医：苦、微甘，凉。归肺、脾经。疏风散热，凉血解毒，安神。用于感冒发热，咳嗽，痢疾，黄疸，失眠，赤白带下，小儿遗尿，痈疖肿毒，蛇虫咬伤。

瑶医：苦，寒。属打药。清热解毒，祛风除湿，行气止痛。用于哈轮（感冒），更干（高热）、怒哈（咳嗽）、哈紧（支气管炎），望胆篮虷（黄疸型肝炎），泵卡西（腹泻），别带病（带下病），阴道炎，布方（疔疮），囊暗（蛇虫咬伤）。

【用法用量】

中医：15～30 g。外用适量。

瑶医：6～15 g。外用适量。

【精选验方】

1. 更干（高热）、怒哈（咳嗽）、哈紧（支气管炎）：夜香牛60 g、甜珠草60 g。水煎服。

2. 别带病（带下病）、阴道炎：夜香牛45 g、丁香蓼30 g。水煎服。

巴戟天/鸡肠风

【瑶文名】Jaih gangh buerng
【汉语拼音名】Bajitian / Jichangfeng
【拉丁名】MORINDAE OFFICINALIS RADIX

【别名】鸡眼藤、黑藤钻、兔仔肠、三角藤、糠藤、巴戟。

【来源】本品为茜草科植物巴戟天*Morinda officinalis* How的干燥根。

【植物形态】缠绕或攀缘藤本，长1～3 m。根肉质肥厚，圆柱形，常收缩成串珠状。单叶对生，长圆形，长6～14 cm，宽2.5～6.0 cm，顶端短渐尖，基部宽楔形或近圆形，全缘，下面脉腋有柔毛；托叶鞘状。花白色；伞形花序由多个头状花序组成，每个头状花序有花2～10朵。聚合果近球形，熟时红色。花期5—6月，果期9—10月。

【生境与分布】生于山谷、溪边或山坡林下，也有栽培。广西主要分布于防城港、上思、横州、金秀等地；国内主要分布于广东、福建等省份。

【采集加工】全年均可采挖，洗净，除去须根，晒至六七成干，轻轻捶扁，晒干。

【药材性状】本品呈扁圆柱形短段或不规则块。表面灰黄色或暗灰色，具纵纹和横裂纹。切面皮部厚，紫色或淡紫色，中空。气微，味甘而微涩。

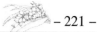

【性味功用】

中医：甘、辛，微温。归肾、肝经。补肾阳，强筋骨，祛风湿。用于阳痿遗精，宫冷不孕，月经不调，少腹冷痛，风湿痹痛，筋骨痿软。

瑶医：苦、辛、涩，温。属打药。活血，祛风活络，散瘀止痛。用于崩闭闷（风湿痛、类风湿性关节炎），改对仲（疝气），锥碰江闷（坐骨神经痛），哈鲁（哮喘），努脑痨（瘰疬）。

【用法用量】3～10 g。外用适量。

【精选验方】

1. 改对仲（疝气）：鸡肠风15 g、葫芦巴6 g、川楝子6 g、茴香6 g、吴萸4 g。共研末，酒糊为丸，每次服9 g，每日2～3次。

2. 锥碰江闷（坐骨神经痛）：鸡肠风15 g、大枫散10 g、过江龙15 g、入山虎10 g、古藤木根8 g。配猪骨头煎服，每日1剂。

3. 哈鲁（哮喘）：鸡肠风、咳嗽草、龙鳞草、七仔莲、小钻、少年红、不出林、酸吉风各6 g。水煎冰糖服或者配猪肺炖服。

4. 努脑痨（瘰疬）：鸡肠风6 g、白术6 g、白芍6 g、杜仲6 g、枸杞子6 g、防风3 g、荆芥3 g、连翘3 g、香附3 g、苍术3 g、花粉3 g、厚朴3 g、赤芍3 g、海藻3 g、泽泻3 g、木通3 g、莪术3 g。共研末，炼蜜为丸，每次服6 g，淡盐汤送下。

5. 努脑痨（瘰疬）：鸡肠风6 g、大黄3 g、黄芩3 g、黄柏3 g、海藻3 g、海带3 g、枸杞子3 g、贝母3 g、防风3 g、荆芥3 g、甘草3 g、夏枯草9 g、白术9 g、黄芪6 g、白芍6 g、杜仲4.5 g、丹砂1.5 g。共研末，每次服6 g，开水送下。

路边菊/路边菊

【瑶文名】Mieh cimx
【汉语拼音名】Lubianju / Lubianju
【拉丁名】KALIMERIS INDICAE HERBA

【别名】野菊花、甘菊花、野黄菊。

【来源】本品为菊科植物马兰 *Kalimeris indica*（Linn.）Sch.-Bip. 的干燥全草。

【植物形态】草本植物，高达70 cm。根状茎有匍枝，有时具直根，茎直立，上部或从下部起有分枝。基部叶在花期枯萎，茎部叶倒披针形或倒卵状矩圆形，顶端钝或尖。头状花序单生于枝端并排列成疏伞房状。瘦果倒卵状矩圆形，褐色，边缘浅色而有厚肋。花期5—9月，果期8—11月。

【生境与分布】生于河滩、山坡、林缘。广西大部分地区均有分布；国内主要分布于四川、广东等省份。

【采集加工】夏秋采收，洗净，晒干或鲜用。

【药材性状】本品茎呈类圆柱状，光滑无毛，直径1～3 mm；表面灰绿色或紫褐色，体轻、质韧，断面有髓。叶皱缩卷曲，单叶互生，近无柄，叶片倒卵形、椭圆形至披针形，长7～10 cm，宽1.5～2.5 cm，先端尖、渐尖或钝，基部渐窄下延，边缘羽状浅裂或有极疏粗齿，近顶端叶渐小且全缘。头状花序，边花舌状。气微，味淡。

【性味功用】

中医：辛、苦，寒。归肺、肝、胃、大肠经。清热解毒，散瘀止血，消积。用于感冒发热，咳嗽，咽喉疼痛，痄腮，黄疸，胃脘疼痛，泄泻痢疾，小儿疳积，吐血，崩漏，月经不调，疮疖肿痛，乳痈，外伤出血。

瑶医：苦，寒。属打药。消肿，散结，利咽止痛。用于哈轮（感冒），泵虷怒哈（肺热咳嗽），更喉闷（咽喉肿痛），懂牙杯（痄腮），望胆篮虷（黄疸型肝炎），卡西闷（胃痛），辣给昧对（月经不调、闭经），布方（疔疮），撸藏（吐血），藏紧邦（崩漏），汪逗卜冲（烧烫伤），谷阿泵卡西众（小儿消化不良），谷阿强拱（小儿疳积），谷阿惊崩（小儿惊风），谷阿锁（新生儿黄疸）。

【用法用量】

中医：10～15 g。

瑶医：干品10～30 g；鲜品30～60 g，捣汁用。外用适量，捣敷或水煎熏洗。

【精选验方】

1. 望胆篮虷（黄疸型肝炎）：路边菊适量。水煎调酒服。

2. 撸藏（吐血）：路边菊根或叶90 g。与第二道洗米水煎服。

3. 卡西闷（胃痛）：路边菊根20 g、茶叶30 g、黄糖25 g。水煎服，每日1剂，同时加灸中脘穴。

4. 藏紧邦（崩漏）：路边菊根30 g。水煎冲米酒50 mL内服。

5. 汪逗卜冲（烧烫伤）：路边菊适量。捣烂，用第二次洗米水调匀外涂患处。

6. 谷阿泵卡西众（小儿消化不良）：鲜路边菊30～60 g。水煎内服。

7. 谷阿强拱（小儿疳积）：路边菊、大力王、金钱草各10 g。配瘦猪肉蒸服。

8. 谷阿强拱（小儿疳积）：路边菊、饿蚂蟥、石马王、忍冬藤、酸浆草各6～9 g。水煎服，每日1剂。

9. 谷阿惊崩（小儿惊风）：路边菊、鹰爪风、饿蚂蟥、野六谷根、黄花参各6 g。水煎内服。

10. 谷阿惊崩（小儿惊风）：路边菊、金锁匙、九龙胆、夜关门、细叶外草各6 g。水煎内服。

11. 谷阿锁（新生儿黄疸）：路边菊8 g、旱莲草10 g、蓝靛根8 g。捣烂，开水泡服，每日1剂。如上身热下身冷加九龙盘8 g、鱼腥草、拦路蛇各6 g。

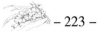

豆豉姜/山苍子根

【瑶文名】Biouh jiemz ndiangz
【汉语拼音名】Douchijiang / Shancangzigen
【拉丁名】LITSEAE RADIX ET RHIZOMA

【别名】山苍树、山苍子、山姜子、木姜子。

【来源】本品为樟科植物山鸡椒*Litsea cubeba*（Lour.）Pers. 的干燥根和根茎。

【植物形态】落叶灌木或小乔木，高8～10 m。树皮幼时黄绿色，老时灰褐色，无毛。叶互生，纸质，披针形或长圆状披针形，先端渐尖，基部楔形，全缘，上面深绿色，下面粉绿色，无毛；叶柄长6～12 mm。花单性，雌雄异株；伞形花序，先叶开放或与叶同时开放；总花梗细弱，有花4～6朵；花被片6枚，椭圆形，黄绿色；能育雄蕊9枚，花药4室，内向瓣裂；雌花有退化雄蕊9枚，子房上位，球形；柱头宽盾状。浆果近球形，黑色，有芳香，无毛。花期2—3月，果期7—8月。

【生境与分布】生于海拔500～3200 m向阳的山地、灌丛、疏林或林中路旁、水边。广西大部分地区均有分布；国内主要分布于广东、福建、台湾、浙江、江苏、安徽、湖南、湖北、江西、贵州、四川、云南、西藏等省（自治区）。

【采集加工】秋季采挖，洗净，干燥。

【药材性状】本品根圆锥形，有的弯曲，直径0.5～5.0 cm，灰棕色或暗红棕色，有小裂纹及小点状皮孔，皮薄而脆，断面黄白色或淡黄色，有数圈圆环，可见众多针状小孔及放射状纹理。茎圆柱形，质坚硬，难折断。气香而特异，味微辛、涩。

【性味功用】

中医：辛，温。归肺、脾、胃经。祛风除湿，理气止痛。用于感冒，风湿痹痛，胃寒痛，脚气，跌打损伤肿痛。

瑶医：辛，温。属打药。消肿止痛，蛇虫咬伤，祛风除湿。用于哈轮（感冒），崩闭闷（类风湿性关节炎），卡西闷（胃痛），荣古瓦卡西闷（产后腹痛），上吐下泻，篮硬种翁（肝硬化腹水），辣给昧对（月经不调），辣给闷（痛经），荣古瓦崩（产后风）。

【用法用量】6～30 g。外用适量。

【精选验方】

1. 上吐下泻：山苍子根15～30 g、枫树皮15～30 g、山楂树皮15～30 g、十大功劳15～30 g、盐肤木根15～30 g、六月雪15～30 g。水煎内服。

2. 篮硬种翁（肝硬化腹水）：山苍子根9 g、山桔根9～30 g、三叉虎叶9～15 g、香附12 g、山乌龟15 g。浸酒服，如肝区疼痛加止痛藤适量。

3. 辣给昧对（月经不调）：山苍子根15 g、金樱子6颗（去核、刺）、千斤力根15 g、项鸡1只。把鸡勒死，去毛及内脏，将药放进鸡腹内炖服。

4. 辣给闷（痛经）：山苍子根15 g、九层风30 g、入山虎9 g、生地12 g、益母草12 g、金樱根12 g。水煎内服。

5. 荣古瓦崩（产后风）：山苍子根15 g、穿破石15 g、半荷风30 g、五爪风30 g、山莲藕30 g、九层风30 g、枫树寄生9 g。水煎内服。

6. 荣古瓦崩（产后风）：山苍子根、九节风、满天星、上山虎、常山根、铜钻、麻骨风、扁藤、石菖蒲、野荞麦、栀子、钻骨风、了刁竹各10 g。水煎内服，药渣煎水外洗。

油松节/松节

【瑶文名】Zongh ndiangz
【汉语拼音名】Yousongjie / Songjie
【拉丁名】PINI LIGNUM NODI

【别名】短叶松、短叶马尾松、红皮松、东北黑松。

【来源】本品为松科植物油松*Pinus tabulieformis* Carr. 或马尾松*Pinus massoniana* Lamb. 的干燥瘤状节或分枝节。

【植物形态】马尾松　乔木，高达25 m，胸径可达1 m以上。树皮灰褐色或红褐色，裂成不规则较厚的鳞状块片。枝平展或向下斜展，老树平顶；小枝较粗。雄球花柱形，聚生于新枝下部呈穗状。球果卵形或卵圆形。花期5月，果熟期翌年10月上、中旬。

【生境与分布】生于海拔100～2600 m的地带，多组成纯林。广西主要分布于金秀、桂平、南阳、平果、富川等地；国内主要分布于华北地区，以及吉林、辽宁、甘肃、陕西、青海、河南、湖北、四川等省份。

【采集加工】全年均可采收，锯取后阴干。

【药材性状】马尾松　本品呈扁圆节段状或不规则的块状。外表面黄棕色、灰棕色或红棕色，有时带有棕色至黑棕色油斑。质坚硬。横截面木部淡棕色，心材色稍深，年轮环纹，显油性；髓部小，淡黄棕色。纵断面具纵直或扭曲纹理。有香气，味微苦、辛。

【性味功用】

中医：苦、辛，温。入肝、肾经。祛风除湿，通络止痛。用于风寒湿痹，历节风，转筋挛急，跌打伤痛。

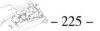

瑶医：甘、涩，平。属打药。活血散瘀，消肿止痛，祛风除湿。用于崩闭闷（风湿痛、类风湿性关节炎），播冲（跌打损伤），碰脑（骨折），锥碰江闷（坐骨神经痛）。

【用法用量】9～15 g。

【精选验方】

1. 碰脑（骨折）：松节60 g、大接骨风60 g、小接骨风60 g、血风60 g、小叶榕叶60 g、桑叶60 g、跌打王60 g、桃树叶60 g、白花草30 g、熟石膏粉90 g。共捣烂，加酒炒热，复位后敷患处，每日换药1次。

2. 锥碰江闷（坐骨神经痛）：松节30 g、木姜子30 g。煎水外洗患肢，每日1剂，每日2次。

3. 锥碰江闷（坐骨神经痛）：松节10 g、十八症10 g、血风10 g、四方钻10 g、中钻10 g、小钻10 g、松筋草10 g、入山虎10 g、双钩钻10 g。水煎服，药渣复煎外洗患处。另取上药加八百力、白花丹浸酒外擦。

飞扬草/大飞扬草

【瑶文名】Nyox ziuang miev
【汉语拼音名】Feiyangcao / Dafeiyangcao
【拉丁名】EUPHORBIAE HIRTAE HERBA

【别名】乳籽草、飞相草、大飞扬、大乳汁草、节节花。

【来源】本品为大戟科植物飞扬草Euphorbia hirta L. 的干燥全草。

【植物形态】一年生草本，被硬毛，含白色乳汁。茎通常自基部分枝；枝常淡红色或淡紫色；匍匐状或扩展。叶对生；托叶小，线形；叶片披针状长圆形至卵形或卵状披针形，先端急尖而钝，基部圆而偏斜，边缘有细锯齿，中央常有1个紫色斑，被短柔毛。杯状花序多数密集成腋生头状花序；花单性；总苞宽钟状，外面密被短柔毛，顶端4裂；腺体4枚，漏斗状，有短柄及花瓣状附属物；雄花具雄蕊1枚；雌花子房3室，花柱3枚。蒴果卵状三棱形，被短柔毛。种子卵状四棱形。花果期6—12月。

【生境与分布】常生于向阳山坡、山谷、路旁或灌丛下。广西大部分地区均有分布；国内主要分布于浙江、江西、福建、台湾、湖南、广东、海南、四川、贵州、云南等省份。

【采集加工】夏秋季采收，洗净，晒干。

【药材性状】本品茎呈近圆柱形，长15～50 cm，直径1～3 mm。表面黄褐色或浅棕红色；质脆，易折断，断面中空；地上部分被长粗毛。叶对生，皱缩，展平后叶片椭圆状卵形或略近菱形，长1～4 cm，宽0.5～1.3 cm；绿褐色，先端急尖或钝，基部偏斜，边缘有细锯齿，有3条较明显的叶脉。聚伞花序密集成头状，腋生。蒴果卵状三棱形。气微，味淡、微涩。

【性味功用】

中医：辛、酸，凉；有小毒。归肺、膀胱、大肠经。清热解毒，利湿止痒，通乳。用于肺痈，乳痈，疔疮肿毒，牙疳，痢疾，泄泻，热淋，血尿，湿疹，脚癣，皮肤瘙痒，产后少乳。

瑶医：涩，凉。属打药。收敛止血，止泻。用于月藏（尿血），卡西闷（胃痛），补癣（皮肤顽癣），鼻窦炎，上吐下泻，谷阿泵卡西众（小儿消化不良），谷阿强拱（小儿疳积），泵卡西（腹泻），布方（疔疮），囊暗（蛇虫咬伤），身谢（湿疹）。

【用法用量】6～9 g。外用适量，水煎洗。

【精选验方】

1. 卡西闷（胃痛）：大飞扬草适量。水煎内服。

2. 补癣（皮肤顽癣）：大飞扬草乳汁适量。涂患处。

3. 鼻窦炎：大飞扬草适量。揉烂塞鼻，塞鼻前10分钟先用黄糖15 g调开水服。

4. 上吐下泻：大飞扬草15 g、牛屎青10 g。水煎内服。

5. 谷阿泵卡西众（小儿消化不良）：大飞扬草50 g、火炭母30 g、眼镜草20 g。水煎内服。

6. 谷阿强拱（小儿疳积）、泵卡西（腹泻）：大飞扬草15 g、小飞扬15 g。配猪肝蒸服。

7. 布方（疔疮）：大飞扬草适量。水煎洗患处，每日数次。

8. 囊暗（蛇虫咬伤）：大飞扬草、土半夏、石韦、七仔莲、八角莲、细辛、木满天星、了刁竹、狗脚迹、穿心莲、天文草各适量。捣烂外敷伤口周围。

9. 身谢（湿疹）：大飞扬草100 g、杨梅皮100 g、苦参100 g、穿心莲100 g。煎水外洗。

肾蕨/天鹅抱蛋

【瑶文名】Mbingh gaih nduih

【汉语拼音名】Shenjue / Tian'ebaodan

【拉丁名】NEPHROLEPIDIS RHIZOMA

【别名】圆羊齿、篦子草、凤凰蛋、蜈蚣草、石黄皮。

【来源】本品为骨碎补科植物肾蕨Nephrolepis auriculata（Linn.）Trimen的地下块茎。

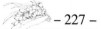

【植物形态】附生或土生植物。根状茎直立，被蓬松的淡棕色长钻形鳞片，下部有粗铁丝状的匍匐茎向四方横展，匍匐茎棕褐色，粗约1 mm，长达30 cm，不分枝，疏被鳞片，有纤细的褐棕色须根；匍匐茎上生有近圆形的块茎，同根状茎。

【生境与分布】生于海拔30～1500 m的溪边林下。广西主要分布于金秀、防城港、崇左等地；国内主要分布于浙江、福建、台湾、广东、海南、贵州、云南，以及湖南南部和西藏察隅、墨脱。

【采集加工】全年均可采挖，晒干或鲜用。

【药材性状】本品鲜品呈块茎球形或扁圆形，直径1.5～3.0 cm；表面多有棕色茸毛状鳞片，可见自根茎脱落后的圆形疤痕，除去鳞片后表面呈亮黄色，有明显的不规则皱纹。质硬脆，断面黄棕色至棕褐色。气香，味微甜。

【性味功用】

中医：甘、淡、微涩，凉。归肝、肾、胃、小肠经。清热利湿，止咳通淋，消肿解毒。用于外感发热，肺热咳嗽，黄疸，淋浊，小便涩痛，泄泻，痢疾，带下，疝气，乳痈，疮疡，瘰疬痰核，水火烫伤，金刃损伤。

瑶医：涩，凉。属打药。清热利湿，散结，消食。用于努哈轩（淋巴结炎），哈紧（气管炎、支气管炎），小儿麻疹后痢疾，谷阿强拱（小儿疳积），哈路（肺痨），望胆篮轩（黄疸型肝炎），泵烈竟（淋浊、尿路感染），月窖桨辣贝（肾结石），碰改瓢（泄泻），改对仲（疝气），疟椎闷（乳痈），汪逗卜冲（烧烫伤），囊暗（蛇虫咬伤）。

【用法用量】

中医：10～15 g。

瑶医：干品6～15 g，或鲜品30～60 g。外用适量，捣碎外敷。

【精选验方】

1. 囊暗（蛇虫咬伤）：天鹅抱蛋数个。嚼烂搽患处，一天数次。

2. 努哈轩（淋巴结炎）：天鹅抱蛋250 g。洗净捣烂取汁服。

3. 哈紧（气管炎）：天鹅抱蛋60 g。捣烂水煎，一天分3次服。

4. 哈路（肺痨）：天鹅抱蛋60 g、猪肺适量。水适量炖汤，一天分3次服。

5. 小儿麻疹后痢疾：天鹅抱蛋30 g。捣碎水煎，一天分3次服。

6. 谷阿强拱（小儿疳积）：天鹅抱蛋10 g、青蛙1只、瘦猪肉适量。青蛙除净内脏，同天鹅抱蛋、瘦猪肉共剁成肉饼，一天分2～3次服。

7. 月窖桨辣贝（肾结石）：天鹅抱蛋20 g、金钱草15 g、海金沙15 g、芦苇15 g、花斑竹15 g、积雪草15 g、土牛膝15 g、假木香15 g、骨碎补15 g、穿破石果20 g。水煎内服。

8. 哈紧（支气管炎）：天鹅抱蛋30～60 g、五灵脂15～30 g、冰糖适量。水煮沸后30分钟内服，每天1剂，连服10天。

9.谷阿强拱（小儿疳积）：天鹅抱蛋、白花丹、饿蚂蝗、田基黄、九龙钻、蜈蚣草、金线风各适量。水煎服，每天1剂。虫积加金线吊白米、野六谷根各适量；水积加淡竹叶、五层风、黄花参、地钻、紫九牛；夜啼加水灯草、虫蜕；盗汗加百燕藤。服药前先针刺四缝穴挤出黄水。

刺苋/簕苋菜

【瑶文名】Laih lenz nqimv
【汉语拼音名】Cixian / Lexiancai
【拉丁名】AMARANTHI HERBA SEU RADIX

【别名】苋菜。

【来源】本品为苋科植物刺苋 *Amaranthus spinosus* L. 的干燥全草或根。

【植物形态】一年生草本植物，高可达1 m。茎直立，多分枝。叶片菱状卵形或卵状披针形，无毛或稍有柔毛；叶柄无毛，圆锥花序腋生及顶生，苞片在腋生花簇及顶生花穗的基部者变成尖锐直刺，在顶生花穗的上部者狭披针形，中脉绿色；小苞片狭披针形，花被片绿色。胞果矩圆形。种子近球形，黑色或带棕黑色。花果期7—11月。

【生境与分布】野生于荒地或园圃地。广西大部分地区均有分布；国内主要分布于华东、中南、西南地区，以及陕西省。

【采集加工】全年均可采收，除去须根，洗净，晒干。

【药材性状】本品根直，圆锥状，长短不一。茎直立，圆柱形，分枝，上部稍弯曲，长30～70 cm，直径3～5 mm，表面淡黄色或淡黄绿色，有深纵槽，体轻，质韧，断面类白色。单叶互生，有柄；叶片灰绿色，皱缩，基部叶多破碎脱落，完整者长卵形，基部楔形，边全缘或波状；托叶2枚变为锐刺。穗状花序顶生和腋生，密生小花。花单性，雌雄同株。胞果，卵形。种子细小，黑色。气微，味淡。

【性味功用】

中医：甘、淡，凉。归脾、胃经。清热利湿，解毒消肿，凉血止血。用于赤白痢疾，湿热腹泻，痔疮出血，白浊，血淋，皮肤湿疹。

瑶医：淡，凉。属打药。止泻，止痢。用于碰累（痢疾），改窟闷（痔疮），改窟藏（痔疮出血），港脱（脱肛），谷阿泵卡西（小儿腹泻），谷瓦卜断（子宫脱垂）。

【用法用量】

中医：10～15 g。

瑶医：干品15～60 g，鲜品加倍。外用适量，鲜品捣烂敷患处。

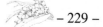

【精选验方】

1. 改窟闷（痔疮）：簕苋菜、槐花各适量，猪七寸1副。将药切碎纳入猪七寸内，水煎内服。

2. 改窟闷（痔疮）：簕苋菜120 g。水煎内服。

3. 改窟藏（痔疮出血）：簕苋菜根100 g、马鞭草全草100 g。鲜品水煎代茶饮，每日1剂，连服5剂。

4. 改窟闷（痔疮）：簕苋菜全草60 g。纳入猪七寸两头扎紧，炖汤，一天分3次服，吃七寸，饮汤。

5. 港脱（脱肛）、谷瓦卜断（子宫脱垂）：簕苋菜全草60 g、瘦猪肉适量。加水适量炖汤，一天分3次服。

6. 港脱（脱肛）：簕苋菜15 g、马鞭草15 g、旱莲草30 g。水煎，一天分3次服。

7. 碰累（痢疾）：簕苋菜根60 g。水煎，一天分3次服。

8. 谷阿泵卡西（小儿腹泻）：簕苋菜、马齿苋、香头果树皮、大米各适量。共炒，水煎服。

黄牛木叶/黄牛木

【瑶文名】Uiangh nqiumgh ndiangx
【汉语拼音名】Huangniumuye / Huangniumu
【拉丁名】CRATOXYLI COCHINCHINENSIS FOLIUM

【别名】雀笼木、黄芽木、满天红、黄丝鸡兰、海牙茶、土苏木、黄尝。

【来源】本品为藤黄科植物黄牛木 *Cratoxylum cochinchinense*（Lour.）Bl. 的干燥叶。

【植物形态】灌木或小乔木，高2～10 m。全体无毛。树干下部有簇生的长枝刺，树皮灰黄色或灰褐色，平滑或有细条纹；枝条对生，淡红色；叶片椭圆形至长椭圆形或披针形，坚纸质；聚伞花序腋生或腋外生及顶生，花瓣粉红、深红至红黄色，倒卵形；蒴果椭圆形，棕色。种子倒卵形。花期4—5月，果期6月。

【生境与分布】生于山坡、旷野的灌木丛中。广西主要分布于北海、东兴、防城港等地；国内主要分布于海南、广东、云南等省份。

【采集加工】春夏季采收，除去杂质，晒干或鲜用。

【药材性状】本品纸质，卷曲，展开后为椭圆形至矩圆形，长5～8 cm，宽2～3 cm，全缘，无毛；表面黄绿色，先端骤尖或楔形，下表面可见透明腺点及黑点；叶下缘黑点排成行；叶柄长2～3 mm。质脆。味甘、淡，微苦。

【性味功用】

中医：甘、微苦，凉。归肺、肾经。清热解毒，化湿消滞，祛瘀消肿。用于感冒，中暑发热，暑热烦渴，泄泻，水肿，黄疸，跌打损伤，痈肿疮疖。

瑶医：微苦，凉。属打药。清热解毒，利咽止痛，祛风除湿，活血散瘀，消肿。用于哈轮（感冒），望胆篮虷（黄疸型肝炎），泵卡西（腹泻），布锥累（痈疮），布方（疔疮），碰累（痢疾），篮硬种翁（肝硬化腹水）。

【用法用量】9～15 g。

【精选验方】

1. 碰累（痢疾）：黄牛木枝叶60 g。水煎，一天分3次冲蜜糖适量服。

2. 篮硬种翁（肝硬化腹水）：黄牛木根15 g、入地麝香15 g、下山虎15 g、阴阳风15 g、栀子根15 g、小猪肚木根15 g。水煎内服。

金果榄/青牛胆

【瑶文名】Ndieh daav ndoih
【汉语拼音名】Jinguolan / Qingniudan
【拉丁名】TINOSPORAE RADIX

【别名】金牛胆、金狮藤、地苦胆、九莲子、山慈姑。

【来源】本品为防己科植物青牛胆*Tinospora sagittate*（Oliv.）Gagnep. 或金果榄*Tinospora capillipes* Gagnep. 的干燥块根。

【植物形态】**金果榄** 草质藤本，具连珠状块根，膨大部分常为不规则球形，黄色；枝纤细，有条纹，常被柔毛。叶纸质至薄革质，披针状箭形或有时披针状戟形，先端渐尖，有时尾状，基部弯缺常很深，后裂片圆、钝或短尖，常向后伸，有时向内弯以至二裂片重叠，仅在脉上被短硬毛。果核近半球形，宽6～8 mm。花期4月，果期秋季。

【生境与分布】常散生于林下、林缘、竹林及草地上。广西主要分布于桂平、灌阳、恭城、百色、巴马；国内主要分布于四川、湖南、贵州等省份。

【采集加工】秋冬季采挖，除去须根，洗净，晒干。

【药材性状】**金果榄** 本品呈不规则圆块状，长5～10 cm，直径3～6 cm。表面棕黄色或淡褐色，粗糙不平，有深皱纹。质坚硬，不易击碎、破开，横断面淡黄白色，导管束略呈放射状排列，色较深。气微，味苦。

【性味功用】

中医：苦，寒。归肺、大肠经。清热解毒，利咽，止痛。用于咽喉肿痛，痈疽疔毒，泄泻，痢疾，脘腹疼痛。

瑶医：苦，寒。属打药。清热解毒，散瘀消肿，利咽止痛，祛风，止血。用于更喉闷（咽喉肿痛），布锥累（痈疮），眸名肿毒（无名肿毒），碰累（痢疾），卡西闷（胃痛），哈轮（感冒），囊暗（蛇虫咬伤），胆纲虷（胆囊炎），努脑痨（淋巴结核），哈路（肺痨）。

【用法用量】

中医：3～9 g。

瑶医：3～9 g。外用适量，研末吹喉或醋磨敷患处。

【精选验方】

1. 碰累（痢疾）：青牛胆适量。研粉，每次3～4 g开水泡服，每日3次。

2. 卡西闷（胃痛）：青牛胆9 g、樟树果6 g。研细末，开水送服。

3. 哈轮（感冒）：青牛胆藤叶30 g。水煎，一天分3次服。

4. 更喉闷（咽喉肿痛）：青牛胆适量。每次取适量嚼烂咽下。

5. 布锥累（痈疮）、眸名肿毒（无名肿毒）：青牛胆适量。研粉，取适量调水敷患处。

6. 囊暗（蛇虫咬伤）：青牛胆适量。取花生仁1粒嚼咽，另取适量嚼烂敷伤口周围。

7. 胆纲虷（胆囊炎）：青牛胆适量。研粉，每次服1 g，一天3次，开水送服。

8. 胆纲虷（胆囊炎）：青牛胆适量、十大功劳15 g、黄荆条30 g、密蒙花15 g、栀子15 g、花斑竹15 g、九龙盘15 g。青牛胆研粉，其余药水煎，一天分3次，每次冲青牛胆粉1 g服。

9. 努脑痨（淋巴结核）：青牛胆适量。研末，每次1 g开水送服，一天3次，另取鸡蛋调开水敷患处。

10. 哈路（肺痨）：青牛胆125 g、杉木树寄生125 g、铁包金70 g。水煎加白糖适量调服。

金边蚂蟥/金边蚂蟥

【瑶文名】Jimh bin mah hiungh
【汉语拼音名】Jinbianmahuang / Jinbianmahuang
【拉丁名】POECILOBDELIA

【别名】医用蛭。

【来源】本品为医蛭科动物菲牛蛭 *Poecilobdella Manillensis* 的干燥全体。

【动物形态】体狭长稍扁，略呈圆柱形，体长3～5 cm，宽4～5 mm。水蛭背面绿中带黑，有黄色纵线5条。腹面平坦，灰绿色，无杂色斑纹。体环数103；环带不显著，占15环。雄生殖孔在31～32环沟间；雌孔在36～37环沟间。眼5对，列成弧形。体前端腹面有一前吸盘。食道纵褶6条，颚3片，半圆形，颚齿发达。后端腹面有一后吸盘，碗状，朝向腹面，肛门在其背侧。

【生境与分布】见于湖泊、池塘及水田中。广西主要分布于有水域的地区；国内主要分布于浙江、安徽、湖南、湖北、四川、陕西、河北、辽宁、吉林、黑龙江等省份。

【采集加工】夏秋季捕捉，洗净，用沸水烫死，晒干或低温干燥。

【药材性状】本品呈长椭圆形、长条形，或扭曲，扁平，柳叶状，体长3～5 cm，宽4～5 mm。水蛭背面绿中带黑，有黄色纵线5条。腹面平坦，灰绿色。两端各具一吸盘。质脆，断面胶质状，黑色。气腥臭，味咸。

【性味功用】

中医：咸、苦，平；有小毒。归肝经。破血通经，逐瘀消癥。用于血瘀闭经，症瘕痞块，中风偏瘫，跌打扭伤。

瑶医：咸、苦，平；有毒。属打药。破血逐瘀。用于辣给昧对（闭经），布锥累（痈疮），起风（中风），播冲（跌打损伤），谷瓦卜断（子宫脱垂）。

【用法用量】1～3 g。

【精选验方】谷瓦卜断（子宫脱垂）：金边蚂蟥、鳖头、地龙、干蝉蜕、葫芦茶、雄黄、红花、艾叶、黄芩各等量。共研细末，局部冲洗后将药粉涂子宫颈周围，同时针刺维胞、关元、三阴交穴（不留针），每天1次，10天为一疗程，一般用2个疗程有效。

水蛭/蚂蟥

【瑶文名】Mah hiungh
【汉语拼音名】Shuizhi / Mahuang
【拉丁名】HIRUDO

【别名】马蜞、马蛭、肉钻子。

【来源】本品为水蛭科动物蚂蟥*Whitmania pigra* Whitman、水蛭*Hirudo nipponica* Whitman或柳叶蚂蟥*Whitmania acranulata* Whitman的干燥全体。

【动物形态】蚂蟥　体长稍扁，乍视之似圆柱形，体长2～15 cm，宽2～15 mm。背面绿中带黑，有5条黄色纵线，腹面平坦，灰绿色，无杂色斑，整体环纹显著，体节由5环组成，每环宽度相似。眼10个，呈倒U形排列，口内有3个半圆形的颚片围成一Y形。背面暗绿色，有5条纵纹，吸取血液，由咽经食道而贮存于整个消化道和盲囊中。身体各节均有排泄孔，开口于腹侧。雌雄生殖孔相距4环，各开口于环与环之间。前吸盘较易见，后吸盘更显著，吸附力也强。

【生境与分布】见于湖泊、池塘及水田中。广西大部分地区均有分布；国内大部地区均有分布。

【采集加工】夏秋季捕捉，用沸水烫死，晒干或低温干燥。

【药材性状】蚂蟥　本品扁平纺锤形，有多数环节。背部黑褐色，稍隆起，可见黑色斑点排成5条纵纹；腹面平坦，棕黄色。两侧棕黄色，前端略尖，后端钝圆，两端各具一吸盘，前吸盘不显著，后吸盘较大。质脆，易折断，断面胶质状。气微腥。

【性味功用】

中医：咸、苦，平；有小毒。归肝经。破血通经，逐瘀消癥。用于血瘀闭经，癥瘕痞块，中风偏瘫，跌打损伤。

瑶医：咸、苦，平；有小毒。属打药。破血逐瘀，通经消癥。用于辣给昧对（闭经），起风（中风），播冲（跌打损伤），引产，港脱（脱肛），碰脑（骨折），筋伤病。

【用法用量】1～3 g。

【精选验方】

1. 引产：蚂蟥2条。水煎服，同时用红蓖麻叶捣烂敷涌泉穴。

2. 港脱（脱肛）：蚂蟥（煅炭）、螺蛳（取水）适量。调匀涂患处。

3. 筋伤病：蚂蟥、石螺肉、蛤蝓、沙蚓、饿蚂蝗各适量。前4味焙干研末掺撒患处，后用饿蚂蝗捣烂敷患处。

蟾蜍皮/癞蛤蟆皮

【瑶文名】Gaengh canh zouh
【汉语拼音名】Chanchupi / Laihamapi
【拉丁名】BUFONIS CUTIS

【别名】癞蛤蟆、干蟾。

【来源】本品为蟾蜍科动物黑眶蟾蜍Bufo melanostictus Schneider或中华大蟾蜍Bufo bufo gargarizans Cantor的干燥皮。

【动物形态】黑眶蟾蜍　体粗壮，长79～120 mm，雄者较小。全体皮肤极粗糙，除头顶较平滑外，其余部分均满布大小不同的圆形瘰疣。头宽大，口阔，吻端圆，吻棱显著。口内无锄骨齿，上下颌亦无齿。近吻端有小形鼻孔1对。眼大而突出，后方有圆形的鼓膜。头顶部两侧各有大而长的耳后腺。躯体短而宽。在生殖季节，雄性背面多为黑绿色，体侧有浅色的斑纹；雌性背面色较浅，瘰疣乳黄色，有时自眼后沿体侧有斜行的黑色纵斑；腹面不光滑，乳黄色，有棕色或黑色的细花斑。前肢长而粗壮，指趾略扁，指侧微有缘膜而无蹼；指长顺序为3、1、4、2；指关节下瘤多成对，掌突2个，外

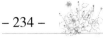

侧者大。后肢粗壮而短，胫跗关节前达肩部，趾侧有缘膜，蹼尚发达，内跖突形长而大，外跖突小而圆。雄性前肢内侧3指有黑婚垫，无声囊。

【生境与分布】见于沼泽、池塘、山林。广西大部分地区均有分布；国内主要分布于黑龙江、吉林、辽宁、内蒙古、青海、甘肃、宁夏、陕西、山西、河北、山东等省（自治区）。

【采集加工】多于春夏季捕捉，杀死，剥取外皮，贴于板上或撑开，干燥。

【药材性状】黑眶蟾蜍　本品呈矩圆形、扁平状，长5～10 cm，宽3～12 cm。头部略呈钝三角形，较厚，头部沿吻棱、眼眶上缘、鼓膜前缘和上下颌缘有十分明显的黑色线；耳后腺明显，呈长卵圆形，"八"字状排列。四肢向外伸出。外表面粗糙，背部黑色、灰黑色或灰绿色，背部有大小不等的疣状凸起，色较深；腹部黄白色，疣点较细小，有少许黑斑。内表面灰白色，与疣点相对应处有同样大小的黑色浅凹点。质韧，不易折断。气微腥，味咸、微麻舌。

【性味功用】

中医：苦，凉；有毒。归心、肝、脾、肺经。清热解毒，利水消胀。用于痈疽，肿毒，瘰疬，湿疹，疳积腹胀，肺热咳嗽。

瑶医：苦，凉。属打药。散结，抗癌。用于阿毒（癌肿），疳积上眼（角膜软化症）。

【用法用量】

中医：1～3 g。

瑶医：3～6 g，水煎服或研末服。外用适量，敷贴或研末调敷。

【精选验方】疳积上眼（角膜软化症）：癞蛤蟆皮适量。焙干研末，每日0.9 g与猪肝或羊肝蒸服。

雄黄/雄黄

【瑶文名】Yorngh uiangh

【汉语拼音名】Xionghuang / Xionghuang

【拉丁名】REALGAR

【别名】雄精、黄食石、熏黄、明雄、黄金石、石黄、天阳石、黄石、腰黄、丹山、男精、鸡冠石。

【来源】本品为硫化物类矿物雄黄族雄黄，主要含二硫化二砷（As_2S_2）。

【矿物形态】单斜晶系；桔红色；晶体形态呈短柱状，晶面呈金刚光泽且具纵纹，断口呈树脂光泽，暴露于光和空气中时，碎裂成橙黄色粉末；条痕淡桔红色。雄黄是砷硫化物矿物之一，是提取砷的重要矿物原料。

【生境与分布】产于地下岩层。广西主要产于桂林、贺州等地；国内主要产于甘

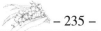

肃、湖北、湖南、四川、贵州、云南等省份。

【采集加工】采挖后，除去杂质。

【药材性状】本品为块状或粒状集合体，呈不规则块状，深红色或橙红色，晶面有金刚石样光泽。质脆，易碎，断面具树脂样光泽。微有特异的臭气，味淡。精矿粉为粉末状或粉末集合体，质松脆，手捏即成粉，橙黄色，无光泽。

【性味功用】

中医：辛，温；有毒。归肝、大肠经。解毒杀虫，燥湿祛痰，截疟。用于痈肿疔疮，蛇虫咬伤，虫积腹痛，惊痫，疟疾。

瑶医：辛，温；有毒。属打药。燥湿祛风，杀菌，杀虫，解毒。用于布锥累（痈疮），囊暗（蛇虫咬伤），布种（疟疾），努脑痨（淋巴结核），懂牙杯（疳腮），谷阿虷昧退（小儿高热不退），谷阿强拱（小儿疳积），婴儿脐流脓水。

【用法用量】0.05～0.10 g，入丸散用。外用适量，熏涂患处。

【精选验方】

1. 囊暗（蛇虫咬伤）：雄黄少许。以米酒溶解后涂患处。

2. 努脑痨（淋巴结核）：雄黄、野猫豆各适量。用三花酒磨浓汁涂患处。

3. 懂牙杯（疳腮）：雄黄、石灰、青矾各适量。共研末，调茶油涂患处。

4. 谷阿虷昧退（小儿高热不退）：雄黄、四季葱各适量，鸡蛋1只，银器1个。鸡蛋煎热，将雄黄、葱、银器包入蛋内，布包搽全身。

5. 谷阿强拱（小儿疳积）：雄黄1.5 g、白芷1.5 g。研末，每次0.5 g，米汤送服。

6. 婴儿脐流脓水（发病1周内）：雄黄、野烟草各适量。共捣烂调酒搽患处。

磨盘草/磨盘草

【瑶文名】Moh bienh miev
【汉语拼音名】Mopancao / Mopancao
【拉丁名】ABUTILIS INDICI HERBA

【别名】金花草、唐挡草、耳响草、帽笼子、磨笼子、印度苘麻、白麻。

【来源】本品为锦葵科植物磨盘草*Abutilon indicum*（Linn.）Sweet 的干燥地上部分。

【植物形态】一年生或多年生草本。全株均被灰色短柔毛。叶卵圆形或近圆形。花单生于叶腋，花梗长达4 cm，近顶端具节；花萼盘状，绿色，直径6～10 mm，密被灰色柔毛，裂片5枚，宽卵形，先端短尖；花黄色，花瓣5枚；雄蕊柱被星状硬毛；心皮15～20枚，成轮状，花柱枝5枚，柱头头状。果为倒圆形似磨盘，直径约1.5 cm，黑色，分果爿15～20枚，先端截形，具短芒，被星状长硬毛。种子肾形，被星状疏柔毛。

花期7—10月。

【生境与分布】常生于海拔800 m以下的平原、海边、砂地、旷野、山坡、河谷及路旁等。广西大部分地区均有分布；国内主要分布于台湾、福建、广东、贵州、云南等省份。

【采集加工】夏秋季采收，除去杂质，晒干。

【药材性状】本品茎呈圆柱形，有分枝，外表皮有网格状皱纹，淡棕色至浅灰褐色，被灰色柔毛。体轻，质韧，断面中央有髓。叶互生，有长柄。叶片圆卵形，边缘具圆齿或锯齿，上表面浅灰绿色至浅黄棕色，下表面色稍浅，被灰色柔毛。花梗长。萼盘状，有毛，5裂。蒴果圆形，磨盘状，被柔毛。气微，味淡。

【性味功用】

中医：甘、淡，平。归肺、肾经。疏风清热，益气通窍，祛痰利尿。用于风热感冒，久热不退，疳腮，耳鸣，耳聋，肺痨，小便不利。

瑶医：淡，平。属打药。祛痧，化痰止咳，止血，祛风除湿，清热解毒。用于继痧（痧症、呕吐），哈紧（支气管炎），百内虾（百日咳），身谢（湿疹、皮肤瘙痒），泵烈竞（淋浊、尿路感染），醒蕹（水肿），懂牙杯（疳腮），布病闷（胃溃疡、十二指肠溃疡），播冲（跌打损伤），谷阿强拱（小儿疳积）。

【用法用量】15～30 g。

【精选验方】

1. 百内虾（百日咳）：磨盘草20 g、枇杷叶15 g。水煎内服。忌食姜、辣椒、酒。

2. 布病闷（胃溃疡、十二指肠溃疡）：磨盘草15 g、紫花茄根6 g、甘草6 g、水田七10 g、灯笼泡10 g、山乌龟10 g。水煎内服。

3. 播冲（跌打损伤）：磨盘草根、五爪金龙根、假水瓜根、吹风散、倒吊风各适量。水煎，以少许辰砂冲服，每日1剂。服药前先吃热粥1碗。

4. 谷阿强拱（小儿疳积）：磨盘草500 g、假芙蓉500 g、龙尾草500 g、金钱草500 g、曼陀罗叶1张。切碎，炒至黄黑色，研末，每次0.3～0.5 g，配猪肝、瘦猪肉或塘角鱼蒸服。

白饭木/白饭树

【瑶文名】Bec benz ndiangx
【汉语拼音名】Baifanmu / Baifanshu
【拉丁名】SAURAUIAE TRISTYLAE RADIX ET CAULIS

【别名】水枇杷、水东哥。

【来源】本品为猕猴桃科植物水东哥*Saurauia tristyla* DC. 的干燥根和茎。

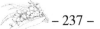

【植物形态】灌木或小乔木。小枝无毛或被茸毛，被爪甲状鳞片或钻状刺毛。叶纸质或薄革质，倒卵状椭圆形、倒卵形、长卵形，稀阔椭圆形，顶端短渐尖至尾状渐尖，基部楔形，稀钝，叶缘具刺状锯齿，叶柄具钻状刺毛。花序聚伞式，苞片卵形，小苞片披针形或卵形，花粉红色或白色，萼片阔卵形或椭圆形，花瓣卵形，顶部反卷；子房卵形或球形，中部以下合生。果球形，白色，绿色或淡黄色。

【生境与分布】生于丘陵、低山山地林下和灌丛中。广西大部分地区均有分布；国内主要分布于广东、云南、贵州等省份。

【采集加工】全年均可采收，除去泥沙和叶，洗净，干燥。

【药材性状】本品根呈圆柱形，扭曲分支，直径0.2～12.0 cm，表面黄棕色或灰棕色，有纵皱纹；质坚韧，不易折断，断面近白色至黄白色。茎呈圆柱形，小枝无毛或被毛，直径0.2～10.0 cm；表面棕褐色或灰褐色，或有灰色斑痕，有纵皱纹；质坚韧，不易折断，断面黄白色至浅黄褐色，髓部多中空。气微，味淡。

【性味功用】

中医：微苦，凉。归肺、肝、肾经。疏风清热，止咳，止痛。用于风热咳嗽，风火牙痛，麻疹发热，尿路感染，白浊，白带，疮疖痈肿，骨髓炎，烫伤，麻疹。

瑶医：微苦，凉。属打药。清热解毒，凉血，祛湿。用于泵虷怒哈（肺热咳嗽），哈路（肺痨），更干（高热），泵烈竞（尿路感染），月窖浆辣贝（膀胱结石），别带病（带下病），谷瓦哈扔虷（宫颈炎），布浪（癫狂症），布锥累（痈疮），碰租虷（骨髓炎），烈歪毕恶昧出（枪伤）。

【用法用量】

中医：10～15 g。外用适量。

瑶医：20～30 g。外用根、叶适量，捣敷或研粉冷开水调敷。

【精选验方】

1. 月窖浆辣贝（膀胱结石）：白饭树12 g。水煎冷服，每日1～2剂。

2. 烈歪毕恶昧出（枪伤）：白饭树根二层皮、叶各适量。根皮捣烂敷患处，叶煎水外洗。

3. 哈路（肺痨）：白饭树、不断奶、黄花参、土当归、走马藤、红毛毡、香白芷各10 g。水煎服，每日1剂。

4. 哈路（肺痨）：白饭树、蛙腿草、红毛毡、天青地白、红牛膝、牛尾蕨、当归、三月细叶艾根各10 g。配猪骨头炖服，每日1剂。

5. 布浪（癫狂症）：白饭树根30 g、柊叶根120 g、杨柳树根120 g、雷公木根60 g、生石膏150 g（研末）。前4味药水煎冲石膏粉服，每日1剂。疗效不佳者加朱砂末6 g冲服。

大金花草/大金花草

【瑶文名】Nyaaih giev
【汉语拼音名】Dajinhuacao / Dajinhuacao
【拉丁名】SPHENOMERIDIS HERBA

【别名】野黄连、水黄连、雉鸡尾、小鸡尾草、细叶狼箕、花叶凤尾草、乌竹、墙柏、细叶凤凰尾。

【来源】本品为陵齿蕨科植物乌蕨Sphenomeris chinensis（L.）Maxon的干燥全草。

【植物形态】多年生草本，高可达65 cm。根茎坚硬而短，横走，密被赤褐色钻状鳞片。叶近生，叶柄长达25 cm，禾秆色，光亮，直立；叶近革质，无毛；三至四回羽状分裂，披针形，长20～40 cm，宽5～12 cm；末回裂片楔形，先端截形，有牙齿，基部楔形，下延，叶脉下面明显，二叉状分枝。孢子囊群顶生，每裂片上1～2枚，囊群盖灰棕色，半杯形，宽与叶缘等长，向外开裂。

【生境与分布】常生于林下或灌丛中的湿地。广西主要分布于北海、防城港、崇左等地；国内主要分布于长江流域。

【采集加工】春季至秋季采收，除去杂质，干燥。

【药材性状】本品根茎呈扁圆形，棕褐色，密被赤褐色钻形鳞片。叶柄细长，略成方柱形，具纵沟，表面浅棕黄色。质脆，易折断。叶草质，浅绿色至棕褐色，多皱缩，展平后呈披针形，长20～40 cm，三至四回羽状深裂，末回裂片阔楔形，顶端平截或1～2浅裂。孢子囊群1～2个着生于每个小裂片顶端边缘。气微，味微苦。

【性味功用】

中医：微苦，寒。归肝、肺、大肠经。清热解毒，利湿止血。用于感冒发热，咳嗽，咽喉肿痛，肠炎，痢疾，肝炎，湿热带下，痈疮肿毒，疟腮，口疮，烫火伤，毒蛇、狂犬咬伤，皮肤湿疹，吐血，尿血，便血，外伤出血。

瑶医：苦，寒。属打药。清热解毒，利湿，止血。用于哈轮（感冒），怒哈（咳嗽），桨蛾（乳蛾），别喉（白喉）、更喉闷（咽喉肿痛），懂牙杯（疟腮），港虷（肠炎），碰累（痢疾），望胆篮虷（黄疸型肝炎），播冲（跌打损伤），碰脑（骨折），冲翠藏（外伤出血），古岸闷（犬咬外伤），汪逗卜冲（烧烫伤）。

【用法用量】

中医：15～30 g。外用适量，研末涂敷于患处，或水煎洗。

瑶医：60～120 g。外用适量，研末涂敷于患处。

【精选验方】

1. 别喉（白喉）、更喉闷（咽喉肿痛）：大金花草30 g。水煎，一天分3次服。

2. 碰累（痢疾）：大金花草、车前草全草、雷公根全草、野牡丹根、大田基黄全草、红网丝藤各适量。水煎内服。

九层楼/山薄荷

【瑶文名】Giemh normh nzac
【汉语拼音名】Jiucenglou / Shanbohe
【拉丁名】CARYOPTERIDIS INCANAE HERBA

【别名】兰香草、宝塔花、马蒿。

【来源】本品为马鞭草科植物兰香草*Caryopteris incana*（Thunb.）Miq. 的干燥全株。

【植物形态】多年生草本，高25～60 cm。茎丛生，直立，全株被软毛，茎、叶揉碎后有薄荷香味。叶对生，卵形至长椭圆形，边缘有缺刻状齿牙。轮伞花序生于枝上部叶腋；小花密集，5裂，其中一裂片稍大；淡紫色至白色，有芳香。花期7—8月。

【生境与分布】生于草坡、林间、路边。广西大部分地区均有分布；国内主要分布于南方地区。

【采集加工】夏秋季采收，去除杂质，阴干。

【药材性状】本品根呈圆柱形，表面暗黄色至黄棕色，具细纵皱纹及须根。质硬，断面皮部薄，木部浅棕色。茎呈圆柱形、扁圆形或略钝方形，表面灰褐色、暗紫红色或棕黄色，幼枝密被柔毛，老枝逐渐无毛。单叶对生，皱缩，展平后呈卵形或卵状披针形，先端钝尖，基部略圆，边缘具粗锯齿，上表面暗绿色、灰褐色至黑褐色，下表面灰黄色，被柔毛，具黄色腺点。有时可见花序或球形蒴果。有特异香气，味苦。

【性味功用】

中医：苦、辛，凉。归心、肺经。疏风解表，驱寒除湿，散瘀止痛，清热解毒，消肿止痛，散瘀，止血，祛风，止痒，止痢。用于风寒感冒，头痛，咳嗽，脘腹冷痛，伤食吐泻，寒淤痛经，产后瘀滞腹痛，风寒湿痹，跌打淤肿，阴疽不消，湿疹，蛇伤。

瑶医：苦，寒。属打药。清热解毒，活血散瘀，消肿止痛。用于哈轮（感冒），更喉闷（咽喉肿痛），继痧（痧症），崩闭闷（风湿痛），摆（四肢麻木瘫痪），改闷（腰肌劳损），荣古瓦卡西闷（产后腹痛），播冲（跌打损伤），囊暗（蛇虫咬伤），身谢（湿疹、皮肤瘙痒），布农（外伤感染）。

【用法用量】15～30 g。外用适量。

【精选验方】改闷（腰肌劳损）：山薄荷、米酒各适量。按山薄荷100 g浸米酒500 mL的比例，浸泡15天可用，每次饮10～20 mL，一天2～3次，同时外用适量揉搽患处。

母猪藤/母猪藤

【瑶文名】Gaengh hmei
【汉语拼音名】Muzhuteng / Muzhuteng
【拉丁名】CAYRATIAE JAPONICAE RADIX ET CAULIS

【别名】过路边、蜈蚣藤。

【来源】本品为葡萄科植物乌蔹莓*Cayratia japonica*（Thunb.）Gagnep. 的干燥全株。

【植物形态】蔓生草本。枝光滑或微被短柔毛，具叉状分歧卷须。掌状复叶互生，具长柄；小叶3枚，有柄，椭圆形至卵圆形，先端渐尖，基部楔形，叶缘具不规则锯齿。聚伞花序腋生，具长梗；花小，两性；萼片4枚，绿色；花瓣4枚，肉质，粉红色，花盘全缘或4裂与子房合生；子房2室，每室有胚珠2颗。浆果扁圆形，黑色。

【生境与分布】生于海拔600～1350 m的山谷沟边及山坡灌丛中。广西主要分布于乐业、那坡、德保、平果、隆安、马山、南宁、凭祥、桂平、金秀等地；国内主要分布于湖北、四川、云南、陕西等省份。

【采集加工】春至秋季采收，除去杂质，干燥。

【药材性状】本品根呈圆柱形，稍扭曲，直径2～3 cm，表面棕褐色至黑褐色，有纵皱纹，质疏松，易折断，断面黄白色至黄棕色。茎呈圆柱形或扁圆柱形，表面浅棕色至棕褐色，具纵棱纹。质脆，易折断，断面黄棕色，可见细小针眼状小孔呈放射状排列，有的髓部中空。卷须二岐分叉，与叶对生。叶常皱缩破碎，易脱落，完整者展平后呈椭圆形或椭圆披针形，表面深绿色或黄绿色，边缘具疏锯齿。气微清香，味淡。

【性味功用】

中医：苦、酸，寒。归心、肝、胃经。清热利湿，解毒消肿。用于热毒痈肿，疔疮，丹毒，咽喉肿痛，蛇虫咬伤，水火烫伤，风湿痹痛，黄疸，泻痢，白浊，尿血。

瑶医：微苦，平。属打药。清热利湿，解毒消肿，祛风通络，利尿，止血，活血。用于泵翁（肺痈），哈路怒藏（肺痨咯血），泵烈竞（淋浊、尿路感染），月藏（尿血），望胆篮虷（黄疸型肝炎），闷（痛症），眸名肿毒（无名肿毒），懂牙杯（疟腮），崩闭闷（风湿痛），布浪（癫痫），藏紧邦（崩漏），碰脑（骨折），囊暗（蛇虫咬伤）。

【用法用量】15～30 g。外用适量。

【精选验方】

1. 布浪（癫痫）：母猪藤12 g、追骨风12 g。水煎内服。

2. 藏紧邦（崩漏）：母猪藤15 g。煲猪肉吃。

3. 碰脑（骨折）：母猪藤、榕树叶、板蓝根叶、五加皮、桂千金子各适量。共捣烂，复位后敷患处。

4.眸名肿毒（无名肿毒）、囊暗（蛇虫咬伤）：母猪藤、九里明、天南星、半边旗、荆芥、木芙蓉、天花粉、天生芋、卜芥、八百力、苍耳草、辣蓼各适量。煎水去渣，浓缩成膏，外敷患处。

黄蜀葵/黄蜀葵

【瑶文名】Uiangh zuz miev
【汉语拼音名】Huangshukui / Huangshukui
【拉丁名】ABELMOSCHI MANIHOT HERBA

【别名】棉花葵、假阳桃、黄芙蓉、黄花莲、鸡爪莲、疮疮药、追风药、豹子眼睛花、荞面花。

【来源】本品为锦葵科植物黄蜀葵Abelmoschus manihot（Linn.）Medicus的干燥全株。

【植物形态】一年生或多年生草本，高1～2 m。疏被长硬毛。叶掌状5～9深裂，直径15～30 cm，裂片长圆状披针形，长8～18 cm，宽1～6 cm，具粗钝锯齿；叶柄长6～18 cm；托叶披针形，长1.0～1.5 cm。花单生于枝端叶腋；小苞片4～5枚，卵状披针形，花大，淡黄色，内面基部紫色，直径约12 cm；雄蕊柱长1.5～2.0 cm，花药近无柄；柱头紫黑色，匙状盘形。蒴果卵状椭圆形，长4～5 cm，直径2.5～3.0 cm，被硬毛；种子多数，肾形，被多条柔毛组成的条纹。花期8—10月。

【生境与分布】生于山谷草丛、田边或沟旁灌丛中。广西主要分布于龙州、南宁、灵山、桂平、金秀、平南、岑溪、苍梧、梧州、昭平、钟山、贺州等地；国内主要分布于河北、山东、河南、陕西、湖北、湖南、四川、贵州、云南、广东、福建等省份。

【采集加工】夏秋季采收，除去杂质，洗净，干燥。

【药材性状】本品根呈长圆锥形，多弯曲，有分枝，表面黄棕色，有细纵纹，断面皮部薄，木部黄白色。茎圆柱形，表面灰绿色或黄棕色，疏被长硬毛，质脆，易折断，断面中空或有白色髓。叶片多脱落，皱缩，灰绿色或褐绿色，呈掌状5～9深裂或浅裂，裂片长披针形或细条形，边缘有钝齿。花较大，单生于枝端叶腋，小苞片4～5枚，卵状披针形。蒴果卵状椭圆形，被硬毛，种子多数，肾形。气微，味微淡。

【性味功用】

中医：甘，寒。归肾、膀胱、胃经。清热解毒，利水，通经。用于痈肿疮毒，淋证，水火烫伤，乳汁不通，跌打损伤。

瑶医：苦，凉。属打药。止血，止带。用于布方（疔疮），懂牙杯（痄腮），泵虾怒哈（肺热咳嗽），哈路（肺痨），汪逗卜冲（烧烫伤）。

【用法用量】10～15 g。

【精选验方】哈路（肺痨）：黄蜀葵10 g、白术10 g、杉木寄生10 g、油桐寄生10 g、麦冬10 g、桔梗10 g、蛙腿草10 g、斑唇卷瓣兰10 g、黄花参10 g、野党参10 g、白纸扇10 g。水煎冲冰糖服或加猪肺炖服。

莲子草/莲子草

【瑶文名】Linh zeiv miev
【汉语拼音名】Lianzicao / Lianzicao
【拉丁名】ALTERNANTHERAE SESSILIS HERBA

【别名】虾钳菜、白花仔、节节花、水牛膝、膨蜞菊。

【来源】本品为苋科植物莲子草*Alternanthera sessilis*（L.）DC. 的干燥全草。

【植物形态】多年生草本，高10～45 cm。圆锥根粗，直径可达3 mm。茎上升或匍匐，有条纹及纵沟，沟内有柔毛。叶片形状及大小有变化，条状披针形、矩圆形、倒卵形、卵状矩圆形。花药矩圆形；雄蕊3枚，退化雄蕊三角状钻形，比雄蕊短，顶端渐尖，全缘；雌蕊1枚，花柱极短，柱头短裂。胞果倒心形，深棕色，包在宿存花被片内。种子卵球形。花期5—7月，果期7—9月。

【生境与分布】生于旷野路边、水边、田边潮湿处。广西主要分布于南宁、金秀等地；国内主要分布于安徽、江苏、浙江、江西、湖南、湖北、四川、云南、贵州、福建、台湾、广东等省份。

【采集加工】全年均可采收，洗净，干燥。

【药材性状】本品根呈圆锥状，黄白色。茎细长，绿色或稍带紫色，有条纹及纵沟，在节处有1行横生柔毛。叶对生，皱缩卷曲，完整者条状披针形或卵状矩圆形，长2.0～3.5 cm，宽2～20 mm，顶端急尖或圆钝，基部渐狭，全缘或有不明显锯齿，两面无毛或疏生柔毛。花密生，白色或黄白色，头状花序1～4个，腋生，无总花梗，球形或长圆形。气微，味淡。

【性味功用】

中医：甘，寒。归心、胃、小肠经。凉血散瘀，清热解毒，除湿通淋。用于咯血，吐血，便血，湿热黄疸，痢疾，牙龈肿痛，咽喉肿痛，淋症，跌打损伤，蛇虫咬伤。

瑶医：淡，凉。属打药。清热凉血，利水，消肿，拔毒止痒。用于身谢（湿疹、皮肤瘙痒），碰累（痢疾），港叉闷（阑尾炎），布锥累（痈疮），耳朵生蛇。

【用法用量】10～15 g。

【精选验方】

1. 布锥累（痈疮）：莲子草适量。捣烂浸酒搽患处。

2. 耳朵生蛇：莲子草、入山虎各适量。共磨酒滴耳内。

3. 港叉闷（阑尾炎）：莲子草15 g、白花蛇舌草30 g、田基黄30 g、草鞋根25 g、花斑竹24 g、笔管草10 g。水煎内服。

拉拉藤/猪殃殃

【瑶文名】Diungh yang miev
【汉语拼音名】Lalateng / Zhuyangyang
【拉丁名】GALII APARINIS HERBA

【别名】爬拉殃、八仙草。

【来源】为茜草科植物拉拉藤 *Galium aparine* Linn. Sp. Pl. var. echinospermum（Wallr.）Cuf. 的干燥全草。

【植物形态】多枝、蔓生或攀缘状草本。茎四棱，棱上、叶缘及叶下面中脉上均有倒生小刺毛。叶4～8片轮生，叶片条状倒披针形，聚伞花序腋生或顶生，单生或2～3个簇生，有黄绿色小花数朵，果干燥，密被钩毛，每一果室有1颗平凸的种子。花期3—7月，果期4—11月。

【生境与分布】生于山脚沟边或田基边的草丛中。广西主要分布于南丹、兴安、资源、金秀等地；国内除海南及南海诸岛外均有分布。

【采集加工】冬末和翌年春季采收，除去泥沙，干燥。

【药材性状】本品呈卷曲的团状，灰绿色至绿褐色。茎纤细，四棱形，具倒生的小刺，粗糙，易折断，断面中空。叶6～8片轮生，无柄，叶呈带状倒披针形或长圆状倒披针形，多卷曲破碎，易脱落，顶端有针状凸尖头，基部渐狭，叶缘具小刺。果1～2枚，类球形，密被钩毛。气微，味淡。

【性味功用】

中医：辛，微寒。归脾、膀胱经。清解热毒，利尿消肿。用于水肿，尿路感染，痢疾，跌打损伤，痈肿疔疮，蛇虫咬伤。

瑶医：苦，凉。属打药。清热解毒，消肿止痛，利尿，止痒，止血。用于哈轮（感冒），发干（发热），醒蕹（水肿），辣给闷（痛经），藏紧邦（崩漏），别带病（带下病），泵烈竞（尿路感染），月藏（尿血），来藏（便血），囊暗（蛇虫咬伤），布锥累（痈疮），港叉闷（阑尾炎），牙闷（牙痛），眸名肿毒（无名肿毒）。

【用法用量】

中医：干品15～30 g，或鲜品30～90 g。外用适量，鲜品捣烂敷患处。

瑶医：30～90 g；或捣汁服。

【精选验方】

1.眸名肿毒（无名肿毒）、囊暗（蛇虫咬伤）：猪殃殃鲜品适量。捣烂外敷患处。

2.月藏（尿血）、来藏（便血）：猪殃殃、茅根各30 g，仙鹤草15 g，水煎服。

杉木/杉树

【瑶文名】Camh ndiangx normh
【汉语拼音名】Shamu / Shanshu
【拉丁名】CUNNINGHAMIAE LANCEOLATAE RAMULUS

【别名】沙木、沙树、刺杉、香杉。

【来源】本品为杉科植物杉木Cunninghamia lanceolata（Lamb.）Hook. 的干燥茎枝。

【植物形态】乔木高达30 m，胸径可达2.5～3.0 m。树冠尖塔形或圆锥形，树皮灰褐色；大枝平展，小枝近对生或轮生。其叶在主枝上辐射伸展，侧枝之叶基部扭转成二列状，革质、坚硬。其雄球花圆锥状，有短梗；雌球花单生或2～4个集生，绿色；种鳞很小，先端3裂，侧裂较大，裂片分离；种子扁平，暗褐色，有光泽。

【生境与分布】生于海拔700～2500 m的地区。广西各地均有分布；国内在长江流域、秦岭以南地区广泛栽培。

【采集加工】全年均可采收，切段，干燥。

【药材性状】本品呈圆柱形，直径0.5～8.0 cm，外皮绿色至灰褐色，粗糙；小枝外皮上或有叶残基，裂开呈薄片脱落；茎外皮裂开呈条块状脱落，内皮红棕色。质坚实，不易折断，切面黄白色，皮层明显，木质部较宽，可见年轮。气微清香，味淡。

【性味功用】

中医：甘，凉。归肝、心、肺经。辟恶除秽，除湿散毒，降逆下气，活血止痛。用于脚气肿满，奔豚，霍乱，心腹胀痛，风湿毒疮，跌打肿痛，创伤，出血，烧烫伤。

瑶医：甘，温。属打药。解表，祛风止痒，除湿止痛。用于脚气病，布锥累（痈疮），播冲（跌打损伤），冲翠藏（外伤出血），汪逗卜冲（烧烫伤），卡西闷（腹痛），盖昧严（阳痿），娄精（遗精），泵卡西（腹泻），别带病（带下病），碰脑（骨折）。

【用法用量】

中医：15～30 g。外用适量，水煎熏洗，或烧炭研末调敷。

瑶医：15～90 g。外用适量，水煎外洗或熏洗，或烧炭研末调麻油或鸡蛋清外涂。

【精选验方】

1. 泵卡西（腹泻）：杉木炭3 g（研末）、粘米60～90 g。用湿沙纸包粘米置火中煨至微焦，水煎冲杉木炭末服。

2. 娄精（遗精）：杉木浆15 g、桑螵蛸4个。水煎内服。

3. 别带病（带下病）：杉木浆（晒干）3 g。开水或酒冲服，每日1～2剂。

4. 碰脑（骨折）：杉木适量、公鸡1只。公鸡去内脏，杉木去皮，共烧为炭，研末调酒，复位后外敷患处。

黄皮根/黄皮根

【瑶文名】Uiangh beih gaan
【汉语拼音名】Huangpigen / Huangpigen
【拉丁名】CLAUSENAE LANSII RADIX

【别名】黄皮果树。

【来源】本品为芸香科植物黄皮Clausena lansium（Lour.）Skeels的干燥根。

【植物形态】小乔木，高可达12 m。小叶卵形或卵状椭圆形，两侧不对称。圆锥花序顶生；花蕾圆球形，花萼裂片阔卵形，花瓣长圆形，花丝线状，果淡黄至暗黄色，密被毛，果肉乳白色，半透明。种子绿色。花期4—5月，果期7—8月。

【生境与分布】生于海拔1000～3000 m的溪边疏林或常绿阔叶林中。广西主要分布于南宁、金秀等地；国内主要分布于西南地区，以及福建、台湾、广东、海南等省份。

【采集加工】全年均可采挖，除去泥沙，干燥。

【药材性状】本品为长圆柱状或圆锥状，略弯曲，直径0.5～10.0 cm。表面粗糙，灰棕色至深黄棕色，具细纵皱纹和细根痕，栓皮易脱落，脱落处呈浅棕黄色。质坚硬，不易折断，断面皮部淡棕色，木部淡黄色，可见同心性环纹。气微，味涩。

【性味功用】

中医：苦、辛，微温。归胃、肝经。行气止痛。用于气滞胃痛，腹痛，疝痛，风湿骨痛，痛经。

瑶医：辛，温。属打药。健脾化积，祛风止宣，行气，止痛，消肿，利尿。用于卡西闷（胃痛、腹痛），改对仲（疝气），望胆（黄疸），谷阿强拱（小儿疳积），尼椎虷（肾炎），碰脑（骨折）。

【用法用量】

中医：15～30 g。

瑶医：15～90 g。

【精选验方】

1. 卡西闷（胃痛）：黄皮根9 g、山花椒根9 g、樟木根9 g、佛手根12 g、香附9 g。

2. 谷阿强拱（小儿疳积）：黄皮根、山黄皮根、苦楝树根各等份。共研末，每次取3 g，蒸瘦猪肉吃，每日2次。

3. 尼椎虾（肾炎）：黄皮根30 g、野党参30 g、入山虎30 g、双钩钻30 g、十大功劳30 g、野黄皮根30 g、生竹叶菜250 g。水煎内服。

4. 碰脑（骨折）：黄皮根60 g、大接骨风60 g、小接骨风60 g、小叶榕须60 g、九叶莲60 g、乌猿蔗60 g、鸡爪风叶60 g。鲜品捣烂，加酒炒热，复位后敷患处，每日换药2次。

香荠菜/荠菜

【瑶文名】Hieh laih bac
【汉语拼音名】Xiangjicai / Jicai
【拉丁名】CAPSELLAE BURSA-PASTORIDIS HERBA

【别名】护生草、芊菜。

【来源】本品为十字花科植物荠 *Capsella bursa-pastoris*（Linn.）Medic. 的干燥全草。

【植物形态】一年生或二年生草本，高30～40 cm。主根瘦长，白色，分支。茎直立，基生叶丛生呈莲座状，叶柄长5～40 mm，茎生叶窄披针形或披针形。总状花序顶生及腋生，萼片长圆形，花瓣白色，"十"字形开放；雄蕊6枚；雌蕊1枚，子房三角状卵形，花柱极短。短角果呈倒三角形，无毛，扁平，先端微凹，具残存的花柱。种子20～25粒，成2行排列，细小，倒卵形。花期3—5月。

【生境与分布】生长于田野、路边及庭园。广西主要分布于南宁、金秀等地；全国各地均有分布，江苏、安徽及上海郊区有栽培。

【采集加工】3～5月采收，洗净，晒干。

【药材性状】本品根作须状分支，弯曲或部分折断，淡褐色或乳白色。茎纤细，分枝，黄绿色，弯曲或部分折断。叶多卷缩，质脆易碎，深绿色、黄绿色或灰绿色，基生叶丛生，披针形，羽状分裂；茎生叶长圆形或线状披针形，基部箭形。近顶端疏生三角形的果实，有细柄，淡黄绿色。气微，味淡。

【性味功用】

中医：甘，平。归肝、心、肺经。和脾，利水，止血，明目。用于痢疾，水肿，淋病，乳糜尿，吐血，便血，血崩，月经过多，目赤疼痛。

瑶医：淡，凉。属打药。清热解毒，利尿消肿，凉血止血。用于哈轮（感冒），伯公梦（头晕），泵烈竞（尿路感染），醒蕹（水肿），月窖桨辣贝（泌尿系统结石），哈路怒藏（肺痨咯血），来藏（便血），藏紧邦（崩漏），产后出血，本藏（贫血）。

【用法用量】

中医：9～60 g。

瑶医：30～60 g。

【精选验方】

1. 产后出血：鲜荠菜30 g。水煎内服。

2. 本藏（贫血）：鲜荠菜60 g、鲜旱莲草60 g。水煎服，每日1剂。病情重者加鲜满天星、鲜车前草、鲜花斑竹叶各30 g。

箹草/葎草

【瑶文名】Mieh yiaang lorngh
【汉语拼音名】Lecao / Lücao
【拉丁名】HUMULI SCANDENTIS HERBA

【别名】锯锯藤、割人草、苦瓜藤、拉拉秧、穿肠草、勒草、黑草、葛勒蔓、来莓草、涩萝蔓。

【来源】本品为桑科植物葎草*Humulus scandens*（Lour.）Merr. 的干燥地上部分。

【植物形态】缠绕草本，茎、枝、叶柄均具倒钩刺。叶对生，掌状5深裂，稀有3～7裂，边缘有锯齿，腹面生刚毛，背面有腺点，脉上有刚毛；叶柄长5～20 cm。花单性，雌雄异株；花序腋生；雄花小，黄绿色，圆锥花序，长15～25 cm；雌花序球果状，径约5 mm，苞片纸质，三角形，顶端渐尖，具白色茸毛；子房为苞片包围，柱头2枚，伸出苞片外。瘦果成熟时露出苞片外。花期春夏，果期秋季。

【生境与分布】生于沟边、路旁、荒地。广西主要分布于宁明、南宁、马山、隆林、乐业、凌云、河池、忻城、全州、桂林、贺州等地；全国大部分地区均有分布。

【采集加工】9～10月收获，选晴天，收割地上部分，除去杂质，晒干。

【药材性状】本品茎呈圆形，有倒刺和茸毛，直径1～3 cm。质脆易碎，茎断面中空，不平坦，皮部、木部易分离。叶皱缩成团，展平后为近肾形五角状，掌状深裂，裂片3～7片，边缘有粗锯齿，两面均有茸毛，背面有黄色小腺点；叶柄长5～20 cm，有纵沟和倒刺。有的可见花序或果穗。气微，味淡。

【性味功用】

中医：甘、苦，寒。归肺、肾经。清热解毒，利尿消肿。用于肺痨潮热，胃肠炎，痢疾，感冒发热，小便不利，肾盂肾炎，急性肾炎，膀胱炎，泌尿系统结石，痈疖肿毒，湿疹，皮肤瘙痒，蛇虫咬伤。

瑶医：苦，寒。属打药。祛风止痒，清热解毒，凉血，利尿消肿。用于哈轮（感冒），发干（发热），泵虷怒哈（肺炎），哈路（肺痨），尼椎虷（肾炎），月窖桨辣贝（泌尿系统结石），月藏（尿血），港虷（肠炎），碰累（痢疾），泵卡西众（消化不良），勉八崩（风疹），身谢（湿疹、皮肤瘙痒），布方（疔疮），改窟闷（痔疮），脱港（脱肛），囊暗（蛇虫咬伤），布锥累（痈疮），辣给闷（痛经）。

【用法用量】干品10～15 g，或鲜品30～60 g，水煎服或捣汁饮。外用适量，捣敷、或煎水熏洗。

【精选验方】辣给闷（痛经）：葎草、倒刺草各50 g。同切碎，炒干，用水煲服。

香椿/香椿根

【瑶文名】Cunh ndiangx gaan
【汉语拼音名】Xiangchun / Xiangchungen
【拉丁名】TOONAE SINENSIS RADIX

【别名】香椿芽、香椿头。

【来源】本品为楝科植物香椿*Toona sinensis*（A. Juss.）Roem. 的干燥根。

【植物形态】乔木。树皮粗糙，深褐色。叶具长柄，偶数羽状复叶，对生或互生，纸质，卵状披针形或卵状长椭圆形，两面均无毛，无斑点，背面常呈粉绿色。圆锥花序与叶等长或更长，小聚伞花序生于短的小枝上，多花；具短花梗；花萼外面被柔毛，且有睫毛；花瓣白色，长圆形，无毛；花盘无毛，近念珠状；子房圆锥形，柱头盘状。蒴果狭椭圆形。花期6—8月，果期10—12月。

【生境与分布】生长于河边、宅院周围肥沃湿润的土壤中。广西各地均有分布；国内主要分布于中部和南部地区。

【采集加工】全年均可采挖，洗净，干燥。

【药材性状】本品呈长圆柱形，稍弯曲，直径1～4 cm，长20～30 cm。表面红棕色或灰褐色，栓皮呈片状剥落，有稀疏横向凸起的红棕色皮孔和不规则纵向皱纹。质坚韧。断面皮部红棕色，木部淡黄棕色至淡红棕色。具特殊香气，味微苦、涩。

【性味功用】

中医：涩、苦，平。归肺、胃、大肠经。清热解毒，健胃理气，润肤明目，杀虫。用于疮疡，脱发，目赤，肺热咳嗽。

瑶医：苦、涩。属打药。健脾，化痰，通窍，止带，祛风除湿，止血，止痛。用于来藏（便血），藏紧邦（崩漏），别带病（带下病），哈路怒藏（肺痨咯血），怒哈（咳嗽），泵烈竞（尿路感染），布浪（癫痫），崩闭闷（风湿痛），卡西闷（胃痛），布病闷（胃溃疡、十二指肠溃疡），布锥累（痈疮），身谢（湿疹、皮肤瘙痒）。

【用法用量】

中医：15～30 g。外用适量。

瑶医：10～15 g。

【精选验方】

1. 哈路怒藏（肺痨咯血）：香椿树皮30 g。水煎，一天分2次服。

2. 怒哈（咳嗽）：香椿树皮45 g。水煎，一天分3次服。

3. 卡西闷（胃痛）：香椿果30 g、山乌龟30 g。水煎，一天分3次服。

4. 布浪（癫痫）：香椿树皮250 g、腐婢全株250 g。水煎浓液，一天分3次服。服前先用灯芯蘸茶油绕百会穴和曲池、率谷穴（此两穴均双侧）各一壮。

枫香树根/
枫香树根

【瑶文名】Buz muoc ndiangx gaan
【汉语拼音名】Fengxiangshugen / Fengxiangshugen
【拉丁名】LIQUIDAMBARIS FORMOSANAE RADIX

【别名】枫果根、杜东根。

【来源】本品为金缕梅科植物枫香树*Liquidambar formosana* Hance的干燥根。

【植物形态】落叶乔木，高20～40 cm。树皮灰褐色，方块状剥落；小枝干后灰色，被柔毛，略有皮孔；芽体卵形，长约1 cm，略被微毛。叶薄革质，阔卵形，掌状3裂，中央裂片较长，先端尾状渐尖。雄性短穗状花序常多个排成总状，雄蕊多数，花丝不等长，花药比花丝略短。头状果序圆球形，木质，直径3～4 cm；蒴果下半部藏于花序轴内，有宿存花柱及针刺状萼齿。种子多数，褐色，多角形或有窄翅。

【生境与分布】生于山地常绿阔叶林中。广西各地均有分布；国内主要分布于秦岭及淮河以南地区。

【采集加工】秋冬季采挖，洗净，去粗皮，晒干。

【药材性状】本品根呈圆锥形，稍弯曲，直径2～6 cm，长20～30 cm。表面灰黑色或灰棕色，外皮剥落处显黄白色。质坚硬，不易折断，断面纤维性，皮部黑棕色，木部黄白色。气清香，味辛、微苦涩。

【性味功用】

中医：辛、苦，平。归肺、大肠经。解毒消肿，祛风止痛。用于牙痛，痢疾，痈疽疔疮，风湿痹痛，湿热泄泻，小儿消化不良。

瑶医：涩，温。属打药。祛风除湿，活血散瘀，消肿止痛，解毒，行气，止痒。用于崩闭闷（风湿痛），改闷（腰肌劳损），荣古瓦崩（产后风），脚气病，播冲（跌打损伤），冲翠藏（外伤出血），港虷（肠炎），碰累（痢疾），卡西闷（胃痛），怒哈（咳嗽），哈鲁（哮喘），布锥累（痈疮），疟椎闷（乳痈），囊暗（蛇虫咬伤），勉八崩（风疹）。

【用法用量】

中医：15～30 g，水煎服或捣汁饮。外用适量，捣敷。

瑶医：15～30 g。外用适量。

【精选验方】

1. 勉八崩（风疹）：枫香树根适量。水煎外洗。

2. 碰累（痢疾）、港虷（肠炎）：枫香树根60 g。水煎当茶饮。

绣花针/绣花针

【瑶文名】Congx biangh sim

【汉语拼音名】Xiuhuazhen / Xiuhuazhen

【拉丁名】DAMNACANTHI INDICI HERBA

【别名】虎刺、伏牛花、千口针、针上针、老鼠刺、黄鸡脚。

【来源】为茜草科植物虎刺*Danmacanthus indicus* Gaertn. 的干燥全草。

【植物形态】具刺灌木，高0.3～1.0 m。具肉质链珠状根。茎下部少分枝，上部密集多一回二叉分枝，幼嫩枝密被短粗毛。叶常大、小叶对相间，大叶长1～3 cm，宽1.0～1.5 cm。花萼钟状，长约3 mm，绿色或具紫红色斑纹，几无毛。核果红色，近球形，直径4～6 mm。花期3—5月，果熟期冬季至翌年春季。

【生境与分布】生长于山地和丘陵的疏、密林下。广西主要分布于灵州、桂林、阳朔、平乐、金秀等地；国内主要分布于西藏、云南、贵州、四川、广东、湖南、湖北、江苏、安徽、浙江、江西、福建、台湾等省（自治区）。

【采集加工】全年均可采收，洗净，切碎，晒干或鲜用。

【药材性状】本品根粗壮，表面深褐色，侧根较细，皮部多数断裂露出木质部，断面类白色。茎圆柱形，表面棕色，粗糙；质坚硬，不易折断，断面类白色。叶片披针形，基部楔形，革质；叶腋间有1～2个刚刺，刺尖锐。气无，味甘、苦。

【性味功用】

中医：甘、微苦，平。归肝、肾、肺、膀胱经。祛风利湿，活血消肿。用于痛风，头痛，风湿痹痛，痰饮喘咳，肺痈，水肿，痞块，血瘀闭经，痛经，小儿疳积，荨麻疹，湿热黄疸，跌打损伤，四肢拘挛，癌症。

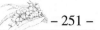

瑶医：辛，温。属打药。清热解毒，祛风利湿，活血，止痛，化瘀。用于崩闭闷（风湿痛、类风湿性关节炎），篮虷（肝炎），望胆篮虷（黄疸型肝炎），阿毒（癌肿），布锥累（痈疮）。

【用法用量】

中医：9～15 g。

瑶医：15～30 g。

【精选验方】

1. 布锥累（痈疮）：绣花针、猫爪刺根、红芙蓉、红薯藤苗、生盐各适量。共捣烂外敷患处，每日换药1次。

2. 望胆篮虷（黄疸型肝炎）：绣花针、仙鹤草、大田基黄、栀子根、花斑竹、黑脚厥各适量。水煎内服。

3. 望胆篮虷（黄疸型肝炎）：绣花针15 g、岩黄连9 g、红无娘藤15 g、葫芦茶9 g、野六谷15 g、大田基黄9 g、田基黄9 g、车前草15 g、满天星15 g（无岩黄连可用木黄连代替）。水煎内服。

4. 篮虷（肝炎）：绣花针6 g、田基黄6 g、满天星6 g、葫芦茶6 g、白花蛇舌草6 g、马蹄金6 g、穿心莲6 g、救必应6 g、土茵陈6 g、九龙胆6 g。水煎内服。

5. 篮虷（肝炎）：绣花针6 g、羊耳菊6 g、枸杞根6 g、飞龙掌血6 g、何首乌6 g、小钻6 g、黄花参9 g、野党参9 g、黄精9 g、女贞子9 g、地钻15 g、山莲藕15 g、栀子叶3 g、大钻3 g。水煎内服。

小白背风/小白背风

【瑶文名】 Ziepc nyeiz liungz nyaanh
【汉语拼音名】 Xiaobaibeifeng / Xiaobaibeifeng
【拉丁名】 AESCHYNANTHI ACUMINATI HERBA

【别名】 石壁风、石难风、大叶榕藤、白背风、牛奶树。

【来源】 为苦苣苔科植物芒毛苣苔 *Aeschynanthus acwninatus* Wall. ex A. DC. 的干燥全草。

【植物形态】 常绿木质藤本。分枝对生，灰白色，全株无毛。单叶对生，长圆形、椭圆形或狭倒披针形，顶端渐尖，基部楔形，边全缘，上面绿色，下面淡绿白色。聚伞花序生于上部叶腋，有花2～3朵，有时单生；苞片对生；花萼管状5裂，花冠二唇形，紫色，雄蕊4枚。蒴果条形。花期10月到翌年3月，果期翌年4—5月。

【生境与分布】 生于山谷林中或岩石上。广西主要分布于融水、金秀、昭平、贺州、藤县、桂平、上思、防城港等地；国内主要分布于广东、云南、四川等省份。

【采集加工】全年均可采收，鲜用或阴干备用。

【药材性状】本品茎呈圆柱形，有分枝，可见细小须根，直径0.2～0.5 cm；表面灰色，栓皮脱落处为棕褐色，具纵皱纹；体轻，质硬，断面纤维性较强，皮部棕褐色，木部浅黄色，髓部常中空。叶多皱缩，展开呈椭圆形或倒披针形，顶端渐尖，基部楔形，全缘，侧脉纤细不明显。气微，味微涩。

【性味功用】

中医：辛、甘、微苦，温。归脾、肾、膀胱经。滋阴润肺，和胃消疳。用于肺热咳嗽，肺痨，胃痛，疳积，腹泻，神经衰弱。

瑶医：苦，温。属打药。续筋接骨，消肿止痛，祛风除湿，通络。用于播冲（跌打损伤），碰脑（骨折），布浪（癫痫），哈紧（气管炎），崩闭闷（风湿痛）。

【用法用量】10～15 g。

【精选验方】

1. 布浪（癫痫）：小白背风、黑竹、椿芽树皮、浆果苋、龙鳞草、铁树、爬墙风、松筋草、马莲鞍、龙珠草、四方董各10 g。水煎服。

2. 哈紧（气管炎）：小白背风15 g、红毛毡15 g、甘草10 g、蜜适量、花斑竹15 g、救必应10 g、陈皮6 g。水煎服，每日1剂。

3. 崩闭闷（风湿痛）：小白背风、白背风、走血风、假死风、八角散、九龙根、忍冬藤、双钩钻、刺盐夫、血风、九节风、杜仲、钻地风各10 g。水煎服，每日1剂分3次服。

4. 崩闭闷（风湿痛）：小白背风、大钻、小钻、铜钻、牛膝、上山虎、穿破石、藤当归、牛耳铃、阴阳风、九节风各50 g。浸酒7日，每日内服限15～30 mL，并用老姜切片蘸药酒外搽。

定心榕/猪屎豆

【瑶文名】Diungh nqaiv diomc
【汉语拼音名】Dingxinrong / Zhushidou
【拉丁名】CROTALARIAE ASSAMICAE HERBA

【别名】紫红黄檀、大猪屎青、大猪屎豆、山豆根、凸尖野百合、响铃豆、野靛叶、凸顶野百合、大响铃草、大山豆根、大马铃、自消容。

【来源】为豆科植物大猪屎豆 *Crotalaria assamica* Benth. 的干燥全株。

【植物形态】直立高大草本，高达1.5 m。茎、枝圆柱形，髓中空。茎枝、叶、叶柄、托叶、苞片、小苞片、花梗、花萼均被丝光质贴伏的短柔毛。单叶，叶片狭椭圆状长圆形，稀微凹，上面无毛，下面及叶柄密被毛；托叶小，钻形。总状花序顶生，稀腋

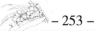

生，有花；苞片近三角形，两面被毛，小苞片钻形，花萼深裂，二唇形，上齿三角形，下齿披针形，果熟时分裂开；花冠金黄色，旗瓣近圆形，先端微凹，翼瓣长圆形，龙骨瓣近圆形，喙扭曲。荚果长圆形，基部渐狭。种子斜心形，黑褐色，稍光亮。花期9月，果期12月至翌年3月。

【生境与分布】生于海拔50～3000 m的山坡、路边及山谷草丛中。广西主要分布于天峨、那坡、天等、南宁、防城港、金秀等地；国内主要分布于台湾、广东、海南、贵州、云南等省份。

【采集加工】夏秋季采收，除去杂质，洗净，干燥。

【药材性状】本品根茎呈类圆柱形或结节状，着生多数细长的根及须根，表面土黄色，具细纵皱纹。茎呈圆柱形，直径0.2～2.0 cm，表面黄棕色，可见稍凸起的纵棱，可见宿存的黄色小托叶。质硬，易折断，断面纤维性强，皮层薄，淡棕色，木部黄白色，髓部常中空。叶多破碎，上面灰褐色或灰绿色，背面灰色。种子斜心形，黑褐色，稍光亮；腹面深凹陷，为种脐着生处；质坚硬，不易破碎。气微，味淡。

【性味功用】

中医：苦、辛，平。归大肠、膀胱经。清热利湿，解毒散结。用于痢疾，湿热腹泻，小便淋沥，小儿疳积，乳腺炎。

瑶医：辛，平。属打药。清热利湿，解毒散结。用于播冲（跌打损伤），阿毒（癌肿），尼椎虷（肾炎），脑震荡，囊暗（蛇虫咬伤）。

【用法用量】

中医：6～12 g。外用适量，捣敷。

瑶医：6～9 g。

【精选验方】

1.尼椎虷（肾炎）：猪屎豆枝叶30 g。水煎，一天分2次服。

2.播冲（跌打损伤）、脑震荡：猪屎豆枝叶60 g。水煎，一天分3次冲糯米甜酒少许服。

3.囊暗（蛇虫咬伤）：猪屎豆30 g、大叶半边莲150 g、南蛇藤苗30 g、视木根30 g、茜草30 g。鲜品共捣烂调米泔水敷患处。

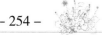

白花灯笼/白花灯笼

【瑶文名】Ganh daiz dang
【汉语拼音名】Baihuadenglong / Baihuadenglong
【拉丁名】CLERODENDRI FORTUNATI HERBA

【别名】苦灯笼、岗灯笼、鬼灯笼。

【来源】为马鞭草科植物白花灯笼*Clerodendron fortunatum* L. 的干燥地上部分。

【植物形态】灌木，高可达2.5 m。嫩枝密被黄褐色短柔毛，小枝暗棕褐色，髓疏松，干后不中空。叶纸质，多卷缩破碎；完整者长椭圆形或倒卵状披针形，长5.0～17.5 cm，宽1.5～5.0 cm；顶端渐尖，基部楔形或宽楔形，全缘或波状，表面被疏生短柔毛，背面密生细小黄色腺点；花序有时可见，花萼灰绿色或紫褐色，具5棱，膨大形似灯笼，长1.0～1.3 cm，顶端5深裂，裂片宽卵形，渐尖。花果期6—11月。

【生境与分布】生于海拔1000 m以下的丘陵、山坡、路边、村旁和旷野。广西主要分布于金秀、藤县、苍梧、岑溪、平南等地；国内主要分布于江西、福建、广东等省份。

【采集加工】全年均可采收，洗净，切段，晒干或鲜用。

【药材性状】本品为长短不一的段。嫩枝表面密被黄褐色短柔毛；切面皮部棕褐色，木部黄白色，髓部疏松类白色。叶纸质，多卷缩破碎，完整者长椭圆形或倒卵状披针形；顶端渐尖，基部楔形或宽楔形，全缘或波状，表面被疏生短柔毛，背面密生细小黄色腺点；叶柄长0.5～3.0 cm，密被黄褐色短柔毛。花序有时可见，花萼灰绿色或紫褐色，具5棱，膨大形似灯笼，长1.0～1.3 cm，顶端5深裂，裂片宽卵形，渐尖。气微，味微涩、稍苦。

【性味功用】

中医：微苦、甘、寒。归心、肺经。清热止咳，解毒消肿。用于肺痨咳嗽，骨蒸潮热，咽喉肿痛，跌打损伤，疮肿疔疮。

瑶医：微苦，寒。属打药。活血散瘀，止痒。用于播冲（跌打损伤），身谢（皮肤瘙痒），更喉闷（咽喉肿痛），布方（疔疮）。

【用法用量】

中医：15～30 g。外用适量，捣敷。

瑶医：15～30 g。

【精选验方】

1.更喉闷（咽喉肿痛）：白花灯笼适量。水煎当茶饮。

2.布方（疔疮）：白花灯笼适量。捣烂外敷。

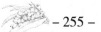

小飞扬/小飞扬草

【瑶文名】Nyoh ziung miev daan
【汉语拼音名】Xiaofeiyang / Xiaofeiyangcao
【拉丁名】EUPHORBIAE THYMIFOLIAE HERBA

【别名】地锦。

【来源】为大戟科植物千根草*Euphorbia thymifolia* L. 的全草。

【植物形态】一年生草本。具多数纤细的匍匐茎。单叶对生，小，长圆形、椭圆形或倒卵形，长4～8 mm，宽3～4 mm，顶端圆，茎部偏斜，不对称，圆形或截平，边有细锯齿稀全缘，两面疏被短柔毛或无毛。花单性同株，无花被；杯状聚伞花序单生或少数簇生于叶腋；总苞陀螺形，外被短柔毛，顶端5浅裂，腺体4枚，有短柄及极小的白色瓣状附属物。蒴果卵状三棱形，外被短柔毛。种子长圆形。花果期6—11月。

【生境与分布】生于山坡草地或灌丛中。广西主要分布于凌云、南宁、陆川、桂平、平南、岑溪、钟山、金秀等地；国内主要分布于广东、云南、江西、福建等省份。

【采集加工】夏秋季采，洗净，鲜用或晒干备用。

【药材性状】本品呈卷曲的团状，灰绿色至灰褐色。根纤细。茎细长，基部较粗，红棕色，稍被毛，质稍韧，中空。叶灰绿色或稍带黄色，对生，多皱缩，展开后呈椭圆形、长圆形或倒卵形，边缘有细锯齿，叶柄极短。花序生于叶腋。蒴果卵状三棱形，直径约1.5 mm，被贴伏的短柔毛。气微，味微酸、涩。

【性味功用】

中医：酸、涩，微凉。清热解毒，敛疮止痒。用于飞疡疮，天疱疮，烂头胎毒，皮肤瘙痒，疟疾，痢疾，泄泻，湿疹，乳痈，痔疮。

瑶医：微酸、涩，微凉。清热解毒，健脾消食，利水，止血，收敛止痒。用于谷阿强拱（小儿疳积），碰累（痢疾），港虾（肠炎），泵卡西（腹泻），谷阿泵卡西众（小儿消化不良），身谢（湿疹），疟椎闷（乳痈）。

【用法用量】

中医：10～30 g。

瑶医：10～30 g。外用适量，捣敷或水煎洗。

【精选验方】

1. 谷阿泵卡西众（小儿消化不良）：小飞扬草6～15 g。水煎内服。

2. 碰累（痢疾）：小飞扬草15 g、落地杨梅30 g。水煎内服。

小马胎/小马胎

【瑶文名】Mah toi ndaan
【汉语拼音名】Xiaomatai / Xiaomatai
【拉丁名】ARDISIAE FORDII HERBA

【别名】麻胎端。

【来源】本品为紫金牛科植物灰色紫金牛*Ardisia fordii* Hemsl. 的干燥全草。

【植物形态】小灌木，高30～60 cm。具匍匐状根茎；幼时茎密被锈色鳞片及微柔毛。叶片坚纸质，椭圆状披针形或倒披针形，顶端渐尖或钝，基部楔形且钝或近圆形，长2.4～5.5 cm，宽1.0～1.6 cm，全缘，两面无毛，背面被锈色鳞片，中脉于叶面下凹，背面明显隆起，侧脉极多，连成近边缘的边缘脉；叶柄长约3 mm。伞形花序，少花，着生于侧生特殊花枝顶端，花枝长6～9 cm，花瓣红色或粉红色。果球形，深红色，具疏鳞片，具腺点。花期6—8月，果期10—12月。

【生境与分布】生于海拔100～800 m的疏、密林下阴湿的地方，或水边、溪旁。广西主要分布于南宁、金秀等地；国内主要分布于广东等省份。

【采集加工】全年均可采收，洗净，干燥。

【药材性状】本品根茎呈圆柱形，稍弯曲，疏生须根。茎呈圆柱形，稍扭曲，长20～60 cm，直径0.2～0.5 cm；表面黄棕色或红棕色，有细纵纹，幼枝密被锈色鳞片及微柔毛。叶互生，叶片坚纸质，略卷曲或破碎，完整者展平后呈椭圆状披针形或倒披针形，长2.5～5.5 cm，宽1.0～1.5 cm；灰绿色，先端渐尖或钝，基部楔形，全缘，两面无毛，背面被锈色鳞片。茎顶偶见深红色球形核果，表面具腺点。气微，味微苦、涩。

【性味功用】

中医：苦，平。归肺、肝经。活血散瘀，化痰止咳，解毒止血。用于肺痨，咯血，呕血，便血，黄疸，尿路感染，睾丸炎，闭经，跌打损伤。

瑶医：涩，平。属打药。利湿，活血，活络。用于播冲（跌打损伤），荣古瓦流心黑（产后虚弱），荣古瓦崩（产后风），别带病（带下病），辣给昧对（月经不调）。

【用法用量】10～30 g。

【精选验方】

1. 荣古瓦流心黑（产后虚弱）：小马胎15 g、十八症15 g、黄花参15 g。配鸡肉水煎服。

2. 荣古瓦崩（产后风）：小马胎10 g、红铁树10 g、木槿皮10 g、麻骨风10 g、糯米风10 g。水煎服，每日1剂。亦可加大剂量水煎外洗。

3. 别带病（带下病）：小马胎10 g、木槿皮10 g、铁凉伞10 g、拦路蛇10 g、枫树根10 g、仙鹤草10 g、爆牙郎10 g。配鸡蛋水煎服。

4. 辣给昧对（月经不调）：小马胎9 g、爆牙郎9 g、马莲鞍9 g、酸吉风9 g、鸡蛋2个。酒炒，水煎取汁合鸡蛋调油盐煮服，每日1剂。

5. 辣给昧对（月经不调）：小马胎10 g、红丝线10 g、黄花参10 g、马莲鞍10 g、金耳环10 g。水煎内服。

6. 辣给昧对（月经不调）：小马胎、过塘藕、小钻、一身保暖、月月红、一点风、金针菜根、益母草、九层风、黄花参各10 g。第一剂水煎服，第二剂后煎浓汁煮鸡蛋服。

7. 辣给昧对（月经不调）：小马胎、酸吉风、金樱子、慢惊风、仙鹤草、葫芦茶、红网子藤、一点红、益母草各10 g。煎水取汁煮鸡蛋服，每日1剂，连服4～8剂。

8. 辣给昧对（月经不调）：小马胎、黄花参、九节风、过山风、土当归、月月红、小散骨风、一身保暖、马莲鞍各10 g。煎水取汁煮鸡蛋、一点红、韭菜根服，每日1剂。

苦李根/苦李根

【瑶文名】Mbouh leix gaan
【汉语拼音名】Kuligen / Kuligen
【拉丁名】RHAMUI CRENATAE RADIX

【别名】煲类关。

【来源】本品为鼠李科植物长叶冻绿*Rhamnus crenata* Sieb. et Zucc. 的干燥根。

【植物形态】落叶灌木或小乔木，高达7 m。幼枝带红色，被毛，后脱落，小枝被疏柔毛。叶纸质，倒卵状椭圆形、椭圆形或倒卵形，稀倒披针状椭圆形或长圆形。花数个或10余个密集成腋生聚伞花序，总花梗长4～10 mm，稀15 mm。核果球形或倒卵状球形，绿色或红色。种子无沟。花期5—8月，果期8—10月。

【生境与分布】常生于海拔2000 m以下的山地林下或灌丛中。广西各地均有分布；国内主要分布于陕西、河南、安徽、江苏、浙江、江西、福建、台湾、广东、湖南、湖北、四川、贵州、云南等省份。

【采集加工】秋后采收，鲜用或切片晒干。

【药材性状】本品根多分支，呈细长圆柱形，直径0.5～4.0 cm，表面红棕色至黑褐色，略粗糙，具纵皱纹及横向深裂。皮部多横向断裂呈串珠状，易与木部剥离。质硬，不易折断，断面皮部棕褐色，木部黄色至淡棕色，可见同心环。气微，味辛、苦。

【性味功用】

中医： 苦、辛，平。归肝、肺、肾经。清热利湿、杀虫止痒。用于疥疮，顽癣，湿疹，脓疱疮。

瑶医：苦，平。属打药。利湿，退黄，杀虫止痒。用于篮虷（肝炎），望胆篮虷（黄疸型肝炎），身谢（湿疹），囊中病（蛔虫病），哈路（肺痨），别带病（带下病），布锥累（痈疮）。

【用法用量】

中医：3～5 g，水煎服或浸酒服。外用适量，煎水熏洗或捣敷。

瑶医：3～9 g。外用根皮适量，捣烂调茶油涂或煎水洗，亦可用根磨醋或浸酒搽患处。

【精选验方】

1. 望胆篮虷（黄疸型肝炎）：苦李根30 g。煎水代茶饮。

2. 哈路（肺痨）：苦李根15 g、大金牛草15 g、鼠曲草15 g、白及15 g、紫河车15 g。配猪肺炖服。

3. 哈路（肺痨）：苦李根、地桃花、一枝香、黄花一枝香、蓝九牛、车前草、马莲鞍各10 g。水煎服，每日1剂。

4. 别带病（带下病）：苦李根10 g、小白背10 g、追骨风10 g、胡椒3粒（研末冲服）。水煎内服。

5. 布锥累（痈疮）：苦李根、铁扫帚、九里明、五指风、铺地葱、火药、茶油各适量。共捣烂，调茶油、火药炒热外敷患处。

6. 篮虷（肝炎）：苦李根、栀子、金针菜、土大黄、雷公根、白纸扇、十大功劳、大田基黄、花斑竹各10 g，川连3 g。水煎服，每日1剂。

7. 篮虷（肝炎）：苦李根、枇杷果树根、淡竹根、花斑竹、十大功劳、大田基黄、田基黄各15 g。水煎取汁，配50 g瘦猪肉煎服。

风车子/水石榴

【瑶文名】 Uomh cieh ndiangx

【汉语拼音名】 Fengchezi / Shuishiliu

【拉丁名】 COMBRETI ALFREDII HERBA

【别名】 水杨柳、小叶团花。

【来源】 本品为使君子科植物风车子 *Combretum alfrdii* Hance的干燥全株。

【植物形态】 灌木，高1～2 m。嫩枝被疏毛。单叶互生；叶柄被毛，长3～10 mm；托叶锥状，长5～7 mm，幼时被毛；叶片纸质或薄革质，狭倒卵形或倒卵状披针形，长2.5～12.0 cm，宽1.5～3.0 cm，先端骤尖或短尾状渐尖，基部宽楔形或急尖，全缘，上面无毛，下面苍白色，有乳头状小凸点，罕在脉上被微毛；基出脉3条，侧脉5～10对，网脉在背面稍明显。

【生境与分布】生于中海拔的灌木林中或溪旁湿润的腐殖土中。广西主要分布于南宁、南丹、罗城、全州、昭平、金秀等地；国内主要分布于福建、广东、海南、云南等省份。

【采集加工】全年均可采收，切碎，鲜用或晒干。

【药材性状】本品茎呈圆柱形段状或不规则斜切片，表面黄色至黄褐色，具纵皱纹，稍扭曲，切面黄白色至黄色，有黄褐色胶状渗出物，质硬。叶多脱落卷曲，呈长卵圆形或阔披针形，表面黄绿色，无毛而稍粗糙，背面叶脉可见粗毛。气微，味微苦。

【性味功用】

中医：涩，凉。清热利水，止痛。用于小便淋沥，尿路感染，水肿，胃脘痛，腹痛。

瑶医：涩，凉。属打药。止带，止泻，杀虫，止痒。用于别带病（带下病），囊中病（蛔虫病），囊暗（蛇虫咬伤），篮严（肝硬化），篮硬种翁（肝硬化腹水），篮虷（肝炎），望胆篮虷（黄疸型肝炎）。

【用法用量】

中医：15～30 g。

瑶医：9～30 g。外用适量。

【精选验方】

1. 囊暗（蛇虫咬伤）：水石榴120 g。以酒同煎洗患处（伤口不洗），药渣敷伤口周围。

2. 篮严（肝硬化）、篮硬种翁（肝硬化腹水）：水石榴30～50 g。水煎当茶饮。

3. 篮虷（肝炎）：水石榴、鸡骨草、满天星、小叶稔各适量。小叶稔用开水浸泡于临睡时服，余药水煎服。

4. 篮虷（肝炎）：水石榴、田基黄、满天星、妹仔针、鸡骨草、小叶稔各15 g。水煎服，每日服4次，睡前1次。

5. 篮虷（肝炎）：水石榴15～20 g、鸡骨草15～20 g、板蓝根15～20 g、金樱根15～20。水煎冲蜂蜜服。

6. 篮虷（肝炎）：水石榴20 g、鸡骨草20 g、板蓝根20 g、金樱根20 g、萝芙木20 g、盐肤木20 g、笔管草20 g。水煎内服。

7. 望胆篮虷（黄疸型肝炎）：水石榴15～20 g、臭烟根15～20 g、黄皮根15～20 g、栀子根15～20 g。水煎内服。

胡枝子/三妹木

【瑶文名】Buoh mueiz ndiangx
【汉语拼音名】Huzhizi / Sanmeimu
【拉丁名】LESPEDEZAE FORMOSAE HERBA

【别名】假蓝根、沙牛木、鸡丢枝、三必根、红布纱、马须草、马乌柴、羊古草。

【来源】本品为豆科植物美丽胡枝子*Lespedeza formosa*（Vog.） Koehne. 的干燥茎和叶。

【植物形态】直立灌木，高1～2 m。多分枝，枝伸展，被疏柔毛。复叶有小叶3枚，卵形、卵状椭圆形或椭圆状披针形，长1.5～9.0 cm，宽1～5 cm，先端急尖，圆钝或微凹，基部楔形，下面密生短柔毛。总状花序腋生，单生或数个排成圆锥状，长6.0～15 cm；总花梗长1～4 cm，密生短柔毛；小苞片卵状披针形、狭矩形或线形，长约4 mm，被长柔毛；萼齿与萼筒近等长或较长，密被黄绿色短栗毛，裂片卵形，渐尖，或为披针形；花冠紫红色或白色，长1.0～1.2 cm，龙骨瓣在花盛开时较旗瓣为长，或近于等长；花梗短，有毛。荚果卵形、矩圆形、倒卵形或披针形，稍偏斜，长5～12 mm，有短尖，密被锈色短柔毛。花期7—9月，果期9—10月。

【生境与分布】生于山坡林下或杂草丛中。广西各地均有分布；国内主要分布于华北、华东、西南地区，以及广东省。

【采集加工】春至秋季采收，干燥或鲜用。

【药材性状】本品茎呈圆柱形，并有沟棱，幼枝有毛。单数羽状复叶，3小叶，卵形或卵状椭圆形，先端急尖，圆钝或微凹，有小尖，基部楔形，下面密生短柔毛。

【性味功用】

中医：苦，平。归心、肺经。清热利湿，通淋。用于热淋，小便不利。

瑶医：苦，平。属打药。活血化瘀，消肿止痛。用于牛节（瘭闭），崩闭闷（风湿痛），播冲（跌打损伤），碰脑（骨折），碰作（脱臼），藏紧邦（崩漏）。

【用法用量】

中医：30～60 g。外用适量，叶捣烂敷患处。

瑶医：15～30 g。

【精选验方】

1. 藏紧邦（崩漏）：三妹木适量。水煎内服。

2. 藏紧邦（崩漏）：三妹木、田基黄、红毛毡各适量。水煎内服。

3. 播冲（跌打损伤）：三妹木、了哥王（取木心）、地钻各适量，鸡蛋2只。水煎至蛋壳色变黑，取药液加酒少许送蛋（去壳）服。

4. 播冲（跌打损伤）：三妹木、古登木、大钻、小钻、九节风、麻骨风、过山香、了哥王各适量。共捣烂，调酒敷患处。

5. 碰脑（骨折）：三妹木根皮180 g、五加皮30 g、榕树须30 g。共捣烂，加酒炒热，复位后敷患处，每日换药1次。

6. 碰脑（骨折）：三妹木叶24 g、生螃蟹240 g、榕树须30 g、糯米饭适量。共捣烂，好酒调匀，复位并用杉木皮固定后敷患处。忌房事，忌吃公鸡肉。

7. 碰脑（骨折）：三妹木、凉伞盖珍珠、杜仲、乌桕木、九节风、下山虎、生地、榕树皮、小鸟不站各适量。药物捣烂调三花酒，取汁1杯内服，药物外敷，每2日换药1次。

红花夹竹桃／红花夹竹桃

【瑶文名】Hlouh normh ndiangx
【汉语拼音名】Honghuajiazhutao / Honghuajiazhutao
【拉丁名】NERII INDICI HERBA

【别名】柳叶桃树、洋桃、叫出冬、柳叶树、洋桃梅、枸那。

【来源】本品为夹竹桃科植物红花夹竹桃 Nerium indicum Mill 的干燥全株。

【植物形态】常绿大灌木，高达5 m。含水液，无毛。叶3～4枚轮生，在枝条下部为对生，窄披针形，侧脉扁平，密生而平行。聚伞花序顶生；花萼直立；花冠深红色，芳香，重瓣；副花冠鳞片状，顶端撕裂。蓇葖果矩圆形。种子顶端具黄褐色种毛。

【生境与分布】常栽培于公园、风景区、道路旁或河旁。广西各地均有栽培；国内在广东、四川、福建、云南、河北、辽宁、黑龙江、江苏、浙江等省份均有栽培。

【采集加工】全年均可采收。晒干或鲜用。

【药材性状】本品根、茎呈圆柱形，表面棕色，具纵皱纹，断面皮部较薄，棕色，木部较宽广，黄白色。枝条灰色至红棕色，圆柱形，直径0.5～2.0 cm，具纵皱纹及环节，质脆易折断，断面不平整。叶窄披针形，表面绿色至黄绿色，长11～15 cm，宽1.5～2.5 cm，先端渐尖，基部楔形，全缘稍反卷，主脉于下面凸起，侧脉细密而平行，厚革质而硬。气特异，味苦。

【性味功用】

中医：苦，寒；有毒。归心经。强心利尿，祛痰定喘，镇痛，去瘀。用于心脏病心力衰竭，喘息咳嗽，癫痫，跌打损伤肿痛，闭经。

瑶医：辛、苦，平；有毒。属打药。杀虫止痒。用于播冲（跌打损伤），布浪（癫痫、癫狂症），哈鲁（哮喘）。

【用法用量】

中医：0.5～1.5 g；0.09～0.15 g，研末水冲服。外用适量，捣敷。

瑶医：0.3～0.9 g。外用适量，捣烂敷或煎水洗。

【精选验方】

1. 布浪（癫痫、癫狂症）：红花夹竹桃小叶3枚、铁落100 g。水煎，日服3次，2日服完。

2. 哈鲁（哮喘）：红花夹竹桃叶7枚、粘米一小杯。同捣烂，加片糖煮粥服，但不宜多服。

地丁草/犁头草

【瑶文名】Jiungh dieh miev
【汉语拼音名】Didingcao / Litoucao
【拉丁名】VIOLAE INCONSPICUAE HERBA

【别名】铧尖草、紫花地丁、紫金锁、小甜水茄、瘩背草、三角草、犁头尖、烙铁草、紫地丁。

【来源】本品为堇菜科植物长萼堇菜*Viola inconspicua* Blume. 的干燥全草。

【植物形态】多年生草本。无地上茎。叶基生，呈莲座状，叶片最宽处在叶的基部，中部向上渐变狭。花淡紫色，有暗色条纹；花梗细弱，通常与叶等长或稍高出于叶。蒴果椭圆形，长约5 mm。花期12月至翌年2月，果期翌年4—5月。

【生境与分布】生于草坡、沟边、田边阴湿处。广西主要分布于资源、灌阳、永福、蒙山、藤县、桂平、贵港、北流、灵山、宁明、上林、金秀等地；国内主要分布于长江流域及其以南地区。

【采集加工】全年均可采收，鲜用或晒干备用。

【药材性状】本品根淡黄棕色，有细纵纹。叶灰绿色，呈披针形或卵状披针形，边缘具圆锯齿，两面被毛；叶柄有狭翼。花茎纤细；花淡紫色，花瓣距细管状。蒴果椭圆形或裂为三果片。种子多数。气微，味微苦。

【性味功用】

中医：苦、微辛，寒。归肺、肝经。清热解毒，拔毒消肿。用于急性结膜炎，咽喉炎，急性黄疸型肝炎，乳痈，痈疖肿毒，化脓性骨髓炎，蛇虫咬伤。

瑶医：苦，寒。属打药。清热解毒，散瘀消肿。用于泵烈竟（淋浊），望胆（黄疸），港叉闷（阑尾炎），结膜炎，布方（疗疮），布锥累（痈疮），囊暗（蛇虫咬伤），难产，碰脑（骨折），筋伤病，疟椎闷（乳痈），布农（外伤感染）。

【用法用量】

中医：干品15～25 g，或鲜品50～100 g。外用适量，捣敷。

瑶医：9～30 g。外用适量，捣敷。

【精选验方】

1. 布方（疔疮）：犁头草、车前草各适量。共捣烂敷患处。

2. 囊暗（蛇虫咬伤）：犁头草、半夏各适量。捣烂调酒外搽。

3. 布锥累（痈疮）：犁头草、了哥王、土半夏、蔓茎堇各适量。鲜品共捣烂，加少量米汤调匀敷伤口周围，每天换药1次。

4. 难产：犁头草、红心大柑叶、凤尾草各适量。水煎内服。

5. 碰脑（骨折），筋伤病：犁头草、蚂蝗、土鳖、螃蟹（去硬壳）各适量。捣烂敷患处。

6. 筋伤病：犁头草、白狗肠、翠云草各适量，田蚂蝗1条。捣烂外敷，每日换药1次。

7. 疟椎闷（乳痈）：犁头草60 g，羊蹄草、金银花各30 g，木通9 g。水煎服，可加入适量白糖送服，每日1剂。

8. 布农（外伤感染）：犁头草、走血风、翠云草、田基黄、榕树叶、芙蓉根各适量。共捣烂敷患处，敷药前局部先用浓茶洗净。

厚叶鲫鱼胆/黄红钻

【瑶文名】Uiangh hongh nzunx
【汉语拼音名】Houyejiyudan / Huanghongzuan
【拉丁名】JASMINI PENTANEURI CAULIS

【别名】青竹藤、胆草。

【来源】本品为木犀科植物厚叶素馨*Jasminum pentaneurum* Hand.-Mazz. 的干燥茎。

【植物形态】攀缘灌木，高1～9 m。小枝黄褐色，圆柱形或扁平而成钝角形。叶对生，单叶，革质，干时呈黄褐色或褐色，宽卵形、卵形或椭圆形，有时几近圆形，稀披针形。聚伞花序密集似头状，顶生或腋生，有花多朵；花序梗长1～5 mm，具节；花序基部有1～2对小叶状苞片，近无柄，其余苞片呈线形；花萼无毛或被短柔毛，裂片6～7枚，线形；花冠白色；花柱异长。果球形、椭圆形或肾形，长0.9～1.8 mm，直径6～10 mm，呈黑色。花期8月至翌年2月，果期翌年2—5月。

【生境与分布】生于海拔900 m以下的山谷、灌木丛或混交林中。广西主要分布于灵山、防城港、上思、上林、巴马、罗城、鹿寨、梧州、玉林等地；国内主要分布于广东等省份。

【采集加工】全年均可采收，鲜用或晒干备用。

【药材性状】本品茎呈圆柱形，直径0.2～2.0 cm，表面灰棕色至黄褐色，老茎表面具不规则深裂纹，粗皮呈片块状脱落，脱落处颜色较浅。质硬，断面纤维性强，皮部淡棕色，木部黄白色，髓部淡棕色或中空。气微，味微苦。

【性味功用】

中医：甘、苦，平。归肝、脾、肾经。祛风除湿，通络止痛，健脾利湿，止痒。用于风湿痹痛，跌打损伤，胃痛，产后腹痛，虚弱浮肿，皮肤瘙痒。

瑶医：辛。属打药。活血散瘀，止痛，健脾，消肿。用于崩闭闷（风湿痛、类风湿关节炎），播冲（跌打损伤），卡西闷（胃痛），荣古瓦卡西闷（产后腹痛），面黑布种薅（营养不良性浮肿），篮虷（肝炎），望胆篮虷（黄疸型肝炎）。

【用法用量】

中医：6～9 g。外用适量，水煎洗患处。

瑶医：10～15 g。外用适量或鲜品60～100 g，捣烂外敷。

【精选验方】

1. 篮虷（肝炎）：黄红钻10 g、花斑竹10 g、田基黄10 g、十大功劳12 g。水煎内服，药渣加鸡嗉煎水外洗。

2. 望胆篮虷（黄疸型肝炎）：黄红钻、栀子、猪屎豆、花斑竹、黄连、黄花参、笔管草、田基黄各10 g，九龙胆3 g。水煎服。

3. 篮虷（肝炎）：黄红钻、花斑竹、剪刀七、金锁匙、田基黄、黄花、地桃花各10 g。水煎服。

小苦荬/山苦荬

【瑶文名】Miehyim daan
【汉语拼音名】Xiaokumai / Shankumai
【拉丁名】IXERIDIS CHINENSIS HERBA

【别名】苦菜、七托莲、小苦麦菜、苦叶苗、败酱、苦麻菜、黄鼠草、小苦苣、活血草、隐血丹、苦丁菜、苦碟子、光叶苦荬菜、燕儿衣、败酱草。

【来源】本品为菊科植物中华小苦荬*Ixeris chinensis*（Thunb.）Nakai. 的干燥全草。

【植物形态】多年生草本，高10～40 m。基生叶莲座状，条状披针形或倒披针形，长7～15 cm，宽1～2 cm，先端钝或急尖，基部下延成窄叶柄，全缘或具疏小齿或不规则羽裂；茎生叶1～2枚，无叶柄，稍抱茎。伞房状聚伞花序；外层总苞片卵形，内层总苞片条状披针形；舌状花黄色或白色，长10～12 mm，先端5齿裂。瘦果狭披针形，稍扁平，红棕色，长4～5 mm，喙长约2 mm，冠毛白色。花期4—5月。

【生境与分布】生于山地及荒野。广西主要分布于桂林、永福、金秀、融水、罗城、宾阳、上思等地；国内主要分布于北部、东部和南部地区。

【采集加工】夏秋季采收，除去泥沙，干燥。

【药材性状】本品根呈类圆锥形，不分枝，有时可见细小须根，表面黄色至棕褐色，断面黄白色。根状茎短缩。茎圆柱形，黄绿色至淡棕色，细纵棱线，质脆，断面黄白色，有髓或中空，基部直径1～3 mm。基生叶皱缩、破碎，完整者展平后呈长椭圆形、倒披针形、线形或舌形，黄绿色，顶端钝或急尖，基部渐狭成有翼的柄，全缘；茎生叶长披针形，全缘，基部抱茎。有时可见头状花序。气微，味微苦。

【性味功用】

中医：辛，苦，微寒。归肝、胃、大肠经。清热解毒，凉血消肿。用于肺痈，乳痈，痢疾，肠炎，无名肿痛。

瑶医：苦，寒。属打药。清热解毒，凉血，利尿消肿。用于布锥累（痈疮），眸名肿毒（无名肿毒），更喉闷（咽喉肿痛），身谢（湿疹、皮肤瘙痒），桨嚷（带状疱疹），牛节（癃闭），月窖桨辣贝（泌尿系统结石），囊暗（蛇虫咬伤），泵累（痢疾），就港虷（急性胃肠炎）。

【用法用量】

中医：10～15 g；或研末水冲服，每次3 g。外用适量，捣敷；或研末调涂；或煎水熏洗。

瑶医：15～30 g，水煎服或水煎米酒调服。外用适量，药渣捣烂敷患处。

【精选验方】

1. 身谢（皮肤瘙痒）：山苦荬50 g、白癣皮30 g、地肤子30 g、百部30 g、蛇床子30 g、苦参30 g。水煎外洗。

2. 桨嚷（带状疱疹）：山苦荬适量。捣烂外敷。

头花蓼/石荞草

【瑶文名】Mbuh nqorngv biangh miev
【汉语拼音名】Touhualiao / Shimangcao
【拉丁名】POLYGONI CAPITATI HERBA

【别名】省订草、红岩花叶、雷公须、火眼丹、水绣球、草石椒、满地红、四季红、火溜草、红花地丁、绣球草、惊风草、小红草、小铜草、太阳草、石辣蓼、太阳花、省丁草、铜矿草、青影子、小红蓼、小红藤、骨虫草、沙滩子。

【来源】本品为蓼科植物头花蓼Polygonum capitatum Buch. Ham. ex D. Don的干燥全草。

【植物形态】多年生草本。茎匍匐状斜升，红色，多分枝。单叶互生，卵形或椭圆形，长1.5～3.0 cm，宽1.0～3.5 cm，顶端钝或急尖，基部宽楔形或近圆形，叶上面绿色，常有紫色"人"字形斑纹，边全缘，有缘毛，近无柄。花粉红色，头状花序单个或2个顶生。瘦果三棱形。花期春季，果期夏季。

【生境与分布】生于山坡、沟边、田边阴湿处及岩石缝中。广西主要分布于南宁、隆安、隆林、南丹、河池、都安、金秀、阳朔、全州等地；国内主要分布于江西、湖北、湖南、四川、贵州、云南、西藏等省（自治区）。

【采集加工】全年均可采收，鲜用或晒干。

【药材性状】本品茎呈圆柱形，红褐色，节处略膨大并有柔毛，断面中空。叶互生，多皱缩，展平后呈椭圆形，长1.5～3.0 cm，宽1～2 cm，先端钝尖，基部楔形，全缘，具红色缘毛，上面绿色，常有"人"字形红晕，下面绿色带紫红色，两面被褐色疏柔毛；叶柄短；托叶销筒状，膜质，基都有草质耳状片。花序头状，顶生或腋生；花被5裂；雄蕊8枚。瘦果卵形，具3棱，黑色。气微，味微苦、涩。

【性味功用】

中医：苦、辛，凉。归肾、膀胱经。清热利湿，解毒止痛，活血散瘀，利尿通淋。用于痢疾，肾盂肾炎，膀胱炎，尿路结石，盆腔炎，前列腺炎，风湿痛，跌打损伤，疮疡湿疹。

瑶医：辛、苦，凉、平。属打药。活血止痛，止痒，利尿。用于月窖桨辣贝（肾结石），望胆篮蚧（黄疸型肝炎）。

【用法用量】

中医：15～30 g。外用适量，捣敷；或煎水洗；或熬膏涂。孕妇及无实热者忌用。

瑶医：15～30 g。外用适量，水煎洗或捣敷。

【精选验方】

1. 望胆篮蚧（黄疸型肝炎）：石莽草120 g、花斑竹60 g。配鸡肉水煎服。

2. 望胆篮蚧（黄疸型肝炎）：石莽草12 g、田基黄8 g、花斑竹60 g。配鸡肉水煎服，连服5剂。

卜芥/老虎芋

【瑶文名】Ndeh mouh houz

【汉语拼音名】Bujie / Laohuyu

【拉丁名】ALOCASIAE CUCULLATAE RHIZOMA

【别名】广东狼毒、野芋、独脚莲、霸王芋。

【来源】本品为天南星科植物尖尾芋Alocasia cucullata（Lour.）G. Don的干燥根茎。

【植物形态】多年生直立草本植物。地上茎圆柱形，黑褐色，环形叶痕，叶柄绿色，叶片膜质，深绿色，宽卵状心形，先端凸尖，基部圆形；花序柄圆柱形，稍粗壮，佛焰苞近肉质，管部长圆状卵形，淡绿至深绿色，肉穗花序比佛焰苞短，雄花序近纺锤形，苍黄色。浆果近球形。种子1枚。花期5月。

【生境与分布】生于山谷林下、水沟边或村庄附近阴湿肥沃处。广西各地均有分布；国内主要分布于云南、四川、贵州、广东、海南、福建、台湾等省份。

【采集加工】全年均可采挖，洗净切片，晒干备用；鲜品随用随采。

【药材性状】本品呈类圆形切片或椭圆形斜切片，微有卷曲，直径1.5～4.0 cm，厚约0.5 cm。表皮皱缩，棕色至棕褐色，有的可见环节、圆形根痕或残留的须根。质轻脆，切面类白色至浅黄棕色，不平整，显粗糙的颗粒状，可见明显的内皮层环，淡黄色点状维管束散在。气微，味淡，嚼之麻舌而刺喉。

【性味功用】

中医：辛、微苦，温；有大毒。归肺、心经。解毒退热，消肿镇痛。用于流感，高热，肺痨，急性胃炎，胃痛，胃溃疡，慢性胃病，肠伤寒，蜂窝组织炎，虫蛇咬伤，疮疖，风湿等。

瑶医：麻，温；有毒。属打药。清热解毒，补火通气，化痰止咳，消肿止痛，抗癌。用于继疭（疭症），阿毒（癌肿），囊暗（蛇虫咬伤），汪逗卜冲（烧烫伤），布锥累（痈疮），望胆篮虷（黄疸型肝炎），哈紧（支气管炎），哈路（肺痨）。

【用法用量】

中医：10～15 g，煎汤服（去皮开水煎煮6小时，汤色变红方可服用）。外用适量，鲜品捣烂敷。

瑶医：干品3～9 g；鲜品15 g，加白米共炒至深黄色后加水煎服。外用适量。

【精选验方】

1. 囊暗（蛇虫咬伤）：老虎芋适量。切片持续搽患处1分钟。

2. 囊暗（蛇虫咬伤）：老虎芋根30 g。捣烂敷伤口。

3. 汪逗卜冲（烧烫伤）：老虎芋叶或根适量。以米双酒浸泡，取药液频搽患处。

4. 布锥累（痈疮）：老虎芋适量。加生盐少许共捣烂外敷患处。每天换药1次。

5. 望胆篮虷（黄疸型肝炎）：老虎芋30 g、鸡矢藤60 g、鼠曲草60 g。水煎内服。

6. 哈紧（支气管炎）：老虎芋1500～2500 g。加水煮3天3夜（水干再添），然后滤取药汁约1500 mL，加红糖适量，每次服10 mL，每天3次。

7. 哈路（肺痨）：老虎芋适量。去皮，置锅内加水煎煮7天7夜，去渣，加入适量白糖煮成糖浆，每天早上服1匙，7天为一疗程。

8. 哈路（肺痨）：老虎芋1个、石灰30 g。老虎芋去皮捣烂，与石灰共置锅内加水2500 mL，以武火煎沸后用文火浓缩至500 mL，去渣取药液装入陶瓷器中，加入2个鸡蛋的蛋清调匀，密封后埋于地下淋水散热，经一昼夜后取出，每次服1汤匙，以蜂蜜3 mL调服，每天2次，7天为一疗程，停药7天再服第二疗程，以愈为度。忌酸辣生冷、萝卜等。

狭叶醉鱼草/小叶醉鱼草

【瑶文名】Nduz mbouz ndiangx
【汉语拼音名】Xiayezuiyucao / Xiaoyezuiyucao
【拉丁名】BUDDLEJAE ASIATICAE CAULIS

【别名】鱼尾草、醉鱼儿草、樉木、闹鱼花、痒见消、四方麻、阳包树、鱼鳞子、药杆子、驴尾草、羊尾巴、防痛树、鸡公尾、毒鱼藤、鲤鱼花草、药鳗老醋、野巴豆、老阳花、萝卜树子、药鱼子、土蒙花、花玉成、四棱麻、羊饱药、羊白婆、金鸡尾、洞庭草、白皮消、铁帚尾、红鱼波、红鱼皂、铁线尾、四季青、白袍花、糖茶、水泡木、雉尾花、楼梅草、鱼泡草、鱼藤草、洋波、鱼背子花、一串花、狗头鹰、红鱼鲕、鱼白子花、野刚子、鱼尾子、鱼花草、毒鱼草。

【来源】本品为马钱科植物狭叶醉鱼草*Buddleja alternifolia* Lour. 的干燥茎。

【植物形态】灌木，高1～4 m。叶在长枝上互生，在短枝上簇生；在花枝上或短枝上的叶很小，椭圆形或倒卵形。花多朵组成簇生状或圆锥状聚伞花序；花芳香；花萼钟状，花萼裂片三角状披针形；花冠紫蓝色；雄蕊着生于花冠管内壁中部，花丝极短，花药长圆形；子房长卵形。蒴果椭圆状，无毛。种子多粒，狭长圆形，长1.5～2.0 mm，灰褐色，周围边缘有短翅。花期5—7月，果期7—10月。

【生境与分布】生长于海拔200～2700 m的山地、路旁、河边灌木丛中或林缘。广西各地均有分布；国内主要分布于江苏、安徽、浙江、江西、福建、湖北、湖南、广东、四川、贵州、云南等省份。

【采集加工】夏秋季采收，切碎，鲜用或晒干。

【药材性状】本品小枝呈四棱柱形，表面茶褐色。幼枝密被黄色星状毛，具鳞片。叶对生，椭圆形或卵状披针形，表面浅黄棕色，先端尖，基部楔形或钝圆，全缘或有疏锯齿，质脆易碎。气微，味微苦。

【性味功用】

中医：辛、苦，温。祛风解毒，驱虫，化骨硬。用于疟腮，痈肿，瘰病，蛔虫病，钩虫病，诸鱼骨鲠。

瑶医：苦，温。属打药。止痛，接骨，祛风除湿，化痰止咳，散瘀，杀虫。用于怒哈（咳嗽），篮虷（肝炎），囊中病（蛔虫病），播冲（跌打损伤），努脑痨（淋巴结核）。

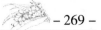

【用法用量】

中医：干品10～15 g；或鲜品15～30 g，捣汁饮。外用适量，捣敷。

瑶医：9～15 g。外用适量。

【精选验方】努脑痨（淋巴结核）：小叶醉鱼草适量、斑鱼1条。炖水吃鱼肉。

田皂角/田皂角

【瑶文名】Linh gov miev

【汉语拼音名】Tianzaojiao / Tianzaojiao

【拉丁名】AESCHYNOMENES INDICAE RADIX ET CAULIS

【别名】合萌、水皂角、磨地牛甘、木排豆、木稗。

【来源】本品为豆科植物合萌Aeschynornene indices Linn. 的干燥根和茎。

【植物形态】一年生草本，高30～100 cm。茎和枝上均生短硬毛。茎绿色，多分枝而纤细。偶数羽状复叶，互生。总状花序腋生，花黄白色或黄色。荚果，长3～5 cm。花期6—8月，果期10—11月。

【生境与分布】生于较湿润的田边、地头和村边。广西主要分布于凌云、南宁、贵港、玉林、昭平、钟山、富川、全州、三江、柳州、金秀等地；国内主要分布于华北、东南和西南地区。

【采集加工】夏秋季采收，去根，晒干。

【药材性状】本品根呈圆柱形，稍弯曲，支根较多，直径0.2～1.0 cm，表面灰黄色至黄棕色；质绵软，易折断，断面皮部灰黄色，木部类白色。茎呈圆柱形，表面黄绿色至黄棕色，略光滑或具细纵皱纹，直径0.3～1.5 cm；质轻脆，易折断，断面皮部薄，灰绿色，纤维状，木部黄白色；茎基部髓部小或不明显，中部以上髓部较大，中空。气微，味淡。

【性味功用】

中医：甘、苦，微寒。归肺、胃经。清热解毒，利尿，明目。用于小便不利，肠炎，夜盲症，荨麻疹。

瑶医：淡，凉。属打药。清热解毒，利尿消肿，平肝，明目，止血。用于勉八崩（风疹），也改昧通（小便不通），泵烈竞（淋浊），视物不明。

【用法用量】

中医：15～30 g。外用适量，煎汤外洗。

瑶医：15～30 g，水煎服或配瘦猪肉、猪肝炖服。外用适量，捣敷或水煎洗。

【精选验方】

1. 勉八崩（风疹）：田皂角适量。煎水外洗。

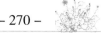

2. 也改昧通（小便不通）：田皂角适量。水煎服。

3. 泵烈竞（淋浊）：田皂角鲜根或茎15 g、鲜车前草15 g。水煎服。

4. 视物不明：田皂角净根60 g。炖猪蹄子服。

鸟不站/小鸟不站

【瑶文名】Nqimh dorngh ndaan
【汉语拼音名】Niaobuzhan / Xiaoniaobuzhan
【拉丁名】ARALIAE SPINIFOLIAE RADIX ET CAULIS

【别名】鹰不扑、百鸟不落、雷公木、广东橄木、美登追、不安丹、雷公刺。

【来源】本品为五加科植物长刺楤木Aralia spinifolia Merr. 的干燥根和茎。

【植物形态】灌木，高2～3 cm。小枝疏生多数长短不等的刺，刺扁。托叶和叶柄基部合生，先端离生部分锥形，有纤毛。叶大，二回羽状复叶；小叶片薄纸质或近膜质，长圆状卵形或卵状椭圆形，两面被毛，边缘有齿，侧脉5～7对。伞形花序有花多数；花梗密生刺毛；苞片长圆形；萼无毛，边缘有尖齿；花瓣5枚，淡绿白色，卵状三角形；子房5室；花柱5枚，离生。果实卵球形，黑褐色，有5棱。花期8—10月，果期10—12月。

【生境与分布】生于海拔1000 m以下的山坡或林缘阳光充足处。广西主要分布于融水、金秀、梧州等地；国内主要分布于湖南、江西、福建、广东等省份。

【采集加工】夏季采收，除去杂质，晒干。

【药材性状】本品根呈细长圆柱形，直径0.3～1.5 cm，灰褐色，有纵皱纹，可见侧根痕；断面皮部浅灰褐色，木部灰白色，可见密集小孔。茎呈圆柱形，直径0.5～3.5 mm，灰褐色，有纵皱纹，有的可见短刺；断面皮部浅灰褐色，木部淡黄白色，具放射状纹理；髓部宽，灰白色或黄白色。质坚硬，不易折断。气微，味淡、微苦辛。

【性味功用】

中医：辛，平。归肺、胃经。祛风除湿，活血止血。用于风湿骨痛，跌打损伤，骨折，崩漏，吐血，蛇虫伤。

瑶医：苦、涩，平。属打药。活血止痛，祛风除湿。用于崩闭闷（风湿痛、类风湿性关节炎），卡西闷（胃痛），播冲（跌打损伤），产后流血不止，烈歪毕恶昧出（枪伤），荣古瓦卡西闷（产后腹痛）。

【用法用量】

中医：9～15 g。外用适量，煎水洗。

瑶医：9～15 g。

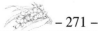

【精选验方】

1. 产后流血不止：小鸟不站30 g。水煎冲酒服。

2. 烈歪毕恶昧出（枪伤）：小鸟不站、甜叶冷水花、白饭树、白腊树、盐肤木二层皮、白纸扇、酸咪咪、土狗、推车虫各适量。共捣烂敷患处。

3. 烈歪毕恶昧出（枪伤）：小鸟不站、芭蕉心、甜叶冷水花、酸咪咪、芥菜子、棕叶根苗各适量。共捣烂敷患处。

4. 荣介瓦卡西闷（产后腹痛）：小鸟不站10 g、结香10 g、小韭菜根10 g、钻地风10 g、藤当归10 g、五爪金龙10 g、九层风10 g、马莲鞍10 g、生姜3片。水煎冲鸡蛋服。

木防己/金锁匙

【瑶文名】Ndieh yim nziungh
【汉语拼音名】Mufangji / Jinsuoshi
【拉丁名】COCCULI ORBICULATI RADIX ET CAULIS

【别名】纪箕藤、凉粉藤。

【来源】本品为防己科植物木防己*Cocculus orbiculatus*（L.）DC. 的干燥根和茎。

【植物形态】木质藤本。小枝被茸毛至疏柔毛，或有时近无毛，有条纹。叶片纸质至近革质，形状变异极大，长通常3～8 cm，很少超过10 cm。聚伞花序少花，腋生，或排成多花，狭窄聚伞圆锥花序。核果近球形，红色至紫红色，径通常7～8 mm；果核骨质，径5～6 mm，背部有小横肋状雕纹。花果期夏秋季。

【生境与分布】生于疏林下或灌木丛中。广西主要分布于天峨、都安、罗城、全州、恭城、富川、贺州、岑溪、玉林、防城港、宁明、龙州、天等、隆安、南宁等地；国内主要分布于南部地区。

【采集加工】全年均可采收，除去杂质，干燥。

【药材性状】本品根呈圆柱形，多扭曲，直径0.3～2.0 mm；表面灰褐色，有纵沟纹和支根痕；质硬，不易折断；断面皮部薄，灰褐色，木部灰白色，有放射状纹理。藤茎呈圆柱形，直径0.2～1.0 mm，结节处膨大；幼茎表面有柔毛，表面灰绿色或灰褐色，具细纵纹；质韧，折断面皮部易与木部分离，皮部灰绿色；木部灰白色，可见针眼状小孔，有细密的放射状车轮纹；髓部灰褐色。气微，味微苦。

【性味功用】

中医：苦、辛，寒。归膀胱、肾、脾经。清热解毒，祛风止痛。用于咽喉肿痛，风热感冒，牙痛，气管炎，肠炎，痢疾，尿路感染，风湿性关节炎，蛇虫咬伤，疮疡肿毒。

瑶医：苦，寒。属打药。清热解毒，祛风止痛。用于更喉闷（咽喉肿痛），怒哈

（咳嗽），篮轩（肝炎），卡西闷（胃痛、腹痛），碰累（痢疾），泵烈竞（尿路感染），牙闷（牙痛），样琅病（高血压病），哈轮（感冒），崩闭闷（风湿痛），囊暗（蛇虫咬伤），眸名肿毒（无名肿毒），谷阿惊崩（小儿惊崩）。

【用法用量】

中医：15～30 g。

瑶医：10～30 g。

【精选验方】

1. 更喉闷（咽喉肿痛）：金锁匙15 g、乌柏15 g。水煎服，每日1剂。

2. 卡西闷（胃痛）：金锁匙6 g、大钻6 g、小钻6 g、六月雪6 g。水煎内服。

3. 卡西闷（胃痛、腹痛）：金锁匙粉、白及粉各3 g。开水送服，每日2次，每次1剂。

4. 颈项或头部红肿凸起，如蛇围绕颈项或头部：金锁匙、独脚乌柏各适量。浸酒服并搽患处。

5. 囊暗（蛇虫咬伤）：金锁匙、半边莲、田基黄各适量。共捣烂拌酒蒸热，一半内服，一半外搽伤口，搽药前先切开伤口挤出污血，每日1剂。如伤口肿甚，可用白乌柏树叶煎水洗患处。

6. 谷阿惊崩（小儿惊风）：金锁匙、路边菊、九龙胆、铁扫帚、鼠曲草各适量。水煎内服。

蛤蚂草/蛤蚂草

【瑶文名】Gomc miev

【汉语拼音名】Hamacao / Hamacao

【拉丁名】PALHINHAEAE CERNUAE HERBA

【别名】黄狗仔草、醉鱼草、伸筋草、铺地蜈蚣、铺地石松、筋骨草、灯笼石松、狗仔草、龙须草、垂枝石松、猴子背带、爬山龙、狮子草、毛巾草、垂穗灯笼草。

【来源】本品为石松科植物垂穗石松*Palhinhaea cernua*（L.）Vasc. et Franco的干燥全草。

【植物形态】多年生草本。须根白色。主茎直立，基部有次生匍匐茎。叶稀疏，螺旋状排列，通常向下弯弓。侧枝上斜。孢子囊穗单生于小枝顶端，矩圆形或圆柱形。

【生境与分布】生于海拔100～2300 m的林下或灌丛下。广西各地均有分布；国内主要分布于江西、福建、湖南、广东、香港、海南、四川、重庆、贵州、云南、西藏等省（自治区）。

【采集加工】全年均可采收，除去杂质，干燥。

【药材性状】本品多卷曲成团，长可达60 cm。茎叶，全体呈黄绿色。茎圆形，长

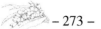

8～9 cm，具有几棱线，分枝较多。茎上生有淡棕色圆形支根，细而坚，质脆，易折断，断面淡黄色，髓部白色。孢子囊穗单生于小枝顶端，淡黄色。气微，味淡。

【性味功用】

中医： 甘，平。归肝、脾、肾经。驱风解毒，收敛止血，舒筋通络，镇咳利尿。用于关节痛，四肢麻木，肝炎，痢疾，风疹，便血，小儿惊厥，夜间盗汗，水火烫伤，跌打损伤，无名肿毒。

瑶医： 苦，凉。属打药。舒筋活络，活血化瘀，消肿解毒，收敛止血。用于崩闭闷（风湿痛、类风湿性关节炎），布种（疟疾），布锥累（痈疮），扁兔崩（中风偏瘫），产后康复。

【用法用量】10～25 g。

【精选验方】

1. 扁兔崩（中风偏瘫）：哈蚂草10～15 g，大钻、五味香、假死风、地钻、小白背风、刺盐夫各10 g。水煎服或配猪骨头煎服。

2. 扁兔崩（中风偏瘫）：哈蚂草、双钩钻、木通、九节风、四方钻、大钻、小钻、五加皮、九龙根、柑子树、入山虎、细辛、七枝莲各6 g。煎水外洗，每日1次。

3. 产后康复：哈蚂草、地钻、鬼点灯各15 g，白背木、鹰爪风、杜仲、百草霜各10 g。配鸡肉煲服。

防风草/防风草

【瑶文名】Mieh zueix
【汉语拼音名】Fangfengcao / Fangfengcao
【拉丁名】ANISOMELIDIS INDICAE HERBA

【别名】秽草。

【来源】本品为唇形科植物广防风 *Anisomeles indica*（L.）Kuntze的干燥全草。

【植物形态】一年生直立草本。全株被灰白色柔毛，高1～2 m。茎粗壮，四方形，密被柔毛。叶宽卵形，下面被细白短毛。假轮伞花序，花冠唇形，淡紫红色。小坚果近圆形。花期9—10月，果期12月至翌年1月。

【生境与分布】生于山野、坡地、园地。广西主要分布于富川、钟山、贺州、昭平、藤县、岑溪、博白、平南、桂平、贵港、马山、天等、龙州、田东、那坡、隆林、罗城、金秀等地；国内主要分布于广东、湖南、江西、浙江、福建、台湾、贵州、云南、四川等省份。

【采集加工】夏秋季采收，除去杂质，干燥。

【药材性状】本品根呈扭曲圆柱形，多分支，表面黄棕色至灰褐色；质脆，易折断，断面黄白色。茎呈方柱形，具浅槽，表面淡黄色或棕褐色，具柔毛，多分枝，质脆，易折断，断面髓部宽广。叶对生，皱缩成团，展平后呈阔卵形或宽披针形，两面均被灰白色茸毛，先端急尖或短渐尖，基部截状阔楔形，边缘具大小不规则的钝齿。气微香，味苦、辛。

【性味功用】

中医：辛、微苦，温。归肝、肾、膀胱经。祛风解表，理气止痛。用于风湿骨痛，感冒发热，呕吐腹痛，胃气痛，皮肤湿疹，瘙痒，乳痈，疮癣，癫疮，毒虫咬伤等。

瑶医：苦，平。属打药。祛疫气，通络。用于哈轮（感冒），继痧（呕吐），崩闭闷（风湿痛），碰租轩（骨髓炎），布锥累（痈疮），身谢（湿疹），改窟闷（痔疮），勉八崩（风疹），囊暗（蛇虫咬伤），冬夷（糖尿病），百内虾（百日咳），谷阿泵卡西（小儿腹泻），谷阿惊崩（小儿惊风）。

【用法用量】10～30 g。外用适量，捣烂外敷。

【精选验方】

1. 百内虾（百日咳）：防风草叶适量。捣烂冲开水服，一天2～3次。

2. 谷阿泵卡西（小儿腹泻）：防风草根6 g、稔子根6 g、番桃籽6 g。水煎内服。

3. 谷阿惊崩（小儿惊风）：防风草3 g、双钩钻3 g、薄荷（后下）3 g、紫苏3 g、车前草3 g、蛇胆川贝末适量（冲服）。水煎内服。

小不出林/小紫金牛

【瑶文名】Baengh deiz ndiangx daan
【汉语拼音名】Xiaobuchulin / Xiaozijinniu
【拉丁名】ARDISIAE CHINENSIS HERBA

【别名】散血丹、腺点紫金牛。

【来源】本品为紫金牛科植物小紫金牛*Ardisia chinensis* Benth. 的干燥全株。

【植物形态】常绿小灌木，不分枝。根肉质柔软，断面白色，有紫红色斑点。单叶互生，长圆形至椭圆状披针形，长10～15 cm，宽2.0～3.5 cm，顶端急尖或渐尖，基部圆形或楔形，边近全缘或有微波状齿，反卷，两面有腺点。花紫红色，合生，5裂；伞形花序顶生。果球形，熟时深红色。花期5—7月，果期10—12月。

【生境与分布】生于深山林下。广西主要分布于南丹、罗城、柳州、岑溪、北流、金秀等地；国内主要分布于浙江、江西、福建、广东等省份。

【采集加工】全年均可采收，洗净，干燥。

【药材性状】本品根茎呈圆柱形，表面红棕色，疏生须根。茎有细纵皱纹，直径

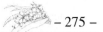

1～3 mm，质硬，易折断。叶互生，集生于茎梢，叶片多卷曲或破碎，完整者呈倒卵形或椭圆形，长2～7 cm，宽1～3 cm，先端钝或钝急尖，基部楔形，全缘或中部以上具疏波状齿，表面灰绿色，无毛，背面被黄棕色疏鳞片；坚纸质，质脆。气微香，味淡。

【性味功用】

中医：淡，平。归肺、肝、膀胱经。活血止血，散瘀止痛，清热利湿。用于肺痨咯血，痛经，闭经，产后风，跌打损伤，咽喉痛。

瑶医：苦，平。属打药。清热解毒，活血止血，散瘀止痛，清热利湿。用于泵补阿毒（肺癌），辣给昧对（月经不调），尼椎改闷（肾虚腰痛）。

【用法用量】10～30 g。外用适量，水煎洗。

【精选验方】尼椎改闷（肾虚腰痛）：小紫金牛根、米酒各适量。按小紫金牛根200 g浸米酒500 mL的比例，浸半个月后可用，每次饮10～20 mL，一天3次。

九节龙/九节龙

【瑶文名】Ba tokv miev
【汉语拼音名】Jiujielong / Jiujielong
【拉丁名】ARDISIAE PUSILLAE HEBRA

【别名】毛青杠、斩龙剑、毛茎紫金牛、轮叶紫金牛、九节茶、红毛走马胎、细小紫金牛、五莲草、输叶紫金牛、矮茶子、蛇药、野痛草、狮子头、地茶、猴接骨、五托莲、毛紫金牛、灯托草、五托仔。

【来源】本品为紫金牛科植物九节龙Ardisia pusilla A. DC. 的干燥全株。

【植物形态】小灌木。茎幼时密被长柔毛。叶片坚纸质，椭圆形或倒卵形，顶端急尖或钝，边缘具锯齿和细齿，具疏腺点，叶面被糙伏毛。伞形花序，花瓣白色或带微红色，广卵形，顶端急尖，具腺点；雄蕊与花瓣近等长，花药背部具腺点；雌蕊与花瓣等长，胚珠6枚，1轮。果球形，红色，具腺点。花期5—7月，果期2—5月。

【生境与分布】生于疏林下或林下阴湿处。广西各地均有分布；国内主要分布于广东、云南、四川等省份。

【采集加工】全年均可采收，洗净，干燥。

【药材性状】本品根茎及茎呈圆柱形，直径1～3 mm，表面棕红色至棕褐色，有细纵皱纹，有细小须根；质硬，易折断，断面皮部棕黄色，木部棕色，髓部黄白色。叶坚纸质，质脆，多卷曲或破损，展开呈卵状长圆形，长2～6 cm，宽1～4 cm，先端急尖或钝，基部广楔形或近圆形，边缘有粗锯齿，表面灰绿色或棕褐色，具疏腺点，被毛，尤以中脉为多。气微香，味淡。

【性味功用】

中医：甘、涩，平。归肝经。祛风除湿，通经活络，活血散瘀，消肿止痛，止血生肌。用于风湿痹痛，黄疸型肝炎，肝硬化，月经不调，痛经，产后恶露过多，子宫脱垂，跌打损伤，痈疮肿毒，蛇咬伤。

瑶医：微甘、涩，平。属打药。活血化瘀。用于篮虷（肝炎），辣给昧对（月经不调），崩闭闷（风湿痛、类风湿关节炎）。

【用法用量】10～30 g。外用适量。

【精选验方】崩闭闷（风湿痛、类风湿关节炎）：九节龙根15～30 g。水煎或调酒服。

白狗肠/白狗肠

【瑶文名】Guh bec gaangh
【汉语拼音名】Baigouchang / Baigouchang
【拉丁名】CAMPSIS GRANDIFLORAE RADIX

【别名】凌霄花、飞天蜈蚣。

【来源】本品为紫葳科植物凌霄 *Campsis grandiflora*（Thunb.）Schum. 的干燥根。

【植物形态】落叶木质攀缘藤本。茎黄褐色，易脱皮，节上生根。单数羽状复叶，对生，有小叶7～11枚，小叶卵形至卵状披针形，长4～9 cm，宽2～4 cm，顶端渐尖或急尖，基部不对称，边有锯齿，无毛，小叶柄着生处有淡黄褐色束毛。花橙红色；圆锥状花序顶生。蒴果豆荚状。种子多数。花期7～9月，果期8—10月。

【生境与分布】生于沟谷林缘、溪边疏林或树上、石壁上，也有栽培。广西主要分布于全州、资源、桂林、金秀等地；国内主要分布于河北、山东、河南、江苏、江西、湖北、湖南、福建、广东、陕西、四川等省份。

【采集加工】全年均可采挖，洗净，切片，干燥。

【药材性状】本品呈长圆柱形，稍扭曲。外表面棕色，粗糙，有纵皱纹及横长皮孔样凸起，可见稀疏的支根或小须根。质坚硬，断面皮部棕色，易与木部分离，木部淡黄色，可见同心环纹及细孔。气微，味微苦、甘。

【性味功用】

中医：甘、辛，寒。归肝、脾、肾经。凉血祛风，活血通络。用于血热生风，身痒，风疹，腰脚不遂，痛风，风湿痹痛，跌打损伤。

瑶医：苦、甘，微寒，属打药。凉血止血，解毒消肿，清热解毒。用于就港虷（急性胃肠炎），更喉闷（咽喉肿痛），布病闷（胃溃疡），卡西闷（胃痛），辣给昧对（月经不调），碰脑（骨折），哈路（肺痨）。

【用法用量】6～9 g。外用适量，捣敷。

【精选验方】

1. 就港轩（急性胃肠炎）：白狗肠适量。水煎内服，同时配合灯草点炙脐周、长强等穴。

2. 布病闷（胃溃疡）：白狗肠10 g、猪排骨适量。炖熟，一次服完，每日2剂。

3. 卡西闷（胃痛）：白狗肠、假死风、小毛蒌、大钻、入山虎、蚂蝗七各10 g。水煎服，每日1剂。

4. 辣给昧对（月经不调）：白狗肠10 g、马莲鞍10 g、月月红10 g、益母草10 g、慢惊风10 g、棕树须10 g。水煎内服。

5. 碰脑（骨折）：白狗肠30 g、红牛膝全草30 g、十万措草全草30 g、一口血全草30 g、大蓟树根30 g、杜仲叶30 g。共捣烂加米酒30 mL调匀，复位后敷患处，每日换药1次。

6. 哈路（肺痨）：白狗肠、蛙腿草、石面桃、杜仲、走马风、黄花参、大半边莲各10 g。配猪骨头炖服，每日1剂。如因撞红引起的加石龙芮少许。

臭尿藤/臭尿藤

【瑶文名】Wiez zueix mbei
【汉语拼音名】Chouniaoteng / Chouniaoteng
【拉丁名】MILLETTIAE RETICULATAE RADIX

【别名】昆明鸡血藤、血筋藤、网络鸡血藤、白骨藤、马下消。

【来源】本品为豆科植物网络崖豆藤*Millettia reticulata* Benth. 的干燥根。

【植物形态】常绿木质藤本。除花序和幼嫩部分外均无毛。单数羽状复叶，小叶7～9枚，卵状椭圆形，长椭圆形或卵形，长3～12 cm，宽1.5～5.5 cm，顶端钝而微缺，基部圆形，边全缘；小托叶锥状。花紫色或玫瑰红色，蝶形；圆锥花序顶生。荚果线形，扁平，旗瓣卵状长圆形。花期5—6月，果期7—8月。

【生境与分布】生于山坡灌木丛中或山沟、林缘。广西各地均有分布；国内主要分布于江苏、浙江、安徽、江西、湖南、湖北、广东、云南、福建、台湾等省份。

【采集加工】全年均可采挖，除去泥沙，洗净，干燥或趁鲜切段干燥。

【药材性状】本品呈圆柱形，表面灰黄色，具细皱纹及栓皮脱落痕，直径0.5～5.0 cm。质硬，难折断，断面粗糙，皮部薄，灰棕色，木部黄白色，有细密的放射状纹理。气微，味淡。

【性味功用】

中医：苦，寒。归肝、肾经。祛风除湿，通经活络，化石消肿，强筋骨，镇静。用于风湿筋骨痛，四肢麻木，泌尿系统结石，瘫痪，贫血，遗精，盗汗，月经不调，闭经，跌打损伤。

瑶医：苦，寒。属打药。化石利尿，祛风除湿。用于月窖桨辣贝（泌尿系统结石）。

【用法用量】10～30 g。

【精选验方】月窖桨辣贝（膀胱结石）：臭尿藤50 g、野花生30 g、车前草30 g、野六谷30 g、海金沙20 g。水煎服，每日1剂。

发痧藤/发痧藤

【瑶文名】Batv sa mbei
【汉语拼音名】Fashateng / Fashateng
【拉丁名】VERNONIAE CUMINGIANAE RADIX

【别名】夜牵牛、毒根斑鸠菊。

【来源】本品为菊科植物毒根斑鸠菊*Vernonia cumingiana* Benth. 的干燥根。

【植物形态】攀缘灌木或藤本，长3～12 m。枝圆柱形，有条纹，密被茸毛。单叶互生，边全缘或有浅锯齿，叶脉有毛，两面均有树脂状腺。头状花序在枝端或上部叶腋排成顶生或腋生疏圆锥花序；总苞卵状球形或钟状，总苞片5层，覆瓦状，背被茸毛，花冠淡红色或淡红紫色，管状，顶端5齿裂，齿端外面有腺点。瘦果近圆柱形，被短柔毛，冠毛红褐色，长8～10 mm。花期10月至翌年4月。

【生境与分布】生于疏林下或山坡灌丛中。广西主要分布于德保、龙州、宁明、南宁、博白、金秀等地；国内主要分布于福建、广东、云南、贵州、四川等省份。

【采集加工】全年均可采收，除去杂质，干燥。

【药材性状】本品呈不规则或结节状膨大的圆柱形，直径0.5～3.0 cm。表面灰白色至灰褐色，具纵沟纹，或横向裂纹。质坚硬，不易折断，断面皮部白色，易与木部分离，木部灰白色，有细密的放射状纹理。气微，味淡、略辛。

【性味功用】

中医：苦、辛，微温；有毒。归肺、肝经。祛风解表，舒筋活络。用于感冒，疟疾，喉痛，牙痛，风火赤眼，风湿痹痛，腰肌劳损，跌打损伤。

瑶医：苦，凉；有小毒。属打药。清热解毒，利咽止痛。用于就港虷（急性肠胃炎），更喉闷（咽喉肿痛），布种（疟疾），牙闷（牙痛），播冲（跌打损伤）。

【用法用量】9～15 g。外用适量，鲜品捣敷；煎水洗或含漱。

【精选验方】

1. 布种（疟疾）：发痧藤200 g。水煎服。
2. 牙闷（牙痛）：发痧藤适量。切片浸盐水内，每次含1片。
3. 播冲（跌打损伤）：发痧藤适量。捣烂外敷。

解毒草/小叶金花草

【瑶文名】Nyaaih giev ndaan
【汉语拼音名】Jieducao / Xiaoyejinhuacao
【拉丁名】ONYCHII HERBA

【别名】石孔雀尾、仙鸡尾、金粉蕨、串鱼草、人头草、金花草、小金花草、火汤蕨、草黑蕨、凤尾连、土黄连、孔雀尾。

【来源】本品为中国蕨科植物野雉尾金粉蕨*Onychium japonicum*（Thunb.）Kze. 的全草。

【植物形态】植株高约60 cm。根状茎长而横走，质硬，密被暗褐色鳞毛，断面带黄褐色。叶散生；叶柄长15～30 cm，禾秆色或基部褐棕色，无毛；叶片卵圆状披针形或三角状披针形，长10～30 cm，宽6～15 cm，三至五回羽状分裂；小羽片及裂片多数，先端有短尖。孢子囊群长圆形，着生于末回羽片背面的边缘，浅棕色，与中脉平行；囊群盖膜质，全缘。

【生境与分布】生于老屋旁边、路边、沟边阴石上。广西各地均有分布；国内主要分布于秦岭以南地区，以及山西、台湾等省份。

【采集加工】夏秋季采收，除去杂质，鲜用或干燥。

【药材性状】本品根状茎扁圆形，有多数深棕色披针形鳞片。须根弯曲细长，密生棕褐色柔毛。叶柄细长，具纵沟，表面浅棕黄色。质硬，易折断。叶草质，棕褐色或淡黄绿色，多皱缩，展开后呈卵状披针形，三至五回羽状分裂；小羽片及裂片多数，有的下面生有线形的孢子囊群；囊群盖膜质，全缘，浅棕色；孢子成熟后囊群盖裂开，可见多数近球形的棕黄色孢子囊。无臭，味苦。

【性味功用】

中医：苦，寒。归胃、大肠、小肠经。清热解毒，利湿，止血。用于风热感冒，肺热咳嗽，急性肠胃炎，黄疸，便血，砷中毒，木薯中毒，烧烫伤。

瑶医：苦，寒。属打药。解毒，消肿，清热利湿，活血，止血，生肌。用于汪逗卜冲（烧烫伤），碰累（痢疾），木薯中毒，农药中毒，碰脑（骨折），烈歪毕恶昧出（枪伤），布病闷（胃溃疡、十二指肠溃疡），泵虷怒哈（肺热咳嗽）。

【用法用量】干品15～30 g；鲜品30～240 g，捣烂冲服。外用适量，研末或捣烂敷患处。

【精选验方】

1. 碰累（痢疾）：小叶金花草30 g。水煎，一天分2次冲蜜糖适量服。

2. 木薯中毒、农药中毒：小叶金花草100 g。水煎，尽量饮下。

3. 碰脑（骨折）：小叶金花草适量。捣烂外敷患处。

4. 烈歪毕恶昧出（枪伤）：小叶金花草适量。水煎洗患处。

5. 汪逗卜冲（烧烫伤）：小叶金花草、半边旗、赪桐叶适量。共捣烂敷患处。

6. 布病闷（胃溃疡、十二指肠溃疡）：小叶金花草60 g、猪脚骨适量。加水适量炖汤，一天分3次于饭前服。

7. 泵虾怒哈（肺热咳嗽）：小叶金花草30 g、猪肺适量。猪肺切成小块，同小叶金花草加水适量炖汤，盐适量调味，一天分2次食猪肺，饮汤。

搜山虎/搜山虎

【瑶文名】Siou jiemh dah mouh
【汉语拼音名】Soushanhu / Soushanhu
【拉丁名】ZANTHOXYLI AUSTROSINENSE RADIX ET CAULIS

【别名】山茄子、山野烟、野旱烟、大搜山虎。

【来源】本品为芸香科植物岭南花椒*Zanthoxylum austrosinense* Huang. 的干燥根及茎。

【植物形态】小乔木或灌木，可高达3 m。枝褐黑色，少或多刺，各部无毛。叶有小叶数片；小叶整齐对生，披针形，叶缘有裂齿。花序顶生，通常生于侧枝之顶；花单性，有时两性；花被片数枚，近似2轮排列，披针形；花柱比子房长，稍向背弯，柱头头状。果梗暗紫红色；分果瓣与果梗同色，芒尖极短。种子顶端略尖。花期3—4月，果期8—9月。

【生境与分布】生于石灰岩山地。广西各地均有分布；国内主要分布于云南东北部和中部。

【采集加工】全年均可采挖，洗净，干燥；或趁鲜切片干燥。

【药材性状】本品呈斜切片或不规则片状。根呈圆柱形，略弯，有少数分支。表面深黄棕色至深棕色，具细纵纹，可见近圆形或椭圆形的皮孔样横向凸起。茎呈圆柱形，表面灰褐色至棕褐色，有皮孔和鼓丁状皮刺。皮部易与木部分离，木部呈黄白色至淡黄色，可见同心性环纹，髓部白色或中空。质坚硬。气微，味苦。

【性味功用】

中医：辛，温；有小毒。归肺，胃，肝经。祛风解表，行气活血，消肿止痛。用于风寒感冒，风湿痹痛，气滞胃痛，龋齿痛，跌打肿痛，骨折，蛇虫咬伤。

瑶医：麻、辛，温。属打药。解表散寒，活血通络，舒筋活络，止痛。用于哈轮（感冒），播冲（跌打损伤），囊暗（蛇虫咬伤），古岸闷（犬咬外伤），卡西闷（胃痛），崩闭闷（风湿痛）。

【用法用量】3～10 g；或浸酒。外用适量，浸酒搽；或研末酒调敷。

【精选验方】

1.囊暗（蛇虫咬伤）：搜山虎果15 g、护心胆3 g。水煎服，并用生大黄30 g、生天南星30 g、乌桕根30 g、半夏3 g、钻地风3 g捣烂敷伤口。

2.古岸闷（犬咬外伤）：搜山虎根（去净粗皮）45 g、麻油45 g。将搜山虎根皮捶溶，与麻油共炒焦，榨取油，一次服完。

3.卡西闷（胃痛）：搜山虎60 g、六月雪60 g、百解木60 g、救必应60 g、十八症60 g、入山虎60 g、北细辛60 g。水煎内服。

4.崩闭闷（风湿痛）：搜山虎10 g、黑九牛10 g、龙骨风10 g、阴阳风10 g、血风10 g、杉木寄生10 g、四方藤10 g、水银铜10 g、毛老虎10 g、秦艽10 g。水煎或浸药酒服。

盐肤木/盐肤木

【瑶文名】Pih ndiangx
【汉语拼音名】Yanfumu / Yanfumu
【拉丁名】RHI CHINENSIS HERBA

【别名】五倍子树。

【来源】本品为漆树科植物盐肤木 *Rhus chinensis* Mill. 的干燥全株。

【植物形态】落叶灌木或小乔木，高2～10 m。小枝，叶轴有翅，小叶7～13枚，椭圆形，长5～14 cm，宽2～6 cm，顶端急尖或短渐尖，基部宽楔形或圆形，稍不对称，边有疏锯齿；叶上常有虫瘿（即五倍子）。花杂性，白色；圆锥花序顶生。核果扁圆形，熟时红色，被柔毛。花期5～6月，果期10月。

【生境与分布】生于路边、山坡、村旁或山地林中。广西各地均有分布；国内主要分布于除青海、新疆外的地区。

【采集加工】夏秋季采收，洗净，干燥。

【药材性状】本品根呈圆柱形，稍弯曲，表面土黄色至灰褐色，有纵皱纹和支根痕，直径0.5～5.0 cm；质绵软，易折断，断面皮部深褐色，木部黄白色。茎枝呈圆柱形，表面黄绿色至灰褐色，具纵皱纹和皮孔，嫩枝被锈色柔毛，直径1～5 cm；质坚硬不易折断，断面皮薄棕褐色，纤维状，木部黄白色，髓部小。奇数羽状复叶，叶轴末端具叶状翅，叶轴密被锈色柔毛；小叶展开后呈卵形或长圆形，边缘有齿，叶面黄绿色至暗绿色，叶背粉绿色，被白粉和锈色柔毛，小叶无柄。气微，味微苦、涩。

【性味功用】

中医：酸、微苦，凉。归脾、肾经。止咳，止血，收敛，解毒。用于痰嗽，便血，血痢，盗汗，痈疽，溃疡，湿疹，蛇虫咬伤。

瑶医：酸、涩，凉。属打药。止痒，收敛。用于身谢（湿疹），卡西闷（胃痛），碰脑（骨折），改窟闷（痔疮），酒醉，上吐下泻，布浪（癫狂症），囊暗（蛇虫咬伤）。

【用法用量】干品9～15 g，或鲜品30～60 g。外用适量，煎水洗；或鲜品捣烂敷，或捣汁涂。

【精选验方】

1. 卡西闷（胃痛）：盐肤木根二层皮60 g。水煎内服。

2. 碰脑（骨折）：盐肤木适量。捣烂，复位后外敷患处，每日换药1次。

3. 改窟闷（痔疮）：盐肤木花粉适量。以茶油调匀外涂突出的痔核。亦可用药棉蘸药纳入肛门内。

4. 酒醉：盐肤木树皮适量。洗净捣烂浸凉开水出味后当茶饮。

5. 上吐下泻：盐肤木根、枫树皮、山楂树皮、十大功劳、山苍树根、六月雪各15～30 g。水煎服。

6. 身谢（湿疹）：盐肤木、毛算盘、扛板归、大叶桉树叶、苦楝树叶、茵陈各适量。煎水外洗。

7. 布浪（癫狂症）：盐肤木、败酱草、柳树根、青桐木、龙鳞草、灯心草、栀子根各10 g，丹竹心8 g。水煎服。

8. 囊暗（蛇虫咬伤）：盐肤木、牛柑木、芒箕蕊各适量鲜品。共捣烂敷患处。

9. 囊暗（蛇虫咬伤）：盐肤木皮、金耳环各适量。切碎以酒浸泡，搽伤口周围。

10. 囊暗（蛇虫咬伤）：盐肤木叶、大青叶各适量。捣烂加米酒蒸热（轻者不用蒸热），内服少许，自上往下外搽。

11. 囊暗（蛇虫咬伤）：盐肤木、金耳环、忍冬藤、六月雪各10 g。水煎服，并用上药加野茶叶剂外洗。

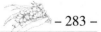

刺鸭脚/
刺鸭脚

【瑶文名】Yiemh zoux nqimv
【汉语拼音名】Ciyajiao / Ciyajiao
【拉丁名】BRASSAIOPSIS GLOMERULATAE RADIX ET CAULIS

【别名】刺鸭脚木、空壳桐、掌叶木、七加皮。

【来源】本品为五加科罗伞*Brassaiopsis glomerulata*（Bl.）Regel的干燥根及茎。

【植物形态】常绿有刺灌木或乔木，高3～20 m。小枝被红锈色线毛。掌状复叶，小叶5～9枚，椭圆形或卵状长椭圆形，长15～35 cm，宽6～15 cm，顶端渐尖，基部宽楔形至圆形，边有细锯齿。花白色，萼5齿裂，花瓣、雄蕊各5枚；伞形花序再组成大型圆锥花序顶生。核果宽扁球形，熟时紫黑色。花期5—8月，果期11—12月。

【生境与分布】生于石山疏林中。广西主要分布于隆林、凌云、龙胜、上林、来宾、金秀、岑溪、贵港等地；国内主要分布于西南地区，以及广东省。

【采集加工】全年均可采收，洗净，干燥或切片，干燥。

【药材性状】本品根呈圆柱形，直径0.5～5.0 cm，表面灰黄色至棕色，具细皱纹，质硬，切面皮部薄，浅棕色，木部黄白色。茎呈长圆柱形段状或不规则片状，直径1～6 cm，表面浅灰黄色至棕褐色，具纵皱纹，无刺或疏被刺；质硬，切面皮部薄，棕色，木部黄白色，中心有髓。气微，味微苦、辛。

【性味功用】

中医：甘、微辛，凉。归肝、脾经。祛风除湿，活血散瘀。用于感冒发热，咳嗽，风湿痹痛，腰肌劳损，脘腹痛，跌打肿痛。

瑶医：淡，凉。属打药。祛风除湿，祛瘀，利尿消肿。用于播冲（跌打损伤），崩闭闷（风湿痛），谷阿强拱（小儿疳积），篮严（肝硬化），布浪（癫狂症），荣古瓦崩（产后风）。

【用法用量】15～30 g。外用适量。

【精选验方】

1. 谷阿强拱（小儿疳积）：刺鸭脚60 g。水煎内服。

2. 篮严（肝硬化）：刺鸭脚15 g、大铁包金45 g、柴胡9 g、三棱9 g、莪术9 g。水煎内服。

3. 布浪（癫狂症）：刺鸭脚根30 g、黄饭花（根、皮、花）30 g、白纸扇30 g、红头线9 g。配鸡肉或老狗肉炖服。

4. 荣古瓦崩（产后风）：刺鸭脚、菖蒲、大钻、小钻、四方钻、独脚风叶、白纸扇、穿破石、青九牛各适量。水煎外洗，每2日1剂。

5. 崩闭闷（风湿痛）：刺鸭脚10～15 g、小鸟不站10～15 g、野芝麻10～15 g、上山虎10～15 g、小钻10～15 g、四方钻10～15 g、刺枫树10～15 g。配狗骨炖服或浸酒内服并外搽。

金线吊葫芦/三叶青

【瑶文名】Jimh dinx ndiux hah louh
【汉语拼音名】Jinxiandiaohulu / Sanyeqing
【拉丁名】TETRASTIGMATIS RADIX

【别名】小扁藤、三叶扁藤、骨碎藤、血见愁。

【来源】本品为葡萄科植物三叶崖爬藤*Tetrastigma hemsleyanum* Diels et Gilg的干燥块根。

【植物形态】攀缘藤本。块根肥厚，呈纺锤形，或团块状，外表黑褐色。茎枝细弱，无毛，着地部分节上生根，卷须与叶对生，不分枝；老茎压扁状，有纵棱。叶互生，掌状3小叶，中间小叶卵状披针形，边有疏齿，两面无毛，侧生小叶稍小，基部偏斜，叶柄长2.0～3.0 cm。花小，黄绿色；聚伞花序腋生，花序梗比叶柄短。果近球形，熟时黑色。花期4—5月，果期7—8月。

【生境与分布】生于山坡林下、沟谷土壤肥沃湿润的地方，常爬在石上。广西各地均有分布；国内主要分布于云南、广东、福建、浙江、江西、湖南、贵州、四川、湖北等省份。

【采集加工】秋季采收，洗净，干燥。

【药材性状】本品呈纺锤形、卵圆形、葫芦形或不规则块状，有的略弯曲，长1～11 cm，直径1.0～3.5 cm。表面棕褐色，多数较光滑，或具不规则皱纹，可见皮孔样小瘤状凸起，或有凹陷，有时可见残留须根。质硬，断面较平坦，显颗粒性，类白色或粉红色，有的可见淡棕色形成层环。气微，味甘。

【性味功用】

中医：微苦，平。归心、肝、肺经。清热解毒，消肿止痛，化痰散结。用于小儿高热惊风，百日咳，疮痈，痰核，蛇虫咬伤。

瑶医：咸，温。属打药。清热解毒，活血散结，止痛，祛风化痰，理气健脾，抗癌。用于阿毒（癌肿），努哈虷（淋巴结炎），产后流血不止，碰脑（骨折），布标（甲状腺肿大），囊暗（蛇虫咬伤）。

【用法用量】3～6 g，外用适量。

【精选验方】

1. 产后流血不止：三叶青12 g、红背娘12 g、暖骨风12 g、韭菜根12 g、走马风12 g、

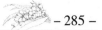

老姜3片。水煎取汁煮鸡蛋服。

2. 碰脑（骨折）：三叶青、老鸦酸、野筒蒿、三叉虎各适量。捣烂，复位后外敷患处，每日换药1次。

3. 布标（甲状腺肿大）：三叶青15 g、猪喉头1个。将三叶青塞入猪喉头内，用生菜叶包裹2～3层，放入火灰中煨熟，于晚上12点服药及猪喉头。

4. 囊暗（蛇虫咬伤）：三叶青叶、细园藤叶、金骨风叶各等量。鲜品嚼烂，外敷伤口周围。伤口溃烂者，用六月雪全草，水煎洗患处。

五爪金龙/五爪金龙

【瑶文名】Ba nya lorngh
【汉语拼音名】Wuzhuajinlong / Wuzhuajinlong
【拉丁名】IPOMOEAE CAIRICAE HERBA

【别名】槭叶牵牛、番仔藤、台湾牵牛花、掌叶牵牛。

【来源】本品为旋花科植物五爪金龙*Ipomoea cairica*（L.）Sweet的干燥地上部分。

【植物形态】多年生缠绕草本植物。全体无毛。茎细长，有细棱。叶片掌状，裂片卵状披针形、卵形或椭圆形，中裂片较大。聚伞花序腋生，苞片及小苞片均小，鳞片状，早落；萼片边缘干膜质，花冠紫红色、紫色或淡红色、偶有白色，漏斗状，子房无毛，花柱纤细。蒴果近球形。种子黑色，边缘被褐色柔毛。

【生境与分布】生于海拔90～610 m向阳的平地或山地、路边灌丛。广西主要分布于百色、金秀等地；国内主要分布于台湾、福建、云南等省份，以及广东省及其沿海岛屿。

【采集加工】全年均可采收，除去杂质，干燥。

【药材性状】本品常扭曲缠结成团。茎灰黄色或黄绿色，细长扭曲，偶见簇状须根，表面有纵皱纹，老茎具疣状凸起，易折断，断面黄色，密布针孔状导管。叶皱缩易破碎，黄绿色至黄褐色，展平后呈掌状5深裂或全裂，裂片卵状披针形、卵形或椭圆形，中裂片较大，两侧裂片稍小，全缘或不规则微波状。气微香，味淡。

【性味功用】

中医：甘，寒。归肝、肺、肾、膀胱经。清热解毒，利水通淋。用于肺热咳嗽，小便不利，淋病，水肿，痈肿疔毒。

瑶医：甘，寒。属打药。祛风除湿，祛瘀消肿。用于晔名肿毒（无名肿毒），谷阿锁（新生儿黄疸），产后缺乳，篮虷（肝炎），胆纲虷（胆囊炎），崩闭闷（风湿痛），改闷（腰痛），白灸闷（心绞痛），哈路（肺痨），辣给昧对（闭经）。

【用法用量】4.5～10.0 g。外用适量，捣烂敷患处。

【精选验方】

1. 谷阿锁（新生儿黄疸）：五爪金龙、金锁匙、栀子、白纸扇、酸咪咪各3～6 g。水煎服。

2. 产后缺乳：五爪金龙60 g、五加皮30 g。炖猪脚食。

3. 篮虷（肝炎）：五爪金龙10 g、栀子根10 g、黄连10 g、金针菜根10 g、车前草10 g、穿心莲10 g。水煎内服。

4. 胆纲虷（胆囊炎）：五爪金龙、仙人球、栀子、露兜簕各10 g。水煎服，每日1剂分3次服。

5. 崩闭闷（风湿痛）：五爪金龙10 g、刺茨菇10 g、鸭仔风10 g、麻骨风10 g、上山虎10 g。水煎内服。

6. 改闷（腰痛）：五爪金龙、杜仲、马尾蕨、地钻、十八症、大钻、小钻、穿破石、山莲藕各10 g。配猪尾炖服，每日1剂。

7. 白灸闷（心绞痛）：五爪金龙9 g，沉香木3 g，松树根、路路通、七枝莲、佛手百解木、杜仲、白纸扇各9 g。煎水服，每日1剂分3次服。

8. 哈路（肺痨）：五爪金龙15 g、天冬100 g、牛屎青50 g、柑子皮15 g、老姜15 g。水煎内服。

9. 辣给昧对（闭经）：五爪金龙、何首乌、血藤、当归、九龙根、穿破石、红丝线、上山虎、鹞鹰风、红花各适量。米酒浸泡，每日早晚各服20 mL。

10. 辣给昧对（闭经）：五爪金龙、红丝线、金锁匙、一点红、暖骨风、大散骨风、大钻、小钻、韭菜根各10 g，生姜3片。第一剂水煎服，第二剂后煎水取汁煮鸡肉吃，每日1剂。

芒果叶/杧果叶

【瑶文名】 Maangh biouv normh
【汉语拼音名】 Mangguoye / Mangguoye
【拉丁名】 MANGIFERAE FOLIUM

【别名】 马蒙、抹猛果、莽果、望果。

【来源】 本品为漆树科植物芒果（杧果）*Mangifera indica* L. 的干燥叶。

【植物形态】 常绿大乔木，高10～20 m。树皮灰褐色，小枝褐色，无毛。叶薄革质，常集生枝顶，叶形和大小变化较大，通常为长圆形或长圆状披针形。圆锥花序长20～35 cm，多花密集，被灰黄色微柔毛。核果大，肾形，压扁，成熟时黄色，中果皮肉质，肥厚，鲜黄色，味甜，果核坚硬。

【生境与分布】 生于海拔200～1350 m的山坡、河谷或旷野的林中。广西各地均有

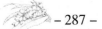

分布；国内主要分布于云南、广东、四川、福建、台湾等省份。

【采集加工】全年均可采收，晒干。

【药材性状】本品呈长圆形至长圆状披针形，长10～30 cm，革质，稍卷曲，灰棕色或灰绿色，中部宽，两端渐细，稍有光泽，边缘常呈波浪状，无锯齿，基部楔形。叶柄长4～6 cm，基部膨大。气微，味微涩。

【性味功用】

中医：酸、甘，凉。归肺、脾、胃经。行气疏滞。用于热滞腹痛，气胀，小儿疳积，消渴。

瑶医：酸，平。属打药。祛瘀，化痰止咳。用于哈紧（支气管炎），哈轮怒哈（感冒咳嗽），谷阿强拱（小儿疳积）。

【用法用量】15～30 g。外用适量，煎水洗患处，或鲜品捣烂敷患处。

【精选验方】哈轮怒哈（感冒咳嗽）：杧果叶或扁桃叶30 g。水煎，一天分3次服。

香砂/艳山姜

【瑶文名】Giemh siung
【汉语拼音名】Xiangsha / Yanshanjiang
【拉丁名】ALPINIAE ZERUMBET FRUCTUS

【别名】白豆蔻、土砂仁。

【来源】本品为姜科植物艳山姜*Alpinia zerumbet*（Pers.）Burtt. et Smith的干燥成熟果实。

【植物形态】多年生草本，株高可达3 m。叶片披针形，基部渐狭，边缘具短柔毛，两面均无毛。圆锥花序呈总状式，下垂，花序轴紫红色，分枝极短；小苞片椭圆形，白色，顶端粉红色，蕾时包裹住花；裂片长圆形，乳白色，顶端粉红色；唇瓣匙状宽卵形；子房被金黄色粗毛。种子有棱角。花期4—6月；果期7—10月。

【生境与分布】生于林下阴湿处。广西主要分布于南宁、金秀等地；国内主要分布于福建、浙江、江西、湖南等省份。

【采集加工】夏秋季果实成熟后采摘，干燥。

【药材性状】本品呈类球形，两端略尖，长1～3 cm，直径1～2 cm，表面黄棕色，略有光泽，可见隆起的纵棱，顶端具一凸起，为花被残基，基部有的具果柄断痕。果皮质脆，易纵向裂开。种子团排列疏松，易散落。种子呈圆锥状多面体，表面棕褐色，长4～5 mm，直径3～4 mm，外被白色膜质假种皮。气微香，味微辛。

【性味功用】

中医：辛、微苦，温。归心、胃经。温中燥湿，行气止痛，截疟。用于心腹冷痛，胸腹胀满，消化不良，呕吐，腹泻，疟疾。

瑶医： 辛、苦，温。属打药。燥湿祛寒，除痰截疟，健脾暖胃。用于布种（疟疾），泵卡西众（消化不良），尼椎轩（肾炎），卡西闷（胃痛），布锥累（痈疮）。

【用法用量】 种子或根茎3～9 g；种子1.5 g，研末，温开水送服。外用适量，鲜根茎捣敷。

【精选验方】

1. 尼椎轩（肾炎）：艳山姜6 g、黄皮树寄生9 g、刺手风根9 g、犁头草9 g、入山虎6 g。水煎内服。

2. 卡西闷（胃痛）：艳山姜、五灵脂各6 g。共研末，每次3 g，温开水送服。

3. 布锥累（痈疮）：艳山姜根茎60 g、生姜2片、江南香0.3 g。共捣烂敷患处。

桂千金子/桂千金子

【瑶文名】 Bouh bueix daan
【汉语拼音名】 Guiqianjinzi / Guiqianjinzi
【拉丁名】 POLYGONI RUNCINATI RHIZOMA

【别名】 赤胫散、血当归、缺腰叶蓼、红泽兰、花蝴蝶、红皂药、散血丹。

【来源】 本品为蓼科植物赤胫散*Polygonum runcinatum* Buch.–Ham. ex D. Don var. *sinense* Hemsl. 的干燥根茎。

【植物形态】 多年生草本，高30～50 cm。植株丛生，春季幼株枝条、叶柄及叶中脉均为紫红色，夏季成熟叶片绿色，中央有锈红色晕斑，叶缘淡紫红色。茎较纤细，紫色，茎上有节。叶互生，卵状三角形，基部常具2个圆耳，宛如箭镞，上面有紫黑斑纹，叶柄处有筒状的膜质托叶鞘。头状花序，常数个生于茎顶，上面开粉红色或白色小花。花后结黑色卵圆形瘦果。花期7—8月。

【生境与分布】 生于路边、沟渠、草丛等阴湿处，也有栽培。广西主要分布于百色、金秀等地；国内主要分布于四川、云南、湖南、湖北、陕西等省份。

【采集加工】 夏秋季采收，除去泥沙，洗净，干燥。

【药材性状】 本品呈不规则结节状，常聚集成簇，直径0.3～1.0 cm，红棕色至棕褐色，节间短，节呈环状凸起，具细纵皱纹，可见圆形茎基或芽，残留细长须根。质硬脆，易折断，断面棕色，髓部宽广，外侧黄白色筋脉点排列成环。气微，味微苦、涩。

【性味功用】

中医： 苦、微酸、涩，平。归肝、胃、大肠经。清热解毒，活血舒筋。用于痢疾，泄泻，赤白带下，闭经，痛经，乳痈，疮疖，无名肿毒，蛇虫咬伤，跌打损伤，劳伤腰痛，乳腺炎，痈疖肿毒。

瑶医：苦、酸、涩，平。属打药。泻下逐水，破血通经。用于别带病（带下病），碰累（痢疾），卡西闷（腹痛），播冲（跌打损伤）。

【用法用量】9～15 g。外用适量。

【精选验方】

1. 碰累（痢疾）：桂千金子15 g。水煎服。

2. 卡西闷（腹痛）：桂千金子15 g、木香6 g。水煎服。

3. 别带病（带下病）：桂千金子15 g、杉木浆、檀木浆9 g。水煎服。

4. 播冲（跌打损伤）：桂千金子适量。水煎兑酒服。

风打相兼类药

三叶香茶菜/三姐妹

【瑶文名】Faamh zei muic
【汉语拼音名】Sanyexiangchacai / Sanjiemei
【拉丁名】ISODONIS TERNIFOLII HERBA

【别名】牛尾草、轮叶香茶菜、细叶香茶菜、虫牙药、伤寒草、伤寒头。

【来源】本品为唇形科植物牛尾草 *Isodon ternifolius*（D. Don）Kudo 的干燥全草。

【植物形态】多年生草本或半灌木，一般高0.2～2.0 m。茎直立，具6棱。叶对生及轮生，狭披针形、披针形、狭椭圆形，稀卵长圆形，边缘具锯齿，坚纸质至近革质，叶柄极短。聚伞花序组成的穗状圆锥花序极密集，顶生及腋生，聚伞花序小，多花，极短的梗，苞叶叶状，披针形至卵形，花萼花时钟形，果时花萼增大，管状，花冠白色至浅紫色。小坚果卵圆形。花果期9月至翌年4—5月。

【生境与分布】生于空旷山坡或疏林下。广西各地均有分布；国内主要分布于云南、贵州、广东等省份。

【采集加工】全年均可采收，除去杂质，洗净，稍润，切段，晒干。

【药材性状】本品长短不一。根粗壮，类圆锥形，表面黑褐色。茎、枝类圆柱形，具6条纵棱，表面灰黄色或棕黄色，密被长柔毛，节间明显。质硬，易折断，断面不平坦，皮部薄，木部黄白色，髓白色。叶对生及3～4枚轮生，有的已脱落，灰棕色或棕黄色，皱缩，易碎，展平后呈狭椭圆形或披针形，叶脉明显。圆锥花序，花冠已脱落，宿萼钟状或管状，先端5齿，被柔毛。小坚果卵圆形，无毛。气微，味苦。

【性味功用】

中医：苦、微辛，凉。归肝、胆、大肠经。清热解毒，利湿。用于感冒，咳嗽，牙痛，咽喉炎，肾炎，膀胱炎，风湿肿毒，刀伤出血。

瑶医：甘、微苦，凉。属风打相兼药。清热解毒，利湿疏肝。用于哈轮（感冒），望胆篮虷（黄疸型肝炎），篮严（肝硬化），尼椎虷（肾炎），泵烈竞（尿路感染），辣给昧对（月经不调），怒哈（咳嗽），崩闭闷（风湿痛、类风湿性关节炎），囊暗（蛇虫咬伤），嘴布瓢（口腔溃疡），尿毒症，板岛闷（肩周炎）。

【用法用量】15～30 g。外用适量。

【精选验方】

1. 嘴布瓢（口腔溃疡）：三姐妹15 g、毛冬青20 g、龙鳞草15 g、救必应15 g、草鞋根15 g、白纸扇15 g、黄柏10 g、栀子根15 g、黄花参15 g、柴胡10 g、连翘10 g、陈皮10 g。水煎至450 mL，分3次温服。

2. 尿毒症：三姐妹25 g、白狗肠25 g、花粉30 g、竹茹18 g、酸吉风30 g、苍术15 g、槟榔30 g、牛膝15 g、鸡肠风（巴戟天）30 g、白芍30 g、附子18 g、熟地18 g、何首乌25 g、鹰爪风30 g、杭菊花18 g、天麻20 g、远志18 g。水煎至450 mL，分3次温服。

3. 板岛闷（肩周炎）：三姐妹30 g、木瓜30 g、扭骨风20 g、血风50 g、白芍30 g、麻骨风30 g、独活20 g、小白背风20 g、黄芪20 g、花斑竹25 g、羌活20 g、天麻20 g、黑九牛20 g、黄芩12 g。水煎至450 mL，分3次温服。

三叉苦/三叉虎

【瑶文名】Buo cax maauh
【汉语拼音名】Sanchaku / Sanchahu
【拉丁名】EVODIAE LEPTAE HERBA

【别名】昌亮、往来藤、出山虎、跌打王、三桠虎、三枝轮。

【来源】本品为芸香科植物三叉苦 *Evodia lepta*（Spreng.）Merr. 的干燥全株。

【植物形态】灌木或小乔木，高2～8 m。树皮灰白色，光滑无毛，有淡黄色皮孔。复叶对生，小叶3枚，椭圆状披针形，全缘或浅波状，有腺点。伞房状圆锥花序腋生；花单性，乳白色，4数；退化雌蕊、雄蕊短小。蓇葖果2～3瓣，外果皮暗黄褐色至红褐色。种子黑色，卵状球形。花期3—5月，果期6—8月。

【生境与分布】生于丘陵、平原、溪边、林边、灌丛中。广西各地均有分布；国内主要分布于南部地区。

【采集加工】全年均可采收，根、茎切片，除去杂质，枝叶洗净，稍润，切段，晒干。

【药材性状】本品呈不规则段或片状。根皮表面黄白色至灰褐色，可见点状或条状灰白色凸起的皮孔，呈纵向排列，横切面皮部厚0.5～2.0 mm，木质部占绝大部分，黄白色，质坚硬。茎切片表面色较深，皮部稍薄，木部中央可见细小的髓部。枝圆柱形，表面灰棕色或灰绿色，有细纵皱纹。叶纸质，多皱缩，上表面绿褐色，下表面色较浅，有透明腺点，全缘或不规则浅波状，两面光滑无毛。气微，味苦。

【性味功用】

中医：苦，寒。归心、肺经。清热解毒，祛风除湿，消肿止痛。用于温病发热，风热感冒，咽喉肿痛，风湿痹痛，跌打损伤，疮疡，皮肤瘙痒。

瑶医：苦、涩，凉。属风打相兼药。清热解毒，散瘀消肿，祛风止痒，利湿止痛。用于哈轮（感冒），更喉闷（咽喉肿痛），桨蛾（乳蛾），泵虷怒哈（肺炎），篮虷（肝炎），崩闭闷（风湿痛、类风湿性关节炎），板岛闷（肩周炎），播冲（跌打损伤），卡西闷（胃痛、腹痛），身谢（湿疹、皮肤瘙痒），布农（外伤感染），筋伤病，龟斛亮（淋巴炎）。

【用法用量】

中医：9～15 g。外用适量，水煎洗。

瑶医：15～30 g。外用适量。

【精选验方】

1. 崩闭闷（风湿痛）：三叉虎30 g、麻骨风50 g、九节风50 g、小白背风30 g、中钻50 g、大钻50 g、七叶莲50 g、半荷风50 g、鹰爪风50 g、入山虎20 g、鸭仔风30 g。水煎适量，泡洗全身。

2. 布农（外伤感染）：三叉虎50 g、熊胆木50 g、苦参30 g、扛板归30 g、盐肤木50 g、黄柏30 g、白鲜皮30 g、土茯苓50 g、九里明50 g、白花蛇舌草50 g、十大功劳50 g、穿心莲50 g、苦李根50 g、毛冬青50 g。水煎至4 L，外洗局部。

3. 筋伤病：三叉虎50 g、活血丹50 g、走血风50 g、大散骨风50 g、乳香30 g、没药30 g、秀丽楤木30 g、麻骨风50 g、小解药50 g、藤杜仲50 g、毛冬青50 g、见风消50 g、上山虎50 g、红牛膝30 g。水煎适量，泡洗全身。

4. 龟斛亮（淋巴炎）：三叉虎30 g、忍冬藤50 g、苦参30 g、马尾松30 g、十大功劳30 g、入山虎30 g、扛板归30 g、穿心莲30 g、盐肤木50 g。水煎适量，泡洗全身。

大金不换/大金牛草

【瑶文名】 Domh gomh ndie louc
【汉语拼音名】 Dajinbuhuan / Dajinniucao
【拉丁名】 POLYGALAE GLOMERATAE HERBA

【别名】 金不换、银不换、疳积草、金牛草、紫背金牛。

【来源】 本品为远志科植物华南远志 *Polygala glomerata* L. 的干燥全草。

【植物形态】 一年生直立草本，高达50 cm。主根粗壮，韧皮部肉质。茎多数丛生，直立或倾斜。单叶互生，叶片纸质，线形至线状披针形，全缘，反卷，侧脉不明显。总状花序呈扁侧状生于小枝顶端，细弱，少花，稀疏；苞片披针形，早落；萼片宿存，无毛，花瓣紫色，侧瓣斜长圆形，龙骨瓣较侧瓣长，具流苏状附属物；花药无柄，花丝丝状，具狭翅，花药长卵形；子房扁圆形，花柱弯曲，柱头内藏。蒴果圆形。种子卵形，黑色。花期4—10月，果期5—11月。

【生境与分布】生于山谷、山坡、路边草丛中或灌丛中。广西各地均有分布；国内主要分布于福建、广东、四川、云南等省份。

【采集加工】春夏季采收，切段，晒干。

【药材性状】本品长6～40 cm，茎被柔毛，多数有分枝。叶片皱缩，完整叶呈椭圆形、长圆状披针形或卵圆形，长1～6 cm，宽0.5～1.5 cm，灰绿色或黄褐色，叶端常有一小突尖，叶柄短，有柔毛。气微，味淡。

【性味功用】

中医：辛、甘、平。归肺、脾经。祛痰，消积，散瘀，解毒。用于咳嗽，咽痛，小儿疳积，跌打损伤，瘰疬，痈肿，毒蛇咬伤。

瑶医：甘，平。属风打相兼药。清热解毒，化痰止咳，健脾消食。用于篮虷（肝炎），更喉闷（咽喉肿痛），哈紧（支气管炎），哈路（肺痨），百内虾（百日咳），谷阿强拱（小儿疳积），结膜炎，嘴布瓢（口腔溃疡），碰租虷（骨髓炎），播冲（跌打损伤），囊暗（蛇虫咬伤），眸名肿毒（无名肿毒）。

【用法用量】15～30 g。外用适量，捣敷或研末调敷。

【精选验方】囊暗（蛇虫咬伤）：大金牛草6 g、小鸟不站6 g、半边莲6 g、老虎耳6 g。小鸟不站捣烂敷百会穴，余药水煎分3次服，每日1剂。

水田七/水田七

【瑶文名】Uomh dinh cietv
【汉语拼音名】Shuitianqi / Shuitianqi
【拉丁名】SCHIZOCAPSAE PLANTAGINEAE RHIZOMA

【别名】水萝卜、水鸡头、水鸡仔、水虾子、屈头鸡、蒟蒻薯。

【来源】本品为蒟蒻薯科植物裂果薯 Schizocapsa plantaginea Hance 的根茎。

【植物形态】多年生草本，高20～30 cm。根状茎粗厚，短而弯曲。叶片薄纸质，宽披针形或长圆状披针形。花葶长10～22 cm；总苞片4枚；小苞片线形；伞形花序，常有花6～8朵。蒴果开裂至中部，椭圆状球形。种子为不规则的歪卵形。花果期5—8月。

【生境与分布】生于海拔200～600 m的水边、沟边、山谷、林下、路边、田边潮湿处。广西主要分布于全州、灌阳、恭城、永福、昭平、博白、龙州、来宾等地；国内主要分布于湖南南部、江西南部，以及广东、贵州、云南等省份。

【采集加工】春夏季采挖，除去杂质，鲜用或晒干。

【药材性状】本品根茎肥大，呈长圆形或略呈链球状，长2～4 cm，直径约1.5 cm；表面淡灰棕色，周围有多数须根，根须长3～10 cm。质硬。折断面稍平，显细颗粒性，暗褐色或灰黄色，微有蜡样光泽。内皮层环明显。味苦，微甘。

【性味功用】

中医：苦、微甘，凉；有小毒。归肺、肝经。清热解毒，祛痰止咳，理气止痛，散瘀止血。用于感冒发热，痰热咳嗽，百日咳，脘腹胀痛，泻痢腹痛，消化不良，小儿疳积，肝炎，咽喉肿痛，牙痛，痄腮，瘰疬，疮肿，烧烫伤，带状疱疹，跌打损伤，外伤出血。

瑶医：苦，寒；有小毒。属风打相兼药。清热解毒，消肿止痛，收敛止血，祛腐生肌，调经。用于卡西闷（胃痛、腹痛），港虷（肠炎），哈路（肺痨），篮虷（肝炎），更喉闷（咽喉肿痛），阿毒（癌肿），鼻咽癌，尼椎虷（肾炎），布方（疗疮），眸名肿毒（无名肿毒），播冲（跌打损伤）。

【用法用量】9～15 g。外用适量，捣烂或研粉调敷。

【精选验方】

1. 港虷（肠炎）：水田七10 g、香附15 g、田皂角20 g、白狗肠10 g、一枝香15 g、四块瓦15 g、露兜簕15 g、凤尾草15 g、草鞋根15 g、陈皮15 g、肉桂8 g、穿心草15 g、细辛4 g、槐花15 g、火炭母20 g、野荞麦20 g、木香10 g。水煎至450 mL，分3次温服。

2. 港虷（肠炎）：水田七20 g、田皂角30 g、野荞麦20 g、四块瓦10 g、白狗肠10 g、凤尾草15 g、慢惊风15 g、厚朴15 g、陈皮10 g、香附15 g、磨盘草15 g、枳壳15 g、山楂15 g、救必应10 g、甘草5 g。水煎至450 mL，分3次温服。

3. 卡西闷（胃痛）：水田七10 g、田皂角30 g、慢惊风20 g、凤尾草10 g、草鞋根15 g、白狗肠10 g、野荞麦20 g、仙鹤草20 g、香附15 g、厚朴15 g、延胡索10 g、四块瓦15 g、一枝香15 g、一点红15 g、露兜簕20 g、生大黄8 g、甘草5 g。水煎至450 mL，分3次温服。

4. 卡西闷（胃痛）：水田七10 g、一枝香15 g、田皂角20 g、露兜簕15 g、四块瓦15 g、白狗肠10 g、厚朴15 g、穿心草15 g、香附15 g、陈皮15 g、野荞麦20 g、救必应15 g、佛手10 g、砂仁6 g、木香10 g、延胡索10 g、甘草5 g。水煎至450 mL，分3次温服。

5. 卡西闷（胃痛）：水田七10 g、一点血10 g、地榆10 g、沉香10 g。水煎至450 mL，分3次温服。

火炭母/火炭母

【瑶文名】Douh taanx miev
【汉语拼音名】Huotanmu / Huotanmu
【拉丁名】POLYGONI CHINENSIS HERBA

【别名】火炭藤、水洋流、老鼠蔗、火炭母草。

【来源】本品为蓼科植物火炭母 *Polygonum chinense* L. 或粗毛火炭母 *Polygonum chinense* L. var. *hispida* Hook. f. 的干燥全草。

【植物形态】**火炭母** 多年生直立或半攀缘状草本，长约1.5 m。茎直立，多分枝。叶片卵形或长卵形，顶端短渐尖，基部截形或宽心形，无毛，有时下面沿叶脉疏生短柔毛，下部叶具叶柄，叶柄基部具叶耳，托叶鞘膜质，具脉纹。花序头状，数个排成圆锥状，顶生或腋生，花序梗被腺毛；苞片宽卵形，花白色或淡红色，裂片卵形，果时增大，呈肉质，蓝黑色；花柱中下部合生。瘦果宽卵形，黑色。花果期7—9月。

【生境与分布】生于平地灌丛中、山地路边或山谷疏林中。广西各地均有分布；国内主要分布于台湾、福建、浙江、广东、江西、云南、四川、贵州、西藏等省（自治区）。

【采集加工】夏秋季采挖，除去杂质，洗净，稍润，切段，晒干。

【药材性状】**火炭母** 本品根呈须状，褐色。茎呈扁圆柱形，有分枝，节稍膨大，下部节上有须根；表面淡绿色或紫褐色，无毛，有细棱；质脆，易折断，断面灰黄色，多中空。叶互生，多卷缩、破碎，展平后呈卵状矩圆形，全缘；上表面暗绿色，下表面色较浅，两面近无毛；托叶鞘筒状，膜质，先端偏斜。无臭，味酸、微涩。

【性味功用】

中医：酸、涩，凉；有毒。归肺、大肠、肝经。清热解毒，利湿止痒，明目退翳。用于痢疾，肠炎，扁桃体炎，咽喉炎，角膜云翳，子宫颈炎，霉菌性阴道炎，皮炎湿疹。

瑶医：酸、涩，凉。属风打相兼药。清热解毒，利湿止痒，消食除滞，明目退翳。用于港虷（肠炎），港虷泵卡西（肠炎腹泻），望胆篮虷（黄疸型肝炎），碰累（痢疾），泵卡西众（消化不良），更喉闷（咽喉肿痛），桨蛾（乳蛾），谷瓦哈扨虷（宫颈炎），别带病（带下病），播冲（跌打损伤），身谢（湿疹、皮肤瘙痒），眸名肿毒（无名肿毒），小儿水痘。

【用法用量】15～30 g。外用适量。

【精选验方】

1. 望胆篮虷（黄疸型肝炎）：火炭母3 g，田基黄、金钱草、慢惊风、鸡骨草、马鞭草各6 g，牛筋草9 g。水煎服。

2. 碰累（痢疾）：火炭母15 g、金骨风根15 g、野芝麻15 g、地榆15 g。水煎服，每日1剂。

3. 港轩泵卡西（肠炎腹泻）：火炭母9～12 g、黑嘴刺 9～12 g、金骨风根9～12 g、野芝麻10 g。水煎服。

4. 小儿水痘：火炭母20 g、扛板归20 g、山夹皮5 g、香菇10 g。水煎服，每日1剂。

5. 身谢（湿疹）：火炭母100 g、蒲公英100 g、毛冬青100 g、苦参100 g、大飞扬草100 g。煎水外洗，每日1剂。

玉叶金花/白纸扇

【瑶文名】Zah gingx sinx
【汉语拼音名】Yuyejinhua / Baizhishan
【拉丁名】MUSSAENDA RADIX ET RAMULUS

【别名】董酱背、野白纸扇、山甘草、土甘草、凉口茶、仙甘藤、蝴蝶藤、蜻蜓翅、生肌藤、黄蜂藤、白叶子、凉藤子、大凉藤、小凉藤。

【来源】本品为茜草科植物玉叶金花 Mussaenda pubescens Ait. f. 的干燥根和茎。

【植物形态】攀缘灌木。嫩枝被贴伏短柔毛。叶对生或轮生，膜质或薄纸质，卵状。萼片叶状雪白色，聚伞花序顶生，花冠黄色，花柱短，内藏。浆果近球形，疏被柔毛，顶部有萼檐脱落后的环状疤痕，干时黑色，果柄疏被毛。花期6—7月。

【生境与分布】生于丘陵、山坡、灌丛、林缘、沟谷、山野、路旁等。广西主要分布于上思、金秀等地；国内主要分布于长江以南地区。

【采集加工】全年均可采收，洗净，切段，晒干。

【药材性状】本品根呈圆柱形，直径0.6～2.0 cm，表面红棕色或淡绿色，具细侧根。茎呈圆柱形，直径0.3～1.0 cm，表面棕色或棕褐色，具细纵皱纹、点状皮孔及叶柄痕。质坚硬，不易折断，断面黄白色或淡黄绿色，髓部白色。气微，味淡。

【性味功用】

中医：甘、微苦，凉。归肺经。清热利湿，解毒消肿。用于感冒，中暑，肠炎，肾炎水肿，咽喉肿痛，支气管炎。

瑶医：甘，凉。属风打相兼药。清热解毒，生津，利湿消肿，化痰止咳，凉血解暑，拔异物。用于麻红痧（中暑、胃肠型感冒），哈轮（感冒），伯公闷（头痛），哈紧（气管炎），谷阿强拱（小儿疳积），篮虷（肝炎），胆纲虷（胆囊炎），月窖浆辣贝（泌尿系统结石），泵烈竞（尿路感染），布醒蕹（肾炎水肿），辣给闷（痛经），荣古瓦卡西闷（产后腹痛），谷瓦卜断（子宫脱垂），别带病（带下病），更喉闷（咽喉肿痛），冲翠藏（外伤出血），烈歪毕恶昧出（枪伤），播冲（跌打损伤）。

【用法用量】15～30 g。外用适量，捣敷或煎水洗。

【精选验方】

1. 月窖浆辣贝（泌尿系统结石）：白纸扇20 g、胡颓子30 g、野六谷30 g、三棱20 g、莪术20 g、海金沙粉30 g、九层风30 g、麦冬25 g、郁金25 g、鸡内金30 g、穿破石30 g、滑石粉20 g。水煎至450 mL，分3次温服。

2. 伯公闷（头痛）：白纸扇30 g、刺鸭脚50 g、鸭仔风100 g、鹰爪风100 g、麻骨风50 g、九节风50 g、白背风30 g、中钻50 g、秀丽楤木50 g、忍冬藤30 g、防风30 g、荆芥20 g、薄荷20 g。水煎适量，泡洗全身。

3. 伯公闷（头痛）：白纸扇15 g、毛冬青15 g、栀子根15 g、十八症15 g、小毛蒌15 g、龙骨风15 g、九节风10 g、小白背风15 g、小散骨风15 g、刺鸭脚15 g、玉米须10 g、龙鳞草10 g、远志10 g、当归10 g、黄芪10 g。水煎至450 mL，分3次温服。

4. 胆纲虾（胆囊炎）：白纸扇20 g、草鞋根20 g、救必应30 g、野六谷15 g、车前草15 g、海金沙10 g、薏苡仁20 g、栀子根20 g、山茱萸10 g、金樱子20 g、黄精20 g、山莲藕30 g、鱼腥草15 g、土茯苓20 g。水煎至450 mL，分3次温服。

5. 泵烈竞（尿路感染）：白纸扇20 g、地钻15 g、牛尾蕨15 g、木蝴蝶10 g、金钱草15 g、海金沙藤10 g、雷公根20 g、猪肚木20 g、白凡木20 g、大蓟20 g、小蓟10 g、穿心草15 g、柴胡15 g。水煎至450 mL，分3次温服。

白背叶/白背木

【瑶文名】Baeqc ndaanc ndiangx
【汉语拼音名】Baibeiye / Baibeimu
【拉丁名】MALLOTI APELTAE FOLIUM

【别名】白吊粟、白背娘、白帽顶、野小米、白背桐。

【来源】本品为大戟科植物白背叶 *Mallotus apelta*（Lour.）Muell. Arg. 的干燥叶。

【植物形态】灌木或小乔木，高4 m。全株密被灰白色星状茸毛。叶互生，阔卵形，长7～17 cm，宽5～14 cm，全缘或不规则3浅裂，下面密被灰白色星状毛及棕色腺体。花单性，雌雄异株，无花瓣；雄花簇生，萼片3～4枚，卵形，外被毛，内有红色腺点，雄蕊多数；雌花花梗极短，子房被软刺及星状毛，花柱3个。蒴果近球形，密生羽毛状软刺和星状毛。种子近球形，黑亮。花期6—7月，果期10—11月。

【生境与分布】生于山谷、山坡、沟边、村边、路旁或灌丛中。广西各地均有分布；国内主要分布于河南、安徽、浙江、江西、福建、湖南、广东、四川、云南等省份。

【采集加工】全年均可采收，除去杂质，洗净，切碎，干燥。

【药材性状】本品皱缩，边缘多内卷，展平后呈阔卵形，长7～17 cm，宽为5～14 cm，上表面绿色或黄绿色，无毛；下表面灰白色或白色，被星状毛，基出脉

5条，叶脉隆起，全缘或顶部微3裂，有钝齿。叶柄长4～20 cm，质脆。气微香，味微苦、辛。

【性味功用】

中医：苦、涩，平。归胃、肝、肾经。清热解毒，利湿，止痛，止血。用于淋浊，胃痛，口疮，痔疮，溃疡，跌打损伤，蛇咬伤，外伤出血。

瑶医：微苦、涩，寒。属风打相兼药。清热解毒，止血，止痛，利湿，收敛。用于篮虷（肝炎），篮硬种翁（肝硬化腹水），篮榜垂翁撸（肝脾肿大），谷瓦卜断（子宫脱垂），港脱（脱肛），港虷（肠炎），碰累（痢疾），泵烈竞（尿路感染），荣古瓦崩（产后风），改窟闷（痔疮），改对仲（疝气），播冲（跌打损伤），冲翠藏（外伤出血），眸名肿毒（无名肿毒），来藏（便血）。

【用法用量】

中医：5～10 g。外用适量，研末撒或煎水洗患处。

瑶医：15～60 g。外用适量。

【精选验方】

1. 来藏（便血）：白背木20 g、生地黄15 g、牡丹皮10 g、地榆20 g、大蓟10 g、小蓟10 g、仙鹤草10 g、木棉花10 g、藤当归10 g、金樱根10 g、地桃花15 g、稔子根30 g、金银花10 g。水煎至450 mL，分3次温服。

2. 改窟闷（痔疮）：白背木15 g、忍冬藤20 g、刺苋菜20 g、地榆10 g、胡颓子根12 g。水煎至400 mL，分3次温服。

3. 港脱（脱肛）：白背木20 g、柴胡10 g、升麻10 g、黄芪30 g、当归10 g、党参15 g、陈皮10 g、金樱根20 g、胡颓子20 g、酸吉风10 g、甘草10 g、白术10 g、杜仲10 g。水煎至450 mL，分3次温服。

瓜子金/小金不换

【瑶文名】Fiuv gormh ndie louc
【汉语拼音名】Guazijin / Xiaojinbuhuan
【拉丁名】POLYGALAE JAPONICAE HERBA

【别名】紫金花、柳叶紫花、小叶瓜子草、神砂草。

【来源】本品为远志科植物瓜子金 *Polygala japonica* Houtt. 的干燥全草。

【植物形态】多年生草本，高约15 cm。茎被灰褐色细柔毛。叶互生，卵形或卵状披针形，长10～20 mm，宽5～10 mm，先端短尖，全缘，被细柔毛。总状花序腋生，最上一花序低于茎的顶端；花紫色，萼片5枚，有细毛，不等大，内面2枚呈花瓣状；花瓣3枚，中央1枚呈龙骨状，先端有流苏状的附属物；雄蕊8枚；子房倒卵形而扁。蒴果广卵形而扁，具宽翅，萼片宿存。花期为4—5月，果期为5—6月。

【生境与分布】生于山坡、荒地、田坎边、路边草地。广西各地均有分布；国内主要分布于陕西，以及东北、华北、华中、华西和西南大部分地区。

【采集加工】春末花开时采挖，除去杂质，洗净，稍润至软，切段，干燥。

【药材性状】本品根呈圆柱形，稍弯曲，直径可达4 mm；表面黄褐色，有纵皱纹；质硬，断面黄白色。茎少分枝，淡棕色，被细柔毛。叶互生，展平后呈卵形或卵状披针形，侧脉明显，全缘，灰绿色；叶柄短，有柔毛。总状花序腋生，最上的花序低于茎的顶端；花蝶形。蒴果圆而扁，具宽翅，萼片宿存。气微，味微辛、苦。

【性味功用】

中医：辛、苦，平。归肺经。祛痰止咳，活血消肿，解毒止痛。用于咳嗽痰多，咽喉肿痛，跌打损伤，疔疮疖肿，蛇虫咬伤。

瑶医：辛、苦，平。属风打相兼药。祛痰止咳，通经活络，活血解毒，止痛，安神。用于篮虷（肝炎），泵虷怒哈（肺炎），嘴布瓢（口腔溃疡），碰租虷（骨髓炎），更喉闷（咽喉肿痛），桨蛾（乳蛾），改对岩闷（睾丸炎），谷阿虷昧退（小儿高热不退），谷阿哈紧（小儿气管炎、小儿支气管炎），谷阿强拱（小儿疳积），荣古瓦崩（产后风），绵嘿（体虚），崩闭闷（风湿痛、类风湿性关节炎），努脑痨（淋巴结核），播冲（跌打损伤），囊暗（蛇虫咬伤），眸名肿毒（无名肿毒）。

【用法用量】

中医：15～30 g。

瑶医：9～15 g。外用适量。

【精选验方】

1. 眸名肿毒（无名肿毒）：小金不换适量。药物捣烂调酒涂敷患处。

2. 篮虷（肝炎）：小金不换60 g。水煎，一天分3次服。

3. 绵嘿（体虚）：小金不换30 g。水煎，一天分2次服。

4. 谷阿强拱（小儿疳积）：小金不换16 g。水煎当茶饮。

5. 桨蛾（乳蛾）：小金不换45 g、白薇根15 g。水煎，一天分3次服。

6. 改对岩闷（睾丸炎）：小金不换30 g、鸡蛋1只。鸡蛋去壳炒熟，同小金不换加水适量煎，一天分2次服。

7. 努脑痨（淋巴结核）：小金不换50 g。水煎，一天分3次服。

地耳草/田基黄

【瑶文名】Finv lingh jang
【汉语拼音名】Di'ercao / Tianjihuang
【拉丁名】HYPERICI JAPONICI HERBA

【别名】黄花草、对叶草、耳挖草。

【来源】本品为藤黄科植物地耳草 *Hypericum japonicum* Thunb. 的干燥全草。

【植物形态】一年生草本，高10～40 cm。无毛，根须状。茎直立或倾斜，有四棱，节明显，单叶叶对生，卵形，长2.5～5.0 cm，宽1.5～3.0 cm，全缘，先端钝，叶面有细微的透明点。花单生于枝端，或成聚伞花序，花直径4～5 cm；萼片5枚，卵形；花瓣5枚，近圆形，金黄色；雄蕊多数，连合成5束；花柱5枚，与雄蕊等长或较短，分离。蒴果卵形，有宿存的萼。花果期4—10月。

【生境与分布】生于田边、路边或荒地较潮湿处。广西各地均有分布；国内主要分布于长江流域及其以南地区。

【采集加工】春夏季花开时采挖，除去杂质，切段，晒干。

【药材性状】本品长10～40 cm。根须状，黄褐色。茎单一或基部分枝，黄绿色或黄棕色；质脆，易折断，断面中空。叶对生，无柄；展平叶片卵形或卵圆形，全缘，具腺点，基出脉3～5条。聚伞花序顶生，花小橙黄色。无臭，味微苦。

【性味功用】

中医：苦、辛，平。归肝、胆、脾、胃、大肠经。清利湿热，散瘀消肿。用于肝炎，疮疖痈肿。

瑶医：甘、微苦，凉。属风打相兼药。清热解毒，拔毒消肿，通淋利湿。用于篮虷（肝炎），篮严（肝硬化），港叉闷（阑尾炎），哈紧（支气管炎），泵虷怒哈（肺炎），结膜炎，谷阿强拱（小儿疳积），谷阿惊崩（小儿惊风），囊暗（蛇虫咬伤），播冲（跌打损伤），汪逗卜冲（烧烫伤）。

【用法用量】

中医：9～15 g。

瑶医：15～30 g。外用适量。

【精选验方】

1. 篮虷（肝炎）：田基黄15 g、穿心草15 g、狗肝菜15 g、黄柏10 g、十大功劳10 g、毛冬青20 g、绣花针15 g、大蓟20 g、小蓟20 g、忍冬藤15 g、犁头草15 g、草鞋根15 g、花斑竹15 g、望江南20 g、甘草5 g。水煎至450 mL，分3次温服。

2. 篮严（肝硬化）：田基黄10 g、柴胡12 g、当归12 g、白芍20 g、虎刺20 g、不出林15 g、排钱草10 g、半枝莲10 g、花斑竹20 g、延胡索10 g、水石榴20 g、香附10 g、马鞭草10 g、佛手10 g、郁金10 g、栀子根20 g。水煎至450 mL，分3次温服。

血党/九管血

【瑶文名】Jieng biemh lorh famh
【汉语拼音名】Xuedang / Jiuguanxue
【拉丁名】ARDISIAE BREVICAULIS HERBA

【别名】血猴爪、乌肉鸡。

【来源】本品为紫金牛科植物九管血 *Ardisia brevicaulis* Diels 的干燥全株。

【植物形态】矮小灌木。具匍匐生根的根茎。直立茎高10～15 cm，幼嫩时被微柔毛，无分枝。叶片坚纸质，狭卵形、卵状披针形或椭圆形至近长圆形，顶端急尖且钝，或渐尖，基部楔形或近圆形，长7～18 cm，宽2.5～6.0 cm，近全缘，具不明显的边缘腺点，叶面无毛，背面被细微柔毛，尤以中脉为多，具疏腺点，侧脉7～13对；叶柄长1.0～2.0 cm，被细微柔毛。伞形花序，着生于侧生特殊花枝顶端，花枝长2～5 cm，近顶端有1～2枚叶；萼片披针形或卵形，花瓣粉红色卵形，雄蕊较花瓣短，花药披针形，雌蕊与花瓣等长，具腺点；胚珠6枚，1轮。果球形，直径约6 mm，鲜红色，具腺点，宿存萼与果梗通常为紫红色。花期6—7月，果期10—12月。

【生境与分布】生于山谷、山坡密林下、河边或阴湿地。广西主要分布于崇左、南宁、隆安、西林、隆林、金秀、恭城、荔浦、平乐、贺州等地；国内主要分布于台湾至西南地区，湖北至广东（海南除外）各省。

【采集加工】全年均可采收，除去泥沙，晒干。

【药材性状】本品根簇生于略膨大的根茎上，呈圆柱形，略弯曲，直径0.2～0.6 cm，表面棕红或棕褐色，具细皱纹及横裂纹，质脆易折断，皮与木部易分离，断面皮部厚，类白色，有紫褐色斑点散在。茎呈圆柱形，略弯曲，直径0.2～1.0 cm，表面灰棕色或棕褐色，质硬而脆，易折断，断面类白色，皮部菲薄，具髓部。单叶互生，有短柄；叶片多皱缩，灰绿色或棕黄色；展平后叶片呈狭卵形，或椭圆形至近长圆形，近全缘，边缘有腺点。气微香，味淡。

【性味功用】

中医：苦、辛，平。归肝、肾经。祛风湿，活血调经，消肿止痛。用于风湿痹痛，痛经，闭经，跌打损伤，咽喉肿痛，无名肿毒。

瑶医：苦、微涩，平。属风打相兼药。活血调经，祛风通络，散瘀消肿，利咽止痛。用于篮虷（肝炎），篮严（肝硬化），卡西闷（胃痛），辣给昧对（月经不调、闭经），辣给闷（痛经），藏紧邦（崩漏），更喉闷（咽喉肿痛），胆纲虷（胆囊炎），囊中病（蛔虫病），血管瘤，崩闭闷（风湿痛、类风湿性关节炎），播冲（跌打损伤）。

【用法用量】

中医：9～15 g。

瑶医：5～30 g。外用适量。

【精选验方】

1. 胆纲虷（胆囊炎）：九管血60 g、鱼腥草45 g。水煎服，每日1剂。

2. 藏紧邦（崩漏）：九管血10 g、杜仲10 g、老虎须10 g、野紫苏10 g、穿破石10 g、不出林10 g。配猪肉煎服。

3. 篮严（肝硬化）、篮虷（肝炎）、囊中病（蛔虫病）：九管血60 g。水煎，一天分3次服。

4. 胆纲虷（胆囊炎）：九管血30 g。水煎，一天分2次服。

5. 崩闭闷（风湿痛）：九管血、入山虎、大钻、小钻、四方钻、千山钻、爬山虎、马指通、人头蕨、双钩钻、杜仲各50 g。水煎内服外洗。

羊开口/野牡丹

【瑶文名】Yungh nqoi nzuih
【汉语拼音名】Yangkaikou / Yemudan
【拉丁名】MELASTOMAE RADIX ET CAULIS

【别名】地茄、红爆牙狼、暴牙郎、高脚稔、野石榴。

【来源】本品为野牡丹科植物展毛野牡丹 *Melastoma normale* D. Don 和野牡丹 *Melastoma candidum* L. 的干燥根及茎。

【植物形态】展毛野牡丹　灌木，高0.5～1.5 m。茎钝四棱形或近圆柱形，分枝多。叶片坚纸质，卵形或广卵形，全缘，基出脉7条，两面被糙伏毛及短柔毛。伞房花序生于分枝顶端，近头状，有花3～5朵；花瓣玫瑰红色或粉红色，倒卵形，长3～4 cm，顶端圆形，密被缘毛。蒴果坛状球形，与宿存萼贴生，长1.0～1.5 cm，直径8～12 mm，密被鳞片状糙伏毛。种子镶于肉质胎座内。花期5—7月，果期10—12月。

【生境与分布】生于海拔120 m以下的山坡松林下或开朗的灌草丛中，是酸性土常见的植物。广西各地均有分布；国内主要分布于云南、广东、福建、台湾等省份。

【采集加工】秋冬季采挖，除去杂质，洗净，润透，切片或切段，干燥。

【药材性状】展毛野牡丹　本品根呈不规则长圆柱状或圆锥状，根外皮灰白色或黄棕色，平坦，有浅的纵向纹，皮薄，易脱落，脱落处呈浅棕黄色。质硬而致密，不易折断，断面浅黄棕色或浅棕色。茎圆柱形或四棱形，老枝表面灰褐色，有节，质坚韧，断面纤维性。小枝常密被鳞片状毛，毛向外展开。气微，味涩。

【性味功用】

中医：甘、酸、涩，微温。归大肠、脾经。收敛，止血，解毒。用于泻痢，崩漏带下，内外伤出血。

瑶医：甘、酸、涩，微温。属风打相兼药。收敛止血，活血化瘀，解毒，祛瘀生新。用于哈轮（感冒），撸藏（吐血），碰累（痢疾），港奸（肠炎），望胆篮奸（黄疸型肝炎），卡西闷（腹痛），泵卡西（腹泻），藏紧邦（崩漏），别带病（带下病），辣给昧对（闭经），冲翠藏（外伤出血），播冲（跌打损伤）。

【用法用量】6～15 g。

【精选验方】

1. 撸藏（吐血）：野牡丹20 g、稔子根20 g、地榆10 g。水煎至450 mL，分3次温服。

2. 哈轮（感冒）：野牡丹根60 g。水煎，一天分3次冲黄糖适量服。

3. 望胆篮奸（黄疸型肝炎）、辣给昧对（闭经）：野牡丹根60 g。水煎，一天分3次服。

4. 播冲（跌打损伤）：野牡丹叶适量。捣烂调酒敷患处。

5. 碰累（痢疾）、港奸（肠炎）：野牡丹根45 g、地稔全草30 g。水煎，一天分3次服。

岗松/扫地松

【瑶文名】Puotc ndau zongh
【汉语拼音名】Gangsong / Saodisong
【拉丁名】BAECKEAE FOLIUM

【别名】扫把枝、沙松、铁扫把。

【来源】本品为桃金娘科植物岗松 *Baeckea frutescens* L. 带有花、果的干燥叶。

【植物形态】灌木或小乔木。嫩枝纤细，多分枝。叶小，无柄，或有短柄，叶片狭线形或线形，中脉1条，无侧脉。花小，白色，单生于叶腋内，两性；苞片早落；花梗长1.0～1.5 mm；萼管钟状，萼齿5枚，细小三角形，先端急尖；花瓣圆形，分离；雄蕊10枚或稍少，成对与萼齿对生；子房下位，3室，花柱短，宿存。蒴果小。种子扁平有角。花期7—8月。

【生境与分布】生于荒野、坡地、岭边酸性红土壤上。广西主要分布于南宁、钦州、玉林、柳州等地；国内主要分布于广东、福建、江西等省份。

【采集加工】夏季花开时将叶及花、果摘下，阴干。

【药材性状】本品叶片条形或条状锥形，长0.5～1.0 cm，宽0.3～0.5 mm；黄绿色，先端急尖，基部渐狭，全缘；密生透明圆形腺点，上表面有槽，下表面隆起。花小，黄白色，具短梗。蒴果长约1 mm。气微香，味苦、涩。

【性味功用】

中医：苦、涩，寒。归肺、胃经。清利湿热，杀虫止痒。用于急性胃肠炎，滴虫性阴道炎，湿疹。

瑶医：苦、涩，寒。属风打相兼药。清热除湿，杀虫止痒，利尿排毒，祛风通络，消食导滞。用于哈轮（感冒），卡西闷（腹痛），港虷泵卡西（肠炎腹泻），也改昧通（小便不通），泵卡西众（消化不良），崩闭闷（风湿痛、类风湿性关节炎），崩毕扭（风湿性心脏病），囊暗（蛇虫咬伤），身谢（湿疹、皮肤瘙痒），别带病（带下病）。

【用法用量】

中医：3～9 g。外用适量。

瑶医：15～30 g。外用适量。

【精选验方】

1. 囊暗（毒蛇咬伤）：扫把松、旱烟筒内烟屎各适量。共捣烂敷伤口。

2. 泵卡西众（消化不良）：扫把松炭3 g、茶麸炭3 g、鱼腥草3 g、田基黄4.5 g、灯盏菜6 g、露兜簕根4.5 g、酸吉风根3 g。共研末，每日1剂，分3次以开水送服，病除停药。

岗梅/百解木

【瑶文名】Bace jiaiv ndiangx
【汉语拼音名】Gangmei / Baijiemu
【拉丁名】ILICIS ASPRELLAE RADIX

【别名】称星树、土甘草、天星木、百解茶。

【来源】本品为冬青科植物岗梅 *Ilex asprella*（Hook. et Arn.）Champ. ex Benth. 的干燥根。

【植物形态】落叶灌木。幼枝散生多数白色皮孔。叶互生，膜质，卵形或卵状椭圆形，先端渐尖或急尖，基部圆或阔楔形，边缘有细锯齿。花白色或黄绿色，单性异株，雄花单生或2～3朵簇生叶腋，雌花单生于叶腋，萼片、花瓣、雄蕊通常4枚，有时5～6枚；子房上位。浆果球形，熟时黑色，具宿存花柱。

【生境与分布】生于山坡疏林下、灌丛中。广西各地均有分布；国内主要分布于江苏、浙江、江西、安徽、湖北、湖南、福建、台湾、广东、海南等省份。

【采集加工】全年均可采挖，除去杂质，洗净，润透，切片，干燥。

【药材性状】本品呈圆柱形。外皮浅棕褐色或浅棕红色，稍粗糙，有细纵皱纹、细根痕及皮孔。外皮薄，不易剥落，剥去外皮处显灰白色至灰黄色，可见较密的点状或短条状凸起。质坚硬，不易折断，断面有微细的放射状纹理。气微，味苦而后甘。

【性味功用】

中医：苦、微甘，凉。归肺、胃经。清热解毒，生津利咽，散瘀止痛。用于感冒发热口渴，咽喉肿痛，外伤瘀血肿痛。

瑶医：微苦、甘，凉。属风打相兼药。清热解毒，止咳化痰。用于哈轮（感冒），碰累（痢疾），怒哈（咳嗽），更喉闷（咽喉肿痛），牙闷（牙痛），汪逗卜冲（烧烫伤），高脂血症，低血压。

【用法用量】15～30 g。

【精选验方】

1. 高脂血症：百解木20 g、野荞麦20 g、山楂30 g、荷叶10 g、仙鹤草20 g、露兜簕20 g、绣花针15 g、五味子15 g、白凡木20 g、小蓟20 g、白纸扇15 g、天花粉20 g、凤尾草15 g、穿心草15 g、大蓟20 g、玉米须10 g。水煎至450 mL，分3次温服。

2. 低血压：百解木20 g、小白背风50 g、桂枝50 g、下山虎100 g、鸡血藤50 g、小蓟15 g、绣花针20 g、淡竹叶15 g、灯心草15 g、茅草根15 g、车前草10 g、荷叶10 g、凤尾草15 g、穿心草15 g、白凡木20 g、大蓟20 g、天花粉20 g、玉米须10 g、五爪风20 g、白芍20 g、熟地20 g、党参20 g、黄芪20 g、何首乌20 g。水煎至450 mL，分3次温服。

灵香草/灵香草

【瑶文名】Hungh cuv
【汉语拼音名】Lingxiangcao / Lingxiangcao
【拉丁名】LYSIMACHIAE FOENUM-GRAECI HERBA

【别名】零陵香、广零陵香、驱蛔虫草、薰衣草。

【来源】本品为报春花科植物灵香草 *Lysimachia foenum-graecum* Hance 的干燥地上部分。

【植物形态】草本，株高20～60 cm，干后有浓郁香气。茎草质，绿色。叶互生，叶片广卵形，先端锐尖或稍钝，草质。花单出腋生；花梗纤细，花冠黄色，花药基部心形，花粉圆球形。蒴果近球形，灰白色。花果期5—9月。

【生境与分布】生于山谷溪边和林下的腐殖质土壤中。广西主要分布于龙胜、桂林、富川、金秀、德保、那坡等地；国内主要分布于广东、云南、湖南、云南、贵州等省份。

【采集加工】夏秋季茎叶茂盛时采收，除去杂质，阴干。

【药材性状】本品全体多扭曲不直，呈灰绿至紫棕绿色。表面有纵走线纹及3条棱翘，一侧常生有须状不定根。质脆，易折断，断面三角形，类黄白色。叶互生，有长柄，叶片卵形多皱褶，基部楔形具翼，羽状网脉显著，类纸质。有时于叶腋处带有球形蒴果，类白色。果柄细长，长达3.5 cm。萼宿存，萼片5裂。果皮薄，内藏多数细小的棕黑色种子，呈立体三角形。根须状，棕黑色。气芳香浓郁，味微甘。

【性味功用】

中医：辛、甘，温。归肺、胃经。祛风寒，辟秽浊。用于鼻塞，伤风，感冒头疼，下痢，遗精，牙痛，胸腹胀满。

瑶医：甘、淡，平。属风打相兼药。清热解毒，祛风除湿，行气止痛，杀虫止痒，驱蛔虫。用于哈轮伯公闷（感冒头痛），牙闷（牙痛），更喉闷（咽喉肿痛），囊中病卡西闷（蛔虫性腹痛），崩闭闷（风湿痛、类风湿性关节炎），辣给昧对（月经不调），阴道滴虫，补髓节喉（腋臭），身谢（皮肤瘙痒）。

【用法用量】

中医：6～9 g。

瑶医：9～15 g。外用适量。

【精选验方】

1. 阴道滴虫：灵香草30 g、长叶蒲公英30 g、十大功劳30 g、黄柏皮30 g。煎水外洗。

2. 阴道滴虫：灵香草全草、细叶苦荬全草、阔叶十大功劳茎、广西黄柏树皮各适量。水煎，坐盆1～2次，每天1剂。

虎杖/花斑竹

【瑶文名】Hunghlinhngongc
【汉语拼音名】Huzhang / Huabanzhu
【拉丁名】POLYGONI CUSPIDATI RHIZOMA ET RADIX

【别名】苦杖、斑杖、酸杆、大活血、蛇总管、阴阳莲。

【来源】本品为蓼科植物虎杖 Polygonum cuspidatum Sieb. et Zucc. 的干燥根茎和根。

【植物形态】多年生灌木状草本，高1 m以上。根茎横卧地下，木质，黄褐色，节明显。茎直立，圆柱形，表面无毛，散生紫红色斑点，中空。单叶互生，阔卵形至近圆形，长7～12 cm，宽5～9 cm，先端短尖，基部圆形或楔形，叶柄短；托叶鞘膜质，褐色，早落。花单生，雌雄异株，圆锥花序腋生；花梗较长，上部有翅；花小而密，白色，花被5枚，外轮3枚，背面有翅，结果时增大；雄花有雄蕊8枚；雌花花柱3枚。瘦果卵形，具3棱，红褐色，包在翅状的花被中。花期7—9月，果期9—10月。

【生境与分布】生于沟边、溪边、林下阴湿处，也有栽培。广西各地均有分布；国内主要分布于南部和中部地区。

【采集加工】春秋采挖，除去须根，洗净，趁鲜切短段或厚片，晒干。

【药材性状】本品多为圆柱形短段或不规则厚片，长1～7 cm，直径0.5～2.5 cm。外皮棕褐色，有纵皱纹和须根痕，切面皮部较薄，木部宽广，棕黄色，射线放射状，皮部与木部较易分离。根茎髓中有隔或呈空洞状。质坚硬。气微，味微苦、涩。

【性味功用】

中医：微苦，微寒。归肝、胆、肺经。利湿退黄，清热解毒，散瘀止痛，止咳化痰。用于湿热黄疸，淋浊，带下，风湿痹痛，痈肿疮毒，水火烫伤，闭经，癥瘕，跌打损伤，肺热咳嗽。

瑶医：苦，凉。属风打相兼药。清热利湿，止咳化痰，凉血止血，散瘀定痛。用于篮咔（肝炎），望胆篮咔（黄疸型肝炎），港咔（肠炎），碰累（痢疾），哈紧（气管炎），泵咔怒哈（肺炎），泵烈竞（尿路感染），尼椎咔（肾炎），辣给昧对（闭经），怒藏（咯血），高脂血症，崩闭闷（风湿痛、类风湿性关节炎），下肢肿痛，改窟闷（痔疮），汪逗卜冲（烧烫伤），囊暗（蛇虫咬伤）。

【用法用量】

中医：9～15 g。外用适量，制成煎液或油膏涂敷。

瑶医：15～30 g。外用适量。

【精选验方】

1. 篮咔（肝炎）：花斑竹100 g、熊胆木100 g、水石榴100 g、栀子根150 g、黄花一枝香60 g、龙胆草60 g、石菖蒲60 g、十大功劳150 g、大青叶100 g。水煎适量，泡洗全身。

2. 望胆篮咔（黄疸型肝炎）：花斑竹12 g、熊胆木10 g、百解木10 g。水煎至450 mL，分3次温服。

3. 下肢肿痛：花斑竹100 g、泽泻100 g、石菖蒲100 g、七仔莲100 g、细辛50 g、地榆100 g、龙胆草70 g、毛冬青100 g、上山虎100 g。水煎适量，泡洗全身。

4. 改窟闷（痔疮）：花斑竹30 g、金银花30 g、艾叶30 g、扛板归30 g、活血丹30 g、铺地苈30 g、五倍子20 g、大黄20 g。水煎至450 mL，分3次温服。

金沙藤/金沙藤

【瑶文名】Qingv waiv lorngh
【汉语拼音名】Jinshateng / Jinshateng
【拉丁名】LYGODII HERBA

【别名】金沙蕨、洗碗藤、扫把藤。

【来源】本品为海金沙科植物海金沙 Lygodium japonicum（Thunb.）Sw.、小叶海金沙 Lygodium scandens（L.）Sw. 或曲轴海金沙 Lygodium flexuosum（L.）Sw. 的干燥地上

部分。

【植物形态】海金沙 多年生缠绕草本，长1～4 m。根须状，黑褐色，坚韧，被毛。根状茎横走，生黑褐色有节的毛。叶多数，对生于茎上的短枝两侧，二型，纸质，连同叶轴和羽轴有疏短毛；二回羽状，小羽片掌状或三裂，边缘有不整齐的浅钝齿；孢子叶卵状三角形，长宽各10～20 cm，多收缩而呈深撕裂状。小羽片边缘疏生流苏状孢子囊穗，穗长2～4 mm，宽1.0～1.5 mm，疏离。孢子表面有小疣，黑褐色。

【生境与分布】 生于路边或山坡疏灌丛中。广西各地均有分布；国内主要分布于暖温带及亚热带地区，北至陕西及河南南部，西达四川、云南和贵州。

【采集加工】 夏秋季采收，除去杂质，喷淋清水，稍润，切段，晒干。

【药材性状】海金沙 本品呈段状。茎圆柱形，浅棕黄色，切面中央黄色。叶及叶轴均被短毛，叶二回羽状，小羽片纸质，不育叶羽片边缘有浅钝齿，能育叶小羽片边缘生有流苏状的孢子囊群。气微，味淡。

【性味功用】

中医： 甘，寒。归膀胱、小肠、肝经。清热解毒，利水通淋。用于热淋，砂淋，石淋，血淋，膏淋，尿道涩痛，湿热黄疸，风热感冒，咳嗽，咽喉肿痛，泄泻，痢疾。

瑶医： 苦、涩，平。属风打相兼药。利尿通淋，散结，解毒，凉血，止血。用于泵烈竞（尿路感染），月窖桨辣贝（尿路结石），布醒蕹（肾炎水肿），尼椎虾（肾炎），哈轮（感冒），谷阿泵虾怒哈（小儿肺炎），谷阿照拍（小儿麻痹后遗症），碰脑（骨折），毕藏（衄血），冲翠藏（外伤出血），改捆苦桨锥（瘘管），手术后感染，藏紧邦（崩漏），卡西闷（胃痛）。

【用法用量】 15～30 g。外用适量。

【精选验方】

1. 改捆苦桨锥（瘘管）：金沙藤、毛冬青各适量。共研成粉撒敷患处。

2. 冲翠藏（外伤出血）：金沙藤、马鞭草、锯齿木皮各适量。药物捣烂外敷，每日换药。

3. 手术后感染：金沙藤、毛冬青树嫩叶各适量。焙干研粉末，局部清洗消毒后，将药粉撒入伤口，外加纱布纱垫胶布固定。

4. 藏紧邦（崩漏）：金沙藤15 g、红网子藤15 g、地胆草15 g、毛算盘15 g、仙鹤草15 g、大金不换15 g、一点红15 g、马莲鞍15 g。药物炒到焦黄后加水煎服，一剂得愈。

5. 卡西闷（胃痛）：金沙藤15 g、野荞麦20 g、车前草15 g、大蓟20 g、小蓟20 g、玉米须15 g、半枝莲15 g、臭尿藤30 g、野六谷20 g、金钱草15 g、忍冬藤15 g、露兜簕20 g、鸡内金15 g、草鞋根15 g、田皂角20 g、茯苓20 g、穿破石20 g、穿心草15 g。水煎至450 mL，分3次温服。

6. 月窖桨辣贝（尿路结石）：金沙藤15 g、白纸扇15 g、栀子根15 g、野六谷15 g、车前草15 g、石韦15 g、金钱草20 g、陈皮10 g、枳壳15 g、追骨风20 g、鸡内金10 g、穿破石20 g、臭尿藤10 g、磨盘草15 g、水石榴15 g。水煎至450 mL，分3次温服。

7. 泵烈竞（尿路感染）：金沙藤15 g、石韦15 g、大蓟20 g、小蓟20 g、车前草20 g、金线风15 g、穿心草15 g、玉米须15 g、灯笼草15 g、龙鳞草15 g、五层风20 g、野六谷20 g、天花粉15 g、麦冬15 g、金银花15 g。水煎至450 mL，分3次温服。

狗仔花/狗仔花

【瑶文名】Guh dorn biangh
【汉语拼音名】Gouzaihua / Gouzaihua
【拉丁名】VERNONIAE PATULAE HERBA

【别名】咸虾花。

【来源】本品为菊科植物咸虾花 Vernonia patula（Dryand.）Merr. 的干燥全草。

【植物形态】一年生草本，高60～100 cm。茎直立，有分枝，具明显条纹，被灰色短柔毛。叶互生，卵形或椭圆状披针形，先端钝或短尖，基部楔形或渐狭，边缘波状或有浅齿，上面近无毛，下面被灰色密柔毛，侧脉4～5对。圆锥状或伞形花序；总苞宽钟状或半球形；总苞片3～4层，绿色，卵状披针形，锐尖，外面被短柔毛；花两性，全为管状，花冠5裂，淡紫色；雄蕊5枚，聚药。瘦果圆柱形，具4～5棱，无毛，有腺点；冠毛白色，易脱落。花期5—9月，果期7—11月。

【生境与分布】生于村边、田埂、旷野、路旁草地或荒地。广西主要分布于百色、大新、龙州、扶绥、玉林、金秀等地；国内主要分布于台湾、广东、海南、福建、云南、贵州等省份。

【采集加工】夏秋季采收，除去杂质，切段，晒干。

【药材性状】本品主茎粗4～8 mm，茎枝均呈灰棕色或黄绿色，有明显的纵条纹及灰色短柔毛，质坚而脆，断面中心有髓。叶互生，多破碎，灰绿色至黄棕色，被灰色短柔毛。小枝通常带果序，瘦果圆柱形，有4～5棱，无毛，有腺点，冠毛白色，易脱落。气微，味微苦。

【性味功用】

中医：苦、辛，平。归肝、肾、脾经。发表散寒，凉血解毒，清热止泻。用于感冒发热，疟疾，热泻，痧气，湿疹，荨麻疹，久热不退，高血压，乳腺炎。

瑶医：辛、微苦，平。属风打相兼药。清热解毒，利湿，散瘀消肿，凉血，发表散寒。用于哈轮（感冒），伯公闷（头痛），样琅病（高血压病），港虷（肠炎），碰累（痢疾），身谢（湿疹），勉八崩（风疹），布锥累（痈疮），疟椎闷（乳痈），播冲（跌打损伤），囊暗（蛇虫咬伤）。

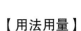

【用法用量】

中医： 干品10～15 g，或鲜品25～50 g。外用适量。

瑶医： 15～30 g。外用适量。

【精选验方】 囊暗（蛇虫咬伤）：狗仔花30 g、马棟花30 g、木箕佗叶30 g、鸭脚风叶90 g。捣烂与米泔水调匀敷伤口，病情重者加旱莲草60 g。

重楼/七仔莲

【瑶文名】 Siec zeiv linh
【汉语拼音名】 Chonglou / Qizailian
【拉丁名】 PARIDIS RHIZOMA

【别名】 七叶帮、七叶一枝花、蝥休、蚩休、重楼金线、重台草、独脚莲、白甘遂、草河车、三层草、九道箍、铁灯盏、七叶一盏灯、鸳鸯虫、枝花头、金盘托荔枝、蚤休。

【来源】 本品为百合科植物云南重楼 *Paris polyphylla* Smith var. *yunnanensis*（Franch.）Hand. –Mazz. 或华重楼（七叶一枝花）*Paris polyphylla* Smith var. *chinensis*（Franch.）Hara的干燥根茎。

【植物形态】华重楼 多年生草本。叶轮生，叶片厚纸质，披针形、卵状长圆形至倒卵形。花梗从茎顶抽出，顶生一花；萼片披针形或长卵形，绿色；花被片线形而略显披针形，黄色或黄绿色，长为萼片的1/3左右至近等长，中部以上宽2～6 mm；雄蕊8～10枚；花丝比花药短，药隔突出部分1～2 mm。花期5—7月，果期8—10月。

【生境与分布】 生于山坡林荫处或沟谷边的草丛阴湿处。广西主要分布于桂林、永福、阳朔、金秀、蒙山、钟山、贺州、都安等地；国内主要分布于云南、贵州、四川、广东、江西、福建、陕西等省份。

【采集加工】 秋季采挖，除去杂质，洗净，润透，切薄片，晒干。

【药材性状】华重楼 本品呈结节状扁圆柱形，略弯曲，长5～12 cm，直径1.0～4.5 cm。表面黄棕色或灰棕色，外皮脱落处呈白色；密具层状凸起的粗环纹，一面结节明显，结节上具椭圆形凹陷茎痕，另一面有疏生的须根或疣状须根痕。顶端具鳞叶和茎的残基。质坚实，断面平坦，白色至浅棕色，粉性或角质。气微，味微苦、麻。

【性味功用】

中医： 苦，微寒；有小毒。归肝经。清热解毒，消肿止痛，凉肝定惊。用于疔疮痈肿，咽喉肿痛，蛇虫咬伤，跌扑伤痛，惊风抽搐。

瑶医： 苦，微寒；有小毒。属风打相兼药。清热解毒，散瘀止痛，化痰止咳，平喘镇痉。用于篮虷（肝炎），哈紧（支气管炎），哈路怒哈（肺痨咳嗽），哈鲁（哮喘），泵虷怒哈（肺炎），阿毒（癌肿），篮章阿毒（肝癌），疟椎闷（乳痈），努脑瘰（淋巴结核），龟斛亮（淋巴炎），懂牙杯（疟腮），改窟闷（痔疮），港脱（脱肛），更喉闷（咽喉肿痛），囊暗（蛇虫咬伤），眸名肿毒（无名肿毒），改闷（腰痛）。

【用法用量】

中医：3～9 g。外用适量，研末调敷。

瑶医：3～9 g；1～2 g，研末，开水冲服。外用适量。

【精选验方】

1. 篮章阿毒（肝癌）：七仔莲10 g、柴胡15 g、白芍45 g、郁金15 g、延胡索15 g、栀子根30 g、绣花针30 g、白花蛇舌草30 g、水石榴20 g、五爪风20 g、苏木35 g、鸡骨草30 g、下沉香10 g。水煎至450 mL，分3次温服。

2. 改闷（腰痛）：七仔莲60 g、红花40 g、五加皮50 g、血风50 g。共打粉，调药酒外敷患处。

3. 龟斛亮（淋巴炎）：七仔莲6 g、鱼腥草15 g、不出林15 g、大蓟20 g、小蓟20 g、麦冬15 g、龙鳞草15 g、石油菜15 g、蛙腿草15 g、仙鹤草15 g、毛冬青20 g、毛秀才15 g、半枝莲15 g、半边莲15 g、香附15 g、桃仁10 g、甘草5 g、田皂角20 g。水煎至450 mL，分3次温服。

绞股蓝/盘王茶

【瑶文名】Siec normh daamv
【汉语拼音名】Jiaogulan / Panwangcha
【拉丁名】GYNOSTEMMAE HERBA

【别名】强劲暖、失腩藤、蛇王、七叶胆、七姐妹、小苦药、公罗锅底。

【来源】本品为葫芦科植物绞股蓝 *Gynostemma pentaphyllum*（Thunb.）Makino 的干燥全草。

【植物形态】多年生草质攀缘藤本。茎纤细，长1～2 m，多分枝。叶鸟足状，小叶5～7枚，卵状长圆形，长3～12 cm，宽1～4 cm，先端渐尖，基部楔形，两面被疏糙毛或无毛，边缘有锯齿。花单性，雌雄异株；花序圆锥状；花极小，淡绿色。浆果球形，直径约8 mm，顶端具3枚短小凸起。种子宽卵形。花期8—9月，果期10—11月。

【生境与分布】生于山间阴湿处，多为栽培。广西主要分布于金秀、恭城、桂林、融水、柳州、百色、凤山、龙胜、龙州等地；国内主要分布于陕西南部及长江以南地区。

【采集加工】夏秋季采收，除去杂质，洗净，切碎，晒干。

【药材性状】本品卷曲成把。茎被短柔毛或近无毛，呈黄绿色或褐绿色，具细纵棱线，质韧，不易折断。卷须侧生于叶柄基部。叶互生，薄纸质或膜质，皱缩，易碎落，展开呈鸟足状，5～7枚小叶，中间者较长，边缘有锯齿。圆锥花序纤细；花细小。果球形，直径约5 mm，黑色。种子宽卵形，两面具凸起。气微，味苦、微甘。

【性味功用】

中医： 苦、微甘，寒。归肺、脾、肾经。清热解毒，止咳祛痰，益气养阴，延缓衰老。用于胸膈痞闷，痰阻血瘀，心悸气短，眩晕头痛，健忘耳鸣，自汗乏力，高血脂症，单纯性肥胖，老年咳嗽。

瑶医： 苦、微甘，寒。属风打相兼药。清热解毒，止咳祛痰，生津利咽，补气，抗癌。用于哈紧（气管炎），篮虷（肝炎），尼椎虷（肾炎），就港虷（急性胃肠炎），样琅病（高血压病），悲寐捆（神经衰弱），动脉硬化症，高脂血症，眸名肿毒（无名肿毒），囊暗（蛇虫咬伤）。

【用法用量】

中医： 6～l0 g。

瑶医： 5～30 g。外用适量。

【精选验方】悲寐捆（神经衰弱）：盘王茶10 g、当归10 g、川芎10 g、白芷10 g、白芍10 g、茯神10 g、郁金10 g、合欢皮10 g、酸枣10 g、黄花参20 g。水煎服，每日3次。

铁扫帚/铁扫帚

【瑶文名】Nangh nbienqc miev
【汉语拼音名】Tiesaozhou / Tiesaozhou
【拉丁名】LESPEDEZAE CUNEATAE HERBA

【别名】夹不帚、夜关门、铁马鞭、鱼串草、苍蝇翼、三叶公母草。

【来源】本品为豆科植物截叶铁扫帚 *Lespedeza cuneata*（Dum. -Cours.）G. Don 的地上部分。

【植物形态】小灌木，高达1 m。茎直立或斜升，被毛，上部分枝；分枝斜上举。叶密集，柄短。总状花序腋生，具2～4朵花；总花梗极短；小苞片卵形或狭卵形，长1.0～1.5 mm，先端渐尖。荚果宽卵形或近球形，被伏毛，长2.5～3.5 mm，宽约2.5 mm，有种子1粒。花期7—8月，果期9—10月。

【生境与分布】生于海拔2500 m以下的山坡路旁。广西各地均有分布；国内主要分布于陕西、甘肃、山东、台湾、河南、湖北、湖南、广东、四川、云南、西藏等省（自治区）。

【采集加工】夏秋季采收，除去杂质，洗净，稍润，切碎，鲜用或干燥。

【药材性状】本品茎呈圆柱形，木质，多分枝，直径2～6 mm，表面灰棕色，具细纵纹，嫩枝密被白色细茸毛；质坚硬，不易折断，断面纤维性，淡黄色。叶细小，三出复叶互生，密集，多卷曲，展开后呈倒披针形或线状楔形，全缘，黄绿色或灰绿色，长5～15 mm，宽2～4 mm，先端钝或截形，有小锐尖，上面无毛，下面被灰色紧贴的丝毛；叶柄极短，长不及2 mm。有的残留有腋生小花，呈黄棕色。气微，味淡。

【性味功用】

中医：苦、辛，凉。归肺、肝、肾经。补肝肾，益肺阴，散瘀消肿。用于遗精，遗尿，白浊，带下，哮喘，胃痛，劳伤，小儿疳积，泻痢，跌打损伤，视力减退，目赤，乳痈。

瑶医：甘、微苦，平。属风打相兼药。清热解毒，利湿，消食化积，化痰止咳，利水通淋，散瘀消肿，止痛。用于哈紧（支气管炎），哈鲁（哮喘），港虷（肠炎），就港虷（急性胃肠炎），泵卡西（腹泻），望胆篮虷（黄疸型肝炎），泵卡西众（消化不良），谷阿强拱（小儿疳积），谷阿月臭（小儿遗尿），布醒蕹（肾炎水肿），月窖桨辣贝（尿路结石），谷瓦卜断（子宫脱垂），囊暗（蛇虫咬伤），布库（疥疮）。

【用法用量】15～30 g。外用适量，水煎洗或鲜品捣敷患处。

【精选验方】

1. 就港虷（急性胃肠炎）：铁扫帚全草60 g。水煎，一天分3次服。

2. 谷阿强拱（小儿疳积）：铁扫帚全草15 g。水煎当茶饮。

3. 谷阿月臭（小儿遗尿）：铁扫帚15 g、大叶白纸扇9 g、猪膀胱1个。水煎服。

4. 布库（疥疮）：铁扫帚、九里明、五指风、苦李根、小葡萄、火药、茶油各适量。药物捣烂调火药、茶油炒热外敷。

救必应/救必应

【瑶文名】Linh zaix ndiangh
【汉语拼音名】Jiubiying / Jiubiying
【拉丁名】ILICIS ROTUNDAE CORTEX

【别名】林寨亮、熊胆木、九层皮、圆果冬青、大叶冬青。

【来源】本品为冬青科植物铁冬青 *Ilex rotunda* Thunb. 的干燥树皮。

【植物形态】常绿乔木，高5～15 m。树皮淡灰色，幼枝红褐色，光滑无毛。叶互生，薄革质，椭圆形或卵形，长4～10 cm，宽1.5～4.0 cm，先端急尖，基部阔楔形，全缘，有光泽；叶柄长1～2 cm，浅红色。聚伞花序腋生，有花4～13朵；花单性，白色，雌雄异株；雄花花被、雄蕊4～5枚；雌花5基数。核果球形，直径4～6 mm，红色；分核5～7枚，椭圆形，背面有3条纹和2浅槽。花期5—6月，果期9—10月。

【生境与分布】生于疏林或溪边，也有栽培。广西主要分布于都安、环江、桂林、兴安、恭城、金秀等地；国内主要分布于长江以南地区。

【采集加工】夏秋季剥取，除去杂质，洗净，润透，切片，干燥。

【药材性状】本品呈卷筒状、半卷筒状或略卷曲的板状，长短不一，厚1～15 mm。外表面灰白色至浅褐色，较粗糙，有皱纹。内表面黄绿色、黄棕色或黑褐色，有细纵纹。质硬而脆，断面略平坦。气微香，味苦、微涩。

【性味功用】

中医：苦，寒。归肺、胃、大肠、肝经。清热解毒，利湿止痛。用于暑湿发热，咽喉肿痛，湿热泻痢，脘腹胀痛，风湿痹痛，湿疹，疮疖，跌打损伤。

瑶医：苦，凉。属风打相兼药。清热解毒，消肿止痛，止血生肌。用于哈轮（感冒），更喉闷（咽喉肿痛），布醒蕹（肾炎水肿），就港虷（急性胃肠炎），碰累（痢疾），撸藏（吐血），来藏（便血），布病闷（胃溃疡、十二指肠溃疡），谷瓦哈扔虷（宫颈炎），谷阿虷昧退（小儿高热不退），碰脑（骨折），身谢（湿疹），布锥累（痈疮），汪逗卜冲（烧烫伤），囊暗（蛇虫咬伤）。

【用法用量】

中医：9～30 g。外用适量。

瑶医：15～30 g。外用适量。

【精选验方】改布闷（腰腿痛）：救必应15 g、入山虎8 g、牛尾蕨20 g、小钻20 g、当归15 g、川杜仲15 g、枸杞子20 g、金银花10 g、独活15 g、千年健15 g、党参20 g、黄芪15 g、延胡索15 g、下山虎15 g、泽泻10 g、茜草10 g、甘草10 g。水煎至450 mL，分3次温服。

蓝花柴胡/蓝花柴胡

【瑶文名】Biargh maerng zoih houh
【汉语拼音名】Lanhuachaihu / Lanhuachaihu
【拉丁名】ISODONIS SERRAE HERBA

【别名】烈双、脉叶香茶菜、大叶蛇总管。

【来源】本品为唇形科植物溪黄草 Isodon serra（Maxim.）Kudo 的干燥地上部分。

【植物形态】多年生草本。根茎肥大粗壮；地上茎钝四棱柱形，具4浅槽，节明显，紫绿色，基部近无毛，向上密被微柔毛。单叶对生，草质，卵圆形、卵状披针形或披针形，边缘有粗大内弯锯齿，脉上被微柔毛，散布白色腺点，侧脉每边4～5条。聚伞圆锥花序顶生；苞片披针形；花紫色；花萼钟状；花冠唇形；雄蕊4枚；花柱丝状。小坚果阔卵圆形，具腺点，顶端有白色髯毛。花果期8—10月。

【生境与分布】生于山坡、路旁、田边、溪旁、河岸、草丛、林下沙壤土上。广西主要分布于富川、钟山、贺州、岑溪、灵山、金秀等地；国内主要分布于黑龙江、吉林、辽宁、山西、河南、陕西、甘肃、四川、贵州、广东、湖南、江西、安徽、浙江、江苏、台湾等省份。

【采集加工】夏秋季采割，除去杂质，喷淋清水，稍润，切段，晒干。

【药材性状】本品茎呈钝四棱形，具4道浅槽，长短不一，直径2～7 mm。表面棕褐或紫褐色，具纵棱线，节稍明显。质略硬，易折断，断面纤维性，中空。单叶对生，皱缩卷曲，展开呈卵状披针形或披针形，先端渐尖，基部楔形，边缘有粗锯齿，脉上被微柔毛，下面有白色小腺点，侧脉4～5条，棕绿或棕褐色，草质。气微，味苦。

【性味功用】

中医：苦，寒。归肝、胆、肺经。清热解毒，除湿消肿。用于肝炎，肝肿大，阑尾炎，胆囊炎，跌打肿痛，刀伤出血，毒蛇咬伤，口腔溃疡，脓疱疮，湿疹，皮肤瘙痒。

瑶医：苦，微温。属风打相兼药。清热解毒，疏肝升阳，除湿消肿。用于篮虷（肝炎），篮榜垂翁撸（肝脾肿大），港叉闷（阑尾炎），胆纲虷（胆囊炎），播冲（跌打损伤），冲翠藏（外伤出血），囊暗（蛇虫咬伤），嘴布瓢（口腔溃疡），布锥累（痈疮），身谢（湿疹、皮肤瘙痒）。

【用法用量】15～30 g；外用适量。

【精选验方】

1. 篮虷（肝炎）：蓝花柴胡全草30 g。水煎，一天分2次服。

2. 篮虷（肝炎）：蓝花柴胡15 g、水石榴 25 g、棕衣根15 g、花斑竹15 g、栀子15 g、水蚕根20 g、田基黄12 g、黄柏皮 10 g、山稔根 25 g、土茵陈20 g。水煎服。

矮地茶/不出林

【瑶文名】Hah ndoih jiemh
【汉语拼音名】Aidicha / Buchulin
【拉丁名】ARDISIAE JAPONICAE HERBA

【别名】马台剪、咳嗽药、矮凉伞、矮婆茶、平地木。

【来源】本品为紫金牛科植物紫金牛 *Ardisia japonica*（Thunb.）Blume 的干燥全草。

【植物形态】常绿小灌木。具根状茎；茎单一，直立，高10～30 cm，表面紫褐色，具细条纹，被短柔毛。单叶互生，集生于茎端呈轮生状，近革质，椭圆状卵形至椭圆状披针形，长2～7 cm，宽1～3 cm，先端急尖，基部宽楔形，边缘具细锯齿和腺点，上面绿色有光泽，下面淡紫色具腺点，中脉疏生白色细柔毛；叶柄长0.5～1.0 cm，被微柔毛。伞形花序腋生和近顶生，有花2～6朵，花小色白；花萼5裂，有腺毛及腺点；花冠5裂，裂片卵形，有红棕色腺点；雄蕊5枚；雌蕊1枚，花柱细，顶端尖而微弯。核果球形，直径5～6 mm，熟时红色，有黑色腺点。花期6—8月，果期8—12月。

【生境与分布】生于阴湿山坡、林下或竹林下。广西主要分布于金秀、三江、龙胜、全州、恭城、阳朔、贺州等地；国内主要分布于江苏、安徽、浙江、江西、福建、湖北、湖南、广东、云南、贵州、四川等省份。

【采集加工】夏秋季茎叶茂盛时采挖，除去杂质，切段，干燥。

【药材性状】本品根茎呈圆柱形，疏生须根。茎呈扁圆柱形，稍扭曲；红棕色，有细纵纹、叶痕及节；质硬，易折断。叶互生，集生于茎梢；叶片略卷曲或破碎，展平后呈椭圆形，长3～7 cm，宽1.5～3.0 cm；灰绿色、棕褐色或浅红棕色；先端尖，基部楔形，边缘具细锯齿；近革质。茎顶偶有红色球形核果。气微，味微涩。

【性味功用】

中医：辛、微苦，平。归肺、肝经。化痰止咳，清利湿热，活血化瘀。用于新久咳嗽，喘满痰多，湿热黄疸，闭经瘀阻，风湿痹痛，跌打损伤。

瑶医：辛，平。属风打相兼药。清热解毒，活血散结，止咳化痰，止血，通经。用于哈路怒哈（肺痨咳嗽），哈紧（气管炎），努脑痨（淋巴结核），怒藏（咯血），崩闭闷（风湿痛、类风湿性关节炎），辣给昧对（月经不调、闭经），辣给闷（痛经），播冲（跌打损伤）。

【用法用量】

中医：15～30 g。

瑶医：15～30 g。外用适量。

【精选验方】哈紧（气管炎）：不出林10 g、麻黄6 g、杏仁10 g、款冬花15 g、桔梗12 g、蛙腿草15 g、五味子10 g、半夏15 g、下沉香10 g、十大功劳15 g、白前12 g、麦冬15 g、百部15 g、炙甘草10 g。水煎至450 mL，分3次温服。

溪黄草/熊胆草

【瑶文名】Jiepv daamv miev
【汉语拼音名】Xihuangcao / Xiongdancao
【拉丁名】ISODONIS LOPHANTHOIDIS HERBA

【别名】黄汁草、黄泥草、溪黑草、山熊胆、风血草。

【来源】本品为唇形科植物线纹香茶菜 *Isodon lophanthoides*（Buch.-Ham. ex D. Don）H. Hara 的干燥地上部分。

【植物形态】多年生直立草本。基部匍匐生根，并有球形块根。茎四棱柱形，具纵沟，被短柔毛。单叶对生，卵形、阔卵形或长圆状卵形，先端短尖或渐尖，基部楔形或阔楔形，边缘有圆齿，两面均有短柔毛和红褐色腺点，鲜叶搓烂有黄色汁液；叶柄长较叶片略短。花白色或淡红色，有紫色斑点；聚伞圆锥花序顶生或侧生；苞叶卵形，下部叶状，上部苞片状，无柄，被毛与茎叶同，花萼钟形，满布红褐色腺点；萼齿卵三角形，二唇形，花冠白色或粉红色，冠筒直，冠檐二唇形，裂片近长方形，下唇稍长于上唇，极阔的卵形。小坚果无毛，卵状长圆形。花果期8—12月。

【生境与分布】生于沼泽地上、林下或溪边潮湿处。广西主要分布于龙胜、桂林、罗城、柳州、金秀、苍梧、贺州等地；国内主要分布于广东、海南、福建、江西、湖南、湖北、浙江、四川、云南、贵州、西藏等省（自治区）。

【采集加工】夏秋季采收，除去杂质，洗净，稍润，切长段，干燥。

【药材性状】本品茎呈方柱形，四棱钝圆，纵沟纹明显；表面棕褐色，具柔毛及腺点；质脆，断面黄白色，髓部有时中空。单叶对生，有柄；叶片灰绿色，多皱缩、破碎，展开后呈卵形、阔卵形或长圆状卵形，长5～11 cm，宽1.8～4.0 cm；边缘具圆齿，表面均被毛及红褐色腺点。圆锥花序顶生或腋生。气微，味淡。

【性味功用】

中医：苦，寒。归肝、胆经。清热利湿，凉血散瘀。用于黄疸，泄泻，肝炎，急性胆囊炎，痢疾，肠炎，跌打瘀肿。

瑶医：苦，寒。属风打相兼药。清热解毒，利湿退黄，凉血散瘀。用于哈轮（感冒），更喉闷（咽喉肿痛），篮虷（肝炎），望胆篮虷（黄疸型肝炎），篮严（肝硬化），胆纲虷（胆囊炎），港虷（肠炎），碰累（痢疾），播冲（跌打损伤），囊暗（蛇虫咬伤），身谢（湿疹、皮肤瘙痒）。

【用法用量】

中医：15～30 g。

瑶医：15～30 g。外用适量。

【精选验方】

1. 篮虷（肝炎）：熊胆草60 g。水煎冲白糖服。

2. 望胆篮虷（黄疸型肝炎）：熊胆草10 g、红铁树叶（九蒸九晒）10 g、白花蛇舌草20 g、土黄柏10 g。水煎内服。

3. 篮严（肝硬化）：熊胆草15 g、茵陈15 g、丹参15 g、栀子15 g、古羊藤15 g、阴行草15 g、三棱10 g、莪术10 g、白芍10 g、车前子10 g、香白芷10 g、腹水草10 g、桃仁10 g、红花3 g、血竭3 g。水煎内服。

铁苋菜/眼镜草

【瑶文名】Hiehlaih lens
【汉语拼音名】Tiexiancai / Yanjingcao
【拉丁名】ACALYPHAE HERBA

【别名】叶里藏珠、含珠草、海蚌含珠、铁苋、海蛙含珠、肉草、喷水草。

【来源】本品为大戟科植物铁苋菜 Acalypha australis Linn. 的干燥地上部分。

【植物形态】一年生草本，高30～50 cm。全体被柔毛。茎直立，多分枝。叶互生，椭圆状披针形，长2.5～8.0 cm，宽1.5～3.5 cm，顶端渐尖，基部楔形，两面有疏毛或无毛；叶脉三出，叶柄长1.0～3.0 cm。花序腋生，有叶状肾形苞片不分裂，合时如蚌，通常雄花序极短，着生在雌花序上部，雄花萼4裂，雄蕊8。蒴果小，钝三棱形。花期5～7月，果期7～10月。

【生境与分布】生于旷野、路边较湿润处。广西主要分布于马山、隆安、南宁、苍梧、贺州、金秀、全州等地；国内主要分布于黄河流域中下游及长江以南地区。

【采集加工】夏秋季采割，除去杂质，晒干。

【药材性状】本品长20～40 cm，全体被灰白色细柔毛，粗茎近无毛。茎类圆柱形，有分枝，棕色，有纵条纹，质硬，易折断，断面黄白色，有髓。叶互生，有柄；叶片多皱缩、破碎，展平后呈卵形或卵状菱形，黄绿色，边缘有钝齿。花序腋生，苞片三角状肾形，合时如蚌。蒴果小，三角状扁圆形。气微，味淡。

【性味功用】

中医：苦、涩，凉。归心、肺、大肠、小肠经。清解热毒，利湿，收敛止血。用于肠炎，痢疾，吐血，衄血，便血，尿血，崩漏，痈疖疮疡，皮炎湿疹。

瑶医：微苦，平。属风打相兼药。清热利湿，杀菌，杀虫，止泻，止吐，止血。用于碰累（痢疾、中毒性痢疾），碰改瓢（泄泻），就港轩（急性胃肠炎），谷阿强拱（小儿疳积），小儿营养不良、干瘦，哈紧（支气管炎），怒藏（咯血），来藏（便血），月藏（尿血），藏紧邦（崩漏），身谢（湿疹、皮肤瘙痒），冲翠藏（外伤出血），囊暗（蛇虫咬伤）。

【用法用量】15～30 g。外用鲜品适量，捣烂敷患处。

【精选验方】

1. 谷阿强拱（小儿疳积）：眼镜草全草适量。晒干研粉，一天用10 g同瘦猪肉适量蒸熟分2～3次服。

2. 碰累（痢疾）：眼镜草60 g、红铁树30 g。水煎内服。

3. 碰累（痢疾）：眼镜草30 g、龙吐珠30 g。水煎内服。

4. 碰累（痢疾）：眼镜草30 g、十大功劳30 g、百部10 g。水煎，一天分3次服。

5. 碰累（痢疾）：眼镜草15 g、大飞扬草15 g、毛算盘15 g、马莲鞍12 g。水煎内服，若兼呕吐加大马莲鞍用量。

6. 碰累（中毒性痢疾）：眼镜草15 g、海桐皮15 g、旱莲草15 g、大飞扬草15 g。水煎内服。

7. 就港轩（急性胃肠炎）：眼镜草、救必应、凤尾草、十大功劳、金骨风、桃金娘、车前草、地桃花各适量。水煎内服。

8. 小儿营养不良、干瘦：眼镜草30 g、地钻30 g、淮山30 g、饿蚂蝗30 g。共研末，每次6～9 g，白糖水冲服或蒸猪肉服。

通城虎/定心草

【瑶文名】Dingz fim miev
【汉语拼音名】Tongchenghu / Dingxincao
【拉丁名】ARISTOLOCHIAE FORDIANAE HERBA

【别名】五虎通城。

【来源】本品为马兜铃科植物通城虎 *Aristolochia fordiana* Hemsl. 的干燥全株。

【植物形态】多年生攀缘藤本。根茎细长，淡黄色或淡绿色。单叶互生，长卵形或心形，长4～10 cm，宽3～8 cm，顶端渐尖，基部垂耳状，半圆形，脉上有短毛。花暗紫色；单一或2～3朵腋生，花被管基部膨大近球形，上中部弯曲，上部扩大成舌片状。蒴果果短圆柱状。种子多数。花期4—5月，果期6—8月。

【生境与分布】生于山谷阴湿处。广西主要分布于德保、上林、容县等地；国内主要分布于贵州等省份。

【采集加工】全年均可采收，除去泥沙，干燥。

【药材性状】本品根细圆柱形，稍弯曲，直径0.2～1.0 cm，表面灰棕色，断面较平坦，木部黄色。茎圆柱形，直径0.2～0.6 cm，光滑，可见纵棱。叶皱缩成团，薄革质，展开后卵状心形，全缘，长10～12 cm，宽5～8 cm，顶端长渐尖，基部心形，上表面绿褐色，下表面灰褐色，基出脉3～5条，网脉细密明显，叶脉上具灰白色毛，叶柄长2～4 cm，上面具纵槽。气辛香，味辛。

【性味功用】

中医：苦、辛，温；有毒。归肝、胃经。祛风止痛，解毒消肿。用于风湿骨痛，跌打损伤，毒蛇咬伤。

瑶医：苦、辛，温；有小毒。属风打相兼药。清热解毒，消肿止痛，祛风除湿，行气化痰。用于卡西闷（胃痛、腹痛），更喉闷（咽喉肿痛），哈轮（感冒），望胆篮轩（黄疸型肝炎），也改昧通（大便、小便不通），崩闭闷（类风湿性关节炎），播冲（跌打损伤），囊暗闷（蛇虫咬伤）。

【用法用量】外用适量，鲜品捣烂敷患处（毒蛇咬伤敷于伤口周围）。

【精选验方】

1. 卡西闷（胃痛、腹痛）：定心草10 g。水煎服。

2. 更喉闷（咽喉肿痛）：定心草根适量。每次用3 cm长洗净嚼烂咽汁。

3. 囊暗（蛇虫咬伤）：定心草适量。捣烂敷伤口周围。

4. 囊暗（蛇虫咬伤）：定心草6 g、七仔莲9 g、独脚乌桕9 g。加水1碗煎取半碗顿服。

5. 囊暗（蛇虫咬伤）：定心草15 g、七仔莲30 g、金耳环15 g、北细辛6 g。共研末，以开水500 mL，米双酒少许浸泡出味分4次内服，并以药渣从近心端向伤口方向搽。

6. 哈轮（感冒）、望胆篮虷（黄疸型肝炎）：定心草1份、青箱子1份、蝴蝶草2份、大风1.5份。晒干研末，成人每次5～10 g，小儿酌减，开水送服，每日3次。

7. 播冲（跌打损伤）、也改昧通（大便、小便不通）：定心草15 g、石蕉15 g。共捣烂，加好酒60 mL，清水半碗煎至1茶杯，一次服完。孕妇禁用。

8. 播冲（跌打损伤）：定心草15 g、双眼龙6 g、血母凤6 g、马上消30 g、三花酒300 mL。各药晒干共研末，以三花酒浸7天后，搽患处。忌内服。

穿破石/穿破石

【瑶文名】Famh ziui nqimv
【汉语拼音名】Chuanposhi / Chuanposhi
【拉丁名】CUDRANIAE RADIX

【别名】山荔枝。

【来源】本品为桑科植物构棘 *Cudrania cochinchinensis*（Lour.）Kudo. et Masam. 或柘树 *Cudrania tricuspidata*（Carr.）Bur. 的干燥根。

【植物形态】构棘　常绿有刺灌木。直立或倾斜，全株有白色乳汁。单叶互生，椭圆状卵形至长椭圆状卵形或狭倒卵形，长3～8 cm，宽2.0～3.5 cm，顶端钝或短渐尖，基部楔形，边全缘，两面无毛。花单性，雌雄异株，头状花序单生或成对腋生。聚花果球形，肉质，直径达5 cm，熟时黄色，味甜可食。花期4—5月，果期8月。

【生境与分布】生于村边、林缘、路旁或石山上。广西各地均有分布；国内主要分布于西南和东南地区。

【采集加工】全年均可采挖，除去须根，洗净，切片或段，晒干。

【药材性状】构棘　本品呈不规则的块状。外皮橙黄色或橙红色，具纵皱纹，有细小类白色点状或横长的疤痕，栓皮菲薄，多呈层状，脱落处显灰黄色或棕褐色。质坚硬，不易折断，切面淡黄色或淡黄棕色，皮部薄，纤维性；木部宽广，有小孔。气微，味淡。

【性味功用】

中医：微苦，凉。归心、肝经。祛风通络，清热除湿，解毒消肿。用于风湿痹痛，跌打损伤，黄疸，腮腺炎，肺痨，胃和十二指溃疡，淋浊，肿胀，闭经，劳伤咯血，疔疮痈肿。

瑶医：微苦，平。属风打相兼药。清热，利水，祛风除湿，消肿止痛，化痰止咳，活血通络。用于崩闭闷（风湿痛、风湿性关节炎），播冲（跌打损伤），布方（疗疮），布锥累（痈疮），疟椎闷（乳痈），月窖桨辣贝（尿路结石、肾结石），黄疸不退，篮硬种翁（肝硬化腹水），胆纲虷（胆囊炎），别带病（带下病），哈路（肺痨）。

【用法用量】9～30 g。外用适量。

【精选验方】

1. 布锥累（痈疮）：穿破石叶适量。晒干研粉敷患处。

2. 布锥累（痈疮）：穿破石适量。水煎洗患处。

3. 疟椎闷（乳痈）：鲜穿破石（根、茎、叶）150～250 g。水煎服，每日3次；或捣烂外敷患处，每日换药1次。

4. 月窖桨辣贝（尿路结石）：穿破石30 g、山慈菇9～15 g。水煎内服。

5. 月窖桨辣贝（肾结石）：穿破石、花斑竹各适量。水煎内服。

6. 崩闭闷（类风湿性关节炎）：鲜穿破石适量。部分水煎服，部分捣烂敷患处。

7. 黄疸不退：穿破石适量。水煎内服。

8. 篮硬种翁（肝硬化腹水）：穿破石15 g、马鞭草30 g。配猪筒骨炖服。

9. 胆纲虷（胆囊炎）：穿破石15 g、九管血31 g、入山虎15 g、车前草10 g。水煎内服。

10. 别带病（带下病）：穿破石15 g、大黄1.5 g、牛黄1.5 g、琥珀15 g。共研末，与鸡蛋清调为丸，每次适量，口服，每日2次。

11. 哈路（肺痨）：穿破石、不出林、石油菜各适量。水煎分3次服，每日1剂，15剂为一疗程。

12. 崩闭闷（风湿痛）：穿破石、青九牛、九层风、满天星、入山虎、过山风、九节风各20 g。药物浸酒30日，药酒外搽，适量内服。

13. 崩闭闷（风湿痛）：九节风、麻骨风、入山虎、九层风、松筋草、鸭脚风、金毛狗各20 g。药物浸酒，适量内服外搽。

14. 崩闭闷（风湿痛）：穿破石、龙骨风、入山虎、大钻、小钻、四方钻、满天星、细辛各30 g。浸酒7日以上，外搽每天4次。

薯莨/红孩儿

【瑶文名】Jormh yiangh
【汉语拼音名】Shuliang / Honghai'er
【拉丁名】DIOSCOREAE CIRRHOSAE RHIZOMA

【别名】染布薯。

【来源】本品为薯蓣科植物薯莨 *Dioscorea oirrhosa* Lour. 的干燥块茎。

【植物形态】藤本植物，长达20 m。块茎外皮黑褐色，断面新鲜时红色，茎绿色。叶革质或近革质，顶端渐尖或骤尖，基部圆形，无毛，表面深绿色，背面粉绿色，网脉明显。花雌雄异株；雄花序为穗状花序。蒴果不反折，近三棱状扁圆形；种子着生于每室中轴中部，四周有膜质翅。花期4—6月，果期7月至翌年1月。

【生境与分布】生于海拔350～1500 m的山坡、路旁、灌丛中或林边。广西主要分布于金秀、岑溪、宁明、南宁、宾阳、隆安、那坡、百色等地；国内主要分布于浙江、江西、福建、台湾、湖南、广东、贵州、云南、四川、西藏等省（自治区）。

【采集加工】多于夏秋季采挖，洗净，切片，干燥。

【药材性状】本品为不规则圆形或长卵形片，直径1.5～10.0 cm，厚0.2～0.7 cm。外皮深褐色或棕褐色，有点状凸起的须根痕。切面暗红色或棕红色，有黄色斑点或斑纹，质硬而实。气微，味涩、苦。

【性味功用】

中医：苦、涩，微寒。归肝经。止血，活血，养血。用于崩漏，产后出血，咯血，尿血，上消化道出血，贫血。

瑶医：苦，涩。属风打相兼药。止泻，止痢，止血，涩肠固脱。用于泵卡西（腹泻），碰累（痢疾），月藏（尿血），藏紧邦（崩漏），荣古瓦本藏（产后贫血），产后出血不止，辣给昧对（月经不调），布病闷（胃溃疡、十二指肠溃疡），崩闭闷（风湿通）。

【用法用量】9～15 g。

【精选验方】

1. 碰累（痢疾）：红孩儿15～30 g。水煎内服。

2. 布病闷（胃溃疡、十二指肠溃疡）：红孩儿30 g、七叶莲全株30 g、七仔莲30 g。水煎，分早、晚服或分3次服，每日1剂。伴胃出血则加仙鹤草全草、大蓟根各15 g。

3. 藏紧邦（崩漏）：红孩儿15 g、鸡冠花15 g。水煎内服。

4. 产后出血不止、辣给昧对（月经不调）：红孩儿50 g。切碎，水煎服，或研末，每次1～3 g温开水送服，每日3次。

5. 碰累（痢疾）：红孩儿15 g、仙鹤草根30 g、鸭公藤根30 g。水煎服，每日

1剂。

6. 藏紧邦（崩漏）：红孩儿、透地龙、九层风、过山风、棕衣根各1 g。水煎服。

7. 崩闭闷（风湿痛）：红孩儿、杜仲、九管血、半荷风、过墙风、打不死、麻骨风、鸭仔藤、九层风、走血风、入山虎、杨树根各30 g。浸酒7日以上，每日内服15～30 mL药酒、外搽4次。

漆大姑/毛算盘

【瑶文名】Cietc ndiangx
【汉语拼音名】Qidagu / Maosuanpan
【拉丁名】GLOCHIDIONI ERIOCARPI HERBA

【别名】毛七公、漆大伯。

【来源】本品为大戟科植物毛果算盘子 *Glochidion eriocarpum* Champ. ex Benth. 的干燥地上部分。

【植物形态】灌木，高0.5～2.0 m。枝密被开展的淡黄色长柔毛。单叶互生，卵形或狭卵形，长4～8 cm，宽1.5～3.5 cm，顶端渐尖，基部纯或圆形，边全缘，两面被长柔毛。花单性，雌雄同株，无花瓣，2～4朵簇生或单生于叶腋；雌花位于小枝上部叶腋内。蒴果扁球形，有5条纵棱，密被长柔毛。花果期全年。

【生境与分布】生于向阳山坡、路旁灌丛中。广西主要分布于贺州、平南、防城港、上林、马山、靖西、那坡、乐业、罗城、柳州、金秀等地；国内主要分布于广东等省份。

【采集加工】全年均可采收，除去杂质，干燥。

【药材性状】本品茎木质，圆柱形，直径5～15 mm；表面灰棕色，被淡黄色至锈色长柔毛；质坚，难折断，断面纤维性，灰白色。叶皱缩，黄绿色，叶柄长1～2 mm；展平后呈卵状披针形，长3～8 cm，宽1.5～3.0 cm，先端渐尖，基部钝或圆形，全缘，两面均被长柔毛。花2～4朵簇生或单生于叶腋。蒴果扁球形。气微，味微苦、涩。

【性味功用】

中医：微苦、涩，平。归肺、心经。清热利湿，散瘀消肿，解毒止痒。用于生漆过敏，水田皮炎，皮肤瘙痒，荨麻疹，湿疹，剥脱性皮炎，跌打损伤。

瑶医：苦、涩，平。属风打相兼药。祛风除湿，散瘀消肿，收敛，止泻。用于就港虷（急性胃肠炎），碰租虷（骨髓炎），谷阿泵卡西（小儿腹泻），谷阿泵卡西众（小儿消化不良），碰累（痢疾），月窖桨辣贝（尿路结石），月藏（尿血），别带病（带下病），崩闭闷（类风湿性关节炎），播冲（跌打损伤），冲翠藏（外伤出血），身谢（湿疹、皮肤瘙痒）。

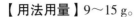

【用法用量】9～15 g。

【精选验方】

1. 别带病（带下病）：毛算盘、过塘藕、百变木各15 g。配猪骨头炖服，每日1剂。

2. 谷阿泵卡西（小儿腹泻）：毛算盘根10 g、地桃花根10 g、车前草10 g。水煎内服。

3. 碰租虾（骨髓炎）：毛算盘叶30 g、花斑竹30 g。鲜品共捣烂，加酒少许调匀外敷患处，每日换药1次。

4. 碰累（痢疾）：毛算盘15 g、地榆15 g、落地杨梅15 g、旱莲草15 g、鸡矢藤15 g。水煎内服。

5. 碰累（痢疾）：毛算盘根9 g、枫树皮9 g、双钩钻12 g、地桃花根9 g、藿香9 g。水煎内服。

6. 碰累（痢疾）：毛算盘、六月雪、红网子藤、一扫光、金银花、大牛奶、花木通、海金沙、笔管草、草鞋根、黄花参各10 g。水煎服，每日1剂。

7. 谷阿泵卡西众（小儿消化不良）：毛算盘、枫树叶、铺地葱、酸藤根、野党参、饿蚂蝗各6 g。水煎服。

8. 月窖浆辣贝（尿路结石）、月藏（尿血）：毛算盘20 g、慢惊风20 g、紫背金牛20 g、红网子藤20 g、草鞋根20 g、黄花母20 g、仙鹤草20 g。共捣烂炒黄，加水煎服，每日1剂。

翻白草/翻白草

【瑶文名】Faanh bec miev
【汉语拼音名】Fanbaicao / Fanbaicao
【拉丁名】POTENTILLAE DISCOLORIS HERBA

【别名】天青地白、鸡爪根、沙纽草。

【来源】本品为蔷薇科植物翻白草 *Potentilla discolor* Bge. 的干燥全草。

【植物形态】多年生草本，高15～40 cm。全株被白色茸毛。根肥大呈纺锤形。茎短不明显。基生叶为单数羽状复叶，小叶常5～9枚，短圆形或长楠圆形，长1.5～5.0 cm，宽0.6～1.5 cm，顶叶稍大，顶端钝，基部圆形或宽楔形，边有缺刻状锯齿；上面有长毛或近无毛，下面密被白色茸毛；茎生叶常三出。花黄色；聚伞花序顶生。瘦果小，熟时淡黄色，为萼片所包藏，卵形。花期春夏季。

【生境与分布】生于山坡、草地或路边草丛中。广西主要分布于南宁、桂平、昭平、桂林、鹿寨、柳州、来宾、金秀、河池等地；全国各地均有分布。

【采集加工】夏秋季开花前采挖，除去泥沙和杂质，干燥。

【药材性状】本品块根呈纺锤形或圆柱形，长4～8 cm，直径0.4～1.0 cm；表面黄棕色或暗褐色，有不规则扭曲沟纹；质硬而脆，折断面平坦，呈灰白色或黄白色。基生叶丛生，单数羽状复叶，多皱缩弯曲，展平后长4～13 cm；小叶5～9枚，柄短或无，长圆形或长椭圆形，顶端小叶片较大，上表面暗绿色或灰绿色，下表面密被白色茸毛，边缘有粗锯齿。气微，味甘、微涩。

【性味功用】

中医：甘、微苦，平。归肝、胃、大肠经。清热解毒，止痢，止血。用于湿热泻痢，痈肿疮毒，血热吐衄，便血，崩漏。

瑶医：苦，温。属风打相兼药。化痰止咳。用于呐紧（支气管炎），别喉（白喉），布醒蕹（肾炎水肿），别带病（带下病）。

【用法用量】9～15 g。

【精选验方】

1. 布醒蕹（肾炎水肿）：翻白草60 g。水煎，一天分3次服。

2. 别喉（白喉）：翻白草30 g、六月雪30 g。水煎当茶饮。

3. 别带病（带下病）：翻白草10 g、一枝香10 g、马莲鞍10 g、杉树根10 g、盐肤木10 g、红网子藤10 g、鸡蛋2个。水煎取汁煮鸡蛋服。

黄根/狗根木

【瑶文名】Uiangh gorn
【汉语拼音名】Huanggen / Gougenmu
【拉丁名】PRISMATOMERIS CONNATAE RADIX

【别名】花狗骨木、白狗骨、黑根子。

【来源】本品为茜草科植物三角瓣花 Prismatomeris connata Y. Z. Ruan 的干燥根。

【植物形态】灌木，高1～3 m。全株无毛。小枝四棱往形，干后黄色。叶对生，薄革质；托叶三角形，先端急尖；叶片长椭圆形、椭圆状披针形或倒披针形，两面有光泽。伞形花序近枝顶腋生，有花数朵至多朵。核果近球形，黑紫色。花期4—5月。

【生境与分布】生于杂木林中。广西主要分布于罗城、融水、金秀、永福、昭平、宾阳等地；国内主要分布于广东、海南、云南等省份。

【采集加工】春秋季采挖，洗净，切片，晒干。

【药材性状】本品呈圆柱形，常呈不规则扭曲，有分支，或切成不规则块片，长短、厚薄不一，直径0.5～4.0 cm。表面黄棕色，具纵皱纹，有的具纵裂纹。栓皮易脱落，脱落处显赭红色。质坚硬，不易折断，横断面皮部极薄，棕黄色，木部发达，土黄色，具细密的同心环纹及放射状纹理。气微，味淡。

【性味功用】

中医：微苦，凉。祛瘀生新，强壮筋骨，利湿退黄。用于风湿骨痛，跌打损伤，肝炎，白血病，再生障碍性贫血，地中海贫血，矽肺。

瑶医：苦，凉。属风打相兼药。祛风除湿，强筋壮骨。用于篮虷（肝炎），尼椎虷（肾炎），别藏翁（慢性白血病），本藏（贫血），崩闭闷（类风湿性关节炎），播冲（跌打损伤）。

【用法用量】15～30 g。

【精选验方】

1. 尼椎虷（肾炎）：狗根木60 g。水煎，一天分2次服。

2. 别藏翁（慢性白血病）：狗根木30 g、猪骨200 g。煲汤服。

3. 本藏（贫血）：狗根木30 g、党参9 g、黄芪9 g、何首乌9 g、猪骨250 g。炖服。

吉祥草/咳嗽草

【瑶文名】Hah miev
【汉语拼音名】Jixiangcao / Kesoucao
【拉丁名】REINECKEAE HERBA

【别名】松寿兰、小叶万年青、竹根七、蛇尾七。

【来源】本品为百合科植物吉祥草 *Reineckea carnea*（Andr.）Kunth 的干燥全草。

【植物形态】多年生低矮草本。根状茎匍地生长，分节，节处生根。叶簇生或在匍匐茎的先端簇生，叶片狭长，条形或披针形，长15～30 cm，宽0.3～3.0 cm，先端渐尖，基部狭窄，成叶柄状，深绿色。花葶无叶，长5～15 cm，穗状花序长2～6 cm，苞片卵形，浅红色，每个苞片有1朵花，花芳香，粉红色，花被裂片6枚，反卷，雄蕊6枚。浆果红色，近圆形，直径0.5～1.0 cm。花果期7—11月。

【生境与分布】生于阴湿山坡、山谷或密林下。广西主要分布于南宁、钦州、金秀等地；国内主要分布于江苏、浙江、安徽、江西、湖南、湖北、河南、四川、云南、贵州、广东等省份。

【采集加工】全年均可采收，除去杂质，洗净，晒干。

【药材性状】本品根茎细长，圆柱形，长短不等，直径2～5 mm，表面黄棕色或黄绿色，节明显，节间短缩，有纵皱纹。节稍膨大，常有残留的膜质鳞叶和弯曲卷缩的须状根。根上密布白色毛状物。叶簇生于茎顶或节处，叶片绿褐色或浅棕褐色，多皱缩，湿润展开后呈条状披针形，全缘，无柄，脉平行，中脉明显。气微，味苦。

【性味功用】

中医：甘，凉。归肝、肺、肾经。清肺，止咳，理血，补肾，解毒，接骨。用于肺热咳嗽，吐血，肺痨，急、慢性支气管炎，哮喘，黄疸型肝炎，慢性肾盂肾炎，遗精，跌打损伤，骨折。

瑶医：甘，凉。属风打相间药。化痰止咳，补肾，清热解毒。用于碰脑（骨折），哈紧（支气管炎），篮虷（肝炎），望胆篮虷（黄疸型肝炎），播冲（跌打损伤）。

【用法用量】干品15～30 g，或鲜品30～60 g。外用适量，捣烂酒炒敷患处。

【精选验方】

1. 篮虷（肝炎）：咳嗽草30 g。水煎，每日1剂，分2次服。

2. 播冲（跌打损伤）：咳嗽草24 g、散血丹24 g、九层风24 g、藤三七30 g、五爪风30 g、红木香18 g、五加皮18 g、土茯苓15 g、九管血15 g、细接骨风15 g、地枫皮15 g、防风10 g、千层纸10 g。酒浸1周，每次服15～20 mL，每日2次。

汉桃叶/七叶莲

【瑶文名】Uiangh na mei
【汉语拼音名】Hantaoye / Qiyelian
【拉丁名】SCHEFFLERAE KWANGSIENSIS RAMULUS SEU CACUMEN

【别名】七多。

【来源】本品为五加科植物广西鹅掌柴 *Schefflera kwangsiensis* Merr. ex Li 的干燥茎枝或带叶茎枝。

【植物形态】常绿藤状灌木，高2～3 m。掌状复叶互生，小叶7～10枚，托叶与叶柄基部合生成鞘状；小叶片倒卵状长圆形或长圆形，长6～10 cm，宽1.5～3.5 cm，顶端急尖或钝，基部渐狭或钝，边全缘，两面无毛，上面有光泽，叶脉两面微隆起。花淡黄色；伞形花序组成圆锥花序顶生，长达20 cm，主轴和分枝幼时密生星状茸毛，老后脱落。果实卵形，有棱。花期7月，果期8月。

【生境与分布】生于石山或深山沟谷旁的灌丛中。广西主要分布于防城港、金秀等地；国内主要分布于广东、海南等省份。

【采集加工】全年均可采收，洗净，切段，干燥。

【药材性状】本品茎枝呈圆柱形，常斜切成厚片或段。外表面灰白色至淡黄棕色，具纵皱纹及点状皮孔。有时可见环状叶痕，栓皮常片状脱落，体稍轻，质坚实。断面黄白色，皮部薄，木部宽广，放射状纹理明显，髓部质松或成空洞。叶多切碎，完整小叶片革质，长圆形至披针形，先端渐尖，基部楔形，全缘，稍反卷，上面灰绿色或灰棕色，下面色略淡，羽状网脉于两面明显突出。气微，味微苦、涩。

【性味功用】

中医： 微苦、涩，温。归肺、肝经。祛风止痛，舒筋活络。用于三叉神经痛，神经性头痛，坐骨神经痛，风湿关节痛。

瑶医： 甘、辛，温。属风打相兼药。祛风通络，消肿止痛。用于伯公闷（头痛），卡西闷（胃痛），崩毕扭（风湿性心脏病），崩闭闷（风湿痛、类风湿性关节炎），锥碰江闷（坐骨神经痛），囊暗（蛇虫咬伤），播冲（跌打损伤），冲翠藏（外伤出血），碰脑（骨折）。

【用法用量】

中医： 15～30 g。

瑶医： 15～30 g。外用适量。

【精选验方】

1. 崩毕扭（风湿性心脏病）：七叶莲60 g。水煎，每日1剂分3次服。

2. 卡西闷（胃痛）：七叶莲10 g、大钻10 g、小钻10 g、救必应10 g、水田七10 g、入山虎 10 g。水煎服，每日1剂。

3. 卡西闷（胃痛）：七叶莲、金不换、入山虎、金线风、大总管各适量。各等量晒干研粉，每次用3 g，开水送服。

4. 囊暗（蛇虫咬伤）：七叶莲10 g、慢惊风50 g、苞山虎50 g、四块瓦10 g、槟榔10 g。水煎服，每日1剂。

5. 碰脑（骨折）：七叶莲、大钻、假黄藤、钻地风、爬墙风、一枝箭各适量。鲜品共捣烂，加三花酒少许炒热，复位夹板固定后敷患处，每3日换药1次。

6. 锥碰江闷（坐骨神经痛）：七叶莲、入山虎、木满天星、小白背风、猪肚木、杜仲、半荷风、大钻、黄花参各 50 g。泡酒内服和外搽。

7. 崩闭闷（风湿痛）：七叶莲、半荷风、木满天星、当归、杜仲、猪肚木、小白背风、大钻、入山虎、黄花参各10 g。浸米双酒500 mL，每晚服15 mL，并用药酒搽痛处。

石上柏/龙鳞草

【瑶文名】 Juo dongh cing

【汉语拼音名】 Shishangbai / Longlincao

【拉丁名】 SELAGINELLAE HERBA

【别名】 山扁柏、卷柏。

【来源】 本品为卷柏科植物深绿卷柏 *Selaginella doederleinii* Hieron. 或江南卷柏 *Selaginella moellendorffii* Hieron. 的干燥全草。

【植物形态】**深绿卷柏** 多年生常绿草本。主茎下着生须根。各枝丛生，直立，干后拳卷，密被覆瓦状叶，各枝扁状分枝至二至三回羽状分枝。叶小，交互排列，侧叶披针状钻形，中叶两行，卵圆披针形。孢子囊穗生于枝顶，四菱形，孢子叶三角形，孢子囊肾形。

【生境与分布】生于林下或阴湿的酸性土中。广西主要分布于昭平、北流、玉林、防城港、上思、南宁、马山、隆安、隆林、凤山、金秀等地；国内主要分布于云南、贵州、广东、福建、台湾、浙江等省份。

【采集加工】全年均可采收，洗净，晒干。

【药材性状】**深绿卷柏** 本品卷缩似拳状，长3～10 cm。枝丛生，扁而有分枝，绿色或棕黄色，向内卷曲，枝上密生鳞片状小叶，叶先端具长芒，中叶两行，卵状矩圆形，斜向上排列，叶缘膜质，有不整齐的细锯齿。侧叶背面的膜质边缘常呈棕黑色。基部残留棕色至棕褐色须根，散生或聚生成短干状。质脆，易折断。气微，味淡。

【性味功用】

中医：甘，平。归肺、大肠经。清热解毒，抗癌，止血。用于癌症，肺炎，急性扁桃体炎，眼结膜炎，乳腺炎。

瑶医：淡，平。属风打相兼药。清热解毒，利湿，散结，消肿，止血，抗癌。用于泵虾怒哈（肺热咳嗽），更喉闷（咽喉肿痛），阿毒（癌肿），疟椎闷（乳痈），扑捆买通（鼻炎），望胆篮虷（黄疸型肝炎），辣给昧对（闭经），播冲（跌打损伤）。

【用法用量】10～30 g。外用适量，鲜品捣烂敷患处，或干品研粉调香油涂患处。

【精选验方】

1. 播冲（跌打损伤）：龙鳞草30 g。加水300 mL，煎至200 mL，一天分2次冲白糖适量服。

2. 望胆篮虷（黄疸型肝炎）：龙鳞草30 g。水煎，一天分3次服。

3. 辣给昧对（闭经）：龙鳞草15 g、紫九牛30 g、牛膝30 g、独脚乌桕10 g、九层风30 g、收鸡草15 g。水煎，一天分3次服。

菝葜/金刚兜

【瑶文名】Jiomh yiaagh gorng
【汉语拼音名】Baqia / Jingangdou
【拉丁名】SMILACIS CHINAE RHIZOMA

【别名】红金刚藤、金刚头、金刚力、九牛力。

【来源】本品为百合科植物菝葜 *Smilax china* L. 的干燥根茎。

【植物形态】攀缘灌木，高1～5 m。根状茎粗厚，坚硬，为不规则的块状。叶薄革质或坚纸质，圆形、卵形或其他形状，下面通常淡绿色。伞形花序生于叶尚幼嫩的小枝上，花十几朵，呈球形，绿黄色，雄花中花药比花丝稍宽，常弯曲；雌花与雄花大小相似，有6枚退化雄蕊。浆果熟时红色，有粉霜。花期2—5月，果期9—11月。

【生境与分布】生于山坡草丛、灌丛中或疏林下。广西主要分布于马山、南宁、上思、灵山、平南、岑溪、富川、阳朔、资源、天峨、南丹、都安、田林、隆林、金秀等地；国内主要分布于长江以南地区。

【采集加工】秋末至翌年春采挖，除去须根，洗净，晒干或趁鲜切片干燥。

【药材性状】本品为不规则块状，表面黄棕色或紫棕色，具圆锥状凸起的茎基痕，并残留坚硬的刺状须根残基或细根。质坚硬，难折断，断面呈棕黄色或红棕色，纤维性，可见点状维管束和多数小亮点。气微，味微苦、涩。

【性味功用】

中医：甘、微苦、涩，平。归肝、肾经。利湿去浊，祛风除痹，解毒散瘀。用于小便淋浊，带下量多，风湿痹痛，疔疮痈肿。

瑶医：甘、微涩，寒。属风打相兼药。祛风除湿，消肿止痛，解毒散结，利水。用于撸藏（吐血），崩闭闷（风湿痛、风湿性关节炎），碰辘（骨质增生症），泵烈竞（淋浊、尿路感染），布锥累（痈疮），汪逗卜冲（烧烫伤）。

【用法用量】10～15 g。

【精选验方】

1. 汪逗卜冲（烧烫伤）：金刚兜适量。捣烂，加清水搅拌到起泡沫，取泡沫涂患处。

2. 撸藏（吐血）：金刚兜10 g、马莲鞍10 g、鸡冠花10 g、红葱10 g、稳子根10 g、灯笼草根10 g。水煎内服。

3. 碰辘（骨质增生症）：金刚兜根30 g、大叶榕果30 g、大青根30 g。水煎服，每日1剂。药渣加水复煎洗患处。

4. 崩闭闷（风湿痛）：金刚兜、黄榄树根、川杜仲、牛膝、地钻、四方藤、牛耳风、五指风、钻地风、半荷风、小罗伞、桑枝大郎伞、枫树寄生各适量。浸药酒，内服并外搽。

白英/毛秀才

【瑶文名】Gangh nyiangz miev
【汉语拼音名】Baiying / Maoxiucai
【拉丁名】SOLANI LYRATI HERBA

【别名】千年不烂心、白毛藤、天灯笼。

【来源】本品为茄科植物白英 *Solanum lyratum* Thunb. 的干燥全草。

【植物形态】多年生草质藤本。全株密被白色长柔毛。叶互生，多数为琴形，两面均被白色发亮的长柔毛。聚伞花序顶生或腋外生，疏花，花冠蓝紫色或白色。浆果球状，成熟时红黑色。花期夏秋，果熟期秋末。

【生境与分布】生于沟边、园地、村旁、疏林灌丛中。广西主要分布于全州、灌阳、恭城、贺州、岑溪、宁明、大新、凌云、田林、金秀等地；国内主要分布于甘肃、陕西、河南、山东等省份，以及长江以南地区。

【采集加工】夏秋季采收，洗净，鲜用或晒干。

【药材性状】本品全体被柔毛，嫩枝和叶被毛较多。根圆柱形，稍弯曲，直径2～8 mm，浅棕黄色。茎圆柱形，直径2～5 mm，具纵皱纹，灰黄色或灰绿色，质硬而脆，断面纤维性，淡绿色，中央成空洞。叶皱缩卷曲，易碎，展开后呈卵形，棕绿色或灰绿色；叶柄长2～4 cm。聚伞花序与叶对生，花序梗曲折状；花冠5裂，长约5 mm，棕黄色。果实球形，淡黄色或淡棕色，直径5～7 mm。种子扁圆形。气微，味淡。

【性味功用】

中医：甘、苦，寒；有小毒。归肝、胆经。清热利湿，解毒消肿。用于疟疾、黄疸、水肿、淋病、风湿关节痛、胆囊炎、癌症、子宫糜烂、白带、丹毒、疔疮。

瑶医：涩、微苦，平。属风打相兼药。清热解毒，利尿消肿，散结，抗癌，祛风除湿，凉血。用于喏滚补浓（中耳炎），望胆篮虷（黄疸型肝炎），努脑痨（淋巴结核），谷阿强拱（小儿疳积），崩闭闷（风湿痛、风湿性关节炎），醒蕹（水肿），阿毒（癌肿），别带病（带下病），布方（疔疮），播冲（跌打损伤）。

【用法用量】10～15 g；或浸酒。外用适量，煎水洗；鲜品捣敷或捣汁涂患处。

【精选验方】

1. 喏滚补浓（中耳炎）：毛秀才50 g。水煎内服少许，并用药水洗耳。

2. 谷阿强拱（小儿疳积）：毛秀才10 g、腐婢枝叶10 g。水煎当茶饮。

3. 望胆篮虷（黄疸型肝炎）：毛秀才15 g、白花蛇舌草30 g、白龙须藤20 g。水煎内服。

4. 努脑痨（淋巴结核）：毛秀才15 g、下延叶排草15 g。水煎服，每日1剂；另取上药各适量鲜品共捣烂敷患处，每日1次。

5. 别带病（带下病）：毛秀才15 g、当归25 g、益母草20 g、忍冬根25 g、白背木

20 g、香附15 g。每日1付，加鸡肉炖服3～5付。

6. 播冲（跌打损伤）：毛秀才、大凉伞、石菖蒲、细辛、大钻、小钻、辅地香、石南藤、乌药、麻根、芭蕉根、上树蜈蚣各适量。捣烂，复位后敷患处，每日换药1次。另取原方去芭蕉根、麻根，加爬墙风适量，乌药增量，泡酒内服兼外搽。忌服茶、酸、鸡蛋、虾米、牛肉。

桑寄生/桑寄生

【瑶文名】Ndiangh benx
【汉语拼音名】Sangjisheng / Sangjisheng
【拉丁名】TAXILLI HERBA

【别名】油茶寄生、牛筋缆寄生。

【来源】本品为桑寄生科植物桑寄生 *Taxillus chinensis*（DC.）Danser 的干燥带叶茎枝。

【植物形态】灌木，高约50 cm。嫩枝、叶密被锈色短星状毛，后全脱落。单叶对生，黄绿色，卵形至卵状披针形，长2～4 cm，宽1～2 cm，顶端短钝尖或短渐尖，基部宽楔形或楔形，边全缘。花红色。总状花序腋生，花2～4朵，被短星状毛，花托坛状。浆果卵圆形，顶部骤狭，基部钝圆，表面平滑。花果期4月至翌年1月。

【生境与分布】寄生于油茶或樟科、大戟科等的植物上。广西主要分布于上思、靖西、隆林、罗城、融安、贺州、金秀等地；国内主要分布于福建、广东、云南等省份。

【采集加工】冬季至翌年春采割，除去粗茎，切段，干燥，或蒸后干燥。

【药材性状】本品茎枝呈圆柱形，长3～4 cm，直径0.2～1.0 cm；表面红褐色或灰褐色，具细纵纹，并有多数细小凸起的棕色皮孔，嫩枝有的可见棕褐色茸毛；质坚硬，断面不整齐，皮部红棕色，木部色较浅。叶多卷曲，具短柄；叶片展平后呈卵形或椭圆形，长3～8 cm，宽2～5 cm；表面黄褐色，幼叶被细茸毛，先端钝圆，基部圆形或宽楔形，全缘，革质。气微，味涩。

【性味功用】

中医：苦、甘，平。归肝、肾经。祛风湿，补肝肾，强筋骨，安胎元。用于风湿痹痛，腰膝酸软，筋骨无力，崩漏经多，妊娠漏血，胎动不安，头晕目眩。

瑶医：苦，平。属风打相兼药。强筋壮骨，祛风除湿，收敛，止痒，安胎。用于崩闭闷（风湿痛、风湿性关节炎），藏紧邦（崩漏），习惯性流产，改布闷（腰腿痛），身谢（湿疹、皮肤瘙痒），播冲（跌打损伤），冲翠藏（外伤出血），胆纲虾（胆囊炎）。

【用法用量】9～15 g。

【精选验方】

1. 习惯性流产：桑寄生15 g、土杜仲15 g、铺地苍30 g。水煎内服。

2. 播冲（跌打损伤）：桑寄生、薄沽酸、天吊香、韭菜头、生姜、五加皮、鹰爪风各适量。水酒各半煎服。

3. 冲翠藏（外伤出血）：桑寄生、京柿、天竺黄、血竭、乳香、姜炭、象皮炭各适量。研末敷患处。

4. 胆纲虷（胆囊炎）：桑寄生15 g、十大功劳15 g、鹩鹰风15 g、茯苓15 g、茵陈15 g、穿心莲15 g、车前草15 g、海金沙15 g、香附15 g、地骨皮15 g、豨莶草15 g、田基黄15 g、栀子15 g。水煎内服。

桑树寄生/桑树寄生

【瑶文名】Siungh ndiangx benx
【汉语拼音名】Sangshujisheng / Sangshujisheng
【拉丁名】TAXILLI HERBA

【别名】桑树桑寄生。

【来源】本品为寄生在桑科植物桑 *Morus alba* L. 上的桑寄生科植物桑寄生 *Taxillus chinensis*（DC.）Danser 的干燥带叶茎枝。

【植物形态】灌木，高约50 cm。嫩枝、叶密被锈色短星状毛，后全脱落。单叶对生，黄绿色，卵形至卵状披针形，长2～4 cm，宽1～2 cm，顶端短钝尖或短渐尖，基部宽楔形或楔形，边全缘。花红色。总状花序腋生，花2～4朵，被短星状毛，花托坛状。浆果卵圆形，顶部骤狭，基部钝圆，表面平滑。花果期4月至翌年1月。

【生境与分布】寄生于桑树上。广西各地均有分布；国内主要分布于福建、广东、云南等省份。

【采集加工】冬季至次春采割，除去粗茎，切段，干燥，或蒸后干燥。

【药材性状】本品为厚片或不规则短段。外表皮红褐色或灰褐色，具细纵纹，并有多数细小凸起的棕色皮孔，嫩枝有的可见棕褐色茸毛。切面皮部红棕色，木部色较浅。叶多卷曲或破碎，完整者展平后呈卵形或椭圆形，表面黄褐色，幼叶被细茸毛，先端钝圆，基部圆形或宽楔形，全缘；革质。气微，味涩。

【性味功用】

中医：苦、甘，平。归肝、肾经。祛风湿，补肝肾，强筋骨，安胎元。用于风湿痹痛，腰膝酸软，筋骨无力，崩漏经多，妊娠漏血，胎动不安，头晕目眩。

瑶医：微甜，平。补血安胎，滋补肝肾，强筋壮骨，祛风除湿。用于改布闷（腰腿痛），疟没通（乳汁不通），怒哈（咳嗽），哈路（肺痨）。

【用法用量】9～15 g。

【精选验方】无。

金不换/山乌龟

【瑶文名】Gimh duz ndoih
【汉语拼音名】Jinbuhuan / Shanwugui
【拉丁名】STEPHANIAE RADIX

【别名】石琴薯、广西地不容。

【来源】本品为防己科植物广西地不容 *Stephania kwangsiensis* H. S. Lo、小花地不容 *Stephania micrantha* H. S. Lo et M. Yang 或桂南地不容 *Stephania kuinanensis* H. S. Lo et M. Yang 的干燥块根。

【植物形态】广西地不容　藤本，长1～3 m。全株无毛，块根很大，形状是扁球形，灰褐色。嫩枝稍肉质，紫红色，有白霜，干后有条纹。叶片扁圆形，掌状脉向上三条，向下5～6条，细；叶柄长4～6 cm，盾状生长在叶柄的基部。伞形聚伞花序腋生，稍肉质，雄花序有花几个或十几个聚伞花序，每个小聚伞花序有花2～7朵，雄花萼片6枚，常紫色，花瓣3～6枚，紫色或橙黄带紫色斑纹；雌花萼片1枚，花瓣2枚或1枚。核果成熟时红色，内果皮阔倒卵形，长约5 mm，宽约4 mm，背部有4列刺状凸起，每列18～19颗，刺稍扁，末端钩状下弯，胎座迹正中穿孔。

【生境与分布】生于石灰岩山地灌丛、沟边、石隙缝穴中。广西主要分布于那坡、靖西、德保、田东、凌云、龙州等地；国内主要分布于广东、云南等省份。

【采集加工】全年均可采挖，洗净，切片，干燥。

【药材性状】广西地不容　本品呈不规则的类圆形片或不规则块片，稍卷曲，表面棕褐色，有粗糙的皱纹或不规则的龟壳状裂纹。切面暗黄色或淡黄色，可见维管束呈点状凸起，排列成同心环或不规则形状。质硬而脆，易折断，断面淡黄色。气微，味苦。

【性味功用】

中医：苦，寒。归肺、胃、肝经。清热解毒，散瘀消肿，健胃止痛。用于胃和十二指肠溃疡疼痛，上呼吸道感染，急性胃肠炎，菌痢，牙痛，神经痛，痈疮肿毒，跌打肿痛。

瑶医：苦，微寒。属风打相兼药。清热解毒，散瘀消肿，止痛。用于碰累（痢疾），卡西闷（胃痛），就港虷（急性胃肠炎），布病闷（胃溃疡、十二指肠溃疡），泵虷怒哈（肺热咳嗽），更喉闷（咽喉肿痛），崩闭闷（类风湿性关节炎），播

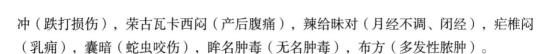

冲（跌打损伤），荣古瓦卡西闷（产后腹痛），辣给昧对（月经不调、闭经），疟椎闷（乳痈），囊暗（蛇虫咬伤），眸名肿毒（无名肿毒），布方（多发性脓肿）。

【用法用量】10～15 g。外用适量。

【精选验方】

1. 荣古瓦卡西闷（产后腹痛）：山乌龟适量。切片晒干研粉，每次服2 g，每日3次，开水送服。

2. 疟椎闷（乳痈）、眸名肿毒（无名肿毒）：山乌龟适量。捣烂敷患处，或晒干研粉，调茶油敷患处。

3. 卡西闷（胃痛）：山乌龟18 g。研粉，每次6 g，开水冲服，每日3次。

4. 就港轩（急性胃肠炎）：山乌龟、金线风各等量。共研末，每次1 g，开水送服，每日1～2次。

5. 布病闷（胃溃疡、十二指肠溃疡）：山乌龟15 g、鸡蛋1只。将山乌龟研末，与鸡蛋调匀，用植物油炒熟，饭后服，每日1剂，3年内忌酸、辣、酒、磨芋、凉粉等食物。

6. 卡西闷（胃痛）：山乌龟10 g、十八症10 g、救必应10 g、大三角麦根10 g、金耳环10 g。水煎服，每日1剂。

7. 播冲（跌打损伤）：山乌龟、苦参各适量。捣烂，加酒炒敷患处，每日换药1次。

8. 布方（多发性脓肿）：山乌龟15 g、曼陀罗叶15 g、红薯苗15 g。共捣烂敷患处，每日换药1次。

蜈蚣/百脚虫

【瑶文名】Sepv
【汉语拼音名】Wugong / Baijiaochong
【拉丁名】SCOLOPENDRA

【别名】天龙、百脚、吴公。

【来源】本品为蜈蚣科动物少棘巨蜈蚣 *Scolopendra subspinipes mutilans* L. Koch 的干燥体。

【动物形态】体形扁平而长，全体由22个同型环节构成，长9～15 cm，宽0.5～1.0 cm，头部红褐色；头板近圆形，前端较窄而突出，长约为第一背板之2倍。头板和第一背板同色，触角1对，17节，基部6节少毛。单眼4对；颚肢1对，上有毒钩；颚肢底节内侧有1个距形凸起，上具4枚小齿，颚肢齿板前端亦具小齿5枚。

【生境与分布】喜栖于潮湿阴暗的地方；人工饲养多模拟自然环境，让其栖息于腐木石隙下和荒芜阴湿的茅草地上。广西各地均有分布；国内主要分布于江苏、浙江、安徽、河南、湖北、湖南、广东、陕西、四川等省份。

【采集加工】春夏季捕捉，用竹片插入头尾，绷直，干燥。

【药材性状】本品呈扁平长条形，长9～15 cm，宽0.5～1.0 cm。由头部和躯干部组成，全体共22个环节。头部暗红色或红褐色，略有光泽，有头板覆盖，前端稍突出，两侧贴有颚肢1对，前端两侧有触角1对。第一背板与头板同色，其余20个背板为棕绿色或墨绿色，具光泽。质脆，断面有裂隙。气微腥，有特殊刺鼻的臭气，味辛、微咸。

【性味功用】

中医：辛，温；有毒。归肝经。熄风镇痉，通络止痛，攻毒散结。用于肝风内动，痉挛抽搐，小儿惊风，中风口斜，半身不遂，破伤风，风湿顽痹，偏正头痛，疮疡，瘰疬，蛇虫咬伤。

瑶医：辛，温；有毒。属风打相兼药。止痛，攻毒散结，排脓消肿。用于起风（中风），谷阿惊崩（小儿惊风），布方（疔疮），眸名肿毒（无名肿毒）。

【用法用量】3～5 g。

【精选验方】

1. 布方（疔疮）：蜈蚣3条焙干研粉、猪胆汁半杯。上药共调搽之即痊愈。

2. 眸名肿毒（无名肿毒）：生蜈蚣1条（老的最佳）、生茶油50～100 g。捣烂敷患处。

白矾/白矾

【瑶文名】Beh faanh
【汉语拼音名】Baifan / Baifan
【拉丁名】ALUMEN

【别名】明矾。

【来源】本品为硫酸盐类矿物明矾石族明矾石经加工提炼制成，主要含含水硫酸铝钾 $[KAl(SO_4)_2 \cdot 12H_2O]$。

【药物形态】三方晶系。晶形呈细小的菱面体或板状，通常为致密块状、细粒状、土状等，无色或淡黄白色，有玻璃样光泽，透明至半透明。解理平行不完全。断口晶体者呈贝状；块体者多片状、参差状，有时土状。硬度3.5～4.0。性脆。

【生境与分布】常为碱性长石受低温硫酸盐溶液的作用变质而成，多产于火山岩中。广西各地均有产；国内主要产于甘肃、山西、湖北、安徽、浙江等省份。

【采集加工】除去杂质。用时捣碎。

【药材性状】本品呈不规则的块状或粒状，无色或淡黄白色，透明或半透明。表

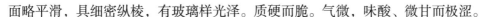

面略平滑，具细密纵棱，有玻璃样光泽。质硬而脆。气微，味酸、微甘而极涩。

【性味功用】

中医：酸、涩，寒。归肺、脾、肝、大肠经。解毒杀虫，燥湿止痒，止血止泻，祛除风痰。用于湿疹，疥癣，脱肛，痔疮，聤耳流脓，久泻不止，便血，崩漏，癫痫发狂。枯矾收湿敛疮，止血化腐。用于湿疹湿疮，脱肛，痔疮，聤耳流脓，阴痒带下，鼻衄齿衄，鼻息肉。

瑶医：酸、涩，寒。属风打相兼药。收敛，燥湿，杀虫，解毒，止血，止泻，祛痰。用于身谢（湿疹、皮肤瘙痒），毕藏（鼻衄），泵卡西（腹泻），来藏（便血），藏紧邦（崩漏），起风（中风），谷阿惊崩（小儿惊风），胞衣不下，努脑痨（瘰疬），港脱（脱肛）。

【用法用量】0.6～1.5 g。外用适量，研末敷或化水洗患处。

【精选验方】

1. 起风（中风）：白矾9 g、姜汁1盅。两药调匀灌服。

2. 谷阿惊崩（小儿惊风）：白矾6 g、陈皮3 g。水煎服。

3. 胞衣不下：白矾6 g。水煎内服，每日1～2剂。

4. 努脑痨（瘰疬）：白矾9 g、朱砂27 g。共研细末，加酒适量与米糊为丸，如绿豆大，每次服20丸，清茶送下，每日3次。

5. 港脱（脱肛）：白矾30 g、猪七寸1段（2寸长）。将白矾纳入猪七寸内，两头扎紧，水煎服。

功劳木/十大功劳

【瑶文名】Uiungh liemh nqimv
【汉语拼音名】Gonglaomu / Shidagonglao
【拉丁名】MAHONIAE CAULIS

【别名】黄天竹、大叶黄连。

【来源】本品为小檗科植物阔叶十大功劳 *Mahonia bealei*（Fort.）Carr. 或细叶十大功劳 *Mahonia fortunei*（Lindl.）Fedde 的干燥茎。

【植物形态】阔叶十大功劳 常绿灌木，高达4 m。全株光滑无毛。根粗大，黄色。茎直立，表面灰黄色或褐色，粗糙，断面黄色。单数羽状复叶，有小叶7～15枚，厚革质，侧生小叶无柄，大小不一，先端渐尖，基部宽楔形或近圆形，边有锯齿，边缘反卷。花黄色，总状花序顶生。浆果卵形，黑蓝色，被白粉。花期4—5月，果期11月至翌年1月。

【生境与分布】生于山坡及灌丛中。广西主要分布于宾阳、靖西、凤山、金秀、

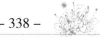

融水、全州、平乐、昭平、平南等地；国内主要分布于陕西、安徽、浙江、江西、福建、河南、湖北、湖南、四川等省份。

【采集加工】全年均可采收，切块片，干燥。

【药材性状】**阔叶十大功劳**　本品为不规则的块片。外表面灰黄色至棕褐色，有纵沟纹和横向细裂纹，外皮较光滑，有光泽，或有叶柄残基。质硬，切面皮部薄，棕褐色，木部黄色，可见数个同心性环纹及排列紧密的放射状纹理，髓部色较深。气微，味苦。

【性味功用】

中医：苦，寒。归肝、胃、大肠经。清热燥湿，泻火解毒。用于湿热泻痢，黄疸尿赤，目赤肿痛，胃火牙痛，疮疖痈肿。

瑶医：苦，寒。属风打相兼药。用于碰累（痢疾），望胆（黄疸），篮虷（肝炎），望胆篮虷（黄疸型肝炎），布锥累（痈疮），小儿头疮，身谢（湿疹），布农（外伤感染），各种炎症，囊中病（蛔虫病），港虷（肠炎），哈紧（支气管炎），泵虷怒哈（肺热咳嗽），卡西闷（胃痛），也改昧通（大便、小便不通）。

【用法用量】9～15 g。外用适量。

【精选验方】

1. 小儿头疮、身谢（湿疹）、布农（外伤感染）、各种炎症：十大功劳茎、叶适量。水煎洗患处。

3. 囊中病（蛔虫病）：十大功劳30 g、两面针15 g。水煎内服。

4. 港虷（肠炎）：十大功劳9 g、三颗针9 g、麻骨钻9 g。水煎内服。

5. 也改昧通（大便、小便不通）：十大功劳10 g、藤黄连10 g、大木通10 g、九龙胆10 g。水煎内服。

6. 卡西闷（胃痛）：十大功劳9 g、金线风9 g。水煎内服。

7. 哈紧（支气管炎）：十大功劳15 g、花斑竹15 g、枇杷叶15 g。水煎内服。

8. 泵虷怒哈（肺热咳嗽）：十大功劳、少年红、红毛毡、陈皮、蛙腿草、金针根、过塘藕、上树虾各10 g。水煎内服，每日1剂。

9. 篮虷（肝炎）：十大功劳10 g、栀子根10 g、花斑竹10 g。水煎内服。

10. 望胆篮虷（黄疸型肝炎）：十大功劳、花斑竹、田基黄、黄姜、猛老虎、栀子根、黄花参各15 g。配牛肉炖服。

11. 篮虷（肝炎）：十大功劳、黄柏、栀子、田基黄、花斑竹、毛冬青、路边草、白纸扇、百解木、水菖蒲各10 g。水煎服。

构树/砂纸树

【瑶文名】Sah zeiv ndiangx
【汉语拼音名】Goushu / Shazhishu
【拉丁名】BROUSSONETIAE PAPYRIFERAE CACUMEN

【别名】木沙树、沙树木、谷沙树、楮实树。

【来源】本品为桑科植物构树 *Broussonetia papyrifera*（L.）L′Hér. ex Vent. 的干燥枝叶。

【植物形态】落叶乔木或大灌木，高达16 m。全株有乳汁，小枝密被长毛。单叶互生，宽卵形至圆状卵形，长7～20 cm，宽6～10 cm，顶端渐尖，基部心形或圆形，常偏斜，上面有糙毛，下面密被柔毛。花单性，雌雄异株，无花瓣；雄花为柔荑花序；雌花为头状花序。聚花果球形，肉质，熟时红色。花期3—4月，果熟期8～9月。

【生境与分布】生于村旁和石灰岩山上。广西主要分布于南宁、马山、隆林、乐业、南丹、都安、罗城、资源、桂平、北流、金秀等地；全国大部分地区均有分布。

【采集加工】夏秋季采收，切长段，干燥。

【药材性状】本品枝呈圆柱形，直径0.5～3.0 cm，灰褐色或灰白色，小枝密被柔毛，质脆，易折断，断面黄白色，髓部多中空。叶多皱缩破碎，完整者呈广卵形至长椭圆状卵形，先端渐尖，基部心形，边缘具粗锯齿，不分裂或3～5裂，上表面疏被糙毛，下表面密被柔毛，叶片表面粗糙；叶柄长2.5～8.0 cm，密被糙毛。气微，味淡。

【性味功用】

中医：甘，凉。归肝、肾、脾经。祛风明目，凉血止血，利尿，解毒，敛肺止咳。用于风疹，目赤肿痛，小便不利，吐血，衄血，崩漏，金创出血，水肿，疝气，痢疾，毒疮。

瑶医：苦、涩。属风打相兼药。滋补肝肾，强筋壮骨，清肝明目，利尿消肿，止痒。用于盖昧严（阳痿），改布闷（腰腿痛），伯公梦（眩晕），否喉崩（喉痹），脚气病，哈紧（气管炎），撸藏（吐血），泵翁（肺痈），醒蕹（水肿），藏紧邦（崩漏），改窟闷（痔疮），布库（疥疮），身谢（湿疹、皮肤瘙痒），囊暗（蛇虫咬伤），篮严（肝硬化）。

【用法用量】3～9 g。外用适量。

【精选验方】篮严（肝硬化）：砂纸树、穿破石、鸡骨草、空桐树、栀子、黄藤、花斑竹各15 g。水煎服，每日1剂分3次服。

红牛膝/
红牛膝

【瑶文名】Zouh nouv miev
【汉语拼音名】Hongniuxi / Hongniuxi
【拉丁名】ACHYRANTHES LONGIFOLIAE RADIX ET RHIZOMA

【别名】柳叶牛膝、牛格膝、苏木红、荔枝红、山牛膝。

【来源】本品为苋科植物柳叶牛膝 *Achyranthes longifolia*（Makino）Makino 的干燥根及根茎。

【植物形态】多年生草本，高1.0～1.5 m。茎直立，四棱柱形，节膨大。叶对生，叶片披针形或狭披针形，长4.5～15.0 cm，宽0.5～3.5 cm，先端及基部渐尖，边全缘，上面绿色，下面常呈紫红色。穗状花序腋生或顶生；花多数；苞片1枚，先端有齿；小苞片2枚，刺状，紫红色，基部两则各有一卵圆形小裂片，长约0.5 mm；花被5片，绿色，线形，具3脉；雄蕊5枚，花丝下部合生，退化雄蕊方形，先端具不明显的齿；花柱长约2 mm。胞果长卵形。花期7—10月，果期8—11月。

【生境与分布】生于山坡、沟边。广西主要分布于西林、隆林、河池、龙胜、钟山、贺州、藤县、平南、桂平、北流、博白等地；全国各地均有分布。

【采集加工】全年均可采挖，除去茎叶、须根和泥沙、干燥。

【药材性状】本品根茎短粗，长2～7 cm，直径0.5～2.5 cm，上部有数个凹窝状茎痕，下部簇生根4～20条或更多。根呈圆柱形，长5～20 cm，直径0.3～1.2 cm，向下渐细扭曲；表面灰黄褐色至棕褐色，有细密的纵皱纹及细根痕；质硬脆，易折断，断面皮部浅灰褐色，多数点状维管束排列成数轮同心环。气微，味微甜、微苦涩。

【性味功用】

中医：甘、微苦、微酸，寒。归肝、肾经。活血祛瘀，泻火解毒，利尿通淋。用于闭经，跌打损伤，风湿关节痛，痢疾，白喉，咽喉肿痛，疮痈，淋证，水肿等。

瑶医：苦、酸，平。属风打相兼药。利咽，接骨，续筋，堕胎，活血散瘀，祛风除湿，清热解毒，利尿消肿。用于谷阿虾昧退（小儿高热不退），百内虾（百日咳），泵虾怒哈（肺炎），泵烈竞（尿路感染），尼椎虾（肾炎），崩闭闷（风湿性关节炎），改布闷（腰腿痛），脚气病，醒蕹（水肿），辣给昧对（月经不调、闭经），荣古瓦卡西闷（产后腹痛），胎盘滞留，荣古瓦流心黑（产后虚弱），谷瓦卜断（子宫脱垂），谷瓦哈扔虾（宫颈炎），播冲（跌打损伤），鲍泵梗缸（鱼骨鲠喉），蒌桨把恶（竹木刺伤滞留皮下），囊暗（蛇虫咬伤）。

【用法用量】

中医：9～15 g。外用适量，捣敷，或捣汁滴耳，或研末吹喉。

瑶医：15～30 g。外用适量，捣敷或水煎洗。

【精选验方】

1. 谷阿虾昧退（小儿高热不退）：红牛膝15 g。水煎，一天分3次服。

2. 百内虾（百日咳）：鲜红牛膝根30 g、鲜裂叶骨碎补30 g、鲜石油菜30 g、鲜鹅不食草10 g、鸡胆汁适量（冲服）。水煎内服。

3. 荣古瓦卡西闷（产后腹痛）：红牛膝全草30 g。水煎，一天分2次服。

4. 胎盘滞留：红牛膝根90～150 g。水煎冲酒服。

5. 荣古瓦流心黑（产后虚弱）：红牛膝、黄花参、铜钻、红凉伞、饿蚂蝗、五爪风、血风、来角风各10 g。配瘦猪肉炖服。

6. 谷瓦卜断（子宫脱垂）：红牛膝根9 g、阳起石9 g、蕊沙薽藤15 g。煲鸡肉服，每天1剂。如久出干枯，加用梅片点田螺取汁液局部外涂。

7. 谷瓦哈扔虾（宫颈炎）：红牛膝20 g、穿谷子根20 g、豆角上的黑壳虫10 g。水煎服，每天1剂。如出血过多加鸡冠花叶各适量。

8. 辣给昧对（月经不调）：红牛膝60 g、白纸扇30 g、一身保暖60 g、韭菜根60 g、马莲鞍30 g、月月红60 g。配鸡蛋2个、水500 g煎煮，日后服。

9. 辣给昧对（月经不调）：红牛膝根30 g、鸡肉适量。炖汤，一天分2次服。

10. 辣给昧对（月经不调）：红牛膝30～60 g、白纸扇30～60 g、结香30～60 g、韭菜根30～60 g、地榆30～60 g、月月红30～60 g、鸡蛋2个。水煎，饭前服。

爬地牛奶/爬地牛奶

【瑶文名】 Bath ndeiz nqiungh nyox
【汉语拼音名】 Padiniunai / Padiniunai
【拉丁名】 FICI TIKOUAE CAULIS

【别名】 地石榴、地瓜、地板藤、地果。

【来源】 本品为桑科植物地果 *Ficus tikoua* Bur. 的干燥藤茎。

【植物形态】 匍匐木质藤本，高可达40 cm。茎上生细长不定根，节膨大。叶坚纸质，叶片倒卵状椭圆形，先端急尖，基部圆形至浅心形，基生侧脉较短，侧脉表面被短刺毛，托叶披针形。榕果成对或簇生于匍匐茎上，常埋于土中，球形至卵球形，基生苞片细小；雄花生榕果内壁孔口部，无柄，雌花生另一植株榕果内壁，有短柄。瘦果卵球形，表面有瘤体，花柱侧生。花期5—6月，果期7月。

【生境与分布】 常生于荒地、草坡或岩石缝中。广西各地均有分布；国内主要分布于湖南、湖北、贵州、云南、西藏、四川、甘肃等省（自治区），以及陕西南部。

【采集加工】 夏秋季采收，除去杂质，干燥。

【药材性状】本品呈卷曲的团状，展开后呈圆柱形，有的略扁，稍扭曲，有分枝，可见残留的细长不定根；表面棕褐色至黑棕色，栓皮脱落处显黄棕色，直径0.3～1.5 cm，具纵皱纹及点状皮孔，节略膨大。质硬脆，易折断，断面纤维性强，皮部浅红棕色，木部淡黄色，可见众多小孔。髓部圆点状，偏于一侧。气微，味微涩。

【性味功用】

中医：苦，寒。归肺、肝、脾经。清热解毒，祛风除湿，活血止痛，健脾，润肺止咳。用于湿热黄疸，风热咳嗽，月经不调，小儿食积，产后缺乳，急性胃肠炎，无名肿毒，痔疮出血，风湿筋骨疼痛。

瑶医：微甘，平。属风打相兼药。清热利湿，活血通络，解毒消肿。用于布锥累（痈疮），改窟藏（痔疮出血），谷阿泵卡西众（小儿消化不良）。

【用法用量】10～30 g。

【精选验方】谷阿泵卡西众（小儿消化不良）：鲜爬地牛奶75 g。加水500 mL，煎至150 mL，6个月内婴儿每次服20 mL，7个月至1岁半儿童每次服25～30 mL，每日3次。

黄毛榕/黄毛榕

【瑶文名】Domh ngiungh nyox
【汉语拼音名】Huangmaorong / Huangmaorong
【拉丁名】FICI ESQUIROLIANAE RADIX

【别名】老虎掌、老鸦风、大敕婆树、毛楛。

【来源】本品为桑科植物黄毛榕 *Ficus esquiroliana* Lévl. 的干燥根。

【植物形态】小乔木或灌木，高4～10 m。树皮灰褐色；幼枝中空，被褐黄色硬长毛。叶互生，纸质，广卵形，长17～27 cm，宽12～20 cm，急渐尖，具长约1 cm尖尾，基部浅心形，边缘有锯齿，基出脉5～6条，上面无毛，下面密生短柔毛，在脉上有褐色或黄褐色长硬毛；叶柄长5～11 cm，细长，疏生长硬毛。花序托成对腋生，无梗，球形，直径约1.5 cm，具显明脐状凸起，密生锈色或褐色糙毛；雄花和瘿花同生于一花序托中，雌花生于另一花序托内，雄花花被3～4枚，雄蕊2枚。瘿花似雌花，雌花花被4枚。花期5—7月，果期7月。

【生境与分布】生于溪边、山谷林中。广西各地均有分布；国内主要分布于西藏、四川、贵州、云南、广东、海南、台湾等省（自治区）。

【采集加工】全年均可挖，洗净，干燥或切片干燥。

【药材性状】本品呈类圆锥形，直径0.5～6.0 cm，常切成短段或不规则块片。表面淡红棕色至棕褐色，有横长皮孔。质坚硬，不易折断，断面纤维性强，皮部薄，易与木部分离，木部宽广，淡黄白色，可见细密的同心环纹。气特异、微香，味微甘。

【性味功用】

中医：甘，平。归脾经。益气健脾，祛风除湿。用于气虚，阴挺，脱肛，便溏，水肿，风湿痹痛。

瑶医：甘，平。属风打相兼药。健脾，补气，行气，止痛。用于绵嘿（体虚），崩闭闷（风湿痛），产后康复。

【用法用量】30～60 g。

【精选验方】产后康复：黄毛榕、小胡椒、走血风、八角散、忍冬藤、鸡骨香、九龙钻、小散骨风、麻骨风、冷水风、枫树椒、黑心风、露兜簕、大钻、小钻、刺枫树、杉树叶、青九牛各适量。煎水外洗。

蚂蟥七/蚂蝗七

【瑶文名】Mah hiungh cietv
【汉语拼音名】Mahuangqi / Mahuangqi
【拉丁名】CHIRITAE FIMBRISEPALAE RHIZOMA

【别名】石螃蟹、红蚂蝗七。

【来源】本品为苦苣苔科植物蚂蝗七 *Chirita fimbrisepala* Hand.-Mazz. 的干燥根茎。

【植物形态】多年生草本。根茎扁圆柱状，长3～12 cm，绿色，有横纹，似蚂蝗状，下侧生多数须根。叶根聚生，肉质；叶片阔卵形，先端短尖，基部心形歪斜，边缘有钝齿，上面深绿色，下面淡绿色，两面均被白色节状毛。聚伞花序密被节状毛；花紫蓝色。蒴果线形，熟时2瓣裂。花期春夏季。

【生境与分布】生于海拔400～1000 m的山地林中石上或石崖上，或山谷溪边。广西主要分布于上思、防城港等地；国内主要分布于广东、贵州、湖南、江西、福建等省份。

【采集加工】全年均可采挖，洗净，干燥。

【药材性状】本品呈扁圆柱形，形如蚂蟥，略弯曲。表面灰褐色至棕褐色，一面可见粗细不均的横纹，另一面凹凸不平，可见残留的须根或须根痕。质稍硬，易折断，断面灰棕色或棕褐色，可见黄色维管束。气微，味微苦。

【性味功用】

中医：微苦，凉。归肺、脾、胃经。凉血解毒，健脾消积，活血通络，散结。用于肺痨咯血，脑动脉硬化，胃痛，肝炎，胃肠炎，小儿疳积，刀伤出血，跌打肿痛。

瑶医：涩，平。属风打相兼药。健脾和中，清热利湿，消肿止痛，止血。用于谷阿强拱（小儿疳积），就港轩（急性胃肠炎），播冲（跌打损伤）。

【用法用量】6～30 g。

【精选验方】谷阿强拱（小儿疳积）：蚂蝗七根状茎120 g、猴子骨250 g、鹅不食草全草60 g、饿蚂蝗根250 g、九龙钻500 g、红乌桕根30 g、小金不换全草60 g、黄花参250 g、田基黄全草150 g、独脚宿全草60 g、毛叶翼核果250 g、金灯藤全草120 g、桂党参根250 g。研粉，瓶装备用，每次用5分，配动物肝或瘦猪肉蒸服，每天1剂，服至愈为止。

白背三七/白背三七

【瑶文名】Biec zeiv lai
【汉语拼音名】Baibeisanqi / Baibeisanqi
【拉丁名】GYNURAE DIVARICATAE HERBE

【别名】土生地、厚面皮、接骨丹。

【来源】本品为菊科植物白子菜 *Gynura divaricata*（L.）DC. 的干燥地上部分。

【植物形态】多年生草本，高30～50 cm。根茎块状。茎直立，紫红色，被短毛。单叶互生，椭圆形或卵形，长9～15 cm，宽8 cm，顶端钝或急尖，基部楔形下延，有时有两耳，边有粗锯齿，上面绿色，下面淡绿色或紫红色。头状花序少数，排成顶生疏散的伞房花序；总苞圆柱形；总苞片2层，外层短；花全部为两性，管状，金黄色，顶端5齿裂。瘦果条形，冠毛白色。花期3—10月。

【生境与分布】生于阴湿地上。广西主要分布于金秀、钟山、北流、贵港、陆川、博白、北海、防城港、宁明、大新、南宁、上林、都安、靖西、那坡、百色、田林、乐业等地；国内主要分布于台湾至华南、西南地区。

【采集加工】全年均可采收，除去泥沙，洗净，干燥。

【药材性状】本品茎圆柱形，棕褐色，具纵皱纹。叶破碎皱缩，互生，完整者展开后呈椭圆形、长卵形至倒披针形；叶上表面黄棕色或灰褐色，疏被短柔毛，对光透视可见黑色或褐色条纹，叶下表面黄白色或浅棕色，密被短柔毛。有时可见头状花序；总苞钟形；瘦果深褐色，冠毛白色。气微，味淡。

【性味功用】

中医：辛、淡，平。归肝经。清热凉血，活血止痛，止血。用于咳嗽，疮疡，烫火伤，跌打损伤，风湿痛，崩漏，外伤出血。

瑶医：甘、淡，凉。属风打相兼药。清热解毒，散瘀消肿，止痛，凉血止血，舒筋，接骨。用于哈痨（肺痨），哈紧（支气管炎），卡闷西（胃痛），波罗盖闷（膝关节炎），囊中病（蛔虫病），谷阿强拱（小儿疳积），补经仲闷（目赤肿痛），疟椎闷（乳痈），播冲（跌打损伤），碰脑（骨折），冲翠藏（外伤出血），布锥累（痈疮），汪逗卜冲（烧烫伤）。

【用法用量】

中医：6～15 g；或浸酒服。外用适量，鲜品捣敷，或研末敷。

瑶医：9～15 g；或浸酒服；驱虫用叶捣碎，每服2 g，米粥调服。外用适量，捣烂敷患处。

【精选验方】波罗盖闷（膝关节炎）：白背三七叶、硬骨藤、血藤叶各适量。共捣烂敷患处。

甘蔗叶/甘蔗叶

【瑶文名】Gimh ziex normh
【汉语拼音名】Ganzheye / Ganzheye
【拉丁名】SACCHARI SINENSE FOLIUM

【别名】薯蔗、干蔗、接肠草、竿蔗、糖梗。

【来源】本品为禾本科植物竹蔗 *Saccharum sinense* Roxb. 的干燥叶。

【植物形态】多年生草本。秆直立粗壮，实心，秆高约3 m，粗2～5 cm，具多数节，灰褐色。叶鞘较长于节间；叶片线状披针形，长达1 m以上，无毛，带灰白色。颖果卵圆形。花果期11月至翌年3月，大多不开花结实。

【生境与分布】生于纬度偏北、海拔较高的地方，多为栽培。广西各地均有分布；国内在广东、福建、台湾、安徽、江西、浙江、湖南、湖北、四川、云南等地均有栽培。

【采集加工】冬季至翌年春季叶茂盛时采收，洗净、干燥。

【药材性状】本品长0.6～2.0 m。叶鞘卷曲，被白粉或脱落，长可达30 cm，叶舌极短。叶片线形，多卷曲，边缘细锯齿状，宽2～8 cm；表面淡黄灰色或淡黄绿色，粗糙。叶脉平行，中脉粗壮，平行小脉众多。体轻，纸质。气微，味淡。

【性味功用】

中医：甘，凉。归心、肺、胃经。清热生津，利尿排石，祛湿止痒。用于消渴，盗汗，尿路结石，湿疹瘙痒等；也可用于防治龋齿。

瑶医：甘，微寒。属风打相兼药。收敛，滋阴，止痒。用于冬夷（糖尿病），月窖桨辣贝（泌尿系统结石），身谢（湿疹、皮肤瘙痒），盗汗。

【用法用量】30～100 g。

【精选验方】盗汗：甘蔗叶50～100 g。洗净后，加水适量，煮沸15分钟，去渣取药液当茶饮，一般服5～7日可痊愈。

蝙蝠草/双飞蝴蝶

【瑶文名】Geh aev miev
【汉语拼音名】Bianfucao / Shuangfeihudie
【拉丁名】CHRISTIAE VESPERTILIONNIDIS HERBA

【别名】蝴蝶草、飞锡草、月见罗蘁草。

【来源】本品为豆科植物蝙蝠草 Christia vespertilionis（L. f）Bahn. f. 的干燥全草。

【植物形态】直立或披散草本或亚灌木，高60～120 cm。叶为羽状三出复叶或仅具单小叶；具小托叶。花小，组成顶生总状花序或圆锥花序，少数为腋生花序；花萼膜质，钟状，结果时增大，5裂，裂片卵状披针形，与萼筒等长而略宽；花冠与花萼等长或较长，旗瓣宽，基部渐狭成瓣柄，翼瓣与龙骨瓣贴生，龙骨瓣钝；雄蕊二体，花药一式；子房有胚珠数颗，花柱线形，内弯，柱头头状。荚果由数个具1粒种子的荚节组成，荚节明显，有脉纹，彼此重叠，藏于萼内。花期3—5月，果期10—12月。

【生境与分布】多生于旷野草地、灌丛、路旁及海边地区。广西各地均有分布；国内主要分布于广东、海南等省份。

【采集加工】夏秋季采收，除去泥沙，鲜用或干燥。

【药材性状】本品根为细长圆柱形，少分枝，长5～15 cm，表面浅黄色，可见支根痕。茎纤细，圆柱形，常由基部开始分枝；老茎红褐色，嫩茎绿色至黄绿色，近无毛。质脆，易折断。叶互生，有柄，表面绿色或黄绿色，常皱缩，展平后呈蝴蝶状；小叶3枚，顶生小叶较大，叶片菱形或长菱形，先端近截平而微凹，基部阔楔形；侧生小叶较小，叶片倒心形，不对称，先端截形，基部楔形。有时可见总状花序，花稀疏，花萼杯状，具明显的网脉，花冠蝶形，不伸出萼外。有特殊清香，味微苦。

【性味功用】

中医：甘、微辛，平。归肝经。活血祛风，解毒消肿。用于风湿痹痛，跌打损伤，喉蛾，肺热咳嗽，痈肿疮毒，毒蛇咬伤。

瑶医：苦，平。属风打相兼药。温肾助阳。用于布锥累（痈疮），满经崩（小儿高热抽搐），藏紧邦（崩漏），别带病（带下病），囊暗（蛇虫咬伤），碰脑（骨折）。

【用法用量】3～9 g；或浸酒服。外用适量，捣敷。

【精选验方】

1.满经崩（小儿高热抽搐）：双飞蝴蝶15 g。水煎，一天分3次服。

2.藏紧邦（崩漏）：双飞蝴蝶适量。晒干研粉，每次用10 g配瘦猪肉适量蒸熟服，一天1～2次。

3.别带病（带下病）：双飞蝴蝶10 g。配猪骨炖服，一天1剂。

4.囊暗（蛇虫咬伤）：双飞蝴蝶、半边莲、贴地娘各适量。捣烂加酒调成糊状，涂伤口周围。

5. 碰脑（骨折）：双飞蝴蝶30 g、铜皮铁棍30 g、飞天锯30 g、土杜仲30 g、沙牛木30 g。捣烂酒炒，加面粉30 g调匀，整复后敷患处，杉木皮固定1周。忌食生鸡，忌房事。

6. 囊暗（蛇虫咬伤）：双飞蝴蝶30 g、浪居草30 g、救必应30 g、入山虎30 g、母鸡木根皮30 g。共捣烂，调双酒搽患处周围（伤口勿搽）。

石油菜/石油菜

【瑶文名】Mbuerngh youh laih
【汉语拼音名】Shiyoucai / Shiyoucai
【拉丁名】PILEAE CAVALERIEI HERBA

【别名】石苋菜、打不见。

【来源】本品为荨麻科植物波缘冷水花 *Pilea cavaleriei* Levl. 的干燥全草。

【植物形态】多年生常绿无毛小草本。根状茎匍匐，地上茎直立，多分枝，高8～15 cm。单叶对生，宽卵形或菱状宽卵形，长0.8～2.0 cm，宽0.6～1.8 cm，顶端钝或近圆形，基部宽楔形，圆形或近截形，边全缘呈波状，钟乳体不规则的散生。花单性，雌雄同株，腋生小聚伞花序，花小，淡绿色。花期3—4月，果期4—5月。

【生境与分布】生于石灰岩上石缝中。广西主要分布于上林、马山、罗城、柳城、融水、龙胜、兴安、灵川、桂林、恭城、富川、北流、金秀等地；国内主要分布于广东、贵州、湖南等省份。

【采集加工】全年均可采收，除去泥沙、杂质，干燥。

【药材性状】本品根细小，表面红棕色，常卷曲。茎呈圆柱形，直径0.1～0.5 cm，表面浅棕色至棕褐色，具明显的节，可见纵棱和纵沟，质脆，易断，断面皮部与木部常分离，木部呈浅黄棕色，髓明显。叶完整者呈宽卵形、棱状卵形或近圆形，长1～2 cm，宽0.5～2.0 cm，表面灰绿色至墨绿色，边缘常皱缩或卷曲。气微、味淡。

【性味功用】

中医：微苦，凉。归肺、脾经。清热利尿，润肺止咳，消肿止痛。用于火烫伤，疳积，疮疖，肺痨咳嗽，热毒恶疮。

瑶医：酸、涩，平。属风打相兼药。清热解毒，利尿消肿。用于尼椎虷（肾炎），篮虷（肝炎），哈路（肺痨），哈紧（气管炎），谷阿强拱（小儿疳积），碰脑（骨折）。

【用法用量】15～30 g。

【精选验方】

1. 谷阿强拱（小儿疳积）：石油菜30 g、瘦猪肉适量。加水适量炖汤，一天分3次服。

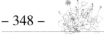

2.尼椎虾（肾炎）：石油菜30 g、地钻30 g、车前草20 g。水煎内服。

3.碰脑（骨折）：石油菜、水田七、韭菜根各适量。鲜品捣烂，加酒调匀，复位后敷患处，每天早晚各换药1次。

4.哈路（肺痨）：石油菜15 g、百部25 g。煎水冲白糖服，每天1剂分3次服。

5.哈路（肺痨）：石油菜120 g、猪骨适量。同加水适量炖汤，一天分3次服。

6.哈路（肺痨）：石油菜、不出林、鱼腥草、田基黄各10～15 g。煎水冲冰糖服，每天1剂。

7.哈紧（气管炎）：石油菜、蛙腿草、石上虾、向天葵、不出林、鱼腥草、田基黄、竹叶甘草各10 g。水煎服。

青钱柳/金钱柳

【瑶文名】Dongh zinh ndiangx
【汉语拼音名】Qingqianliu / Jinqianliu
【拉丁名】CYCLOCARYAE PALIURI FOLIUM

【别名】青钱李、甜茶树。

【来源】本品为胡桃科植物青钱柳 Cyclocarya paliurus（Batal.）Iljinsk. 的干燥叶。

【植物形态】落叶乔木，高达30 m。幼枝及叶轴被茸毛小鳞片。单数羽状复叶，长15～25 cm；小叶7～9枚，圆状卵形至长圆状披针形，长6～15 cm，宽2～7 cm，先端急尖或渐尖，基部为不对称的圆楔形。果序总状，长15～25 cm。果翅圆盘形，直径3～5 cm。花期4—6月，果熟期10月。

【生境与分布】常生于海拔500～2500 m的山地湿润的森林中。广西各地均有分布；国内主要分布于安徽、江苏、浙江、江西、福建、台湾、湖北、湖南、四川、贵州、广东、云南等省份。

【采集加工】夏秋季采收，干燥。

【药材性状】本品多破碎，完整叶片展平后呈长椭圆状卵形至阔披针形，长5～17 cm，宽2～6 cm，表面深绿色或黄棕色，阔楔形或近圆形，叶缘具锐锯齿，上面被腺体，下面网状脉明显凸起，有灰色细小的鳞片及盾状腺体。革质，质脆。气清香，味微甘。

【性味功用】

中医：辛、微苦，平。归胃、大肠经。清热，消渴，解毒。用于消渴、高血压、高血糖、抗衰老。

瑶医：苦，平。属风打相兼药。清热解毒，消肿止痛。用于冬夷（糖尿病），高脂血症。

【用法用量】5～6 g；或冲开水代茶饮。

【精选验方】冬夷（糖尿病）：金钱柳、桑叶适量。水煎服。

广东石豆兰/
广东石豆兰

【瑶文名】Mbaengh jia
【汉语拼音名】Guangdongshidoulan / Guangdongshidoulan
【拉丁名】BULBOPHYLLI KWANGTUNGENSES HERBA

【别名】单叶岩珠、岩枣。

【来源】本品为兰科植物广东石豆兰 *Bulbophyllum kwangtungense* Schltr. 的干燥全草。

【植物形态】附生植物。根茎长，粗约2 mm。假鳞茎近长圆形，长1.0～2.5 cm，粗2～5 mm，彼此相距2～7 cm，基部生多数须根。顶生1叶，具短柄；叶革质，长圆形。花葶1个，从假鳞茎基部或靠近假鳞茎基部的根状茎节上发出，直立，纤细，总状花序缩短呈伞状，具2～7朵花；花淡黄色；萼片离生，狭披针形；花瓣狭卵状披针形，长4～5 mm，中部宽约0.4 mm，逐渐向先端变狭，先端长渐尖，具1条脉或不明显的3条脉，仅中肋到达先端，边缘全缘；唇瓣肉质，狭披针形，向外伸展。花期5—8月，果期8—10月。

【生境与分布】附生于树上或岩石上。广西各地均有分布；国内主要分布于浙江、江西、福建、湖北、湖南、广东、四川等省份。

【采集加工】全年均可采收，洗净，干燥。

【药材性状】本品根茎呈圆柱形，直径1～2 mm，节间长1～4 cm，结节上方着生一假鳞茎，下方簇生多数细长须根。假鳞茎类圆柱形或类圆锥形，长0.5～1.5 cm，直径4～8 mm，表面淡棕色，具细纵皱纹，基部不收缩成柄状，顶端有时可见叶片1枚。叶革质，长圆形，表面黄绿色，长1～4 cm，宽0.5～1.5 cm，全缘，先端圆钝且稍凹，基部近无柄。气微，味甘、淡。

【性味功用】

中医：甘、淡，寒。归肺、胃经。清热，滋阴，消肿。用于风热咽痛，肺热咳嗽，阴虚内热，热病口渴，风湿痹痛，跌打损伤，乳腺炎。

瑶医：微甘，微寒。属风打相兼药。消肿，化痰。用于泵补阿毒（肺癌），月窖浆辣贝（肾结石）。

【用法用量】6～12 g。外用适量，捣敷。

【精选验方】月窖浆辣贝（肾结石）：广东石豆兰、黄花参、蛙腿草、石上桃、上树虾、槟榔针、灯盏菜各15 g。水煎服，每日1剂。

观音茶/观音茶

【瑶文名】Hah ndieh gaiz
【汉语拼音名】Guanyincha / Guanyincha
【拉丁名】HEDYOTIS CAUDATIFOLIAE HERBA

【别名】剑叶耳草、尾叶耳草。

【来源】本品为茜草科植物剑叶耳草 *Hedyotis caudatifolia* Merr. et Metcalf 的干燥全草。

【植物形态】直立灌木，高30～90 cm。基部木质；老枝干后灰色或灰白色，圆柱形，嫩枝绿色，具浅纵纹。叶对生；叶柄长2～10 mm，稍粗壮；叶片革质，披针形，长4～10 cm，宽2.0～2.5 cm，先端渐尖或长尖，基部楔形或稍下延，侧脉2～3对，两面光滑无毛。聚伞花序三歧分枝，圆锥花序式排列，顶生或生于上部叶腋；苞片披针形；花序中央的花无梗，两侧的有短梗；萼筒陀螺状，长3 mm，裂片卵状三角形，与萼筒等长；花冠白色或淡紫色，漏斗状，长6～10 mm，裂片披针形，长2.0～2.5 mm；雄蕊伸出。蒴果椭圆形，长4 mm，有宿存的萼裂片，两瓣裂。

【生境与分布】常生于丛林下比较干旱的砂质土壤上或悬崖石壁上，有时亦生于粘质土壤的草地上。广西各地均有分布；国内主要分布于广东、福建、江西、浙江、湖南等省份。

【采集加工】夏秋季采收，洗净，干燥。

【药材性状】本品根呈圆锥形，多分支须根，表面灰褐色，具纵皱纹；质硬，易折断。茎呈类圆柱形，节处膨大，具浅槽，老茎类方柱形，表面灰白色或黄绿色，直径3～8 mm；断面皮部灰褐色，木部灰白色。叶对生，薄革质，稍皱缩卷曲，整叶片展平后呈长卵状披针形，长4～12 cm，宽1.5～4.0 cm，全缘，先端尾状渐尖，基部楔形。气微，味淡。

【性味功用】

中医：甘，平。归肺、肝、脾经。滋阴降火，润肺止咳，健脾消积，驱风，止血。用于肺痨咳嗽，哮喘，小儿疳积，产后风，外伤出血，四肢麻木，贫血。

瑶医：微苦，平。属风打相兼药。化痰止咳，益气，止血。用于怒哈（咳嗽），哈紧（气管炎），本藏（贫血）。

【用法用量】9～15 g。

【精选验方】哈紧（气管炎）：观音茶、小白背风、上树虾、蒲公英、少年红、红毛毡、穿心莲、蛙腿草、大白背风、五爪金龙、金银花、麦冬、天冬、白狗肠、百解木、茵陈、生姜各适量。水煎冲蜂蜜少许服。

红葱/红葱

【瑶文名】Caongh siv
【汉语拼音名】Hongcong / Hongcong
【拉丁名】ELEUTHERINES PLICATAE HERBA

【别名】红葱头、小红葱。

【来源】本品为鸢尾科植物红葱 *Eleutherine plicata* Herb. 的新鲜或干燥全草。

【植物形态】多年生草本。鳞茎卵圆形，直径约2.5 cm，鳞片肥厚，紫红色，无膜质包被。根柔嫩，黄褐色。叶宽披针形或宽条形，长25～40 cm，宽1.2～2.0 cm，基部楔形，顶端渐尖，4～5条纵脉平行而突出，使叶表面呈现明显的皱褶。花茎高30～42 cm，上部有3～5个分枝，分枝处生有叶状的苞片，苞片长8～12 cm，宽5～7 mm；聚伞花序生于花茎的顶端；花下苞片2，卵圆形，膜质；花白色，无明显的花被管，花被片6枚，2轮排列，内、外花被片近于等大，倒披针形；雄蕊3枚，花药"丁"字形着生，花丝着生于花被片的基部；花柱顶端3裂，子房长椭圆形，3室。

【生境与分布】生长在背风向阳、土层深厚肥沃的沙壤或土地。广西各地均有分布；国内主要分布于云南等省份。

【采集加工】夏秋季可采，除去泥沙，鲜用或干燥。

【药材性状】鲜红葱　本品鳞茎呈卵圆形或圆锥形，茎盘底部或残留黄褐色的须根，鳞片表面红色或紫红色，无膜质包被，鳞片切面浅紫色，肥厚多黏液。叶呈宽披针形或宽条形，长25～40 cm，宽1.2～2.0 cm，基部楔形，顶端渐尖，4～5条纵脉平行而突出，叶面皱褶明显。气微，味微苦、微辛。

红葱　鳞茎长卵圆形或长圆锥形，泡松，鳞片薄纸状，红色或紫红色。叶卷缩呈类针状或脱落，灰绿色或灰黄色。气微，味微苦。

【性味功用】

中医：苦，凉。归肝、脾经。清热凉血，活血通经，消肿解毒。用于吐血，咯血，痢疾，闭经腹痛，风湿痹痛，跌打损伤，疮疖肿毒。

瑶医：淡，平。属风打相兼药。补气养血，祛风除湿。用于篮虷（肝炎），哈紧（气管炎），绵嘿（体虚），崩闭闷（风湿痛、类风湿性关节炎），辣给昧对（月经不调、闭经）、辣给闷（痛经），昧埋荣（不孕症）。

【用法用量】6～15 g，鲜品15～30 g。外用适量，捣敷或煎汤外洗。

【精选验方】

1. 绵嘿（体虚）：红葱鳞茎30 g，瘦猪肉适量。加水适量炖汤，一天分2次服。

2. 篮虷（肝炎）：红葱、花斑竹、黄连、铜钻、九龙胆、栀子、石菖蒲、金针菜、白纸扇、六月雪、猪屎豆、田基黄、鸡骨草各15 g。水煎服。

3. 哈紧（气管炎）：红葱15 g、蛙腿草15 g、石上虾15 g、小白背风15 g、少年红

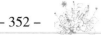

15 g、十八症15 g、黄花参15 g、罗汉果15 g、不出林15 g、桔梗15 g、一枝香15 g、地钻15 g、红毛毡15 g、朝天罐15 g。水煎内服。

4. 辣给昧对（月经不调、闭经）、辣给闷（痛经）：红葱鳞茎120 g、瘦猪肉60 g。水煲食，忌食生冷寒滞食物。

5. 昧埋荣（不孕症）：红葱10 g、月月红10 g、一点红10 g、藁本10 g、暖骨风10 g、十全大补10 g、马莲鞍10 g、韭菜根10 g、血风10 g、生姜3片、鸡蛋1只。共炒黄，与鸡蛋水煎服（可调油盐），在每月月经来前、行经期间、干净后各服1剂。

红天葵/红天葵草

【瑶文名】Tinh kueih normh
【汉语拼音名】Hongtiankui / Hongtiankuicao
【拉丁名】BEGONIAE FIMBRISTIPULAE FOLIUM

【别名】散血子、红水葵、龙虎草、小叶红、小羚羊。

【来源】本品为秋海棠科植物紫背天葵 *Begonia fimbristipula* Hance 的干燥叶。

【植物形态】多年生小草本，高4～12 cm。无地上茎；地下茎块根状，直径约5 mm，肉质。叶1枚，卵状心形，长2.5～7.0 cm，宽2～6 cm，渐尖头，基部近对称，边缘有不规则的尖锯齿，两面有伏状粗毛，下面紫色；柄长2～6 cm，纤细，有长粗毛。聚伞花序有花24朵，总花梗纤细，长超过叶片；花粉红色；雄花被片4枚，雌花被片3枚。蒴果近三角形，有3翅，1翅特大，其他2翅条形。

【生境与分布】生于山坡、沟谷湿润的石壁上或林中阴湿的岩缝中。广西各地均有分布；国内主要分布于浙江、江西、福建、湖南、广东、四川、贵州、云南等省份。

【采集加工】夏秋季采收，洗净晒干。

【药材性状】本品卷缩成不规则团块。完整叶呈卵形或阔卵形，长2.5～7.0 cm，宽2～6 cm，顶端渐尖，基部心形，近对称，边缘有不规则重锯齿和短柔毛，紫红色至暗紫色，两面均被疏或密的粗伏毛，脉上被毛较密，掌状脉7～9条，小脉纤细，明显。叶柄长2～6 cm，被粗毛。薄纸质。气浓，味酸，用手搓之刺鼻，水浸液呈玫瑰红色。

【性味功用】

中医：甘、淡、凉。归肺、肝经。清热凉血，止咳化痰，散瘀消肿。用于中暑发烧，肺热咳嗽，咯血，淋巴结结核，血瘀腹痛，扭挫伤，骨折，烧烫伤。

瑶医：酸，凉。属打药。活血散瘀。用于碰脑（骨折），播冲（跌打损伤），汪逗卜冲（烧烫伤），藏紧邦（崩漏），辣给昧对（月经不调），布病闷（胃溃疡），哈路（肺痨）。

【用法用量】6～9 g。外用适量，鲜品捣烂敷患处。

【精选验方】

1. 藏紧邦（崩漏）：红天葵草适量。晒干研末，每次1汤匙，热酒冲服，每日2次。

2. 播冲（跌打损伤）：红天葵草、黑九牛、黄钻、苏木各适量。酒浸服，每次20 mL，每日2次。

3. 辣给昧对（月经不调）：红天葵草10 g、月月红10 g、益母草10 g、一点红10 g。水煎内服，每日1剂。

4. 布病闷（胃溃疡）：红天葵草10 g、毛冬青10 g、车前草10 g、白纸扇10 g、满天星10 g、黄柏10 g、茶子根10 g。水煎内服。

5. 哈路（肺痨）：红天葵草15 g、七仔莲15 g、猪屎豆15 g、地杨梅15 g、九管血15 g、红毛毡15 g、紫河车15 g。研粉，配猪肺蒸服。

串连珠/串连珠

【瑶文名】Yetc ciunx zou
【汉语拼音名】Chuanlianzhu / Chuanlianzhu
【拉丁名】DAMNACANTHI GIGANTEI RADIX

【别名】岩石羊（灌阳）、半球莲（恭城）、树莲藕（临桂）、大黄沙。

【来源】本品为茜草科植物短刺虎刺 *Damnacanthus giganteus*（Mak.）Nakai 的干燥根。

【植物形态】为多年生长绿小灌木，高1.0～1.5 m。根粗壮，有分支，侧根有多数不规则的断续膨大部分，如小指头大小，肉质黄褐色，有透明感，中心木质。叶对生，亚革质；叶柄长0.3～0.5 cm；叶片拔针形，边缘有不整齐的浅波或浅皱褶，上面绿色，下面浅绿色。春季，枝梢及叶腋开白色小花，花萼钟状，花冠管细长，先端4裂，雄蕊4枚，柱头4歧。核果球形，熟时红色，内有黄白色核仁1粒。

【生境与分布】生长于山地疏、密林下和灌丛中。广西主要分布于灌阳、恭城、桂林等地；国内主要分布于安徽、浙江、江西、福建、湖南、广东、贵州、云南等省份。

【采集加工】夏秋季采收，除去杂质，干燥。

【药材性状】本品呈圆柱形，略弯曲，自然缢缩而呈念珠状，直径4～9 mm。表面棕褐色，有不规则纵皱纹，横裂纹明显。质坚脆，易折断，断面皮部淡紫色或黄白色，木部黄白色。气微臭，味微甘，嚼之稍发黏。

【性味功用】

中医：微苦、甘，平。归肝经。补气，收敛止血，舒筋活血，补养气血，祛风除湿，安神止咳。用于肾虚腰疼，遗精，贫血萎黄，瘰疬，骨结核，咳嗽，肝脾肿大，体弱血虚，月经不调，崩漏，白带，小儿疳积，风湿痹痛，黄疸，肠风下血，肝炎，肿瘤，神经衰弱，跌打损伤。

瑶医：甘，平。属风药。补气养血，收敛止血。用于绵嘿（体虚），本藏（贫血），崩闭闷（风湿痛），望胆（黄疸）。

【用法用量】15～30 g。

【精选验方】

1. 崩闭闷（风湿痛）：串连珠、五加皮、海桐皮、海风藤适量。水煎冲酒服。
2. 望胆（黄疸）：串连珠、茵陈、阴行草、车前子适量。水煎内服。

多穗柯/多穗柯

【瑶文名】Teh giem zuei
【汉语拼音名】Duosuike / Duosuike
【拉丁名】LITHOCARPI LITSEIFOLII FOLIUM

【别名】大叶稠、大叶稠子、多穗稠。

【来源】本品为壳斗科植物木姜叶柯 *Lithocarpus litseifolius* (Hance) Chun. 的干燥叶。

【植物形态】常绿乔木，高可达20 m。树皮灰褐至暗黑褐色，表面有不规则纸状薄片剥落；枝有顶芽，小枝无毛。叶片长椭圆形或倒卵状长椭圆形，顶端渐尖或尾尖，基部楔形，叶柄无毛。穗状花序直立，雌花序聚生于枝顶，苞片三角形，贴生；花柱与子房室同数。坚果卵形，果脐深内凹。

【生境与分布】生于海拔400 m以上的密林中。广西主要分布于桂林、桂平、玉林等地；国内主要分布于秦岭南坡以南地区。

【采集加工】春夏季采收，除去杂质，干燥。

【药材性状】本品呈卵状披针形至椭圆形，长5～18 cm，宽2～8 cm。先端渐尖或尾尖，基部楔形，全缘。上表面绿褐色至黄棕色，下表面淡黄绿色至浅棕色，叶脉于下表面突出。叶柄长1.5～2.5 cm。纸质至近革质，质脆易折断。气微，味微甘。

【性味功用】

中医：甘，平。归肝、肺经。清热化痰，生津止渴，解暑。用于肺热咳嗽，高血压，高血糖症。

瑶医：甘，微凉。属风打相兼药。清热解毒，化痰，祛风。用于怒哈（咳嗽），样琅病（高血压病）。

【用法用量】9～30 g。

【精选验方】样琅病（高血压病）：多穗柯30 g、决明子30 g、车前子30 g、路边菊15 g。水煎服。

山芝麻/野芝麻

【瑶文名】Hieh sav
【汉语拼音名】Shanzhima / Yezhima
【拉丁名】HELICTERIS RADIX SEU HERBA

【别名】假芝麻、山油麻、坡油麻、同油麻。

【来源】本品为梧桐科植物山芝麻 *Helicteres angustifolia* L. 的干燥根或全株。

【植物形态】小灌木，高达1 m。枝被灰色短茸毛，纤维发达，柔韧。单叶互生，条状披针形，狭长圆形，长3～8 cm，宽0.8～2.5 cm，顶端钝或急尖，基部圆形，边全缘，上面近无毛，下面有灰白色或淡黄色星状柔毛。花两性，紫色；聚伞花序腋生，有花数朵。蒴果卵状长圆形，长约1.5 cm，密被星状毛与长茸毛，熟时开裂。花期6—7月，果期11—12月。

【生境与分布】生于山地、丘陵、草坪等地。广西主要分布于宁明、南宁、贵港、陆川、平南、梧州、桂林等地；国内主要分布于江西、福建、广东等省份，以及西南地区。

【采集加工】夏秋季采挖，除去泥沙，洗净，切段，干燥。

【药材性状】本品根呈圆柱形，表面黑褐色、灰棕色或灰黄色；稍弯曲，直径0.3～1.5 cm，有不规则的纵皱纹及细根痕，质坚硬，不易折断。茎呈圆柱形，直径0.5～3.0 cm，上部小枝直径1～2 mm，密被灰黄绿色柔毛，有明显的叶痕。叶多卷曲，薄革质，展平后呈长圆状披针形，长3.5～8.0 cm，宽1.5～2.0 cm。花呈暗紫棕色。果卵状长圆形，表面密被黄褐色柔毛。气微，味苦。

【性味功用】

中医：苦，寒。归肺、心经。解表清热，消肿解毒。用于感冒高热，痈疮肿毒，瘰疬，扁桃体炎，咽喉炎，腮腺炎，皮肤湿疹。

瑶医：苦，寒；有小毒。属风打相兼药。清热解毒，消肿止痛，化痰止咳。用于哈轮（感冒），篮虷（肝炎），望胆篮虷（黄疸型肝炎），懂牙杯（疟腮），布锥累（痈疮），布方（疔疮），崩闭闷（类风湿性关节炎），泵卡西（腹泻），上吐下泻，就港虷（急性胃肠炎），卡西闷（腹痛），碰累（痢疾），囊暗（蛇虫咬伤）。

【用法用量】9～15 g。外用适量，煎汤洗患处，或研末敷患处。

【精选验方】

1. 篮虷（肝炎）：野芝麻30 g。水煎代茶饮。

2. 望胆篮虷（黄疸型肝炎）：野芝麻（籽亦可）、红背叶各适量。水煎内服。

3. 碰累（痢疾）：野芝麻30 g，猪屎豆12 g。水煎内服。

4. 泵卡西（腹泻）：野芝麻10 g、金骨风根12 g、火炭母12 g。水煎内服。

5. 上吐下泻：野芝麻6 g。水煎内服。

6. 上吐下泻：野芝麻、小鸟不站、白纸扇、粗叶悬钩子根各15 g，漆树根6 g。水煎服。

7. 就港豻（急性胃肠炎）：野芝麻根50 g（小孩减半）。水煎服，每日1剂，1～2剂痊愈。

8. 卡西闷（腹痛）：野芝麻、入山虎、金耳环、十大功劳、黄柏、百解木、白纸扇、淡竹叶各6 g。水煎服。

闭鞘姜/益母姜

【瑶文名】Mienth gux siung
【汉语拼音名】Biqiaojiang / Yimujiang
【拉丁名】COSTI SPECIOSI RHIZOMA

【别名】绵故松。

【来源】本品为姜科植物闭鞘姜 *Costus speciosus*（Koen.）Smith 的根茎。

【植物形态】多年生草本，株高1～3 m。基部近木质，顶部常分枝，旋卷。叶片长圆形或披针形，长15～20 cm，宽6～10 cm，顶端渐尖或尾状渐尖，基部近圆形，叶背密被绢毛。穗状花序顶生，椭圆形或卵形，长5～15 cm；苞片卵形，革质，红色，长约2 cm，被短柔毛，具增厚及稍锐利的短尖头；花萼3裂，嫩时被茸毛；花冠管短，裂片长圆状椭圆形，白色或顶部红色；唇瓣宽喇叭形，纯白色，顶端具裂齿及皱波状；雄蕊花瓣状，上面被短柔毛，白色，基部橙黄。蒴果稍木质，红色。种子黑色。花期7—9月；果期9—11月。

【生境与分布】生于海拔45～1700 m的疏林下、山谷阴湿地、路边草丛、荒坡、水沟边等。广西主要分布于贺州、横州、桂平、博白等地；国内主要分布于台湾、广东、云南等省份。

【采集加工】全年均可采收，以秋、冬二季为宜。鲜用者，除去须根和泥沙；干用者，采收后，除去杂质，干燥或趁鲜切片干燥。

【药材性状】本品呈扁圆柱形，多弯曲或不规则扭曲，直径1～3 cm。表面浅棕色至深褐色，具纵皱纹，环节稀疏不明显，可见残留的茎痕、须根或叶残基。质坚实，断面浅黄棕色，纤维性。气微香、特异，味辛。

【性味功用】

中医：辛、苦，平。归胃、大肠经。利水消肿，清热解毒。用于百日咳，肾炎水肿，尿路感染，荨麻疹，无名肿毒。

瑶医：苦，平。属风打相兼药。清热解毒，消肿，止痛，止痒。用于碰脑（骨折），百内虾（百日咳），布醒蕹（肾炎水肿），泵烈竟（尿路感染），篮硬种翁（肝硬化腹水），牛节（癃闭），勉八崩（风疹），布锥累（痈疮），啫滚补浓（中耳炎），盖昧严（阳痿）。

【用法用量】

中医：10～25 g。外用适量，煎水洗；鲜品捣烂敷患处。

瑶医：3～15 g。外用适量，煎水洗；鲜品捣烂敷患处，或捣汁滴耳。

【精选验方】盖昧严（阳痿）：益母姜30 g，鸡肉适量。加水适量炖汤，一天分2次服。

肿瘤藤／消瘤藤

【瑶文名】Burong ndieh uiangh

【汉语拼音名】Zhongliuteng / Xiaoliuteng

【拉丁名】PILEOSTEGIAE TOMENTELLAE CAULIS ET RADIX

【别名】崩敌汪。

【来源】本品为虎耳草科植物星毛冠盖藤 *Pileostegia tomentella* Hand.–Mazz. 的干燥根和茎。

【植物形态】常绿木质藤本，高达数米。小枝、叶柄、叶背与花序密生锈色星状茸毛，星状毛有3～6条芒。叶对生，革质，矩圆形至矩圆状倒卵形，长7～14 cm，宽2.5～4.0 cm，先端具短尖或钝，基部圆形，近叶柄处略凹入成浅心形，边缘常有不规则的浅波状疏钝齿；叶柄长约0.8 cm。圆锥花序顶生，花聚生，两性，白色，花芽球形，花萼裂片4～5枚，花瓣上部连合成一冠盖花冠，雄蕊8～10枚，花药近球形，子房下位。蒴果陀螺状，直径约4 mm，顶端近截形，具纵棱，有稀疏星伏毛。

【生境与分布】生于林下或溪旁，常攀缘于树木上。广西各地均有分布；国内主要分布于广东、福建、湖南等省份。

【采集加工】全年均可采收，除去杂质，洗净，切段，干燥。

【药材性状】本品根呈圆柱形，表面黄棕色至灰褐色，具纵皱纹及支根痕，直径0.2～2.0 cm；质硬，难折断，断面皮部棕褐色，木部灰白色。茎呈圆柱形，表面黄棕色至灰褐色，具纵皱纹及细小不定根痕，老茎栓皮有明显的不规则沟槽，直径0.6～3.0 cm；质硬，难折断；断面皮部棕褐色，木部灰白色，具细密的放射状纹理；髓部灰黄色，或中空。气微，味微苦。

【性味功用】

中医：辛、微苦，温。归心、肝经。祛风除湿，散瘀止痛，消肿解毒，滋阴润肺。用于腰腿酸痛，风湿麻木，跌打损伤，骨折，外伤出血，痈肿疮毒。

瑶医：微甘，微寒。属风打相兼药。化痰止咳，清热消肿，散结，活血，抗癌。

用于泵补阿毒（肺癌），怒哈（咳嗽），哈路（肺痨），努哈豻（淋巴结炎），布标（甲状腺肿大）。

【用法用量】

中医：15～30 g。外用适量，捣敷，或研末撒。

瑶医：15～30 g。

【精选验方】

1. 哈路（肺痨）：消瘤藤20 g、鸡骨草20 g、露兜簕20 g、桑寄生20 g、栀子20 g、半枝莲20 g、白花蛇舌草20 g、水石榴30 g、龙鳞草20 g、入山虎10 g、大蓟20 g、小蓟20 g、香附15 g、三姐妹20 g、花斑竹20 g、沉香20 g。水煎至450 mL，分3次温服。

2. 布标（甲状腺肿大）、努哈豻（淋巴结炎）：消瘤藤20 g、大散骨风20 g、破血珠10 g、夏枯草10 g、香附10 g、黄药子10 g、柴胡12 g、白芍15 g、浙贝母5 g。水煎内服。

3. 努哈豻（淋巴结炎）：消瘤藤30 g、柴胡10 g、白芍15 g、香附10 g、延胡索10 g、大散骨风15 g、浙贝母6 g、黄药子10 g、牡蛎10 g、昆布10 g、半枝莲10 g、海藻6 g、灯笼草10 g、毛秀才10 g。水煎至450 mL，分3次温服。